中药材品鉴精要

上册

联合编写

甘肃省药品检验研究院
（国家中药材及饮片质量控制重点实验室）

中国食品药品检定研究院
（国家中药质量研究与评价重点实验室）

主　编◎宋平顺　魏　锋
主　审◎马双成　杨平荣

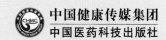

中国健康传媒集团

中国医药科技出版社

内 容 提 要

《中药材品鉴精要》分为上、下两册，共收载 239 味中药材（包括植物类 170 种、动物类 33 种、矿物类 32 种和其他类 4 种），涉及正品（国家标准收载）312 种、混伪品包括地方品种（地方标准收载）420 种、类似品种（民间药，与正品功效相近）862 种、伪品（与正品功效不同或来源不同）405 种以及人为造假 52 种，共计 2051 种来源，配以高清彩色图片 3474 幅。

本书以"品种"和"图典"为主线，立足于中药材的复杂混乱品种问题进行收集和整理，总结了中药材真伪鉴别要点和配制了精美图谱。本书独创了"六纲二十一目"编写体例，以"标准沿革、商品质量、特征识别、本草探源、品种动态和图文辨析"为六纲，每纲下列出数个条目，共计二十一目。

本书条目清晰，层次分明，内容翔实，具有很高的专业性、学术性和实用性。可供从事中医药教学、科研、生产和检验以及广大的中医药爱好者使用。

图书在版编目（CIP）数据

中药材品鉴精要 . 上册 / 甘肃省药品检验研究院，中国食品药品检定研究院组织编写 . — 北京：中国医药科技出版社，2024.9

ISBN 978-7-5214-4577-0

Ⅰ . ①中… Ⅱ . ①甘… ②中… Ⅲ . ①中药材－品种鉴定 Ⅳ . ① R282.5

中国国家版本馆 CIP 数据核字（2024）第 079849 号

美术编辑　陈君杞

版式设计　也　在

出版　**中国健康传媒集团** | 中国医药科技出版社

地址　北京市海淀区文慧园北路甲 22 号

邮编　100082

电话　发行：010-62227427　邮购：010-62236938

网址　www.cmstp.com

规格　889 × 1194 mm $\frac{1}{16}$

印张　35 $\frac{1}{4}$

字数　1050 千字

版次　2024 年 9 月第 1 版

印次　2024 年 9 月第 1 次印刷

印刷　天津市银博印刷集团有限公司

经销　全国各地新华书店

书号　ISBN 978-7-5214-4577-0

定价　**480.00 元**

获取新书信息、投稿、为图书纠错，请扫码联系我们。

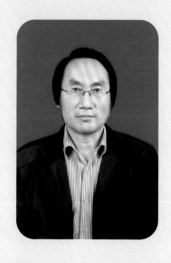

宋平顺

1986年毕业于原兰州医学院。一级主任药师、硕士生导师、国家药典委员会委员。1999年入选省卫生厅中青年学术技术带头人，2002年入选省"555"科技创新人才工程第二层次，2002年破格晋升主任药师，2009年入选省领军人才第二层次，并两次续聘；2012年获人民日报社、中国医药报社"全国十大药监之星"提名奖。曾任甘肃省药品检验所中药一室主任、省药检院总检验师、省药检院渭源路分院院长，2021年任国家中药材及饮片质量控制重点实验室主任。

长期从事中药和民族药资源开发利用、中药材检验及质量评价、中药饮片炮制、中药材生产加工、中药新产品研发和质量标准起草，以及药材道地性和中药种植区划研究。

主持和参与各级科研项目36项，获省、市（厅）级奖21项，其中获省科技进步二等奖4项（第一主持人完成3项）、三等奖5项。主持完成国家中藏药药材标准提高项目62个，主持或参与甘肃中药材产地加工、鲜制加工技术规范和规格等级标准40余个、主持完成中药饮片补充检验方法4个。主参编著作9部，主编《甘肃道地药材志》《甘肃中药材商品志》《中药趣味文化》，担任《甘肃省中药材标准》《甘肃省中药炮制规范》《中药真伪质量快速影像鉴定》（上、下册）和《本草纲目补正》副主编。获中国药学会优秀论文2篇，发表学术论文167篇。获授权专利7件，其中发明专利3件。

原国家食品药品监督管理总局首届GAP认证员、中国中药协会中药质量与安全专业委员会副主任委员、中华中医药学会中药炮制委员会副主任委员、中检院民族药专家委员会副主任委员、中国药学会药史委员等。甘肃省地理标志产品保护标准化技术委员会主任委员、甘肃科技成果项目鉴定委员、甘肃农发办项目评审组专家、甘肃省农村干部人才能力提升项目培训专家、甘肃省中药鉴定师培训专家、定西市、岷县人民政府特聘中药材产业发展专家、甘肃中医药学会中药鉴定委员会副会长等社会兼职；《西部中医药》杂志编委。

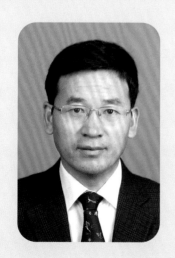

魏　锋

北京中医药大学中药学博士，美国国家天然产物研究中心博士后。现任中国食品药品检定研究院中药民族药检定所副所长、研究员。为北京中医药大学、北京协和医学院博士生导师，中国食品药品检定研究院、中国药科大学、沈阳药科大学硕士生导师。国家药典委员会委员（第十一届、十二届）。国家药品监督管理局中药质量研究与评价重点实验室主任，药品审评中心中药质量分析及中药材专家咨询委员会委员，国家保健食品、化妆品审评专家，国家药品GMP高级检查员，农业农村部、国家药品监督管理局中药材GAP专家指导组成员，科技部"中药质量与安全标准研究"创新团队核心成员，欧盟EDQM传统药物国际专家委员会委员。全国中药标准化技术委员会（TC477）委员。

主要从事中药检验、中药质量控制和评价、中药质量标准研究等工作。先后负责并参与了国家科技部、国家自然基金委等科研课题多项。承担了100多项国家药品标准制修订及技术复核工作。在国内外发表学术论文260余篇，编著25部。

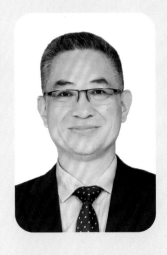

马双成

香港中文大学哲学博士（Ph. D），研究员，博士研究生导师。现任国家药典委员会副秘书长、世界卫生组织传统医药合作中心（WHO CC）主任、药品监管科学全国重点实验室副主任、《药物分析杂志》执行主编、国家科技部重点领域创新团队"中药质量与安全标准研究创新团队"负责人、第二批国家"万人计划"科技创新领军人才。

主要社会兼职：中国药学会常务理事、国家药典委员会委员（第九届、十届、十一届、十二届）、第十届国家药典委员会标准物质专业委员会副主任、第十一届、十二届国家药典委员会中药风险评估专业委员会主任、美国药典委员会东亚专家组专家、欧盟 EDQM 传统药物国际专家委员会委员、国家中药保护品种审评委员会委员、中国兽药典委员会委员等。

主要研究领域和方向：①中药民族药检定和质量标准的制定与修订；②中药中外源性有害残留物和内源性有毒有害物质的检测技术方法、限量标准和风险评估研究；③中药民族药化学成分、有效成分及药品标准物质、数字化中药标准物质、标准物质替代及数字化中药标准研究；④中药民族药检定新技术、新方法和新标准等研究。

先后主持和参加了国家十四五"重点研发计划"、国家十三五、十二五、十一五"重大新药创制"专项、国家自然科学基金、国家发改委项目、国家标准化项目、香港药材标准项目等 40 多项课题的研究工作。已在国内及国际 SCI 收录的著名专业期刊发表论文 500 余篇，SCI 论文 190 余篇。主编著作 28 部，参编著作 30 部。

2008 年享受国务院政府特殊津贴；2009 年获中国药学发展奖杰出青年学者奖（中药）；2012 年获中国药学发展奖食品药品质量检测技术奖突出成就奖；2013 年获第十四届吴阶平 - 保罗·杨森医学药学奖；2013 年国家科技部重点领域创新团队"中药质量与安全标准研究创新团队"负责人；入选 2014 年国家百千万人才工程入选人员名单，并被授予"有突出贡献中青年专家"荣誉称号；2016 年入选第二批国家"万人计划"科技创新领军人才入选名单；2019 年获第四届中国药学会—以岭生物医药创新奖；2020 年获中国药学会最美科技工作者荣誉称号。

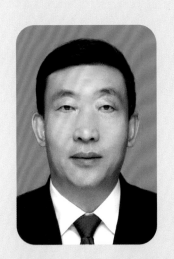

杨平荣

1994 年毕业于兰州大学，医学学士学位。正高级工程师，国务院政府特殊津贴获得者，曾获聘兰州大学、甘肃中医药大学兼职教授，硕士生导师。现任甘肃省药品监督管理局党组成员，副局长，兼任甘肃省药学学会理事长。

主要工作经历：长期从事药品监管及研究工作，曾担任省食品药品监督管理局技术标准处处长，省药检院院长（兼任国家药监局中药材及饮片质量控制重点实验室主任）等职务。熟悉食品、药品、检验研究及质量管理，擅长实验室管理及药品质量标准提高和药物分析研究。近年来在国家核心期刊以主要作者或通讯作者发表论文 28 篇、SCI 论文 6 篇；曾获得甘肃省科技进步二等奖 1 项，多项成果获甘肃药学发展一、二、三等奖；主要科研学术成果和论著：主持参与国家级科研项目 6 项，主持省级重大专项《甘肃省地方药材质量标准提升及产业化应用》；主持完成《甘肃省医疗制剂规范汇编》，主编出版专著《甘肃道地药材志》《藏药制剂微生物限度检查方法适用性研究汇编》，担任副主编出版《最新药品微生物限度检查方法适用性研究汇编》，主持修订颁布《甘肃省中药材标准》（2020 版）、《甘肃省中药炮制规范》（2022 版）、主持起草颁布甘肃中药材产地片加工技术规范及质量标准。

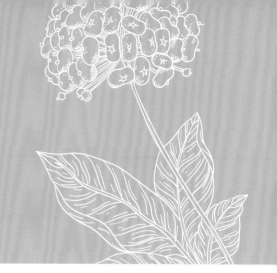

编委会

主 任 委 员	杨平荣
委　　　员	马双成　魏　锋　郭朝晖　宋平顺　程显龙　郭依田
	徐　东　刘连根　杨　洋
策　　　划	杨平荣
主　　　审	马双成　杨平荣
主　　　编	宋平顺　魏　锋
副 主 编	马　潇　倪　琳　郭朝晖　谢　楠　程显龙　马中森
	柴国林　靳子明　李喜香　孙　莺　丁永峰　王道兴
	余坤子　刘连根
编　　　者	（以姓氏笔画为序）

丁永峰	于立伟	马　潇	马中森	马新换	王丽梅
王道兴	刘书斌	刘连根	刘富强	孙　科	孙　莺
李冬华	李喜香	杨　洋	杨平荣	肖吉元	邱国玉
何英梅	余坤子	宋平顺	宋治荣	张明童	张贵财
欧阳晓玫	罗定强	孟武威	柴国林	倪　琳	郭晓霞
郭朝晖	黄清杰	韩士凯	程显龙	谢　楠	赖　晶
靳子明	靳婉君	雷春鸣	蔺瑞丽	魏　锋	

样品及鉴定	宋平顺
拍　　　照	刘富强　宋平顺
图 像 处 理	张明童　蔺瑞丽
理 化 实 验	靳婉君　王丽梅
校 对 编 辑	倪　琳　何英梅

序

中药材品种复杂与混乱由来已久，质量良莠不齐长期存在，严重影响了中医药防治疾病的临床疗效。长期以来，中国食品药品检定研究院中药民族药检定所组织全国药检系统的中药检验和研究培训工作，持续推动和指导中药材标准起草、中药材检验技术和中药标本馆建设等各项工作，为服务中药检验和监管贡献出力量，取得了丰硕的成果。随着市场经济的发展，中药资源不断开发利用，经营品种不断增加，中药材品种混乱程度日趋复杂，急需要对新形势、新业态下中药材品种进行一次全面、系统的整理工作，以提高广大药品从业人员的鉴别能力和视野水平，更好地服务于药品检验工作。

中国食品药品检定研究院中药民族药检定所和甘肃省药品检验研究院有着长期中药检验研究合作基础，2017年联合成立了"中藏药质量控制与安全评价联合实验室"，经过双方不懈努力，联合开展中药材混乱品种整理的条件成熟，组织和策划了《中药材品鉴精要》专著的编写工作。编写组人员深入中药材专业市场和药材产区调查，收集实物样品和采集标本，发现300种药材存在3100余种混淆混乱品种，本书介绍了239味中药材共计2051种的混淆误用品种。

《中药材品鉴精要》以传统的性状鉴定为主，博采诸家之长，编写体例采用"标准收载、商品质量、特征识别、本草探源、品种动态和图文辨析"六纲体例编写，体现了继承和创新相结合的原则。药品标准是我国的技术法典，概况了每个品种的修订完善过程，突出了标准的时效性；介绍了全国中药材评价性检验的研究成果，展示了我国中药材及饮片质量不断提升的过程和质量现状；记载历史上和现实中形成的"同名异物""同物异名"现象，突出中药材市场不断出现的"新异品种"；重点介绍了形状鉴别方法，内容详尽，配有精美的药材图片。对于部分疑难品种，增加了显微鉴别、薄层鉴别、PCR鉴别、红外光谱和X射线衍射等现代分析技术进行研究，加以印证。本书可以说是迄今为止的高水平中药材真伪鉴别专著。

《中药材品鉴精要》从立项、内容设计、样品收集和鉴定、编写到统稿历时七年，主要编写人员以对中药事业高度负责态度，坚韧执着的精神，克服各种困难条件，不仅系统总结中药检验工作的实践经验，在研究思路与技术方法方面也提出了不少创新表述和大胆的探讨，展示了作者在中药鉴定方面的深厚功底，是值得给予肯定的。

　　《中药材品鉴精要》其内容编排和图片是编委会原创，全书纵横分析，深研细究的论述，有别于已经问世的其他中药材学术专著或教科书，是一部集实用性、学术性和资料性于一书的佳作。期许该书的出版能够使广大的中医药工作者从中受益，在药品检验中发挥重要的指导作用。故乐为之序。

博士　研究员

国家药典委员会　副秘书长

世界卫生组织传统医药合作中心（WHO CC）主任

药品监管科学全国重点实验室　副主任

中国药学会药物分析专业委员会　名誉主任委员

2024 年春节于北京

前　言

我国中草药资源丰富，长期的药用习惯形成了"同名异物""同物异名"现象；随着商品经济的发展，"地区性习用药材、民间药和民族药"应用范围不断扩大，走向全国范围的流通；同时，一些不法商贩以假乱真、肆意做假掺假屡见不鲜。就目前来看，影响我国中药材及饮片质量的各种因素依然存在。做好中药材鉴定工作，对于提高药材质量、保证临床用药安全有效具有十分重要的意义。

古人非常重视中药材质量，中药鉴定贯穿于我国历代本草医典的发展史，正如清代郑肖岩在《伪药条辨》序中所言"虽有良药，而药肆多伪药，则良医无济于事，故良医良药，互相互辅而行。"在20世纪60年代，原卫生部药品生物制品检定所（今更名为中国食品药品检定研究院，简称中检院））曾组织相关单位在全国进行了中药材打假治乱、正本清源的清理工作，于1979年编写出版《中药鉴别手册》（共三册）；后陆续编写了系统内部的培训资料，1986年《十六种药材正品与伪品鉴别资料汇编》和1989年《十五种药材及其伪品鉴别参考资料》等。长期以来，中检院组织全国药检系统开展中药鉴定技术提升及经验交流，培养了一支中药行业不可或缺的中药鉴定专业技术队伍，在保证中药材质量方面发挥了积极的作用。与此同时，20世纪60年代甘肃省药品检验研究院也在日常检验和监管工作基础上总结编写了《中药材混乱品种整理初稿》（油印本），2010年以来作者参与了甘肃省药品监督管理局组织的全省中药鉴定师的培训工作，编写了200余种药材的培训材料，同时由作者主持完成的《甘肃省中药材复杂品种调查和鉴定及质量研究》获1999年甘肃省科技进步二等奖。

中药检验工是我国职业技能分类中的重要门类，在我国中药产业链中具有十分重要的地位和作用。目前，我国中药行业的从业人员很多，其专业背景和技术能力参差不齐，中药材鉴定知识储备不够。鉴于当下中药质量问题的现实性和紧迫性，撰写一部适合广大中医药从业人员的，既通俗易懂，又能突出实用性、专业性、学术性的中药材鉴定书籍显得尤为迫切。2017年时任甘肃省药品检验研究院院长杨平荣提出，并与时任中检院中药民族药检定所所长马双成研究员、中药材室主任魏锋研究员协商和沟通，达成编著《中药材品鉴精要》一书的意向，以两家单位的中药鉴定技术人才为骨干，联合相关单位的技术人员，期间经过多次论证和材料审核，历经七年编著而成此书，也是作为两家共建"中药质量控制与安全评价联合实验室"的重要学术成果之一。

近年来，我们做了大量的产地和市场调查工作，共计收集了300余种药材3100余份药材及饮片样品或植物、动物标本，查阅了历史文献，筛选出239味常用中药材品种编写本书。中药材鉴定是一门理论性、实践性和专业性很强的学科门类，"没有调查，就没有发言权"，只有掌握了大量的第一手材料，才能做到胸有成竹，如实反映中药材质量现状。传统的药材性状鉴定是中药界先辈通过长期实践总结出来的简便实用方法，在科学技术飞速发展的今天，仍然具有现实意义。中药鉴定的技术手段视具体问题和情况需灵活掌握各种技术方法的综合应用，如一些疑难品种，除了常见的性状鉴别外，还需显微鉴别、薄层色谱鉴别、分子生物学鉴别等技术，矿物药常应用光谱图、X射线衍射图谱等对照鉴别，力求做到鉴别的可靠性和实用性。本书的编写中我们以"品种"和"图典"为主线，遵照"有比较，才能鉴别"的方法论，对正品与混伪品种进行了以基原鉴定、性状鉴定为主，显微鉴定、理化鉴定、色谱或光谱鉴定等为辅的编写思路。概括起来，本书有如下几个特点：

1. 体例新颖　体例是一本书的灵魂，在史料性、实用性、学术性、应用性和可读性方面进行深入挖掘，提出"六纲二十一目"的编写体例，是本书的创新特点之一。

2. 内容丰富　本书从中药材检验的实际出发，以快速提高鉴定技能为目标，全面、系统介绍了中药材品种与质量的基本现状，把历史沿革与现代商品贯穿起来，涉及内容广泛，介绍中药材混伪品的种类齐全，反映了药用市场的现实情况。

3. 重点突出　介绍中药材真伪鉴别要点和简单易行的鉴别方法，采用必要的鉴别图注和趣味鉴别歌诀，突出对传统经验的传承和总结，同时将传统鉴别与现代技术相结合，针对性和实用性强。全书收载了3474幅实物写真的精美图片，并突出微观性状鉴别特征。

4. 推陈致新　本书介绍了中药材标准沿革、中药材商品变化、生产加工技术和中药质量现状诸多问题，以期比较完整地了解中药材日臻完善的演变过程。

由于中药材品种多，混乱品种多且不断变化，加之作者的水平有限，不足和疏漏在所难免，敬请广大读者批评指正。

《中药材品鉴精要》编辑委员会

2024年5月1日

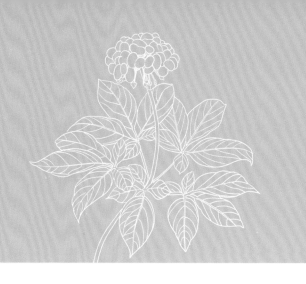

本书共收载 239 味中药材，介绍正品 (国家标准收载品种)、混伪品 (指一味药材存在的同名异物或同物异名情况，包括正品、地方品种、混淆品、伪品和伪造品) 共计 2051 种来源。采用"标准沿革、商品质量、特征识别、本草探源、品种动态和图文辨析"六纲体例编写，每纲下列出数个条目。

1. 标准沿革　收录《中国药典》中"来源、药用部位、采收加工和性状"增补、删除的完善过程。以首次记载该品种的药典内容为起点，介绍其后各年版药典对上版药典的修订过程，列出主要修订内容，内容相同的药典不再介绍。

2. 商品质量　收录"商品规格、品质论述、产地、质量分析和市场点评"条目。简要介绍目前的规格等级，产地加工 (包括鲜制加工)；介绍传统评价中药材的质量要求；介绍主产区或一般产区，列出商品来源；简述全国中药材及饮片评价或监督检验的基本情况；视具体品种以来源、栽培技术、产地加工、商品规格、市场销售或检验检测等热点话题概述可能存在的问题，提出相关建议。

3. 特征识别　收录"性状鉴定、鉴别歌诀、识别要点和性状探微"条目。性状鉴定以［形状］［大小］［颜色］［纹饰］［质地］［断面］和［气味］分类描述，本次以实物为依据，有关描述可能与现行标准或文献有出入；配药材特征图注以突出性状特征；为了提高清晰度，药材图片多数采用体视解剖镜拍照，对重要特征配以放大图；以歌诀形式介绍每一种药材的鉴别要点，兼顾文字可读性和药材特性，达到易懂好记；对每一种药材主要识别要点加以概括，引用行业的经验鉴别术语，以帮助理解和掌握；受制于各种因素，如何准确描述药材性状较难把握，中药鉴定学教材及文献等的描述存在差异，作者基于实物的基础上对可能存在的问题进行分析和提出建议。

4. 本草探源 收录"混乱品种、掺伪做假"条目。通过考证或引用文献，记录每一种药材历史上出现的混淆品、混乱品以及人为掺伪做假的情况。

5. 品种动态 收录"品种概述、混伪品"条目。以谢宗万先生《中药材品种论述》并结合作者对相关文献统计，介绍每味药材的混淆误用的品种数，重点突出商品情况；所涉及品种以混伪品(正品、地方品种、类似品种、伪品和伪造品等)介绍；地方品种以地方标准的名称为准，不同地方标准收载同一个来源的药材名称及拉丁学名不一致情况，进行必要的整合、注释或直接采用动植物名称，其他品种以文献记载的药名为准，没有药用记载的直接列出动植物名称，来源不清楚的以伪品1、伪品2等依次介绍。

6. 图文辨析 收录"性状鉴定、显微鉴定、色谱鉴定和市场速览等"条目。本书所用的中药材及饮片样品大部分近年购置于药材市场和产地，部分为编写单位存留的样品，通过重点实验室专项经费从全国各地采集标本、收购药材样品或委托当地药农收集样品，突出中药材的地域性、复杂性及真实性，反映市场的流通情况，部分在书中标明产地、时间等必要的注释；排列顺序及其名称与品种动态对应，属于不同产地、质量可疑或来源不确定的以市售品1、市售品2等名称介绍，部分进行了注释；书中列出主要的区别要点，对个别性状鉴定难以解决的品种，采用显微鉴别、薄层色谱鉴别或基因测序，一些矿物药采用磨片和X射线衍射鉴别，矿物都附有红外光谱图(同类来源的红外光谱相近，应用时需要注意)；切片是作者对原药材自行切制加工。

植物类药材

植物类药材

🍃 1.三七 NOTOGINSENG RADIX ET RHIZOMA

🌿 标准沿革

【来源】1963 年版《中国药典》收载为五加科植物三七 *Panax pseudoginseng* Wall.。1977 年版《中国药典》三七拉丁学名修订为 *Panax notoginseng*（Burk.）F. H. Chen。

【药用部位】1963 年版《中国药典》规定为"干燥根部，剪除细小根须及茎基"。1977 年版《中国药典》修订为"干燥根，除去支根、须根及茎基"。1985 年版《中国药典》修订为"主根、支根（筋条）和茎基（剪口）"三种规格。2010 年版《中国药典》将前版的"茎基"修订为"根茎"，规定"主根、支根及根茎"药用部位。

【采收加工】1963 年版《中国药典》规定的产地加工是暴晒、搓揉、发汗和再晒干顺序，还有加蜡再磨光的产品，非常复杂。1977 年版《中国药典》简化了加工方法，修订为"秋季花开前采挖，洗净，除去支根、须根及茎基，干燥"。1985 年版《中国药典》再次修订为"秋季花开前采挖，洗净，分开主根、支根及茎基，干燥"。2010 年版《中国药典》修订为"分开主根、支根及根茎"。

【性状】1963 年版《中国药典》描述了主根特征，为"呈圆锥形或纺锤形，外皮灰黄色或棕黑色，有光泽。断面灰白色至棕黑色，中间有菊花心或现裂纹"。1977 年版《中国药典》修订为"呈圆锥形或圆柱形，表面灰褐色或灰黄色。断面灰绿色、黄绿色或灰白色，微显放射状纹理"。1985 年版《中国药典》采用"主根、支根和茎基"药用部位分别描述，并将主根断面修订为"木部微呈放射状排列"。2010 年版《中国药典》修订为"主根、支根及根茎"药用部位描述。

🌿 商品质量

【商品规格】产地加工为带帽七（剪口俗称帽子，带有剪口）、滑头七（去掉剪口）、剪口（为根茎，又称剪口三七）、筋条（为支根，又称根条）和毛根（又称须根、七须）规格。滑头七、带帽七为选货（20、30、40、60、80、120 头和无数头等不同等级），剪口（分为二年剪口、三年剪口等），筋条和毛根为统货。现有鲜制、冷冻加工规格。图 1-1、图 1-2。

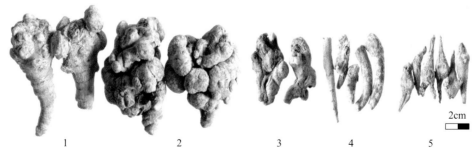

图 1-1 三七主要商品规格
（1.滑七；2.帽七；3.剪口；4.筋条；5.芽子）

【品质论述】 药材以个大、肥满、体重坚实、皮细、断面墨绿色、无裂隙者为佳。"春三七"（摘除花蕾后，在 9~10 月采挖、采收的三七）根肥壮饱满，质较佳，"冬三七"（留种后，在 12 月至次年 1 月采挖）根较轻显松泡，质较次。

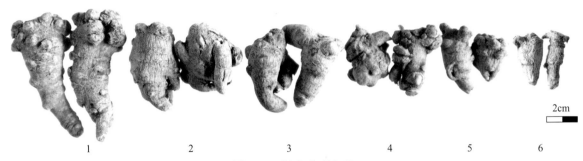

图 1-2 滑七商品规格

（1.30 头；2.40 头；3.60 头；4.80 头；5.120 头；6.无数头）

【产地】 主产于云南，广西、四川、贵州、江西等地亦产或试种。商品来自栽培品。

【市场点评】 三七是大宗常用药材，一直是家喻户晓的明星品种。

三七的商品规格存在不同标准，《七十六种药材商品规格标准》（国药联材字 1984 年第 72 号文件）以根头数和长度制定了春三七、冬三七两种规格 13 个等级。《GB/T 19086—2008 地理标志产品 - 文山三七》制定了 12 个等级，并以人参皂苷 R_{g1}、R_{b1} 和三七皂苷 R_1 总含量分为优等品和合格品。云南地方标准《DB53/T 055.1—2020 三七分等规格》以根头数、重量和长度制定了 9 个等级。

三七的商品规格和等级复杂，一定程度反映出质量等级差异，为商品交易提供了各种选择。

🌿 特征识别

【性状鉴定】（1）主根：[形状] 呈类圆锥形、圆柱形或不规则团块状，顶端有茎痕，周围有瘤状突起。[大小] 长 1~6cm，直径 1~4cm。[颜色] 灰褐色或灰黄色。[纹饰] 表面有断续的纵皱纹及支根痕。[质地] 体重，质坚实。[断面] 墨绿色、黄绿色、灰褐色或灰白色，木部微有放射状纹理。[气味] 气微，味苦回甜。图 1-3、图 1-4。

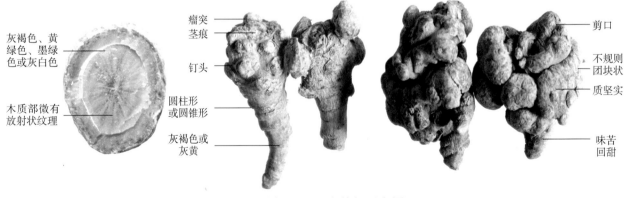

图 1-3 三七特征示意图

（2）支根：[形状] 呈圆柱形或圆锥形。[大小] 长 2~6cm，上端直径约 0.8cm，下端直径约 0.3cm。图 1-5。

（3）根茎：[形状] 呈不规则的皱缩块状或条状。[纹饰] 表面有数个明显的茎痕及环纹。[断面]

中心灰绿色或灰白色，边缘深绿色或灰色。图1-5。

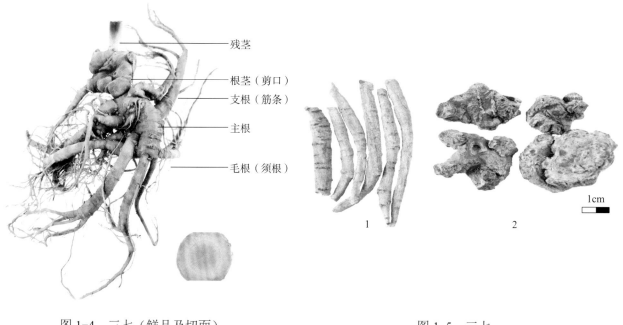

图1-4 三七（鲜品及切面）

图1-5 三七
（1. 支根；2. 根茎）

【鉴别歌诀】　　　　圆锥圆柱团块形　乳包钉头质坚实
　　　　　　　　　　　铜皮铁骨菊花心　味苦回甜是特征

【识别要点】清《识药辨微》记载"人参三七，外皮青黄，内肉青黑色，名铜皮铁骨，此种坚实，味甘中带苦，最为上品"。从形状、颜色、断面、质地和气味五个方面概括了三七的特征。

　　三七主根分为"狮子头、疙瘩七"和"萝卜七"两种类型，总结为"乳包、钉头、铜皮、铁骨、菊花心、味正"六方面的识别要点。"乳包"是指茎痕周围的瘤状突起物，"钉头"是底部的支根断痕，"铜皮"是指外皮呈灰黄色，"铁骨"是指质地坚硬难折断，"菊花心"是指断面木部微呈放射状纹理，"味正"是三七特有的味苦回甜。

　　老药工还总结出"猴头三七，铜皮铁骨，味苦回甜"和"铜皮铁骨狮子头"的经验鉴别口诀。

【性状探微】三七自然生长中存在多种形状，现时商品有"狮子头（团形）、锥形、萝卜形（参形）、分叉形"等描述；表面颜色与其种植地土壤有关，也与产地是否水洗有关，商品中以灰褐色和灰黄色为主，未洗者多呈浅棕红色。图1-6。

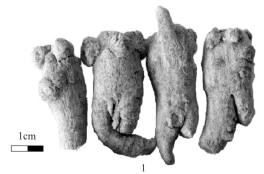

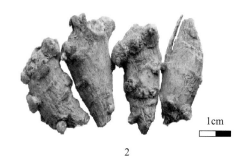

图1-6 三七
（1. 水洗；2. 未水洗）

市场曾流通打蜡三七，虽然防虫蛀、防潮，也可能掩盖缺陷，国家严禁染色增重，该商品规格实不可取，应予淘汰。

🌿 本草探源

【混乱品种】三七是明代收载于本草的药材，原系山野自生。明《本草原始》有三副绘制逼真的三七药材图，所绘与五加科竹节参 *Panax japonicum* 的根茎非常吻合；又载"近传一种草，苗高三、四尺，叶似菊艾而颈厚，有岐尖，茎有赤棱，夏秋小花如金丝可爱，根大如牛蒡，与南中来者不类，不是三七，未知何物"。所述符合菊科植物菊三七 *Gynura segetum* 的特征。清《本草纲目拾遗》中收录竹节三七也是竹节参。清《植物名实图考》中收录的土三七正是菊三七；尚记载另一种土三七，为景天科景天属（Sedum L.）植物。

【掺伪做假】明《本草原始》有记载"市多以定风草充之"。所述不知何物。清末《伪药条辨》记载"假田三七，即莪术假造冒充，害人匪浅"。民国《增订伪药条辨》有记载"伪者以白芷制成，其害人匪浅，不可辩也"。

🌿 品种动态

【品种概述】国内各地称为"三七"的有16科70余种植物，同名异物非常之多。古人对三七的临床疗效尤为推崇，称为"金不换"，受此影响，但凡与三七有相近功效的中草药，民间习惯以"三七"为名，以"土三七、水三七、野三七、血三七"等命名的就达到30余种，绝大多数仅是称谓而已，也不乏一些误称。历史上加工伪造和冒充者屡见不鲜，市场先后发现10余种植物误作为三七。

目前，主流商品为正品三七；幼根拼接三七带来的质量风险和监管问题值得思考。

【混伪品】（1）竹节参：为五加科植物大叶三七 *Panax pseudo-ginseng* Wall. var. *japonicus*（C. A. Mey.）Hoo & Tseng（竹节参 *Panax japonicus* C. A. Mey.）的干燥根茎。云南、四川、甘肃、陕西等地民间习称竹节三七（呈竹节状）。

（2）菊三七：为菊科植物菊三七 *Gynura japonica*（Thunb.）Juel. 的干燥根茎。1992年版《中华人民共和国卫生部药品标准（中药材第一册）》[以下简称"1992年版《卫生部药品标准（中药材第一册）》"]收载。云南、贵州（血三七）地方习用药材。历史上与三七混为一谈，现代时有发现冒充三七。

（3）水田七：为蒟蒻薯科植物裂果薯 *Schizocapsa plantaginea* Hance 的干燥块茎。广西、湖南地方习用药材。

（4）景天三七：为景天科植物景天三七 *Sedum aizoon* L. 的干燥全草。山东、上海地方习用药材。商品又称土三七，鲜品亦入药用。

（5）血三七：为蓼科植物中华抱茎蓼 *Polygonum amplexicaule* D. Don var. *sinense* Forb. et Hemsl. ex Stew. 或抱茎蓼 *Polygonum amplexicaule* D. Don 的干燥根茎。湖北地方习用药材，是土家族常用的民族药，又名红三七。

（6）人参三七：为五加科植物假人参 *Panax pseudo-ginseng* Pall. 干燥根茎和根。产于西藏，又称西藏三七。

（7）海南三七：为姜科植物海南三七 *Kaempferia rotunda* L. 的干燥根。产于云南、海南等地。

（8）藤三七：为落葵科植物落葵薯 *Anredera cordifolia*（Tenore）Steenis 的珠芽经过略煮后干燥品。

20 世纪 60 年代，山西曾误以为三七引种，并以"三七"为名在市场销售。现时市场多以藤三七、藤七、川七销售。

（9）莪术：为姜科植物莪术 *Curcuma phaeocaulis* Valeton 或广西莪术 *Curcuma kwangsiensis* S. C. Lee C. F. Liang 的干燥根茎，20 世纪 60~70 年代市场多见，人为雕刻并打光后冒名顶替三七，商品有称为姜三七。

（10）姜黄：为姜科植物姜黄 *Curcuma longa* L. 等植物根茎加工品。20 世纪 70 年代就发现姜黄加工品冒充三七，近年网络销售的部分藏三七、血三七属此类。

此外，三七的商品等级以"头数"来交易的，三七的头数越小，说明个头越大，价格就越高。市场曾发现用幼小根拼接大根，以个体小的三七粘接加工成个体大的"拼接三七"换取高价出售现象。

🌿 图文辨析

【性状鉴定】（1）竹节参：呈竹节状的扁圆柱形，稍弯曲，长 6~20cm，直径 0.6~2cm。节密集，有圆形深陷的茎痕。外表面灰棕色或黄褐色，有纵皱纹和根痕。质坚硬而脆。断面黄白色至淡黄棕色。气微香，味苦微甜。图 1-7。

（2）菊三七：呈拳形或团块状，长 3~6cm，直径 3~4cm。外表灰棕色或灰黄色，有瘤状突起及断续弧状沟纹，顶端常有茎基或芽痕，下部有细根或细根断痕。质坚实。断面灰黄色，显菊花心。气微，味微苦。图 1-8。

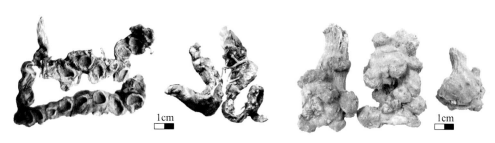

图 1-7　竹节参　　　　　　　　　图 1-8　菊三七

（3）水田七：近圆锥形或圆球形，一端略宽，多弯曲，长 6~10cm，直径 2~5cm。外表面浅灰棕色至黄棕色，有粗糙纹及点状突起的须根痕。质稍硬。断面颗粒性，呈灰黄色或灰褐色，微具蜡样光泽。气微，味苦。图 1-9。

（4）景天三七（鲜品）：根茎略呈块状，根数条，外表面灰棕色或灰黄色。茎表面暗棕色或紫棕色，断面常中空。叶片展平后呈长披针形至倒披针形，先端渐尖，基部楔形，边缘上部有锯齿，下部全缘。或具聚伞花序。气微，味微涩。图 1-10。

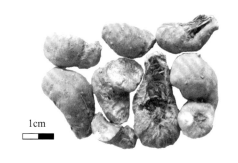
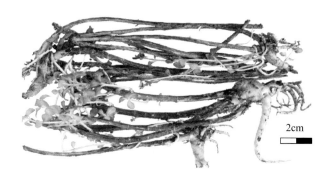

图 1-9　水田七　　　　　　　　　图 1-10　景天三七（鲜品）

（5）血三七：呈不规则圆柱形或结节状圆柱形，略弯曲，直径0.5~2cm。外表棕褐色或紫褐色，环节明显，有多数突起须根痕及皱纹，可见棕褐色鳞片状的叶鞘。质坚硬。断面紫红色或红棕色，维管束点状排列成环。气微，味微苦、涩。图1-11、图1-12。

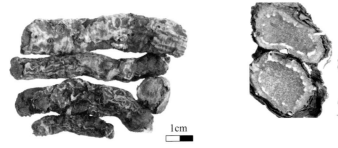 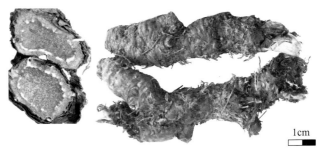

图1-11　血三七（商品）　　　　　　　　　图1-12　血三七（湖北采集）

（6）人参三七：根茎略呈纺锤形的结节状，具突起环纹或膨大节；根呈不规则卵圆形或短柱形。外表面棕黄色或棕褐色。质坚实。断面黄白色。气香，味微苦回甜。图1-13。

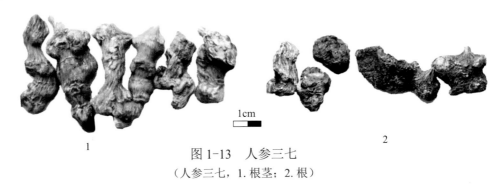

1　　　　　　　　　　　　　　　　　　2

图1-13　人参三七

（人参三七，1. 根茎；2. 根）

（7）藤三七：呈不规则纺锤形、短圆柱形或团块形，略弯曲。外表鲜品时呈灰绿色，干后呈灰褐色；有多数瘤状突起的芽痕，常有折断后的疤痕及皱纹。质硬而脆。断面类白色，显粉性，或黄棕色而略呈角质状。气微，味微甜。图1-14。

（8）姜黄：呈不规则卵圆形、圆柱形或纺锤形，常弯曲，有的具短叉状分枝，直径0.5~2cm。外表面深黄色或浅棕黄色，有皱缩纹理和明显环节，并有圆形分枝痕及须根痕。质坚实。断面棕褐色、乌黑色。气香特异，味苦、辛。图1-15。

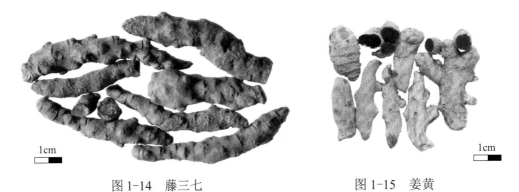

图1-14　藤三七　　　　　　　　　　　图1-15　姜黄

（9）莪术：呈类圆锥形。外表面呈灰褐色或灰黄色，有雕刻痕迹，呈突起的环节和纵沟纹。质坚实，体重。断面浅棕色、棕褐色，或带黄绿色，角质样，内皮层环清晰，其内散在筋脉点。微具姜辛气，味微苦辛。图1-16。

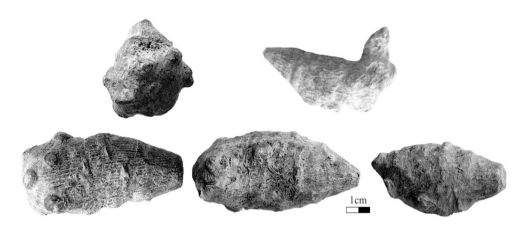

图 1-16　莪术

（10）伪造三七：将树脂经特制的模子压制，然后用泥土打光而成，形状与三七相似。外表面棕褐色，凹凸不平，有灰色泥土附于表面，有模制的瘤状物和横向的皮孔样突起。质坚硬，断面有树脂样光泽。火烧时可见黑色浓烟，有树脂气味。

市场也有用木薯 *Manihot escuLerzta* Crantz 等植物经特制的模子压制或雕刻而成的伪造三七。图1-17。

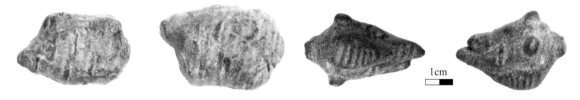

图 1-17　伪造三七（木薯等植物仿制品）

2. 土茯苓　SMILACIS GLABRAE RHIZOMA

标准沿革

【来源】1963 年版《中国药典》收载为百合科植物光叶菝葜 *Smilax glabra* Roxb.。

【药用部位】1963 年版《中国药典》规定为"干燥块茎"。1977 年版《中国药典》修订为"干燥根茎"。

【采收加工】1963 年版《中国药典》规定为"秋末冬初时采挖，去净须根及泥土，晒干，或新鲜时切成薄片，晒干即得"。1977 年版《中国药典》中采收季节修订为"夏、秋两季采挖"。

【性状】1963 年版《中国药典》描述为"不规则的块状物，略呈扁圆柱形，弯曲不直，多分歧，有结节状的隆起。外表面黄棕色。断面粉质似细沙状，多呈淡棕色，微显光泽。味淡"。1977 年版《中国药典》修订为"略呈圆柱形，稍扁或呈不规则条块，有结节状隆起，具短分枝。表面黄棕色或灰褐色。味微甘、涩"。

商品质量

【商品规格】产地加工为统片、选片（薄片、厚片，大片、中片、小片和丁片）。也有依据粉性强弱分为粉质片与木质片。

【品质论述】明《本草纲目》记载"土茯苓有赤白二种，入药用白者良"。药材以断面色淡棕、粉性足、筋脉少者为佳（另一说以断面色白为佳）。

【产地】主产于贵州、云南、广西、湖南，江西、广东、浙江等地亦产。商品来自野生品。近年亦从越南、老挝进口。

【质量分析】2013 年、2015 年全国土茯苓专项检验，分别抽验 67 批、118 批，不合格率分别为 40%、36%，不合格项目"性状、二氧化硫残留量、含量测定、薄层鉴别"，不合格主要原因是肖菝葜类混淆使用，或二氧化硫残留量超标等造成的次品。

【市场点评】由于土茯苓质地坚硬，现时产地主要是撞去粗皮后趁鲜切片的加工方式，由于商品厚度为 1~5mm 不等，与标准规定的薄片不一致，建议制定药材与产地片的一体化规范加工技术。

市售土茯苓有淡棕色和黄白色两种，我们检测了两种颜色样品中落新妇苷的含量，前者含量为 1.06%~4.63%，后者含量为 0.14%~2.76%，且有 12% 的含量不达标；同时发现，淡棕色的水浸润后用手触摸的黏滑性较差，而折断时有粉尘飞扬、黏滑感强以黄白色更为明显。传统的质量评价如何与指标性成分评价质量相结合，值得深入研究。

特征识别

【性状鉴定】[形状] 略呈圆柱形，或不规则条块，有结节状或瘤状隆起，具短分枝；有坚硬的须根残基，分枝顶端有圆形芽痕；切片呈长圆形或不规则形。[大小] 长 5~22cm，直径 2~5cm；切片厚 1~5mm。[颜色] 表面黄棕色或灰褐色；切片类白色、淡红色或淡红棕色。[纹饰] 外皮有的具不规则裂纹。[质地] 质坚硬，致密；切片质略韧，折断时有粉尘飞扬。[断面] 粉性，可见筋脉纹（点）及多数小亮点。[气味]气微，味微甘、微涩，或味淡而涩。图2-1。

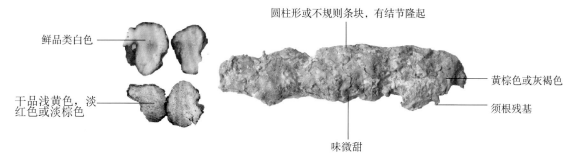

图2-1　土茯苓特征图注

【鉴别歌诀】　　　土茯苓（药材）圆柱形状有隆起　外表黄棕有须根
　　　　　　　　　　　　　　　断面类白或粉红　质地坚硬显粉性
　　　　　　　　　　　土茯苓（切片）色白浅棕薄厚片　粉性弹性质柔软
　　　　　　　　　　　　　　　筋脉点纹具亮点　味微甘涩气淡薄

【识别要点】（1）形状：块根表面凹凸不平，切片边缘不平整；须根基部不膨大状而直插根茎为其重要特征。（2）质地：薄片质略韧，微有弹性；折断时有粉尘飞扬。（3）切面：呈粉性，筋脉纹（点）突起或不明显，多数具小亮点（黏液细胞）。（4）水试：因含有黏液细胞，水浸润后用手触摸有黏滑感，陈货往往不明显。（5）颜色：鲜土茯苓有类白色、淡红色之分，切片呈类白色、淡红色或淡红棕色，存放后颜色会变深。（6）气味：通常味微甘后涩，或味淡而涩。图2-2。

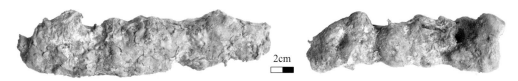

图2-2　土茯苓药材

【性状探微】文献描述了土茯苓的不少鉴别特征，包括弹性、小亮点、黏滑感等，实际商品存在并不完全相符的情况；同时颜色变化的幅度较大，特别气味方面因个人差异，鉴定需要准确理解与把握。图2-3。

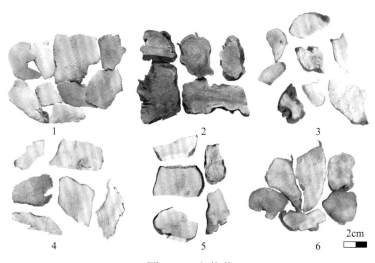

图2-3　土茯苓
（1.贵州；2.湖南；3~5.市场；6.进口）

土茯苓表面是否残留鳞叶值得商榷。

🌿 本草探源

【混乱品种】《本草经集注》记载"南人又呼平泽中有一藤，叶如菝葜，根作块有节，似菝葜而色赤，根形似薯蓣"。这段描述也许引起后来将白色土茯苓者与萆薢混淆，红色土茯苓与菝葜混淆。《本草纲目》指出"诸医无从考证，往往指为萆薢及菝葜，然其根苗迥然不同"的感叹。清《本草求真》记载"菝葜土茯苓与萆薢呈不相类，而功用不远"。古代土茯苓包括薯蓣科薯蓣属（Dioscorea L.），百合科菝葜属（Smilax L.）和肖菝葜属（Heterosmila Kunth）多种植物。

【掺伪做假】《植物名实图考》记载"多以萆薢充之，或有以商陆根充者"。

🌿 品种动态

【品种概述】国内各地称为"土茯苓"的有 4 科 30 种植物，大多数是菝葜属（Smilax L.）、肖菝葜属（Heterosmila Kunth）植物的民间称谓，约 6 种在商品流通中发现混淆或误用，以白土茯苓为常见。近年大量从越南进口土茯苓，据报道，为百合科菝葜属（Smilax L.）植物，与国产品种不同，药材性状也差异较大。

目前，主流商品为正品土茯苓，混淆和误用品时有发现。

【混伪品】（1）粉萆薢：为薯蓣科植物粉背薯蓣 Dioscorea hypoglauca Palibin 的干燥根茎。外观与土茯苓相似，历史上就误以为土茯苓。

（2）穿山龙：为薯蓣科植物穿龙薯蓣 Dioscorea nipponica Makino 的干燥根茎。曾多次发现误以为土茯苓使用。

（3）白土茯苓（白土苓）：为百合科植物肖菝葜 Heterosmilax japonica Kunth、华肖菝葜 Heterosmilax chinensis Wang 或云南肖菝葜 Heterosmilax yunnanensis Gagnepain 的干燥根茎。湖南、贵州、四川地方习用药材。土茯苓常见混淆品。

（4）红土茯苓：为百合科植物菝葜 Smilax china L. 的干燥根茎。湖南、贵州地方习用药材。商品常发现冒充误用情况，网络平台有以红土茯苓、金刚刺销售。

（5）陕土茯苓：为百合科植物黑果菝葜 Smilax glaucochina Warb. 的干燥根茎。陕西地方习用药材。商品中有以金刚刺销售。

（6）越南土茯苓：为百合科菝葜属（Smilax L.）植物。产自越南、老挝，近年进口量较大。

🌿 图文辨析

【性状鉴定】（1）粉萆薢：呈不规则的片状，大小不一。外表黄棕色。切面浅黄白色，有筋脉纹（点）。质松，稍有弹性，粉性。气微，味辛、微苦。图 2-4。

（2）穿山龙：呈条形或不规则的厚片，宽 0.5~1.2cm。外表面黄白色或棕黄色，有刺状残根。切面白色或黄白色，有筋脉纹（点）。质坚硬。气微，味苦涩。图 2-5。

（3）白土茯苓：呈不规则的团块状，长 10~30cm，直径 5~8cm，外表面褐色，粗糙，有坚硬的须根残基；断面呈白色、黄白色，粉性小。饮片呈不规则片状，质略脆，筋脉纹（点）突起明显，稍显粗糙，亦有小亮点。味淡、微涩。图 2-6。

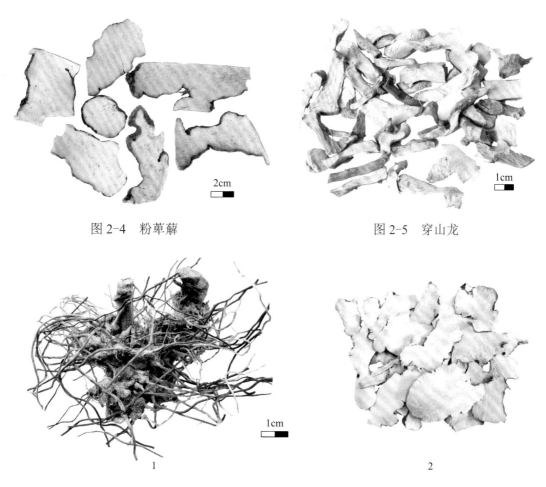

图 2-4 粉萆薢

图 2-5 穿山龙

图 2-6 白土茯苓
（贵州采集，1.药材；2.饮片）

（4）红土茯苓：呈不规则的厚片或片块状。外表灰褐色、棕褐色；结节状或疙瘩状膨大，有坚硬的刺状残根，基部膨大。质坚硬，难折断。断面浅红棕色，粉性差，放大镜下可见薄壁细胞呈海绵状的小间隙。味淡、微涩。图 2-7。

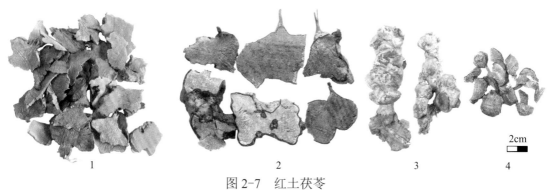

图 2-7 红土茯苓
（1.广西；2.贵州；3~4.湖南鲜品及鲜切片）

（5）进口土茯苓：呈类圆形或不规则形的厚片，直径 3~8cm。外表面红棕色、浅棕色，可见亮点，维管束散在。质硬，难折断。纤维性强。味淡、涩。水润后无明显的黏滑感。图 2-8。

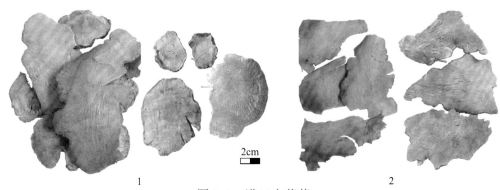

2cm

图 2-8　进口土茯苓
（1. 老挝；2. 越南）

【**市场速览**】土茯苓的含量测定发现，黄白色和淡棕色土茯苓中落新妇苷含量差异明显（1 号为 1.15%，2 号为 1.63%，3 号为 1.97%），4 号为白土茯苓，5~6 号为菝葜属（Smilax L.）多种植物干燥根茎。图 2-9。

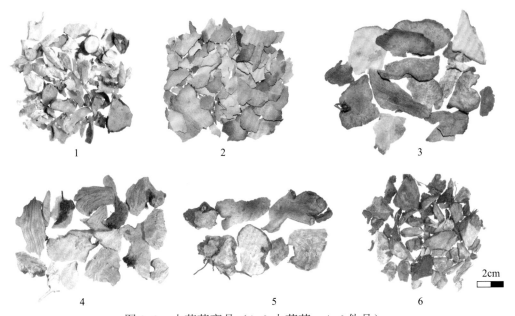

2cm

图 2-9　土茯苓商品（1~3 土茯苓；4~6 伪品）

【**显微鉴定**】土茯苓的显微特征具一定的鉴别意义。图 2-10。

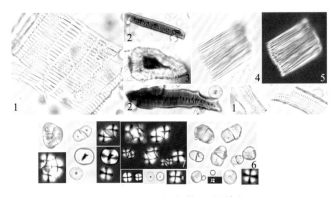

图 2-10　土茯苓显微特征
（1. 导管；2. 纤维；3. 石细胞；4. 针晶束；5. 偏光镜下针晶束；6. 淀粉粒；7. 偏光镜下淀粉粒）

白土茯苓显微特征，见图 2-11。

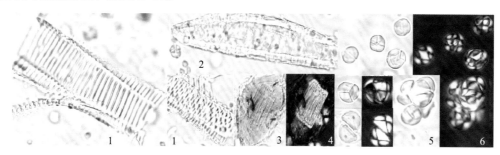

2-11 白土茯苓显微特征

（1. 导管；2. 石细胞；3. 针晶束；4. 偏光下针晶束；5. 淀粉粒；6. 偏光下淀粉粒）

正品土茯苓的维管束中导管数多数在 10 个以下，故筋脉点不明显而表面较细腻，白土茯苓的维管束中导管数 13~28 个，筋脉呈明显突起状，表面显粗糙。

【色谱鉴定】采用《中国药典》土茯苓鉴别（2）方法，结果见图 2-12。

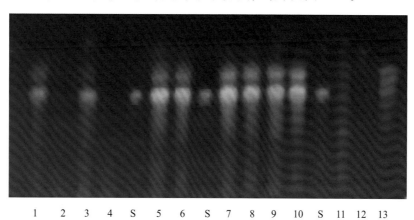

图 2-12 土茯苓及伪品薄层色谱

（S. 落新妇苷对照品；1. 土茯苓对照药材；2. 为图 2-6 中 2；4. 为图 2-7 中 1；12. 为图 2-8 中 1；3、5、6. 分别为图 2-9 中 1~3；7~11、13. 分别为图 2-3 中 1~6）

🌿 3. 土荆皮 PSEUDOLARICIS CORTEX

🌿 标准沿革

【来源】1977 年版《中国药典》收载为松科植物金钱松 *Pseudolarix kaempferi* Gord.。

【药用部位】1977 年版《中国药典》规定为"干燥根皮或近根树皮"。

【采收加工】1977 年版《中国药典》规定为"夏季剥取，晒干"。

【性状】各年版《中国药典》未见修订。

🌿 商品质量

【商品规格】产地加工为统货和选货。

【品质论述】药材以片大、皮厚、红棕色，无粗皮者为佳。

【产地】主产于安徽、浙江、湖北、湖南等地。商品来自野生。

【市场点评】金钱松是我国特有的单属种植物，被列入中国珍稀濒危保护植物名录，属国家二级保护物种，具有很高的生态价值和经济价值，受到国家保护，禁止滥采滥伐。土荆皮是杀虫、止痒、疗癣特色用途的中药材，一直受到临床的关注，由于野生资源受到限制，商品来源紧缺，已成为市场品种混乱的重灾区，先后发现木槿皮、川槿皮、紫荆皮、紫金皮不同科属、功效相似的皮类药材在市场销售、临床应用时发生混淆使用和误用现象。

🌿 特征识别

【性状鉴定】（1）根皮：[形状] 呈不规则的长条状或片状，扭曲而稍卷。[大小] 大小不一，厚 2~8mm。[颜色] 外表面灰黄色，粗皮剥落处棕色或红棕色；内表面浅棕色至红棕色。[纹饰] 外表面有灰白色皮孔样突起，粗皮常呈鳞片状剥落；内表面略显不规则细纹理。[质地] 质韧。[断面] 浅棕色、浅紫红色或棕褐色，呈裂片状，略显层状剥离。[气味] 气微，味苦而涩。图 3-1、图 3-3。

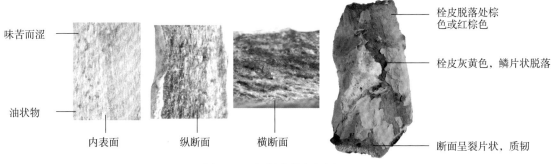

味苦而涩

油状物

内表面　　　纵断面　　　横断面

栓皮脱落处棕色或红棕色

栓皮灰黄色，鳞片状脱落

断面呈裂片状，质韧

图 3-1 土荆皮特征图注

（2）近根树皮：[形状] 呈板片状。[大小] 厚约 8mm。[颜色] 外表面深棕色；内表面黄褐色。[纹饰] 外表面龟裂状，内表面较粗糙。图 3-2。

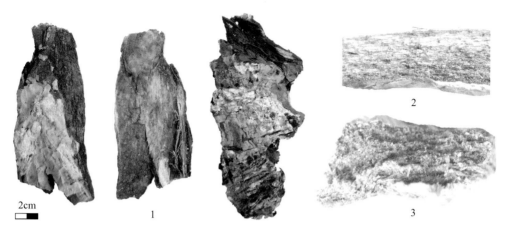

图 3-2　土荆皮
（近根树皮，1.外表面与内表面；2 纵断面观；3.横断面观）

【鉴别歌诀】　　　　根　　皮　粗皮灰黄呈鳞片　内表红棕色平坦
　　　　　　　　　　　　　　　断面棕色裂片状　气微味苦后又涩
　　　　　　　　　近根树皮　外表棕色龟裂状　内表粗糙黄褐色

【识别要点】（1）外表面：根皮表面灰黄色，栓皮常呈鳞片状脱落，脱落后显棕色或红棕色。
（2）断面：呈裂片状，略显层状剥离；放大可见大理石样花纹。（3）内表面：略显不规则细纹理。

【性状探微】《药材资料汇编》（1959 年）记载土荆皮的药用部位和加工是"干燥根皮，刮去粗皮"。市场常发现金钱松的干燥枝皮、树皮，与标准规定"干燥根皮或近根树皮"不符，属非药用部位。图 3-4。

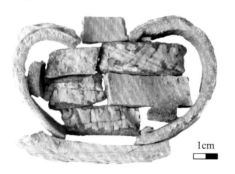

图 3-3　土荆皮（根皮饮片）

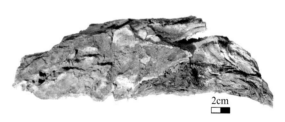

图 3-4　土荆皮（树皮，非药用部分）

🌿 本草探源

【混乱品种】土荆皮收载于《药材资料汇编》（1959 年），为松科的金钱松根皮，为江淮地区民间治疗皮肤癣痒的特色中药，民间亦称之"土槿皮"，故在市场曾经与锦葵科植物木槿 *Hibiscus syriacus* Linn. 树皮相混淆。此外，清代《生草药性备要》收载水翁树皮，为桃金娘科植物水翁 *Cleistocalyx operculatus*（Roxb.）Merr. et Perry 干燥树皮，该植物在《中药商品知识》的水翁花项下以"土槿皮"称之，别名水翁树皮，广东历史上作为土荆皮代用品使用。上述中药材具有相近的功效，出现了名称相似、读音相近，往往容易混淆。

🍃 品种动态

【品种概述】国内各地称为"土荆皮"的有 11 科 13 种植物，主要是地区性的称谓或读音相近导致的混乱。商品"土荆皮"非常混乱，误用品很多。

目前，市场流通的土荆皮的同名异物较多，混淆或误用时有发生。

【混伪品】（1）木槿皮（川槿皮）：为锦葵科植物木槿 *Hibiscus syriacus* Linn. 的干燥树皮。1992 年版《卫生部药品标准（中药材第一册）》收载。广西、江苏、四川地方习用药材，四川为根皮及茎皮。市场常常混淆为土荆皮。

（2）土槿皮（水翁皮）：为桃金娘科植物水翁 *Cleistocalyx operculatus*（Roxb.）Merr. et Perry 的干燥树皮。《卫生部药品标准（中药成方制剂第十七册）》以土槿皮收载。广东地方习用药材，又称广土槿皮。现代市场多次发现冒充土荆皮。

（3）雷公藤：为卫矛科植物雷公藤 *Tripteryqium wilfordii* Hook. f. 干燥根皮，福建（根皮）、湖南（根及根茎）、上海（根的木部）、山东（根）、湖北（根）地方习用药材。另外，昆明山海棠 *T. hypoglaucum*（Levl.）Hutch. 的根皮市场称为"火把花"，两种植物的根皮外观与土荆皮相似，市场曾经混淆为土荆皮。

（4）紫荆皮（余甘子）：为大戟科植物余甘子 *Phyllanthus emblica* Linn. 干燥树皮。北京（紫荆皮）、广东（广东紫荆皮）地方习用药材。产于广东、广西。商品中常混淆为土荆皮。

（5）紫荆皮（紫荆）：为豆科植物紫荆 *Cercis chinensis* Bunge 的干燥树皮。贵州、湖南地方习用药材。商品中常混淆为土荆皮。

（6）紫荆皮（长梗南五味子）：为木兰科植物长梗南五味子 *Kadsura longipedunculata* Finet et Gagnep. 的干燥根皮。山东、宁夏、黑龙江（紫荆皮），北京以（川槿皮）地方习用药材，浙江又称为"紫金皮（红木香皮）"。商品中常混淆为土荆皮。

（7）紫荆皮（紫薇）：为千屈菜科植物紫薇 *Lagerstroemia indica* Linn. 的干燥树皮。四川、贵州地方习用药材。商品中有混淆为土荆皮的报道。

🍃 图文辨析

【性状鉴定】（1）木槿皮（川槿皮）：呈槽状、筒状或不规则片状。厚 1~3mm。外表面灰褐色、深灰色，粗糙，具明显的纵沟纹，皮孔散在；内表面淡黄色或黄白色，具细纵纹。质韧，不易折断。断面纤维性。气微，味淡。图 3-5、图 3-6。

（2）土槿皮（水翁皮）：呈不规则块片状。外表面灰黄色或灰棕色，根皮栓皮呈脱落状，栓皮有纵裂纹，横向皮孔不明显；内表面黄棕色或棕褐色，平坦。质坚韧。断面棕褐色，易纵向撕裂成片状。气微，味微苦。图 3-7。

（3）昆明山海棠：呈槽状或不规则片状。外表面橙黄色或棕红色，具不规则横向裂纹，栓皮易脱落；内表面浅棕色，有略显粗糙的纵纹理。质坚硬，难折断，断面暗棕色。气微，味苦涩。图 3-8。

（4）紫荆皮（余甘子）：呈卷筒状或槽状。外表面灰白色至灰褐色，粗糙有纵裂纹或横裂纹，栓皮脱落显紫褐色；内表面暗棕色、棕褐色，具细纵纹。质硬而脆，断面暗棕色和紫褐色，略呈颗粒状。气微，味淡而涩。图 3-9。

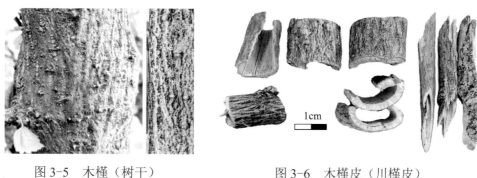

图 3-5 木槿（树干）　　　　　　图 3-6 木槿皮（川槿皮）

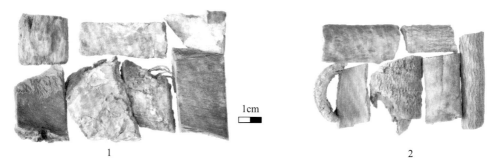

1　　　　　　　　　　　　　　　2

图 3-7 土槿皮

（水翁皮，1.根皮；2.树皮）

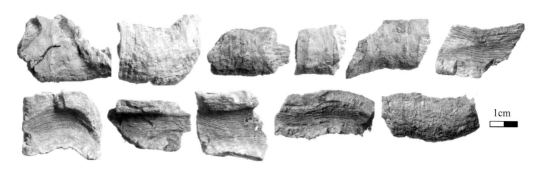

图 3-8 昆明山海棠（市售火把花）

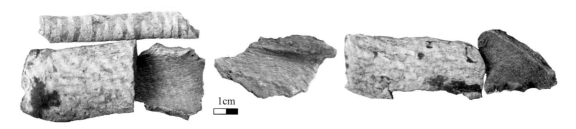

图 3-9 紫荆皮（余甘子）

（5）紫荆皮（长梗南五味子）：根皮呈卷筒状或不规则块片。大小不一，长 4~10cm，厚 1~4mm。外表面灰棕色至灰黄色，有少许横裂纹，栓皮疏松，大多数已脱落而露出棕紫色的内皮；内表面暗棕色至灰棕色，可见纵向的浅色纤维。体轻，质坚而脆。断面呈纤维性。气微香，味苦，有辛凉感。图 3-10。

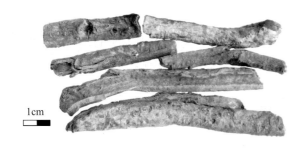

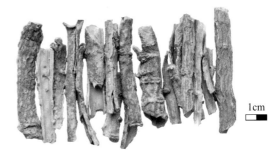

图 3-10　紫荆皮（长梗南五味子）　　　　图 3-11　市售土荆皮（香加皮）

【**市场速览**】市场曾发现香加皮（图 3-11）、疑似构树皮和紫荆皮冒充土荆皮（图 3-12），尚发现金钱松的根皮中掺假枝皮等非药用的商品（图 3-13）。

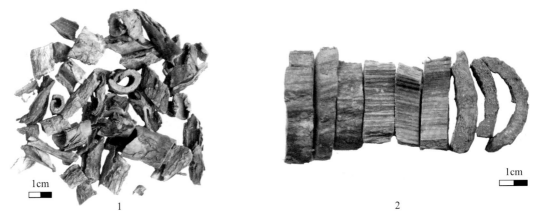

1

2

图 3-12　市售土荆皮

（1.疑似构树皮；2.疑似紫荆皮）

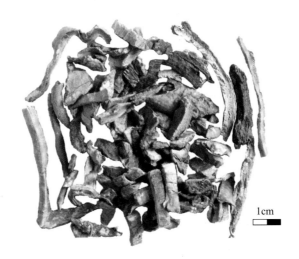

图 3-13　市售土荆皮（掺假）

4. 大黄　RHEI RADIX ET RHIZOMA

标准沿革

【来源】1953 年版《中国药典》收载为蓼科植物大黄 *Rheum officinale* Baill. 或其变种。1963 年版《中国药典》修订为掌叶大黄 *Rheum palmatum* L.、唐古特大黄 *Rheum palmatum var. tanguticum* Maxim. 或大黄 *Rheum officinale* Baill.。1977 年版《中国药典》唐古特大黄拉丁学名修订为 *Rheum tanguticum* Maxim. ex Balf.，大黄中文名修订为药用大黄。

【药用部位】1953 年版《中国药典》规定为"干燥根茎"。1963 年版《中国药典》修订为"干燥地下根状茎"。1977 年版《中国药典》再次修订为"干燥根及根茎"。

【采收加工】1963 年版《中国药典》规定为"秋末冬初当地上部分枯萎时采挖，刮去粗皮及地上茎，或切成片，风干或烘干既得"。1977 年版《中国药典》修订为"秋末茎叶枯萎或次春发芽前采挖，除去细根，刮去外皮，切瓣或段，绳穿成串干燥或直接干燥"。

【性状】1953 年版《中国药典》描述为"断面显颗粒性，在类白色实质中，有黄色至棕色的点或线不规则通过，形成大理石状的纹理"。形状描述非常简略，1963 年版、1977 年版和 1990 年版《中国药典》围绕药材表面与断面颜色，表面与断面纹理特征反复多次修订，不再赘述。

商品质量

【商品规格】产地加工分为个子统货（有熏货、晒货、原装未去皮货和去皮货）、加工货（马蹄大黄、铨水大黄等）和产地片（大黄片与大黄丁），每种都有统货（片）与选货（片）。一些产地还以生长年限分为三年生、四年生和五年生货。图 4-1。

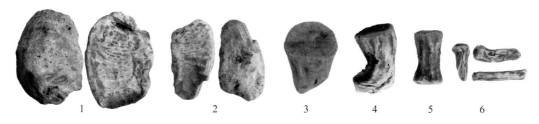

图 4-1　掌叶大黄（甘肃铨水大黄，出口规格）
（1. 九成片吉；2. 七成片吉；3. 苏吉；4. 蛋吉；5. 小蛋吉；6. 小小吉）

【品质论述】明《药品化义》谓"气香坚实者佳"。《本草备用》谓"锦纹者佳"。以气味、质地和纹理特征来评价质量。药材以块大、体重质坚、具星点、高粱碴和锦纹特征明显、有香气、味苦而少涩者为佳。

【产地】主产于甘肃、青海、四川，重庆、西藏、湖北和云南等地亦产。商品来自栽培或野生，以栽培品为主。唐古特大黄栽培于甘肃、青海等地，掌叶大黄栽培于甘肃等地，药用大黄栽培于湖北、四川、重庆等地。

【质量分析】2017 年全国大黄专项检验，抽验 356 批，不合格率为 19%，不合格项目"性状、检查、含量测定"，不合格的主要原因是次品以及伪品的混淆使用。2018年某省大黄评价性检验，抽样105批次药材及其饮片，8批次不合格（3批掺假、5批含量不达标），不合格率为8%。

【市场点评】大黄的种植年限、干燥和加工方式对其质量影响很大。明《本草蒙筌》记载"必得重实锦纹，勿用轻松朽黑者"，所述是加工不当所产生的糠黄。大黄二次加工饮片时又会生产次品，糠黄的比例高达40%。图4-2。

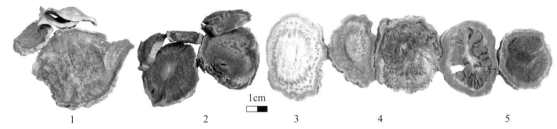

图4-2　大黄饮片（合格品及次品）

（总蒽醌含量1~5分别为2.8%、1.2%、1.7%、0.7%和0.4%）

目前，大黄已形成熏制、晾晒、烘干和鲜制不同干燥加工方法，一些产地直接趁鲜切片加工。不同的品种有不同的加工方法，同一个省份同一个品种还有多种加工方法。在种植年限方面，掌叶大黄是2~3年，唐古特大黄为4~6年等生产加工条件和技术不尽相同。

应加强规范化生产技术规程的研究，制定相关技术规程，保证药材质量。图4-3、图4-4。

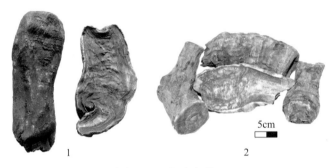

图4-3　掌叶大黄

（甘肃，1.熏制；2.晾晒）

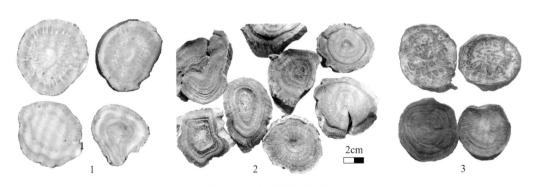

图4-4　大黄鲜制加工

（1~2.甘肃唐古特大黄鲜切片及成品；3.四川药用大黄成品）

野生大黄外皮较厚加工时需要刮去，而栽培品外皮较薄，刮皮常会伤及韧皮部，生产中不好掌握。新鲜的唐古特大黄刮去栓皮后表面析出浅黄色树脂状物，断面也有类似特征。国家标准规定大黄产地加工时刮去外皮，对栽培品是否需要刮皮和如何刮皮，业内有不同的看法，应该深入研究。

✿ 特征识别

【性状鉴定】[形状]呈类圆柱形、圆锥形、卵圆形或不规则片块状，具不规则的粗棱纹；或类圆形厚片、方丁。[大小]长3~30cm，直径3~10cm。[表面颜色]残留棕褐色外皮，除尽外皮者表面黄棕色、暗棕色或具褐色斑（熏制），可见类白色的网状纹理。[切面颜色]淡红棕色、黄褐色或棕褐色。[切面纹饰]根茎髓部宽广，有异型维管束（星点）环列或散在；根中木部发达，具放射状纹理，形成层环明显，无星点。[断面纹饰]颗粒性；具红棕色或黄棕色与类白色的射线相互交错花纹。[质地]质坚实。[气味]气清香，味苦而微涩，嚼之粘牙，有沙粒感。图4-5。

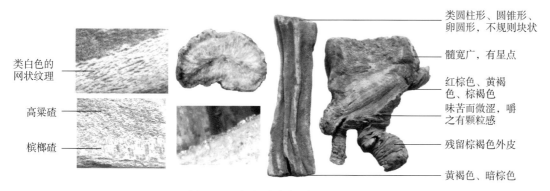

类白色的网状纹理
高梁碴
槟榔碴

类圆柱形、圆锥形、卵圆形，不规则块状
髓宽广，有星点
红棕色、黄褐色、棕褐色
味苦而微涩，嚼之有颗粒感
残留棕褐色外皮
黄褐色、暗棕色

图4-5　唐古特大黄特征图注

【鉴别歌诀】　　　粗短圆柱圆锥形　圆片纵片切成瓣
　　　　　　　　　锦纹星点槟榔碴　清香味苦常粘牙

【识别要点】（1）锦纹：是指刮去粗皮后表面的特征，可见灰白色薄壁组织与棕红色射线交错而成的菱形网纹，"锦纹大黄"之名由此而来。（2）星点：在根茎的髓部异型维管束呈"突起点状"环列或散在，而根部则没有，为大黄真伪鉴别点。（3）槟榔碴：是断面特征，有红棕色或黄棕色与类白色相互交错花纹，呈大理石样纹理，甘肃的唐古特大黄产区称为"腊肉黄"，为大黄优劣鉴别点，劣质品断面多数呈黄褐色、绿褐色。（4）高梁碴：折断面呈颗粒性的朱砂斑点。（5）气味：有清香气，味苦而微涩，口嚼有明显粘牙感。图4-5至图4-7。

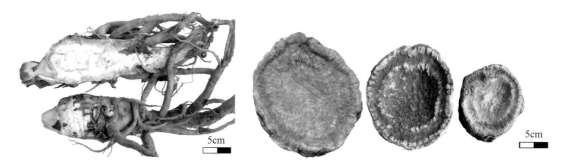

图4-6　掌叶大黄纵切面（髓部星点）　　　图4-7　药用大黄（星点环列）

【性状探微】受栽培技术、干燥和加工方法的影响，商品大黄的形状、色泽等方面差异较大，三种大黄的自然生长形状也不同。栽培唐古特大黄的主根长达1.6m，加工商品后仍然达90cm，产地称为"萝卜黄"，另一类分枝较多的称为"鸡爪黄"；近年部分产地栽培掌叶大黄常常培土延长"根茎"。图4-8、图4-9。

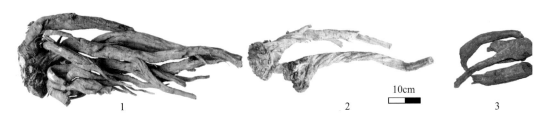

图 4-8 唐古特大黄
（甘肃，1. 鸡爪黄；2. 萝卜黄；3. 野生）

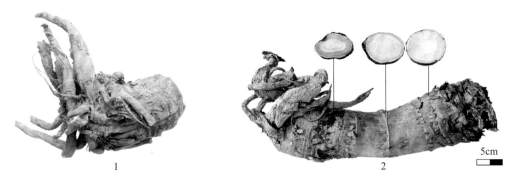

图 4-9 掌叶大黄
（甘肃，1. 传统形状；2. 变异形状、鲜切面与对应部位）

三种大黄栽培后的药用部位存在差异，药用大黄、掌叶大黄以根茎为主，唐古特大黄以根为主。在大黄饮片中应该同时描述根茎和根部位特征。

本草探源

【混乱品种】唐《新修本草》记载"幽、并以北者渐细，气力不及蜀中者"。所指应是华北大黄 *R. franzenbachii*，古人以为质量不及四川所产大黄，实际上记载了当时发现的一种伪品。宋《本草图经》记载的"土大黄""羊蹄大黄"均非正品大黄，实为大黄属（Rheum L.）波叶组（Sect. Rheum）的多种植物。民国《增订伪药条辩》称为"土大黄，不堪药用"。

品种动态

【品种概述】国内各地称为"大黄"的有 4 科 32 种植物，其中，大黄属（Rheum L.）植物 13 种，酸模属（Rumex）植物 15 种，大多数植物属于误称误用。先后发现大黄属（Rheum L.）、酸模属（Rumex L.）共计 12 种植物存在商品流通，前者称为山大黄或土大黄，后者称为山大黄。

目前，主流商品为正品大黄，市场常发现山大黄、土大黄类冒充或掺假。

【混伪品】（1）虎杖：为蓼科植物虎杖 *Polygonum cuspidatum* Sieb.et Zucc. 的干燥根茎及根。本品民间有土大黄之称谓，早年曾发现误用。

（2）河套大黄：为蓼科植物河套大黄 *Rheum hotaoense* C. Y. Cheng et C. T. Kao 干燥根茎及根。在 20 世纪中期的西北、华北误以为大黄引种栽培，并延续至今。甘肃地方习用药材，为中药制剂原料，过去曾称为"波叶大黄"。长期以来以土大黄或大黄销售，有时掺入大黄饮片中。

（3）亚大黄：为蓼科植物穗序大黄 *Rheum spiciforme* Royle 或疏枝大黄 *Rheum kialense* Franch. 的

根茎及根。藏药标准收载，四川地方习用药材。

（4）土大黄：为蓼科植物尼泊尔酸模 *Rumex nepalensis* Spreng.、齿果酸模 *Rumex dentatus* Linn. 或羊蹄 *Rumex crispus* Linn，皱叶酸模 *Rumex crispus* L. 或巴天酸模 *Rumex patientia* L. 的干燥根及根茎。贵州地方习用药材（前三种）、北京、河北地方习用药材（后两种）。

（5）华北大黄：为蓼科植物华北大黄 *Rheum franzenbachii* Munt 的干燥根茎及根。历史上就是大黄的混淆品，曾称为"山大黄"。主产于河北、河南等地。在20世纪中期的华北地区误以为大黄引种栽培，长期以来以土大黄或大黄销售，时有掺入大黄饮片中。

🌿 图文辨析

【**性状鉴定**】（1）虎杖：多为不规则圆柱形、短柱状或不规则厚片。外表面棕褐色，有纵皱纹和须根痕。切面皮部较薄，木部宽广，呈棕黄色，有放射状的纹理。根茎髓中有横隔或呈空洞状。气微，味微苦、涩。图4-10。

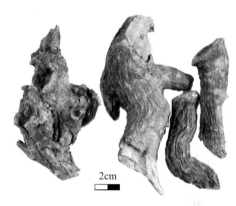

2cm

图4-10 虎杖

（2）河套大黄：呈圆柱形、圆锥形或条块状。长7~10cm，直径1~5cm。外表面棕褐色、黄棕色。质坚稍轻。断面有放射状纹理，无"星点"。切片呈类圆形、不规则形厚片，呈黄棕色、黄褐色。气浊，味苦而涩。图4-11。

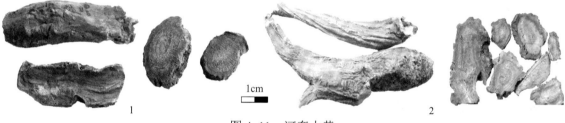

1cm

图4-11 河套大黄

（甘肃，1.1970年商品；2.2019年商品）

（3）华北大黄：呈圆柱形、不规则条块状。长5~16cm，直径3~8cm。外表面黄棕色、黄褐色。质坚。断面有放射状纹理，无"星点"。切片呈类圆形、不规则形厚片，呈黄棕色。气浊，味苦而涩。图4-12。

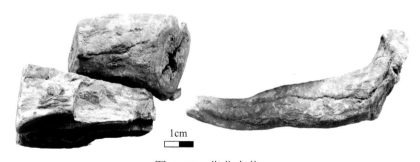

1cm

图4-12 华北大黄

（4）土大黄：呈类圆锥形，有分枝。长6~13cm，直径0.8~2.5cm，根头残留茎干枯的叶基纤维。外表面深棕色，多纵沟及横长皮孔样疤痕。质硬，折断面浅棕黄色。切片呈类圆形、不规则形厚片。气微，味苦涩。图4-13、图4-14。

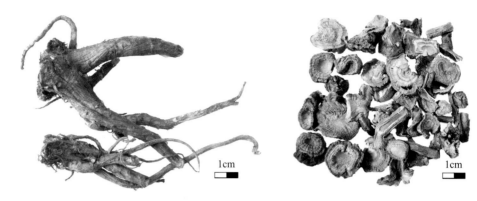

图 4-13 土大黄（贵州采集）　　　图 4-14 土大黄（商品）

【荧光鉴定】荧光鉴别是 1977 年版至 2010 年版《中国药典》中收载的鉴别方法。三种正品大黄的表面在荧光灯下（365nm）呈暗棕色或红棕色，新鲜断面呈微弱的浅蓝色荧光，而土大黄（河套大黄）呈亮蓝色荧光，土大黄（酸模类）呈蓝绿色荧光。可作为辅助鉴别特征。图 4-15。

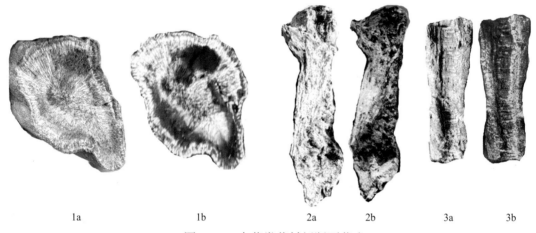

1a　　　　　　1b　　　　　　2a　　　2b　　　　3a　　　3b

图 4-15　大黄类药材新断面荧光
（1. 唐古特大黄；2. 药用大黄；3. 河套大黄；a. 日光下；b. 荧光下）

🌿 5. 大蓟　*CIRSII JAPONICI HERBA*

🌿 标准沿革

【**来源**】1977 年版《中国药典》收载为菊科植物蓟 *Cirsium japonicum* DC.。2010 年版《中国药典》拉丁学名修订为蓟 *Cirsium japonicum* Fisch. ex DC.。

【**药用部位**】1977 年版《中国药典》规定为"干燥地上部分或根"。2005 年版《中国药典》删除了根，规定为"干燥地上部分"。

【**采收加工**】1977 年版《中国药典》规定为"夏、秋二季花开时割取地上部分，或秋末挖根，除去杂质，晒干"。2005 年版《中国药典》修订为"夏、秋二季花开时采割地上部分，除去杂质，晒干"。

【**性状**】1977 年版《中国药典》按大蓟草、大蓟根分别描述，大蓟草在其后各年版中未见修订。2005 年版《中国药典》删除了根的性状描述。

🌿 商品质量

【**商品规格**】产地加工为大蓟根和大蓟全草，均为统货。

【**品质论述**】药材以叶绿、叶多者为佳。

【**产地**】主产于江苏、安徽、福建、四川等地。商品来自野生。

【**市场点评**】大蓟质量问题非常突出，主要在于伪品较多和药用部位不符。2020—2021 年作者收集了 17 份市场流通的大蓟，结果只有 1 份大蓟地上部分，4 份是大蓟块根，其余是非正品。后从云南、四川、福建、湖北、山东、甘肃等地委托采集大蓟样品，结果南方主要是大蓟 *Cirsium japonicum* 植物，既有全草也有块根，而北方有丝毛飞廉 *Carduus crispus* L.、大刺儿菜 *Cirsium setosum*（MB）Kitam.、魁蓟 *Cirsium leo* Nakai et Kitag. 等多种植物。可见，国内各地对大蓟的认识非常混乱，上述植物形态与正品大蓟相似，导致各地误采误用。

大蓟的基原混乱是历史遗留问题，历代本草不停地纠正，直至今日仍未有效解决。历史上，大蓟药用部位一直在变化，唐代之前用的是根，宋、明和清代多用叶，明、清代发展为根、苗、花和叶，1977 年版《中国药典》分别收载根和地上部分。目前，商品大蓟大多数为大蓟根，《中国药典》规定的大蓟基本没有商品，导致许多医疗单位不愿意购进大蓟，临床缺失大蓟和大蓟炭。应该高度重视大蓟的质量问题，并予切实的措施加以解决。

🌿 特征识别

【**性状鉴定**】［茎形状］呈圆柱形。［叶形状］破碎，完整叶片展平后呈倒卵状椭圆形、椭圆形或长椭圆形，叶羽状浅裂、半裂或深裂，边缘具不等长的针刺。［总苞形状］呈钟状，苞片呈覆瓦状排列，具长针刺。［颜色］茎表面绿褐色或棕褐色；叶上表面灰绿色或黄棕色，下表面色较浅；总苞黄褐色；冠毛羽状灰白色。［纹饰］茎有纵棱，被丝状毛；叶两面被稀疏灰白色丝状毛；苞片沿中肋具突起的褐色腺体。［断面］茎断面灰白色，髓部疏松或中空。［气味］气微，味淡。图 5-1。

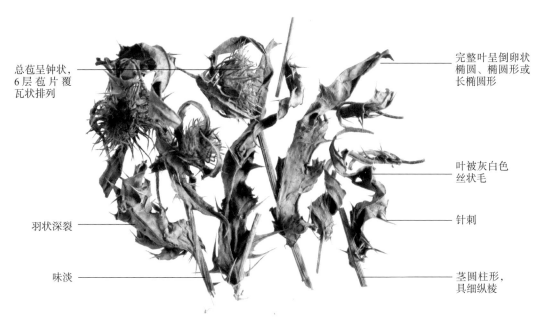

图 5-1　大蓟特征图注

【鉴别歌诀】　　　　茎叶外被丝状毛　羽状深裂具针刺
　　　　　　　　　　　　苞片针刺具腺体　冠毛羽状花两性

【识别要点】大蓟的药用部位是地上部分，应用植物分类学特征识别药材。（1）叶形：叶羽状分裂，呈浅裂、半裂或深裂，叶缘具坚硬的长针刺。（2）总苞：呈钟状，苞片约6层，外层与中层呈卵状三角形，内层披针形，差异较大，具坚硬的长针刺；苞片外面有微糙毛，并沿中肋有黑色黏腺。（3）花：全部小花呈两性，小花檐部与细管部几等长；冠毛灰白色、灰褐色，短于花冠而长于细管部。（4）果实：瘦果呈楔状的长四棱形，顶端偏斜，基部钝尖。图5-2至图5-5。

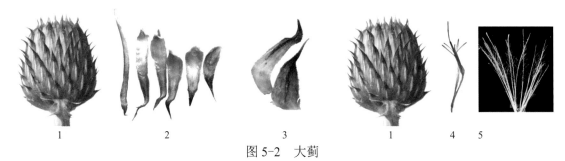

图 5-2　大蓟

（贵州采集，1. 总苞；2. 每层苞片；3. 苞片中央突起褐色腺体；4. 花；5. 冠毛）

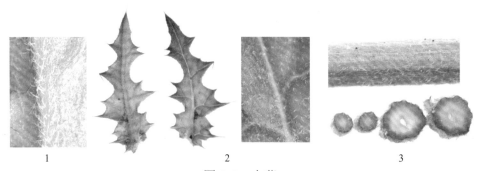

图 5-3　大蓟

（四川采集，1. 叶下表面；2. 叶上表面；3. 茎及横切面）

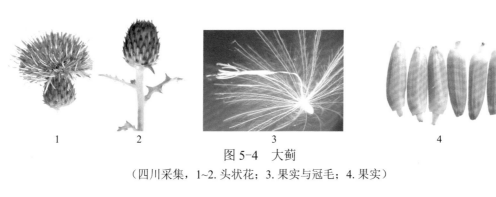

图 5-4　大蓟

（四川采集，1~2. 头状花；3. 果实与冠毛；4. 果实）

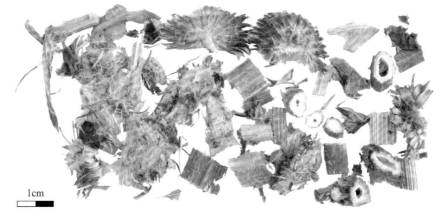

1cm

图 5-5　大蓟（商品）

【性状探微】商品大蓟中所见到完整的植物器官就是总苞，苞片具长针刺，并沿中肋有黑色条状突起的黏腺，以及果实具有重要的鉴别价值，应予突出描述。

🌱 本草探源

【混乱品种】古代大蓟来源比较混乱。明《救荒本草》记载的大蓟"茎叶俱多刺，其叶多皱"，结合大蓟附图，应该指飞廉属（Cardaus L. emend. Gaertn.）植物。清《植物名实图考》所绘制的大蓟（二）图与苦苣菜属（Sonchus L.）植物相似。

本草中大蓟与小蓟分别记载，历史上一直混淆误用。而早年一些医药部门在经营大蓟、小蓟中常常不加区分，统称为大小蓟，也是造成至今生产、流通和使用混乱的重要原因。

🌱 品种动态

【品种概述】国内各地称为"大蓟"的有菊科 8 属 30 余种植物，大多数属于民间的称谓，商品发现的有 3 属 10 种植物。小蓟、飞廉是市场常见的误用品，本次调研中发现短裂苦苣菜、花叶滇苦菜存在大量的商品流通。

目前，商品大蓟的混淆误用层出不穷，质量不容乐观。

【混伪品】（1）小蓟：为菊科植物刺儿菜 Cirsium setosum（Willd）MB. 干燥地上部分。通过文献考证和实际考察，不少产地将原来的大刺儿菜视为"大蓟"。小蓟在市场常误作为大蓟（大蓟炭）销售，是历史误用之延续。

（2）飞廉（草大蓟）：为菊科植物丝毛飞廉 *Carduus crispus* L. 干燥地上部分。陕西地方习用药材。北方普遍作为"大蓟"，市场常见的大蓟误用品。

（3）短裂苦苣菜：为菊科植物短裂苦苣菜 *Sonchus uliginosus* M. B. 的干燥地上部分。本是小蓟的混乱品种，近年发现又误作为大蓟销售。

（4）花叶滇苦菜：为菊科植物花叶滇苦菜 *Sonchus asper*（L.）Hill. 的地上部分。又名续断菊，主要分布于华东、西南地区，是近年商品大蓟主要的伪品。

（5）魁蓟：为菊科植物魁蓟 *Cirsium leo* Nakai et Kitag. 的干燥地上部分。产地药农多误认为大蓟，未见商品，属于植物外形相似引起的误采。

（6）丝路蓟：为菊科植物丝路蓟 *Cirsium arvense*（L.）Scop. 的干燥地上部分。近年发现产地以大蓟采集销售。

（7）牛口刺：为菊科植物牛口刺 *Cirsium shansiense* Petrakd 的干燥地上全草。产地药农多误认为大蓟，未见商品。

🌿 图文辨析

【性状鉴定】（1）小蓟：茎呈圆柱形，外表面灰绿色或带紫色，具纵棱，有的具白色柔毛。叶片常破碎，叶波状浅裂至羽状半裂，齿尖具针刺；上表面绿褐色，下表面灰绿色，两面无毛或具蛛丝状毛。总苞钟状，总苞片约6层，外层顶端具短刺，中层、内层苞片顶端呈膜质状，有的边缘呈流苏状。花的细管部丝状，约长于檐部1倍；冠毛羽毛状，等长于或短于花冠。瘦果呈扁椭圆形或偏斜椭圆形，具数条细纵棱，顶端具环状突起，基部钝尖。气微，味微苦。图5-6至图5-8。

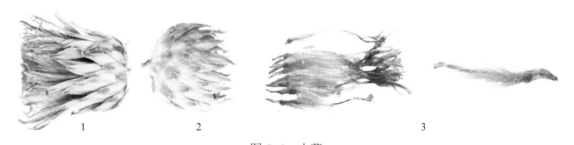

图5-6 小蓟

（山东商品，1~2. 总苞侧面观；3. 花、冠毛及果实）

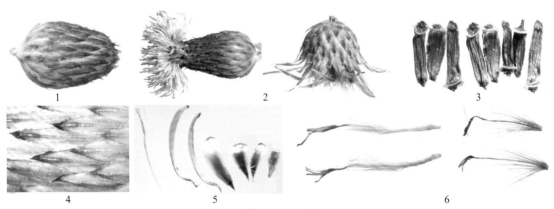

图5-7 小蓟

（甘肃采集，1~2. 不同时期总苞；3. 果实；4~5. 总苞片放大；6. 花、冠毛及果实）

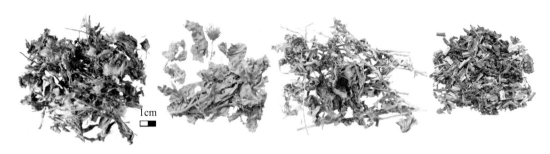

图 5-8 小蓟

（4 批大蓟商品，实为小蓟）

《中国植物志》中将原来的刺儿菜和大刺儿菜合并，小蓟叶形变异较大，曾委托河北、陕西和甘肃药商采集当地大蓟，结果全是小蓟（大刺儿菜），图 5-9。

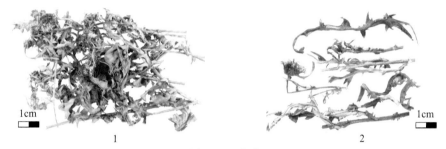

图 5-9 小蓟

（委托采集大蓟，实为小蓟，1.河北；2.甘肃）

（2）飞廉（草大蓟）：茎圆柱形，具条棱，有翼翅，翅有齿刺，具灰白色丝状毛。叶羽状深裂，叶缘具刺；叶呈灰绿色或黄褐色，上表面近无毛，下表面具白色丝状毛。总苞卵圆形，苞片长披针形，先端具短刺，平直。瘦果呈略扁平的楔形，顶端圆钝，具环状突起，基部斜截形，具浅细纵纹。冠毛多层，灰白色，锯齿状。图 5-10、图 5-11。

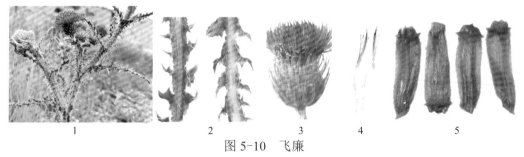

图 5-10 飞廉

（甘肃采集；1.全草；2.叶；3.总苞及总苞片；4.冠毛及花；5.果实）

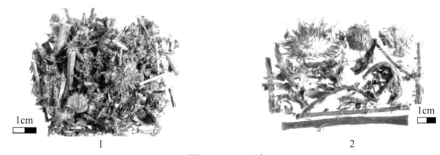

图 5-11 飞廉

（大蓟商品，1.安徽；2.山东）

（3）短裂苦苣菜：茎呈圆柱形，具细纵棱。呈灰棕色或灰黄色。叶羽状分裂，侧裂片偏斜卵形、半圆形，边缘有锯齿；表面灰绿色、灰褐色，光滑无毛。总苞片3~4层。瘦果呈扁长椭圆形，两面各有3条细脉，并有横皱纹。冠毛灰白色，单毛状，纤细彼此纠缠。图5-12。

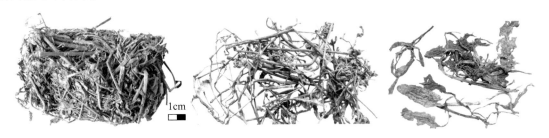

图5-12　短裂苦苣菜（大蓟商品）

（4）花叶滇苦菜：叶长椭圆形、倒卵形或披针形；基部渐狭成短或较长的翼柄，柄基耳状抱茎或基部无柄；叶羽状浅裂、半裂或深裂，侧裂片三角形、宽镰刀形或半圆形，全部叶及裂片边缘有尖齿刺，两面光滑无毛，质地薄。瘦果倒披针形，两面各有3条细纵肋。冠毛灰白色，柔软而纠缠。图5-13。

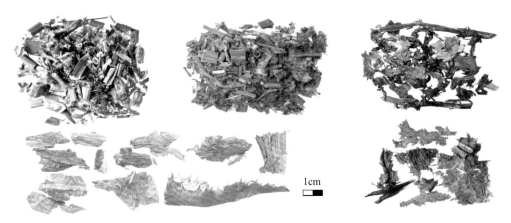

图5-13　花叶滇苦菜（大蓟商品，茎叶及总苞）

（5）魁蓟：茎呈圆柱形，表面灰绿色，具白色柔毛。叶羽状深裂，侧裂片半圆形、半椭圆形，具长针刺；上表面绿褐色，少被多细胞长节毛，下表面灰绿色，柔毛稍稠密。总苞片约8层，外层和内层形状差异明显，内层硬膜质。冠毛羽毛状，等长于花冠。图5-14。

（6）丝路蓟：叶羽状浅裂或半裂，侧裂片偏斜三角形或偏斜半椭圆形，边缘通常有针刺；两面无毛或有时下面有极稀疏的蛛丝毛。总苞卵形或卵状长圆形，总苞片约5层。瘦果圆柱形，顶端截形。冠毛羽毛状，明显长于花冠。图5-15。

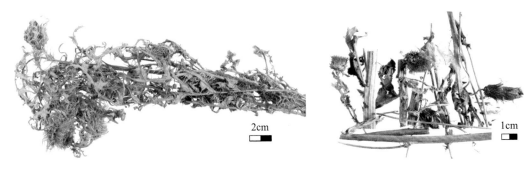

图5-14　魁蓟（甘肃采集的大蓟样品）　　图5-15　丝路蓟（四川采集大蓟样品）

（7）大蓟根：根呈纺锤形，数条簇生于根茎。表面灰棕色、浅棕色，具纵皱纹。质硬而脆。断面灰白色、黄白色，形成层环浅棕色。气微，味微甘、后稍苦。图5-16。

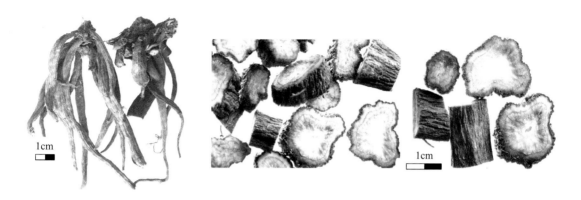

图 5-16　大蓟根（大蓟根商品及切片）

【市场速览】市售大蓟碳实为小蓟碳。图5-17。

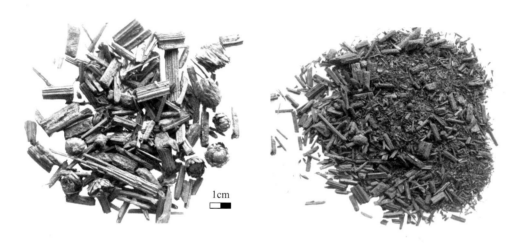

图 5-17　市售大蓟碳（为小蓟碳）

收集贵州鲜品大蓟（根）移栽后，长出大蓟地上部分。图5-18。

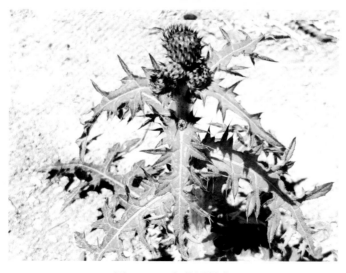

图 5-18　大蓟原植物

6. 山豆根 SOPHORAE TONKINENSIS RADIX ET RHIZOMA

标准沿革

【来源】1963 年版《中国药典》以广豆根收载，为豆科植物广豆根 Sophora subprostrata Ghun et T. Ghen。1977 年版《中国药典》以山豆根（广豆根）收载，植物名称修订为柔枝槐。1985 年版《中国药典》再次修订来源，为越南槐 Sophora tonkinensis Gagnep.。1995 年版《中国药典》将中药材名称修订为山豆根。

【药用部位】1963 年版《中国药典》规定为"干燥根部"。1977 年版《中国药典》规定为"干燥根及根茎"。

【采收加工】1963 年版《中国药典》规定为"春、秋二季采挖，除去茎叶及须根，洗净泥土，晒干即得"。1977 年版《中国药典》修订为"秋季采挖，除去杂质，洗净，干燥"。

【性状】1963 年版《中国药典》描述为"根头部呈不规则的结节状，顶端有残留的茎基或茎痕。表面棕褐色至棕黑色。断面周边淡棕色，似蜡质，中间有黄白色木心"。1977 年版《中国药典》将"根头部"修订为"根茎"，删除"或茎痕"，将颜色修订为"表面棕色至棕褐色。断面皮部浅棕色，木部淡黄色"。

商品质量

【商品规格】产地加工为个子统货和选货，也有直接鲜制加工成产地片。

【品质论述】药材以粗壮、身干、质坚、无须根、苦味重者为佳。

【产地】主产于广西，云南、贵州、广东亦产。商品来自野生和栽培。

【质量分析】2013 年、2015 年、2017 年和 2019 年全国山豆根专项检验，分别抽验 65 批、118 批、174 批和 194 批，不合格率分别为 71%、82%、42% 和 30%，不合格项目"含量测定、性状、鉴别、浸出物、总灰分、水分"，不合格的主要原因是北豆根、木蓝豆根和山豆根次品冒充山豆根使用，2019 年发现毒性药材钩吻冒充山豆根使用。

【市场点评】有报道，家种山豆根的含量不易达标，主要在于山豆根生长环境的特殊性和种植年限问题。家种山豆根已形成商品，市场也因此划分为野生与家种两种商品货，一些质量较差的家种常和野生品勾兑销售。此外，近年一些产区直接鲜制加工产地片。应该进一步规范山豆根立地条件、生产和加工技术，保证质量。

特征识别

【性状鉴定】（1）野生品：［形状］根茎呈不规则的结节状，顶端常残存茎基，其下着生根数条；根呈长圆柱形，常有分枝。［大小］根长短不等，直径 0.7~1.5cm。［颜色］棕色至棕褐色。［纹饰］有不规则的纵沟纹及横长皮孔突起。［质地］质坚硬，难折断。［断面］皮部浅棕色，木部淡黄色，多放射状纹理。［气味］有豆腥气，味极苦。图 6-1 至图 6-3。

（2）栽培品：外观呈灰棕色、灰黄色。图6-4。

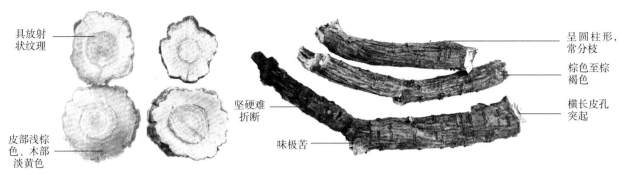

具放射状纹理

皮部浅棕色、木部淡黄色

坚硬难折断

味极苦

呈圆柱形，常分枝

棕色至棕褐色

横长皮孔突起

图6-1　山豆根特征图注（广西野生）

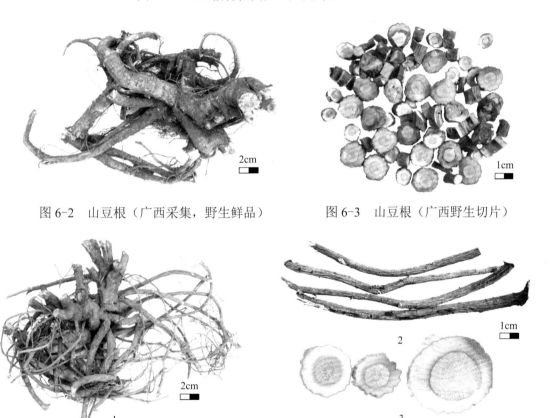

2cm

1cm

图6-2　山豆根（广西采集，野生鲜品）　　　图6-3　山豆根（广西野生切片）

2cm

1cm

1

2

3

图6-4　山豆根
（广西栽培的鲜品，1. 根及根茎；2. 根；3. 切片）

【鉴别歌诀】　　　　　　　　根茎结节根圆柱　皮孔纵沟色棕褐
　　　　　　　　　　　　　　木部淡黄有纹理　质地坚硬味极苦

【识别要点】（1）颜色：外表呈棕色至棕褐色。（2）断面：皮部浅棕色或黄棕色；木部占根断面的1/3~1/2，呈淡黄色，粗根放射状纹理明显，细根隐见或不明显。山豆根药材有较明显的纵沟，切成饮片后多数边缘略显浅波状，业内形象比喻为"月饼边"。（3）气味：味极苦，是其标志性的识别特征。图6-5。

此外，山豆根的混乱品种主要来自豆科木蓝属多种植物的根，两种药材性状较为相近，上述三个方面也是山豆根与其主要的区别点。

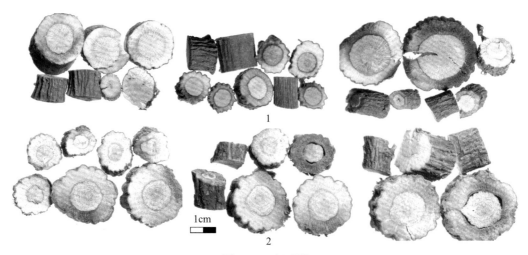

图 6-5　山豆根

（广西，1. 栽培切片；2. 野生切片）

🌿 本草探源

【混乱品种】清《植物名实图考》记载"山豆根，江苏、湖南别用山豆根，非一种"。所述似为紫金牛科紫金牛属（Ardisia Swartz）植物。民国《药物出产辨》在山豆根条记载"又有一种甘草豆根，看之即甘草，但入口其苦异常"，所述与豆科植物苦豆子 Sophora alopecuroides L. 相近。

🌿 品种动态

【品种概述】国内各地称为"山豆根"的有 13 科 67 种植物，来源非常复杂。商品主要分为山豆根、北豆根和木蓝豆根，后两种常常混淆为山豆根销售或使用。近年，在山豆根商品中发现掺有茎秆非药用部位，有的掺假朱砂根、百两金、金雀根，甚至是有毒性的钩吻，值得高度重视。

目前，主流商品为正品山豆根，北豆根是常见的混淆品，木蓝豆根（木兰豆根）是常见掺假品。

【混伪品】（1）北豆根：为防己科植物蝙蝠葛 Menispermum dauricum DC. 的干燥根茎。1977 年版《中国药典》收载。历史上在东北、华北和西北作为山豆根药用。

（2）山豆根（木蓝豆根）：为豆科植物苏木蓝 Indigofera carlesii Craib、宜昌木蓝 Indigofera ichangensis Craib 的干燥根及根茎。河南地方习用药材。

（3）陕豆根（木兰豆根）：为豆科植物苏木蓝 Indigofera carlesii Craib、甘肃木蓝 Indigofera potaninii Craib、多花木蓝 Indigofera amblyantha Craib 及花木蓝 Indigofera kirilowii Maxim. 的干燥根及根茎。陕西地方习用药材。

（4）滇豆根：为毛茛科植物铁破锣 Beesia calthaefolia（Maxim.）Ulbr. 的干燥根茎。云南地方习用药材。商品有时混淆为山豆根。

（5）钩吻：为马钱科植物钩吻 Gelsemium elegans（Gardn. & Champ.）Benth. 的干燥根。广东地方习用药材。近年发现误作山豆根或掺假山豆根中使用。

（6）百两金：为紫金牛科植物百两金 Ardisia crispa（Thunb.）A. DC. 的干燥全株。广西地方习用药材。湖南等地有称为山豆根。是《植物名实图考》记载的"山豆根"之一。

（7）苦豆子根：为豆科植物苦豆子 *Sophorae alopecuroides* L. 的根茎。宁夏地方习用药材。商品有称西豆根，曾经有一段时间冒充山豆根销售。

（8）金雀根：为豆科植物锦鸡儿 *Caragana sinica*（Buc'hoz）Rehd. 的干燥根。宁夏、河北、上海地方习用药材。民间习称土黄芪，近年发现切片后掺假山豆根。

（9）朱砂根：为紫金牛科植物朱砂根 *Ardisia crenata* Sims 的干燥根。广东、福建、湖南等地民间药，曾发现误作山豆根入药。云南民间称为山豆根。

（10）千斤拔根：为豆科植物千斤拔 *Flemingia philippinensis* Merr. et Rolfe 的干燥根。西南民间药，习称一条根、钻地风。市场曾发现冒充、掺假山豆根。

（11）胡枝子根：为豆科植物胡枝子 *Lespedeza bicolor* Turcz. 的干燥根。早年江西、湖南等地曾作山豆根使用。

图文辨析

【**性状鉴定**】（1）北豆根：呈圆柱形，常扭曲，有分枝。直径 0.3~0.8cm。外表面黄棕色至暗棕色，有多数细及根突起的根痕或芽痕，具纵皱纹，外皮易剥落。质韧。断面木部淡黄色，车轮纹明显；中心有髓。气微，味苦。图 6-6。

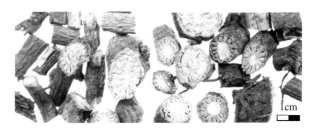

图 6-6 北豆根

（2）花木蓝：根呈长圆柱形或厚片。外表面灰黄色、灰棕色，具纵皱纹及横长皮孔，皮孔多呈红棕色点状，有时栓皮呈鳞片状剥落。质坚硬。饮片边缘较平滑，皮部黄棕色至棕色，木部黄白色至淡黄色。气微，味较苦。图 6-7。

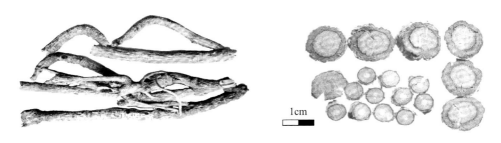

图 6-7 花木蓝（药材及切片）

（3）多花木蓝：根茎呈不规则的结节状。根呈长圆柱形。外表面黄褐色或灰褐色，有横长皮孔及纵皱纹，有时栓皮呈鳞片状剥落。质坚硬。饮片边缘较平滑，皮部浅棕色，木部淡黄色，宽广。气微，味较苦。图 6-8。

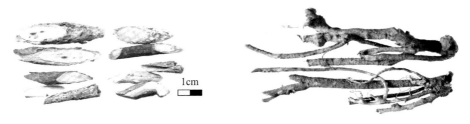

图 6-8 多花木蓝（药材及饮片）

（4）百两金：呈短圆柱形或厚片。外表面灰棕色或棕褐色，具细纵皱纹及须根痕。质坚脆。断面皮部与木部易分离，皮部散在浅棕色点，木部黄色或浅棕黄色，可见放射状纹理。气微，味微苦、辛。图6-9。

（5）苦豆子根：根茎发达，呈圆柱形。长短不等，直径0.5~1.5cm。外表面棕黄色至黄褐色，有明显的纵皱纹及裂纹，具横向皮孔及膨大节，并有根痕。质硬而脆。断面皮部薄，木部呈淡黄色，中央有髓腔。气弱，味苦。图6-10。

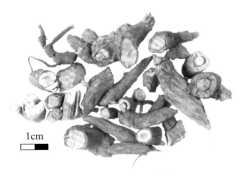
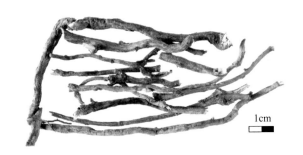

图6-9　百两金（湖南）　　　　　　图6-10　苦豆子根（甘肃）

（6）朱砂根：呈短圆柱形。外表面灰棕色或棕褐色，具纵皱纹，有横向或环状断裂痕。断面皮部白色或粉红色，外侧有散在紫红色斑点，习称"朱砂点"，木部黄白色。气微，味微苦，有刺舌感。图6-11。

（7）千斤拔根：呈圆锥形。直径4~8mm。外表面灰棕色，具纵皱纹，有的栓皮呈脱落状。质硬。断面边缘较平滑，皮部浅棕色，木部黄白色，具放射状纹理。气微，味微涩，有刺舌感。图6-12。

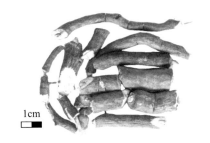
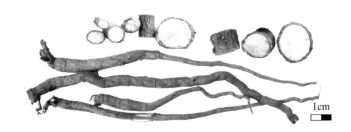

图6-11　朱砂根（四川）　　　　　图6-12　千斤拔根（贵州，根及切片）

（8）胡枝子根：呈圆柱形，稍弯曲。外表面灰棕色，具纵皱纹。质坚硬，难折断。断面边缘较平滑，皮部棕褐色，木部灰黄色。味微苦涩。图6-13。

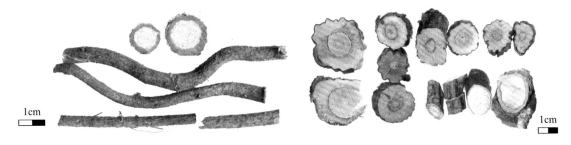

图6-13　胡枝子（根及切片）　　　　　图6-14　金雀根

（9）金雀根：呈圆柱形，或圆形厚片。外表面灰褐色、黑褐色，栓皮易脱落，具纵皱纹，横向皮孔突起。质坚硬，难折断。切面皮部黄白色，易与木部分离，木部浅黄色，占直径的1/5~4/5，导管孔不明显。味微苦。图6-14。

【**市场速览**】市售的山豆根饮片中掺假和冒充时有发生。图6-15。

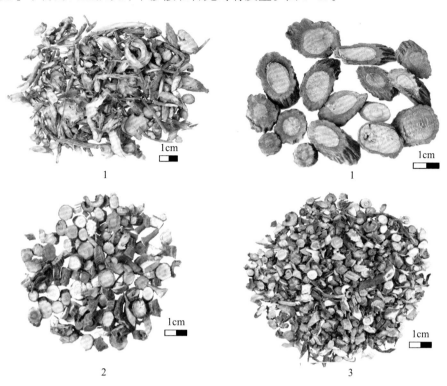

图6-15 市售山豆根

（1.掺假百两金；2.掺假千斤拔根；3.掺假木蓝根及地上茎）

【**红外光谱**】野生山豆根红外光谱在位于3395、2931、1740、1635、1517、1426、1384、1248、1158、1081、1050、1022、840、767、711、579、523 和 467cm^{-1} 波数处有特征吸收峰；家种山豆根与此相同，相同峰位波数相差 ±16cm^{-1}。木蓝根红外光谱在位于3419、2935、1743、1628、1510、1426、1377、1318、14245、1158、1046、875、840、781、711 和 520cm^{-1} 波数处有特征吸收峰。山豆根饮片中掺假木蓝根红外光谱图是上述叠加图。图6-16。

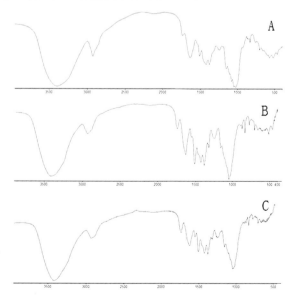

图6-16 山豆根（A）、木蓝根（B）及掺假样品（C）红外光谱图

7. 山药　DIOSCOREAE RHIZOMA

标准沿革

【来源】1963 年版《中国药典》收载为薯蓣科植物薯蓣 *Dioscorea batatas* Decne.。1977 年版《中国药典》薯蓣拉丁学名修订为 *Dioscorea opposita* Thunb.。

【药用部位】1963 年版《中国药典》规定为"干燥块茎"。1977 年版《中国药典》修订为"干燥根茎"。

【采收加工】1963 年版《中国药典》规定为"毛山药用竹刀或铜刀削净外皮和须根，烘干或晒干"。1977 年版《中国药典》修订为"除去外皮及须根，用硫黄熏后，干燥"，增加了硫黄熏蒸方法。2005 年版《中国药典》删除硫黄熏蒸的产地加工方法。

【性状】1963 年版《中国药典》描述气味是"无臭，味甘、微酸"。1977 年版《中国药典》修订为"无臭，味淡、微酸，嚼之发粘"。2000 年版《中国药典》仅修订了"嚼之发黏"。2005 年版《中国药典》再次修订为"气微，味淡、微酸，嚼之发黏"。

商品质量

【商品规格】产地加工为毛山药、光山药，尚有产地片（山药片）规格。

【品质论述】明《本草纲目》记载"薯蓣入药，野生者为胜。若供馔，则家种者为良"。提出按用途评价。药材以条粗、质坚实、粉性足、色白者为佳。

【产地】主产于河南、河北，山西、陕西、安徽等地亦产。商品为栽培品。

【质量分析】2017 年全国山药专项检验，抽验 830 批，不合格率为 26%，不合格项目是"性状、总灰分、水分、二氧化硫残留、浸出物"，不合格的主要原因是与广山药和其他薯蓣属植物的混淆使用。

【市场点评】中药材的硫黄熏蒸受到严格控制，未来无硫山药更将符合市场需求。产地直接鲜制加工成山药片，其片形、大小变化无常，不利于调剂，应研究发展适合临床调剂和工业投料的商品规格。

特征识别

【性状鉴定】（1）毛山药：[形状] 略呈圆柱形，弯曲而稍扁。[大小] 长 15~30cm，直径 1.5~6cm。[颜色] 黄白色或淡黄色，偶有浅棕色外皮残留。[纹饰] 有纵沟、纵皱纹及须根痕。[质地] 体重，质坚实，不易折断。[断面] 白色，富粉性。[气味] 气微，味淡或微酸，嚼之发黏。图 7-1。

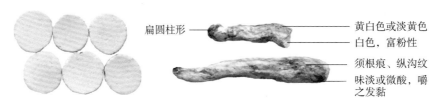

扁圆柱形　　黄白色或淡黄色　白色，富粉性　须根痕、纵沟纹　味淡或微酸，嚼之发黏

图 7-1　山药特征图注

（2）光山药：［形状］呈圆柱形，均匀挺直，两端平齐。［纹饰］光滑细腻。［颜色］白色或黄白色。图7-2。

（3）山药片：［形状］多斜切呈不规则条形厚片。图7-3。

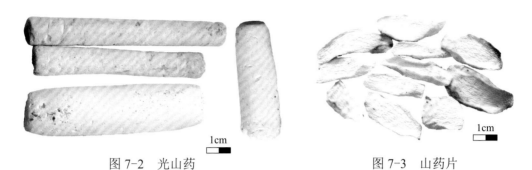

图7-2 光山药   图7-3 山药片

【鉴别歌诀】　　　　毛山药　扁圆柱形质坚实　外表黄白须根痕
　　　　　　　　　　　　　断面色白富粉性　气微味淡有黏性
　　　　　　　　　　光山药　搓揉加工圆柱形　均匀整齐色洁白

【识别要点】（1）切面：隐见散在的筋脉点（维管束），有些因加工方法显颗粒状，有时具亮点。（2）气味：经尝野生品味淡，栽培品或因硫熏而微酸。

山药与广山药等近缘品种性状相近，实际工作中更应重视淀粉粒、针晶束形态特征，特别是石细胞的有无，方可实现准确、快速鉴别。

【性状探微】不同加工方法的药材、饮片性状差异较大。近年产地加工山药棒（段）、山药丁。图7-4。

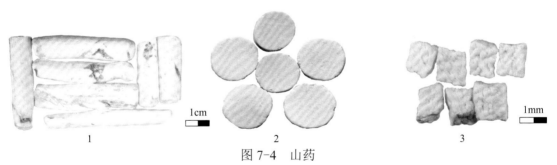

1   2   3

图7-4 山药
（1.山药棒；2.山药饮片；3.山药丁）

山药产地加工时要求除去外皮及须根，市场流通不刮皮药材、饮片较为多见，图7-5。也有因加工不当的劣质品，图7-6。

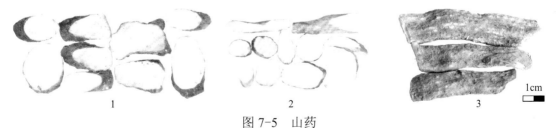

1   2   3

图7-5 山药
（1.未刮皮饮片；2.部分刮皮饮片；3.未刮皮药材）

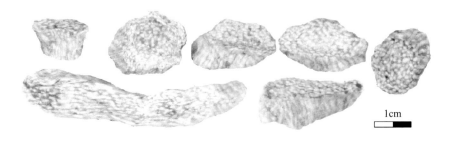

1cm

图 7-6 山药（加工干燥方法不当的劣质品）

🌿 本草探源

【混乱品种】自古以来山药并非一种。宋《图经本草》记载"有一种野山药，根细如指，极紧实"，所述与日本薯蓣 *Dioscorea japonica* 相符合；又记载"根如姜芋之类而皮紫，有极大者"，与今参薯 *Dioscorea alata*（栽培变型脚板薯）相符。清《草木便方今释》记录"土山药"，已考证为日本薯蓣 *Dioscorea japonica*。

🌿 品种动态

【品种概述】国内各地称为"山药"的有 5 科 12 种之多，薯蓣属（Dioscorea）的参薯、山薯、褐苞薯蓣等在产地药用，为山药代用品，现形成商品常常混淆。市场曾发现将木薯、甘薯和天花粉等植物的根或块根加工冒充或掺假情况。

目前，主流商品为正品山药，广山药（福建山药、温山药）在市场也占有较大的份额。

【混伪品】（1）粉草薢：为薯蓣科植物粉背薯蓣 *Dioscorea hypoglauca* Palibin 的干燥根茎。1985 年版《中国药典》收载。商品山药中曾经发现掺假。

（2）天花粉：为葫芦科植物栝楼 *Trichosanthes kirilowii* Maxim. 或双边栝楼 *Trichosanthes rosthornii* Harms 的干燥根。1963 年版《中国药典》收载。商品山药中曾发现冒充或掺假。

（3）山药（福建山药）：为薯蓣科植物参薯 *Dioscorea alata* L. 或褐苞薯蓣 *Dioscorea persimilis* Prain et Burkill 的干燥根茎。湖南、福建地方习用药材。参薯商品亦称"淮山药"，在华东、华南广泛栽培，产量仅次于怀山药。

（4）温山药：为薯蓣科植物参薯 *Dioscorea alata* L . 或山薯 *Dioscorea fordii* Prain et Burkill 的干燥根茎。浙江地方习用药材。

（5）广山药：为薯蓣科植物山薯 *Dioscorea fordii* Prain et Burkill 或褐苞薯蓣 *D. persimilis* Prain et Burkill 的干燥根茎。广东地方习用药材。主产于广东，浙江、福建亦有栽培。

（6）木薯：为大戟科植物木薯 *Manihot esculerzta* Crantz 的干燥块根。20 世纪 80 年代发现切饮片后冒充山药或掺假。

（7）番薯：为旋花科植物番薯 *Tpomea batatas*（L.）Lam. 的干燥块根。20 世纪 80 年代发现加工成饮片后冒充山药或掺假。

🌿 图文辨析

【性状鉴定】（1）粉萆薢：呈类圆形、不规则的斜切片。外表面黄棕色至黄褐色，有稀疏突起的须根残基。质疏松。切面灰白色，可见浅黄色的筋脉纹。气微，味微苦、辛。图 7-7。

（2）天花粉：呈类圆形的厚片，富粉性，横切面隐见黄白色筋脉束，略呈放射状排列，纵切面黄白色筋脉呈条纹或不规则状。气微，味微苦。图 7-8。

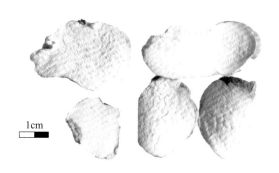

图 7-7　粉萆薢

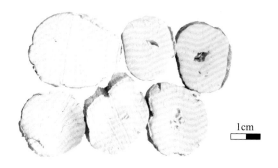

图 7-8　天花粉

（3）参薯：呈不规则圆柱形，或呈掌状、姜块状、圆锥形，趾状分歧者商品称"脚板薯"。外表面黄白色，残留黄褐色栓皮，有较深的纵沟。断面白色或淡红色，粉性强，有深色筋脉点（维管束），稍疏松，中心多裂隙。商品常加工成饮片，切面稍显不平整。嚼之黏性较弱。图 7-9。

商品参薯（淮山药）呈不规则条形。图 7-10。

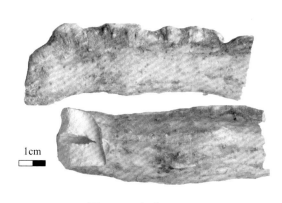

图 7-9　参薯

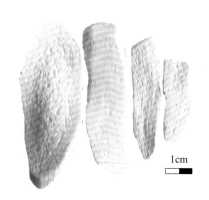

图 7-10　淮山药

（4）褐苞薯蓣：呈圆柱形或不规则饮片。外表面黄白色，残留黄褐色外皮。断面类白色。图 7-11。

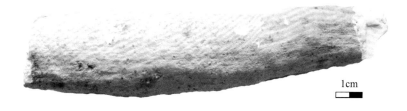

图 7-11　褐苞薯蓣

（5）山薯：呈圆柱形，或椭圆形、类圆形及长条形饮片，边缘不整齐，常见残留浅棕黄色的栓皮。折断面粉白色，粉性，较致密，有深色筋脉点（维管束）；断面呈粉白色或淡粉红色。饮片切面较平滑，用手指甲刮之较易脱粉。嚼之黏性较弱。图 7-12。

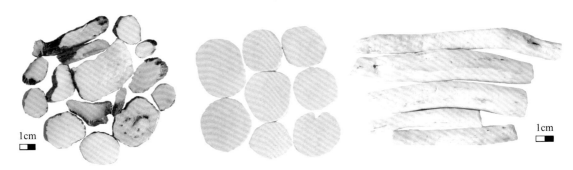

图 7-12　山薯（药材及饮片）

（6）木薯：呈长纺锤状，商品多呈类圆形或斜切的椭圆形厚片，长 2~7cm，直径 1~3cm。外表面灰白色，有的残存黄褐色外皮。切面类白色或黄白色，粉性，中央有木心，木心周围有稀疏的放射纹。味淡，嚼之有纤维感。图 7-13。

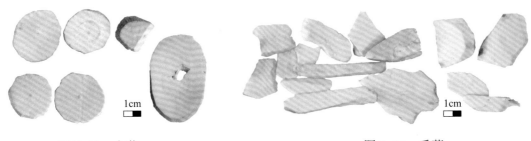

图 7-13　木薯　　　　　　　　　　　　　　　　图 7-14　番薯

（7）番薯：呈类圆形厚片或不规则厚片。外皮刮去，外表面类白色，残留红棕色外皮。切面类白色，粉性，可见筋脉点，边缘明显可见浅棕黄色环。气微，味甜。图 7-14、图 7-15。

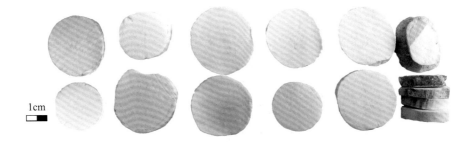

图 7-15　市售山药（2022 年商品，实为番薯加工）

8. 山慈菇　CRMASTRAE PSEUDOBULBUS PLEIONES PSEUDOBULBUS

标准沿革

【来源】1990 年版《中国药典》收载为兰科植物杜鹃兰 *Cremastra appendiculata*（D.Don）Makino、独蒜兰 *Pleione bulbocodioides*（Franch.）Rolfe 或云南独蒜兰 *Pleione yunnanensis* Rolfe。

【药用部位】1990 年版《中国药典》规定为"干燥假鳞茎"。

【采收加工】1990 年版《中国药典》规定为"夏、秋二季采挖，除去地上部分及泥沙，分开大小置沸水锅中蒸煮至透心，干燥"。

【性状】1990 年版《中国药典》描述"味淡，略带粘性"。2000 年版《中国药典》修订为"味淡，略带黏性"。

商品质量

【商品规格】产地加工为统货。

【品质论述】药材以个大、坚硬、半透明，断面黄白色、黏性明显者为佳。

【产地】主产于云南、贵州、四川、湖南、湖北和安徽。商品来自野生，云南、贵州、湖北、四川等地栽培毛慈菇。

【质量分析】2015 年全国山慈菇专项检验，抽验 156 批，不合格率为 32%，不合格项目"性状、二氧化硫残留量、鉴别"，不合格主要原因是混淆品使用。

【市场点评】近年，山慈菇野生资源逐渐枯竭，价格突飞猛进，市场称为"山慈菇"的品种层出不穷，山慈菇的质量问题骤然出现。一些地区引种栽培的"山慈菇"品种来源比较混乱，如东北栽培的山兰 *Oreorchis patens*（Lindl.）Lindl.，陕西、湖北的长叶山兰 *Oreorchis fargesii* Finet 等，这些品种与毛慈菇外观相似，大量商品的流通必然冒充或掺假掺伪，从源头上应引起有关部门的高度重视。

山慈菇产地加工时先用沸水蒸煮，后晒干或烘干，据报道，个别药商直接干燥，商品性状存在一定差异；而加工环节不当常会出现表皮发黑（俗称"黑子"）、质地轻抛（俗称"花子"）的次品，有些经过硫黄熏制后流入市场。山慈菇的产地加工技术亟待规范化生产管理。

特征识别

【性状鉴定】（1）毛慈姑：［形状］呈卵状球形、不规则球形，上部圆钝或渐尖，呈收缩状，有叶柄残基及花葶残基痕。［大小］长 1.8~3cm，膨大部直径 0.8~2cm。［颜色］黄棕色、黄白色或暗棕色；断面灰白色或黄白色。［纹饰］较光滑或有皱缩纹理，中部有 1~3 条微突起的环节，节上有鳞片叶干枯腐烂后留下的丝状纤维，基部有须根。［质地］质坚硬，难折断。［断面］略呈角质。［气味］气微，味淡，嚼之略有黏性。图 8-1、图 8-2。

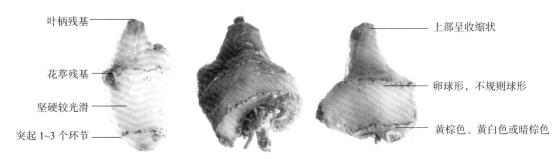

叶柄残基　　　　　　　　　　　　　　　　　　　　上部呈收缩状

花葶残基　　　　　　　　　　　　　　　　　　　　卵球形，不规则球形

坚硬较光滑

突起1~3个环节　　　　　　　　　　　　　　　　　黄棕色、黄白色或暗棕色

图 8-1　毛慈菇特征图注

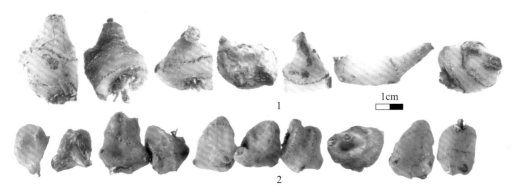

1cm

图 8-2　毛慈菇
（1.采集鲜品加工；2.商品）

（2）冰球子：［形状］呈长圆锥形、卵状球形或不规则团块，上部渐尖收狭成长颈或骤然收狭成短颈，顶端呈盘节，基部膨大，中央凹陷。［大小］长1.5~2.5cm，直径0.5~1.5cm。［颜色］黄白色、黄棕色、棕褐色或稍带紫色，有不规则皱纹或纵沟纹；断面浅棕色、黄白色。［纹饰］近基部有1~2条环节或无环节；具不规则皱纹。［质地］质坚硬，难折断。［断面］角质，半透明。图8-3、图8-4。

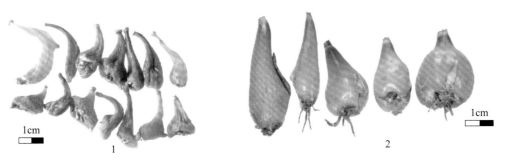

1cm　　　　　　　　　　　　　　　　　　　　　　　1cm

1　　　　　　　　　　　　　　　　　　　　　　　　2

图 8-3　冰球子
（1.药材商品；2.云南鲜品）

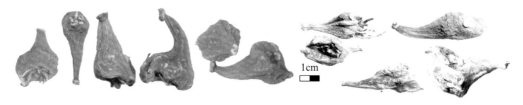

1cm

图 8-4　冰球子

【鉴别歌诀】　　　（1）毛慈菇　卵状球形圆锥形　"腰带"数条质坚硬
　　　　　　　　　　　　　　　　断面角质半透明　味淡遇水有黏性
　　　　　　　　　　（2）冰球子　形状特殊似"烟袋"　顶端盘状呈环节

【识别要点】（1）毛慈菇：以卵状球形为主，也呈不规则球形，上部圆钝（几无颈）或逐渐突起（具短颈），有叶柄残基，大的鳞茎侧面有华葶残基，可见鳞茎相互连接的根茎残痕，有1~3条微突起环节（俗称"腰带、玉带缠腰"），节有毛状纤维。嚼之有黏性，水润湿后黏滑感明显。图8-5、图8-6。

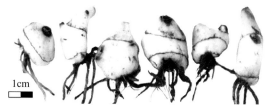 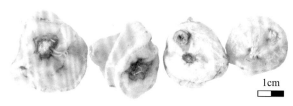

図 8-5　毛慈菇（云南采集）　　　　　　図 8-6　毛慈菇

（2）冰球子：多呈"烟袋"式的特殊形状，上部渐渐延长而形成"长颈"（又称为长喙）或骤然收狭成"短颈"（又称为短喙），前者多为云南独蒜兰，后者多为独蒜兰，顶端具叶脱落留下的盘状环节；在基部凹陷处或基部一侧有1~2条环节，有的也没有环节。常有纵向突起棱及不规则的细网状皱纹。图8-7。

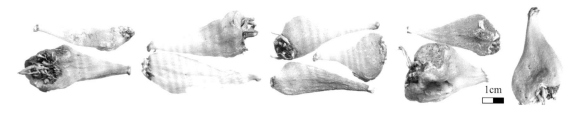

図 8-7　冰球子

【性状探微】由于产地不同的加工方法，山慈菇的表面颜色、纹理存在差异。

🌿 本草探源

【混乱品种】本草记载的山慈菇比较混乱。据考证，明《本草纲目》记载的山慈菇，包括杜鹃兰 *Cremastra appendiculata*（D.Don）Makino、老鸦瓣 *Tulipa edulis*（Miq.）Baker 和石蒜 *Lycoris radiata*（L'Her.）Herb. 多种植物。清《植物名实图考》收载的山慈菇为薯蓣科植物黄独 *Dioscorea bulbifera* L.。

🌿 品种动态

【品种概述】国内各地称为"山慈菇"有4科17种植物，现时山慈菇价格很高，冒名顶替层出不穷，商品中混淆误用的达到8种之多。近年发现不少兰科植物在产地误称为山慈菇，或栽培或野生采收，市场尤以山兰 *Oreorchis patens* 商品量大。

【混伪品】（1）金果榄：为防己科植物青牛胆 *Tinospora sagittata*（Oliv.）Gagnep. 或金果榄 *Tinospora capillipes* Gagnep. 的干燥块根。为西南民族用药，民间亦称为山慈菇，市场曾混淆为山慈菇销售。

（2）光慈菇：为百合科植物老鸦瓣 *Tulipa edulis*（Miq.）Baker 的干燥鳞茎。1992年版《卫生部药品标准（中药材1992年版第一册）》收载。主产于山东、江苏、河南等地。市场一直存在也以山慈菇销售的现象。

（3）丽江山慈菇：为百合科植物山慈菇 *Iphigenia indica* Kunth 的干燥鳞茎。云南地方习用药材，产地长期称"山慈菇"，后修改丽江山慈菇，一些地方有草贝母的称谓。

（4）山慈菇（广西）：为百合科植物山慈菇 *Asarum sagittarioides* C. F. Lian 的干燥全草。广西地方习用药材。

（5）山兰：为兰科植物山兰 *Oreorchis patens*（Lindl.）Lindl. 的干燥假鳞茎。《四川常用中草药》称为"冰球子、山慈菇、毛慈姑"。东北等地以"山慈菇"引种栽培，商品量较大。市场以"山慈菇"销售，由于外观相近，常掺入山慈菇商品中，以假乱真。

（6）筒瓣兰：为兰科植物筒瓣兰 *Anthogonium gracile* Lindl. 的干燥假鳞茎。有考证认为，《植物名实图考》收载的红花独蒜兰为筒瓣兰。云南民间习称小白及。为近年山慈菇商品常见的伪品。

（7）苞舌兰：为兰科植物苞舌兰 *Spathoglottis pubescens* Lindl. 的干燥假鳞茎。有考证认为，《植物名实图考》收载的黄花独蒜为苞舌兰。商品又称扁白及，商品中常发现冒充山慈菇。

（8）带唇兰：为兰科植物带唇兰 *Tainia dunnii* Rolfe 等同属的干燥假鳞茎。近年市场销售的一种"山慈菇"。

（9）唐菖蒲：为鸢尾科植物唐菖蒲 *Gladiolus gandavensis* Van Houtte 的干燥球茎。为民间药，广西、贵州等地网购的"山慈菇"，又称为标杆花。

（10）长叶山兰：为兰科植物长叶山兰 *Oreorchis fargesii* Finet 的干燥假鳞茎。湖北、陕西等地网购的"山慈菇"。

🌿 图文辨析

【性状鉴定】（1）金果榄：呈不规则圆块状。长 5~10cm，直径 3~6cm。外表面棕黄色或淡褐色，粗糙不平，有深皱纹。质坚硬，不易击碎。破开横断面淡黄白色，略显放射状状纹理，色较深。气微，味苦。图 8-8。

（2）光慈菇：呈卵状的圆锥形。直径 0.7~2cm，高 0.5~1cm。外表面黄白色、类白色或黄棕色，光滑，顶端渐尖，基部圆，偏斜，常凹陷，一侧有纵沟。质硬而脆。断面粉质，类白色。气弱，味淡。图 8-9。

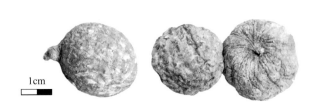

图 8-8　金果榄

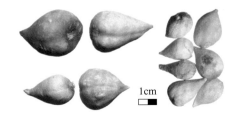

图 8-9　光慈菇

（3）山兰：呈类球形、扁球形或圆锥形，顶端圆钝或逐渐突起（有喙），有明显突起的叶柄和花葶残基，常有鳞茎相互连接的 1~3 个突起根茎残痕。外表面黄棕色、浅黄色或黄白色，少见棕褐色，较光滑或抽缩。有 2~3 条微凹或平的环节，基部残留须根。断面类白色，角质样。气弱，味淡，嚼之有黏性。图 8-10。

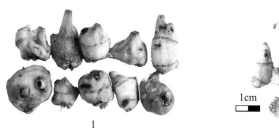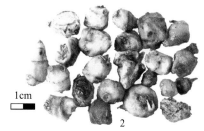

图 8-10　山兰（基因测序）

（1.吉林采集；2.商品）

（4）筒瓣兰：呈卵球形、椭圆形，顶端渐尖或钝尖，有叶柄和花葶残基。外表面浅棕黄色或黄白色，明显皱缩呈粗糙纹理，有 2~3 条微凹的环节及须根残痕，常有连接另一个假鳞茎的残痕。质硬。断面类白色，角质样。气弱，味淡，嚼之有黏性。图 8-11。

（5）苞舌兰：呈不规则扁圆形或扁球形，轮廓常显三角形或四边形。外表面灰白色或黄白色。有明显的细皱纹。上面有微凸的茎痕，有 1~3 个环节。质较硬。断面类白色，角质样。气弱，味淡，嚼之有黏性。图 8-12。

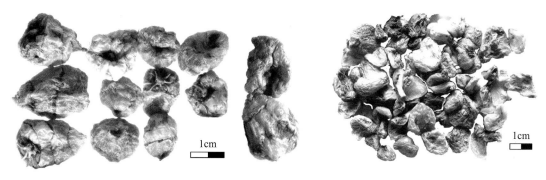

图 8-11　筒瓣兰　　　　　　　　　　　　　图 8-12　苞舌兰

（6）带唇兰：呈长圆锥形、长卵形，上部渐尖收狭，顶端呈盘节，基部膨大。外表面浅棕黄色、棕褐色或黄白色。有较明显的细网状皱纹。有微凸的茎痕。质较硬。断面黄白色浅棕色，角质样。气弱，味淡，嚼之有黏性。图 8-13。

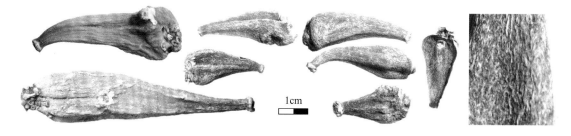

图 8-13　带唇兰及表面放大

（7）唐菖蒲：呈扁圆球形。外表面黄棕色、棕褐色或暗棕红色。基部具须根痕或残根；顶端有残留叶基，为 1 凸状顶芽；全体可见数个同心环纹，为鳞片痕，有时可见残存的膜质鳞叶基部。体重脆而易碎。断面淡棕褐色或污白色，显粉性。气微，味辣刺舌。图 8-14。

（8）长叶山兰：呈卵球形或圆锥形，顶端圆钝，有明显突起的叶柄和花葶残基，常有鳞茎相互连接的 1~3 个突起根茎残痕。表面黄棕色、暗棕色。有 1~3 条环节。气弱，味淡，嚼之有黏性。图 8-15。

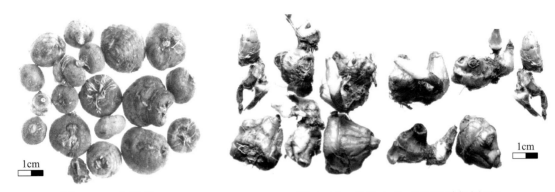

图 8-14　唐菖蒲　　　　　　　　图 8-15　长叶山兰（陕西采集鲜品）

【显微鉴别】山慈菇与主要混伪品的显微特征比较，见表 8-1，图 8-16。

表 8-1　山慈菇及主要混伪品显微特征比较

品种	表皮细胞表面观	表皮细胞切面观	维管束韧皮纤维	维管束周围细胞	针晶束在黏液细胞的比例
冰球子	垂周壁浅波浪状，呈长条形、不规则形	1列扁平	有	呈放射状	比例明显小
杜鹃兰	垂周壁平直，多呈 5~6 边形，有壁孔	1列扁平	无	不规则细胞	比例较大
筒瓣兰	垂周壁深波状弯曲，不规则形，略增厚	1列长圆形，外壁角质化增厚	有	不规则	比例较小
山兰	垂周壁平直，多呈 5~8 边形，有壁孔	1列扁平	无	呈放射状	比例较大

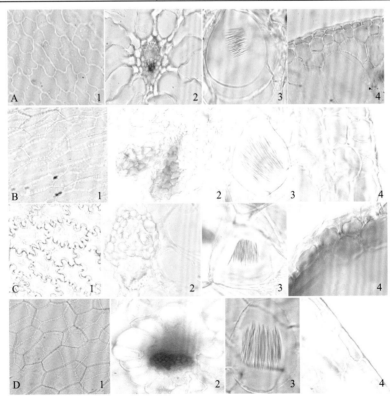

图 8-16　山慈菇及混伪品显微特征（100μm）（A.冰球子；B.杜鹃兰；C.筒瓣兰；D.山兰）
（1.表皮细胞表面观；2.维管束；3.草酸钙针晶；4.表皮细胞切面观）

【市场速览】正品山慈菇 (毛慈菇、冰球子)，图 8-17、图 8-18。

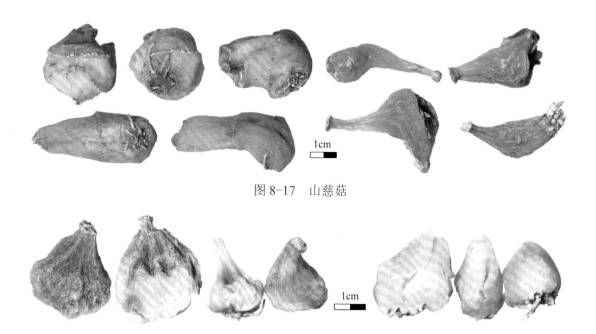

图 8-17　山慈菇

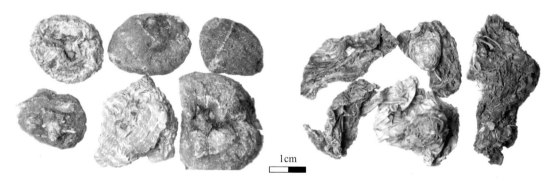

图 8-18　市售山慈菇 (山慈菇)

近年市场上山慈菇的品种非常混乱，冒充掺假屡见不鲜，图 8-19。

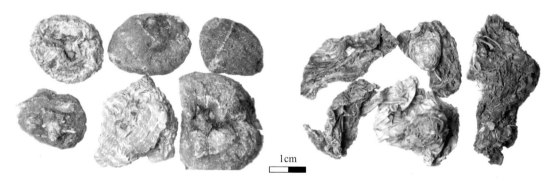

图 8-19　市售山慈菇 (两种掺伪品，疑似简瓣兰和白及)

9. 川木通 CLEMATIDIS ARMANDII CAULIS

🌿 标准沿革

【来源】1963 年版《中国药典》收载为毛茛科植物山木通 *Clematis armandii* Franch.。1977 年版《中国药典》增加绣球藤 *Clematis montana* Buch.–Ham.，将山木通植物名称修改为小木通。

【药用部位】1963 年版《中国药典》规定为"干燥茎"。1977 年版《中国药典》修订"干燥藤茎"。

【采收加工】1963 年版《中国药典》规定为"秋季采收，截取茎部，刮去外皮，阴干即得"。1977 年版《中国药典》修订为"春、秋二季采收，除去粗皮，晒干，或趁鲜切薄片，晒干"。

【性状】1963 年版《中国药典》描述为"外皮多呈撕裂状而易与木部剥离。表面呈灰黄色。可见一对叶柄或侧枝脱落的痕迹。断面呈放射形的裂片状。无臭，味苦"。1977 年版《中国药典》删除"外皮……剥离"，修订为"表面黄棕色或黄褐色。有叶痕及侧枝痕。残存皮部易撕裂。无臭，味淡"。因趁鲜切薄片而增加了切片的描述，不再赘述。2010 年版《中国药典》中气味修订为"气微，味淡"。

🌿 商品质量

【商品规格】产地多为鲜制加工成统片和选片（小片、中片和大片，无黑心片），亦有统条（段）商品。

【品质论述】药材以切面色黄白、无黑心者为佳。

【产地】主产于四川，贵州、广西、云南、陕西、甘肃和湖北等地亦产，商品来自野生。

【市场点评】商品川木通来自野生资源，长期的采收导致资源逐年枯竭，主产区商品量受到了一定的影响，产区逐渐向周边外移；同时，铁线莲属（Clematis L.）植物形态相近，一些植物的藤茎也被采收而混入川木通商品中，商品混杂成为影响质量的隐患之一。图 9-1。

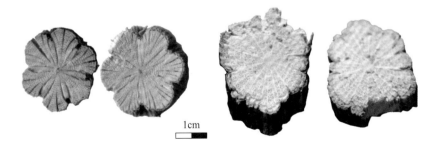

1cm

图 9-1 市售川木通（非正品）

关于市场流通的"黑心"川木通（图 9-2），有认为是采收后堆置没有及时加工所致，亦有认为加工饮片时浸润不当所致，有报道"黑心"与植物来源有关，绣球藤容易出现"黑心"现象。2021 年作者采集了小木通 *Clematis armandii* 、绣球藤 *Clematis montana* 和钝萼铁线莲 *Clematis peterae*，同时趁鲜切制，在同样的干燥情况下后两种出现"黑心"情况，进一步证明与植物来源有关，图 9-3。

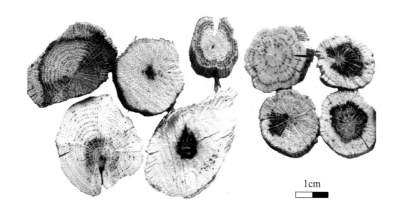

图 9-2 市售川木通（黑心商品）

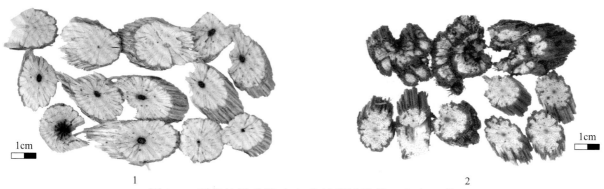

1   2

图 9-3 采集的绣球藤（1）和钝萼铁线莲（2）加工品

🌿 特征识别

【**性状鉴定**】［形状］呈长圆柱形，节处多膨大，有叶痕及对生的侧枝痕；或类圆形、椭圆形厚片，边缘不整齐。［大小］长 50~100cm，直径 2~3.5cm；切片厚 0.2~0.4cm。［颜色］外表面黄棕色或黄褐色；残存棕黄色皮部；切面浅黄色或黄白色；髓部多类白色。［纹饰］有纵向交错的凹沟及棱线。［质地］体轻，质坚硬，不易折断。［断面］木部布满细小导管孔，略呈环状或散列，木射线呈放射状；中央髓部较小，有时成空腔。［气味］气微，味淡。图 9-4 至图 9-6。

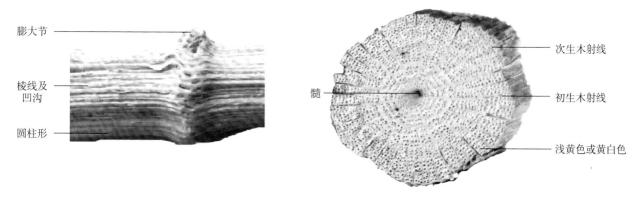

膨大节

棱线及
凹沟

圆柱形

髓

次生木射线

初生木射线

浅黄色或黄白色

图 9-4 小木通特征图注

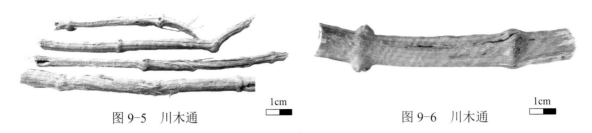

图 9-5　川木通　　　　　　　　　　　　　图 9-6　川木通

【鉴别歌诀】　　　　　　　　茎呈圆柱色棕黄　纵棱明显节膨大
　　　　　　　　　　　　　　　圆片厚片髓部小　小孔密集车轮纹

【识别要点】（1）断面：导管孔较密集，略呈环状或散列；木射线呈黄白色，放射状排列。据研究，铁线莲植物藤茎中的木射线存在品种间差异，小木通初生木射线 17~25 条，次生木射线明显而较短；绣球藤的初生木射线 11~14 条，次生木射线不明显。（2）气味：气弱，味淡。图 9-7 至图 9-9。

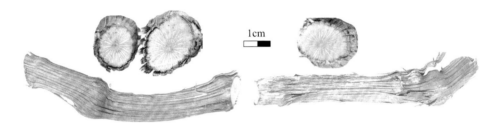

图 9-7　小木通（四川采集）

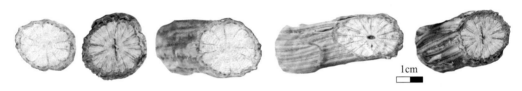

图 9-8　绣球藤（四川采集）

【性状探微】产地片分为圆切片和斜切片，颜色以浅黄色、黄白色为主，常因加工和运输出现破裂或深凹的缺刻。残存皮部易撕裂或脱落。

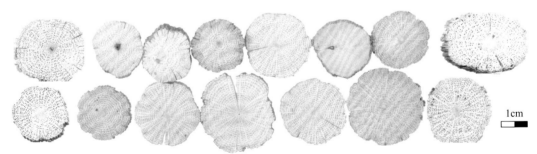

图 9-9　川木通（饮片）

🌿 本草探源

【混乱品种】早期川木通附在通草项下。宋《图经本草》中 "解州通草"，明《本草纲目》通草项下载 "蔓生山中，茎大者围数寸" 形态与现代川木通相似，说明当时川木通与通草混用。

古代木通的来源比较复杂，清《植物名实图考》记载 "俗间木通多种，以木通本功通利九窍，故藤本能利水者，多以木通名之"。书中收载的各种木通均为毛茛科铁线莲属（Clematis L.）植物，所述的大木通与粗齿铁线莲 Clematis argentilucida 相符。

🌿 品种动态

【品种概述】国内各地称为"川木通"的毛茛科铁线莲属（Clematis L.）20 余种植物，多数是民间称谓，少部分产地作为川木通使用，因收购而流入商品的有 8 种。商品川木通以小木通 C.armandii 为主，绣球藤 C. montana 则少见，近年，在商品中时有发现铁线莲属其他植物的藤茎。

目前，主流商品为正品川木通，时有发现掺假同属植物藤茎的商品。

【混伪品】（1）山木通：为毛茛科植物钝齿铁线莲 Clematis apiifolia var. obtusidentata Rehd. et Wils 的干燥藤茎。《卫生部药品标准（中药成方制剂第一册）》收载。湖南地方习用药材。

（2）藏木通：为毛茛科植物绣球藤 Clematis montana Buch.-Ham. 及开白花的同属植物树种的带叶及花果的二年生枝条。1995 年版《卫生部药品标准（藏药分册）》收载。

（3）粗齿川木通：为毛茛科植物粗齿铁线莲 Clematis argentilucida W. T. Wang. 的干燥藤茎。四川地方习用药材，四川、重庆、湖北等地作为木通药用已久。近年发现商品量较大，多混在川木通商品中销售。

（4）川木通（广西）：为毛茛科植物南铁线莲 Clematis meyeniana Walp. 或钝齿铁线莲 Clematis apiifolia var. obtusidentata Rehd. et Wils. 或杨子铁线莲 Clematis ganpiniana（Levl. et Vant.）Tamura 的干燥藤茎。广西地方习用药材。

（5）甘木通叶（甘木通）：为毛茛科植物甘木通 Clematis filamentosa Dunn 的干燥叶。广东地方习用药材。

（6）钝萼铁线莲：为毛茛科植物钝萼铁线莲 Clematis peterae Hand.-Mazz. 的干燥藤茎。近年发现多混在川木通商品中销售。

（7）关木通：为马兜铃科植物木通马兜铃 Aristolochia manshuriensis Komar. 的干燥藤茎。早年木通商品的主要来源，也以川木通销售。

（8）齿叶铁线莲：为毛茛科植物齿叶铁线莲 Clematis serratifolia Rehd. in Mitt. Deutsch. 的干燥藤茎。产地称为木通，未见商品。

🌿 图文辨析

【性状鉴定】（1）粗齿铁线莲：呈类圆形、椭圆形的厚片。表面黄棕色或黄褐色。切面残留浅棕黄色皮部，有 6 个较明显钝棱，切片边缘有 6 个浅缺刻，木部黄白色、浅黄色，小孔多环列，初生木射线约 12 条，次生木射线明显。髓部类白色或黄棕色。气微，味微苦。图 9-10。

（2）钝齿铁线莲：呈类圆形、椭圆形的厚片。表面黄棕色或黄白色。切面有 6 个粗大的纵棱和 6 个纵糟，纵棱和纵糟有细棱，边缘有 6 个深缺刻（俗称梅花纹），木部黄白色、浅黄色，小孔略呈环状排列，初生木射线约 12 条，次生木射线不明显。髓部类白色或黄棕色。气微，味微苦。图 9-11。

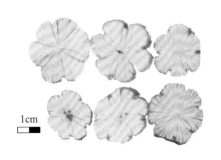

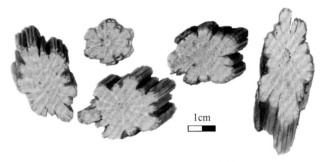

图 9-10 粗齿铁线莲　　　　　　　　　　　　图 9-11 钝齿铁线莲

（3）钝萼铁线莲：呈类圆形、椭圆形的厚片。表面黄褐色或灰褐色。有 6 个较明显钝棱，切面边缘有 6 个浅缺刻。木部黄白色、浅黄色，小孔散在排列，初生木射线 13~16 条，次生木射线不明显。图 9-12。

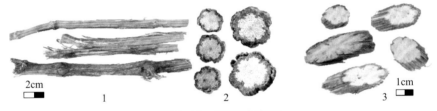

图 9-12 钝萼铁线莲
（1~2. 四川采集；2. 商品川木通）

（4）齿叶铁线莲：呈类圆柱形。直径 1~2.5cm。外表面灰褐色、棕褐色，具明显突起纵棱。切面木部黄白色，小孔散在排列，初生木射线 13~18 条，次生木射线是不明显。中央有明显的髓，常常黑心。图 9-13。

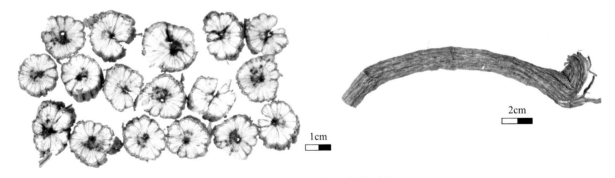

图 9-13 齿叶铁线莲（吉林采集）

【市场速览】近年，市售川木通来自毛茛科铁线莲属多种植物的藤茎。一种呈类圆柱形，直径 1~1.5cm。表面灰黄色或浅黄色，粗糙而具明显纵棱，皮部常可剥离。切面木部黄白色、浅黄色，小孔散在排列，初生木射线 20~26 条，次生木射线稀少，中央有髓。图 9-14。

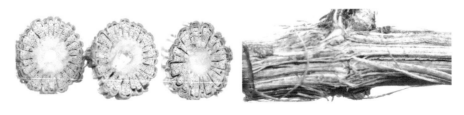

图 9-14 市售川木通（铁线莲属植物）

🌿 10. 川贝母 FRITILLARIAE CIRRHOSAE BULBUS

🌿 标准沿革

【来源】1963 年版《中国药典》收载为百合科植物罗氏贝母 *Fritillaria roylei* Hook.、卷叶贝母 *F. cirrhosa* D. Don。1977 年版《中国药典》中修订为川贝母 *Fritillaria cirrhosa* D. Don、暗紫贝母 *Fritillaria unibracteata* Hsiao et K. C. Hsia、甘肃贝母 *Fritillaria przewalskii* Maxim. 或梭砂贝母 *Fritillaria delavayi* Franch.。2015 年版《中国药典》增加了太白贝母 *Fritillaria taipaiensis* P. Y. Li 和瓦布贝母 *Fritillaria unibracteata* Hsiao et K. C. Hsia var. *wabuensis*（S. Y. Tang et S. C. Yue）Z. D. Liu, S. Want et S. C. Chen。

【药用部位】1963 年版《中国药典》规定为"干燥鳞茎"。

【采收加工】1963 年版《中国药典》规定为"春、秋二季采挖，或于积雪融化时采挖，除去泥土及须根，晒干或微火烘干即得"。1977 年版《中国药典》将"春、秋二季"，修订为"夏、秋二季"，干燥方式修订为"晒干或低温干燥"。

【性状】1963 年版《中国药典》的描述较为笼统，为"多呈圆锥形，有的略似桃形，或如马牙。表面白色或淡黄色。"1977 年版《中国药典》按松贝、青贝和炉贝分别描述。2015 年版《中国药典》增加栽培品的描述。历版《中国药典》保持连续，不再赘述。

🌿 商品质量

【商品规格】产地加工为松贝、青贝和炉贝，还有的分为珍珠贝、米贝和统货规格；近年又分野生品和栽培品，以及黄油贝、碎瓣和心芽等残次商品。

【品质论述】明《本草汇笺》记载"贝母产地甚多而不及川，今人多尚川贝母"。明《本草原始》记载"凡用以黄白轻松者为良，油黑重硬者为劣"。清《本经逢原》记载"贝母川产味甘，最佳；西产味薄，次之；象山者微苦，又次之"。贝母的品种较多，只有川贝母受到古人广泛的推崇。

药材以颗粒均匀、完整、质坚实、粉性足、色白者为质优。

【产地】主产于四川、青海、甘肃、西藏，陕西、云南、重庆等地亦产。商品来自野生或栽培，青海、四川、甘肃、重庆、贵州、云南、陕西、湖南等地栽培或试种，形成一定的商品。

【质量分析】2015 年、2016 年、2017 年和 2019 年全国川贝母专项检验，分别抽验 409 批、240 批、180 批和 241 批，不合格率分别为 35%，43%、30% 和 25%，不合格项目是"性状、PCR、二氧化硫残留、浸出物"，不合格的主要原因是掺假小平贝母、硫黄熏蒸等。

【市场点评】在贝母家族中，川贝母以贵族般的价格居高不下，川贝母又以松贝价格最贵，青贝次之，炉贝再次之，其他类型的贝母价格不到上述价格的十分之一，临床应用也较少。调查认为，松贝主要来源于暗紫贝母 *F. unibracteata* 和川贝母 *F. cirrhosa*，青贝主要来源于甘肃贝母 *F. przewalskii* 和川贝母 *F. cirrhosa*。如何进一步发展川贝母特别是中医临床推崇的松贝，增加市场供应，免避商品囤积，让利于广大患者，值得有关方面关注。

川贝母是严格按商品规格销售的药材，像米贝、珍珠贝一般留作繁殖的籽种，不作为川贝母收购，而现代商品多有销售和流通使用，这与标准规定不完全相符，也导致浸出物难以达标，值得重视。图 10-1。

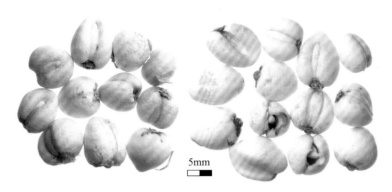

图 10-1 珍珠贝

太白贝母、瓦布贝母列为川贝母的基原饱受质疑，标准规定的栽培品主要指这两种植物而言，市场中商品流通主要来自瓦布贝母，临床调剂中更没有人愿意使用，但受到企业投料的青睐。应该优先发展传统川贝母品种的商品供应。

🌱 特征识别

【性状鉴定】（1）松贝：[形状] 呈类圆锥形或近球形；顶端稍尖或略钝圆；底部较平，鳞茎盘微凹入，偶有残存的须根。[鳞叶] 外层鳞叶 2 瓣，大小悬殊，大瓣紧抱小瓣，高度相近，顶端闭合。[纹理] 表面较光滑。[大小] 高 0.3~0.8cm，直径 0.3~0.9cm。[颜色] 类白色、黄白色。[质地] 质硬而脆。[断面] 白色，富粉性。[鳞茎盘] 微凹或稍平。[气味] 气微，味微甘。图 10-2、图 10-3。

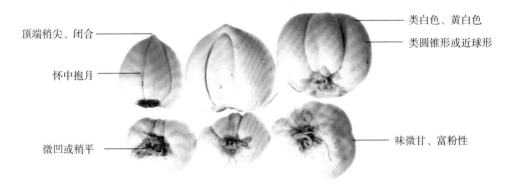

图 10-2 松贝特征图注

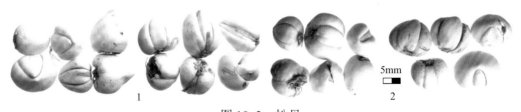

图 10-3 松贝
（1. 四川阿坝；2. 甘肃甘南）

（2）青贝：[形状] 呈类球形或卵状球形。[鳞叶] 外层鳞叶 2 瓣，大小相近，相对抱合，顶端圆钝、开裂；内有心芽和小鳞叶及细圆柱形的残茎。[大小]高 0.4~1.4cm，直径 0.4~1.6cm。[鳞茎盘]微凹或稍平。[气味]气微，味微甘或微苦。图 10-4、图 10-5。

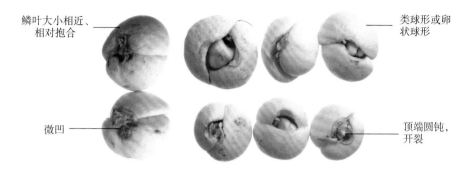

鳞叶大小相近、相对抱合

类球形或卵状球形

微凹

顶端圆钝，开裂

图 10-4 青贝特征图注

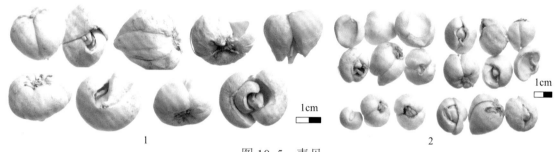

1cm

1cm

1

2

图 10-5 青贝
（1.西藏林芝大青贝；2.四川甘孜青贝）

（3）炉贝：[形状]呈圆锥形；顶端开裂而稍尖或较钝，底部钝尖，鳞茎盘微凸出。[鳞叶]外层鳞叶 2 瓣，大小相近，顶端常显著开裂或近闭合。[大小]高 0.7~2.5cm，直径 0.5~2.5cm。[颜色]类白色或浅棕黄色，有的具棕色斑点。[鳞茎盘]外凸。[气味]气微，味微苦。图 10-6、图 10-7。

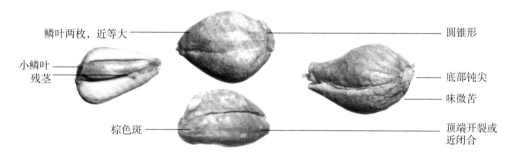

鳞叶两枚，近等大

圆锥形

小鳞叶
残茎

底部钝尖

味微苦

棕色斑

顶端开裂或
近闭合

图 10-6 炉贝特征图注

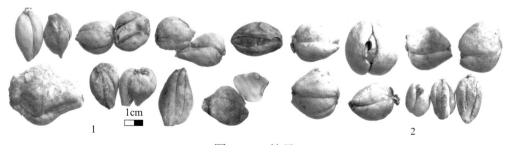

1cm

1

2

图 10-7 炉贝
（1.西藏山南；2.四川甘孜）

（4）栽培品：[形状]扁球形、扁圆锥形、短圆柱形或不规则形。[鳞叶]外层鳞叶2瓣，大小悬殊而抱合紧密，或大小相近，顶端常开裂而较平。[纹理]表面略粗糙，有时具深色小斑点。[大小]高0.7~2.5cm，直径0.5~2.5cm。[颜色]类白色或浅棕黄色。[气味]气微，味较苦。图10-8、图10-9。

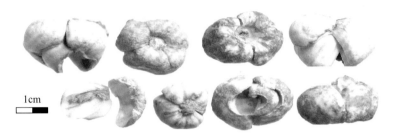

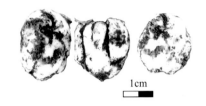

图10-8　瓦布贝母（四川）　　　　　　　图10-9　瓦布贝母（甘肃甘南栽培）

【鉴别歌诀】

松贝　表面类白圆锥形　怀中抱月高相近
　　　顶端稍尖不开口　底部平坦富粉性
青贝　扁球形状似仙桃　两瓣合掌常开口
　　　顶端圆钝有心芽　观音坐莲色类白
炉贝　色黄类白圆锥形　鳞叶两瓣似马牙
　　　顶端稍尖常开口　底部较钝虎皮斑

【识别要点】（1）松贝：两瓣鳞叶大小悬殊，大者紧抱小者，美誉为"怀中抱月"，两瓣鳞叶高度相近，顶部常较尖，无裂隙（不开口）；鳞茎盘微凹入，底部平坦可以平置，俗称"顶天立地"。少量形状特征不甚典型。图10-10。

（2）青贝：两瓣鳞叶大小相近，习称"观音合掌"，底部平坦座稳，宛如"观音座莲"。顶端稍平整，呈卵形开口（开口常朝着小鳞叶倾斜），可见心芽或小鳞叶。顶端开口或闭合状，形似水果桃的形状，甘肃习称"桃儿贝"。图10-11。

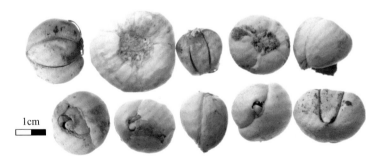

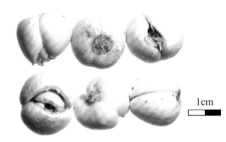

图10-10　川贝母（松贝与青贝）　　　　图10-11　川贝母（青贝、桃儿贝）

（3）炉贝：呈圆锥形，形似"贝齿"，单个鳞茎形如"马牙"。颜色因产地加工不同，外表面类白色者习称"白炉贝"，外表面浅棕黄色者习称"黄炉贝"，显深色条斑者又叫"虎皮贝"。鳞茎盘多数微凸出，有时略平坦。图10-12。

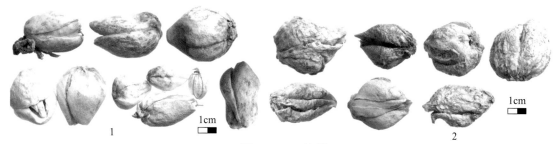

图 10-12　炉贝

（栽培品，1.青海玉树；2.青海互助）

【性状探微】据野外观察，松贝和青贝的形成和自身生长成熟时期有关，松贝多数是生长一片叶时的小鳞茎，青贝是生长多片叶或开花植株的鳞茎（另有报道，营养期的鳞茎为松贝，生殖期的鳞茎为青贝）。

近年，川贝母的品种都已经人工种植，栽培后形状稍有差异，而大小变化较为明显。例如炉贝，图 10-12；暗紫贝母，图 10-13。

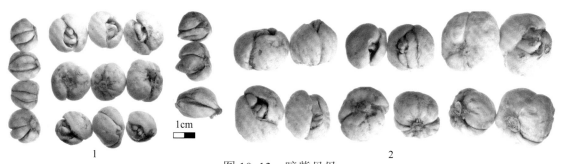

图 10-13　暗紫贝母

（1.四川野生；2.青海栽培）

文献记载的川贝母气味出入较大，四川野生的松贝和青贝味微甘或味淡，而西藏的味微苦明显，个人味觉的差异也会影响判断，栽培品的苦味明显。

藏青贝的体形偏大，常有"穿卦（商家又美誉为龙衣）"，图 10-14。瓦布贝母的形状、大小差异较大，图 10-8、图 10-9、图 10-15。

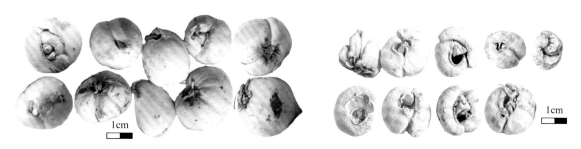

图 10-14　藏青贝（西藏）　　　　　图 10-15　瓦布贝母（四川栽培）

🌿 本草探源

【混乱品种】贝母的混乱品自古有之。《雷公炮炙论》记载"贝母中独粒，不做两片，误服令人筋脉不收，号曰丹龙精"。所述为百合科丽江山慈姑 *Iphigenia indica*。宋《本草图经》称"此有数种"。

清《本草纲目拾遗》有记载"宁波象山所出贝母，亦分两瓣，味苦而不甜，土人于象贝中拣出一二与川贝形似者，以水浸去苦味，充川贝卖"。是以浙贝母 *F. thunbergii* 的小鳞茎冒充。

【掺伪做假】明《本草原始》中记载了伪造品，"近有无耻小人，以制过半夏，削成两瓣，内入须心，分为一颗，仿佛西贝形状，以欺人"。清末《伪药条辨》尚记载"有一种名为西珠贝母，系山慈菇伪充；又有一种伪货，名西贝"。按民国《增订伪药条辨》的注释，上述"西珠贝母"是"小象贝也，非山慈菇伪充"；而"西贝"是"陕西产，或名尖贝，粒扁头尖，味甚苦"。不难看出，川贝母在古代更受医家推崇。从外观相近的混淆误用，到人为的造假做伪，应验了一句古话"盛名之下必有伪充"。

🌱 品种动态

【品种概述】国内各地称为"川贝母"的有 4 科 15 种植物之多。在 20 世纪 90 年代之前正品货源缺少，市场以丽江山慈菇、老鸦瓣和轮叶贝母为常见。2010 年前后川贝母的价格暴涨，诱发一些商人做假动机，以平贝母、东贝母的小鳞茎冒充松贝，以伊贝母掺假青贝中，更有甚者掺入薏苡仁。时至今日，一些唯利是图者仍在重复历史上的错误，混淆视听。

目前，主流商品为正品川贝母。随着川贝母栽培品的大量上市流通，市场混乱现象将会得到有效遏制。

【混伪品】（1）平贝母：为百合科植物平贝母 *Fritillaria ussuriensis* Maxim. 的干燥鳞茎。1977 年版《中国药典》收载。产于东北。早在 20 世纪 90 年代市场就有幼小鳞茎冒充情况，近年商品中仍然发现以幼小鳞茎冒充松贝或掺假。

（2）湖北贝母：为百合科植物的湖北贝母 *Fritillaria ancuiensis* S. S. Chen et S. F. Yin 干燥鳞茎。部颁标准收载。商品习称皖贝母，小鳞茎冒充川贝母。

（3）伊贝母：为百合科植物新疆贝母 *Fritillaria walujewii* Regel 或伊利贝母 *Fritillaria pallidiflora* Schrenk 干燥鳞茎。1977 年版《中国药典》收载。产于新疆。新疆贝母非常接近青贝特征，商品中一直存在以其鳞茎冒充青贝或掺假情况。

（4）浙贝母：为百合科植物浙贝母 *Fritillaria thunbergii* Miq. 的干燥幼小鳞茎。1963 年版《中国药典》收载。主产于浙江。近年商品发现以其幼小鳞茎冒充松贝。

（5）东贝母：为百合科植物东贝母 *Fritillaria thunbergii* Miq. var. *chekiangensis* Hsiao et K. C. Hsia 的干燥鳞茎。浙江地方习用药材。早在 20 世纪 70 年代，东贝母幼小鳞茎就以川贝母外销而引起质疑，浙江有关部门专门发文纠正。

（6）轮叶贝母：为百合科植物轮叶贝母 *Fritillaria maximowiczii* Freyn 干燥鳞茎。吉林地方习用药材。20 世纪常发现冒充川贝母，近年市场少见。

（7）秦贝母：为百合科植物秦贝母 *Fritillaria glabra*（P. Y. Li）S. C. Chen. 干燥鳞茎。陕西地方习用药材，

（8）鄂北贝母：为百合科植物的鄂北贝母 *Fritillaria ebeiensis* G. D. Yu et G. Q. Ji. 干燥鳞茎。湖北地方习用药材。

（9）丽江山慈菇：为百合科植物丽江山慈菇 *Iphigenia indica* Kunth 的干燥鳞茎。产于云南等地的民间药，称为草贝母。过去曾经多次发生误作川贝母入药而中毒的情况。

（10）老鸦瓣：为百合科植物老鸦瓣 *Tulipa edulis*（Miq.）Baker 的干燥鳞茎。为东北、华东等地的

民间药，药材名称为光慈姑。

（11）一轮贝母：为百合科植物轮叶贝母 *Fritillaria maximowiczii* Freyn 的干燥鳞茎。产于东北等地。

上述后三种是 20 世纪中后期川贝母常见伪品，近年鲜有冒充。

图文辨析

【性状鉴定】（1）小平贝母：小鳞茎呈扁球形，顶部较钝。外表面淡黄白色。大鳞叶完整，小鳞叶高度是大鳞叶的 1/3~2/3（类似怀中抱月），有的似米粒状，有的因加工而脱落，呈裂缝状，大小鳞叶之间未完全紧贴。味苦。图 10-16。

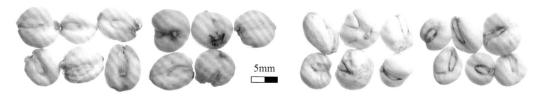

图 10-16　小平贝（吉林）

（2）小皖贝：小鳞茎呈类球形至卵球形，高 0.5~1.6cm，直径 0.5~1.3cm。外表面黄白色至稍带浅黄色，由一枚较大的鳞叶和 1 枚较少的鳞叶抱合而成，顶端钝圆，常常闭合或微开裂。鳞茎盘凹陷。气微、味苦。图 10-17。

（3）新疆贝母：呈卵球形。外表面类白色、浅黄白色或浅棕黄色，有的具"虎皮贝"。外层鳞叶2 瓣，大小相近或一瓣略大，抱合较紧，高度相近，顶端较钝或较平，呈类圆形开口，内有鳞片及残茎、心芽各 1 枚。鳞茎盘微内凹。断面白色，富粉性。味微苦。图 10-18、图 10-19。

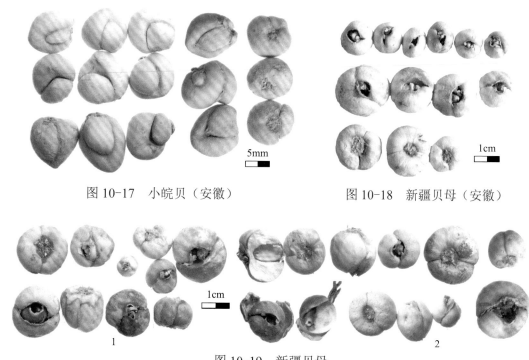

图 10-17　小皖贝（安徽）　　　　图 10-18　新疆贝母（安徽）

图 10-19　新疆贝母
（1.新疆巩留；2.乌鲁木齐）

（4）轮叶贝母：呈圆锥形或卵球形。高 0.4~1.2cm，直径 0.4~1cm。外表面浅黄色或浅棕黄色。顶端渐尖，一侧有浅纵沟。鳞茎盘有多数突出鳞芽（为其显著特征）。味微苦。图 10-20。

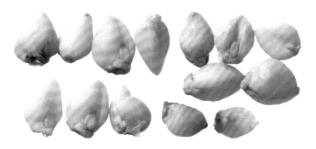

图 10-20　轮叶贝母

【市场速览】市场发现掺假小平贝母的川贝母（图 10-21）、新疆贝母冒充川贝母（图 10-22）、伊利贝母冒充炉贝（图 10-23）、个别地方误种的川贝母（图 10-24）和早年的误用品种（图 10-25），也发现栽培伊利贝母冒充川贝母（图 10-26）。

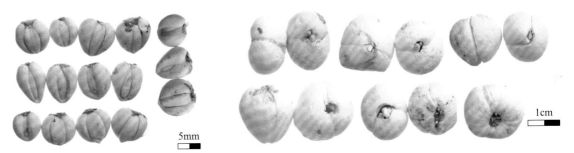

图 10-21　市售川贝母（掺假小平贝母）　　　　图 10-22　市售川贝母（为伊利贝母）

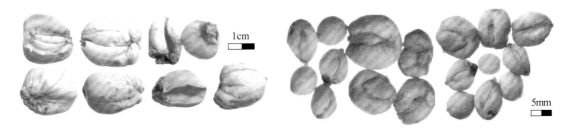

图 10-23　市售炉贝（为栽培伊利贝母）　　　　图 10-24　市售川贝母（误种平贝母）

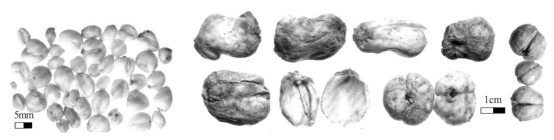

图 10-25　市售川贝母（20 世纪 60 年代，疑似小平贝）　　　图 10-26　市售川贝母（栽培伊利贝母冒充川贝母）

【PCR 鉴定】按照 2020 年版《中国药典》川贝母进行检验，14 份样品的 PCR-RELP 的凝胶电泳图，见图 10-27。

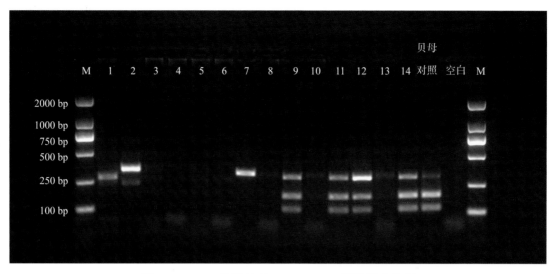

图 10-27　14 份样品的 PCR-RELP 的凝胶电泳图

（1. 四川炉贝；2. 甘肃引种贝母；3. 甘肃引种伊贝母；4. 市售伊贝母；5. 四川太白贝母；6. 市售太白贝母；7. 新疆野生贝母；8. 市售新疆贝母；9. 市售川贝母；10. 新疆贝母；11. 炉贝；12. 青海贝母；13. 市售伊贝母；14 川贝母，标示名称为收集时所用名称）

　　按 2020 年版《中国药典》方法，收集 5 批不同形状的市售川贝母进行 PCR 产物电泳和酶切产物电泳分析，结果样品 4 号不符合规定。图 10-28。

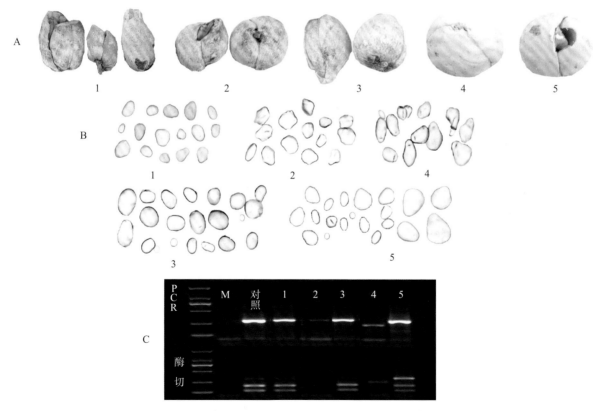

图 10-28　5 批川贝母比较

（A. 药材；B. 淀粉粒显微特征；C.PCR 电泳，三张图中的数字对应关系）

11. 川楝子 TOOSENDAN FRUCTUS

标准沿革

【来源】1963 年版《中国药典》收载为楝科植物川楝 *Melia toosendan* Sieb. et Zuee.。

【药用部位】1963 年版《中国药典》规定为"干燥成熟果实"。

【采收加工】1963 年版《中国药典》规定为"冬季果实成熟时采收，或收集经霜后落下的果实，晒干既得"。1977 年版《中国药典》修订为"冬季果实成熟呈黄色时采收，除去杂质，干燥"。1990 年版《中国药典》删除"呈黄色时"的描述。

【性状】1963 年版《中国药典》描述为"呈卵球形或椭圆球形。表面黄色或黄棕色"。1977 年版《中国药典》修订为"呈类球形。表面金黄色至黄棕色"。

商品质量

【商品规格】产地加工为统货。

【品质论述】药材以个大、饱满、表面金黄色，肉厚、黄白色者为佳。

【产地】主产于四川、云南，贵州、湖北等地亦产。商品来自栽培和野生。

【市场点评】川楝的果期是 10~11 月，各地果实成熟期（呈淡黄色）不一样，传统采收是在果实成熟后（呈淡黄色）时采摘，由于树木高大采摘困难，现时主要在翌年 2~3 月收集掉落的果实，采收的时间宽度较长，是否对其质量影响，应该加以研究。

特征识别

【性状鉴定】［形状］类圆球形；顶端凹陷，基部有果柄残痕。［大小］直径 1.5~3cm。［颜色］黄棕色或金黄色；具蜡样光泽。［纹饰］果皮皱缩，具深色小斑点或呈突起状；除去果肉有 6~8 隆起的纵棱。［质地］果皮易剥离，果肉较松软；果核坚实。［断面］具 6~8 室，各含种子一枚。［气味］气特异，味酸、苦。图 11-1、图 11-2。

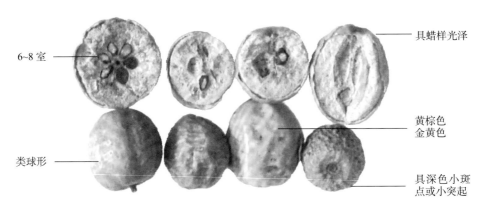

图 11-1 川楝子特征图注

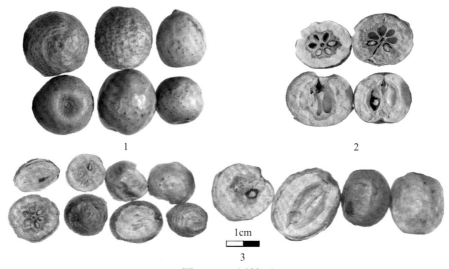

图 11-2　川楝子
（1. 药材；2. 切面；3. 饮片）

【鉴别歌诀】　类圆球形显蜡光　外具斑点色棕黄

6 至 8 条纵棱线　果核坚硬味苦酸

【识别要点】（1）形状：类圆球形，鲜见椭圆状球形。（2）果核：内果皮坚硬，具 6~8 隆起的纵棱。（3）果皮：具蜡样光泽，布满深色小斑点或呈突起状。

🌿 本草探源

【混乱品种】川楝子《神农本草经》以"楝实"收载。宋《图经本草》绘制简州楝子图的叶全缘，而梓州楝花、楝实图的叶缘具缺刻，前者符合川楝 *Melia toosendan* 特征，后者符合苦楝 *Melia azedarach* 特征。清代《植物名实图考》所绘制"楝"图也符合苦楝 *Melia azedarach* 的特征。古代川楝子包括上述两种植物，清代以后逐渐以川楝 *M. toosendan* 为主。

🌿 品种动态

【品种概述】国内各地称为"川楝子"的有楝科楝属（Melia Linn.）2 种植物，苦楝 *M. azedarach* 的果实也是独立的一味药材，长期混淆为川楝子。

目前，主流商品为正品川楝子，时有苦楝子的混淆情况。

【混伪品】苦楝子：为楝科植物苦楝 *Melia azedarach* Linn. 的干燥成熟果实。1992 年版《卫生部药品标准（中药材第一册）》收载。广布于长江以南各地，市场存在大量的商品流通。

🌿 图文辨析

【性状鉴定】苦楝子：呈类球形或椭圆形。直径 1~2cm。外表面灰黄色、黄白色或黄棕色。具光泽，常皱缩，多数具深色小斑点，常有凹陷。除去果肉有 3~6 隆起的纵棱，切面具 3~6 室，各含种子一枚。气特异，味酸、苦。图 11-3 至图 11-5。

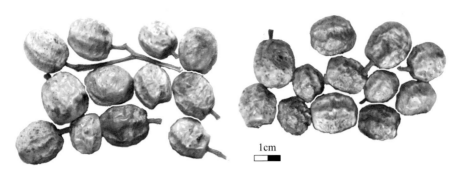

图 11-3　苦楝子（安徽采集）

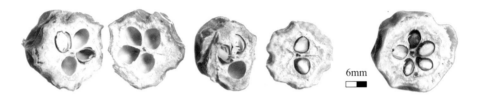

图 11-4　苦楝子（断面观）

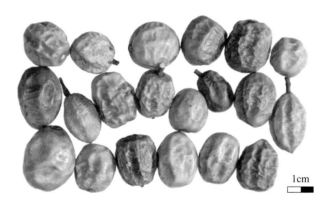

图 11-5　苦楝子（商品）

12. 小茴香　*FOENICULI FRUCTUS*

标准沿革

【来源】1963 年版《中国药典》以茴香（小茴香）收载，为伞形科植物茴香 *Foeniculum vulgare* Mill.。

【药用部位】1963 年版《中国药典》规定为"干燥成熟果实"。

【采收加工】1963 年版《中国药典》规定为"8~9 月果实成熟时，将全株割下，晒干后，打下果实，除去枝叶等杂质既得"。1977 年版《中国药典》修订为"秋季果实初熟时采割植株，晒干，打下果实，除去杂质"。

【性状】1963 年版《中国药典》描述为"呈长圆柱形，两端略尖。有明显的纵棱线和沟纹，一端有小突起物，另一端有细小的果柄。果实易分离成两瓣（分果），每瓣呈长椭圆形，背面隆起，腹面扁平。断面边缘波状较硬，中心灰白色。臭特异芳香，味甘微辛"。1977 年版《中国药典》对分果的表面、两端、横切面进行较大幅度修订，气味修订为"有特异香气，味微甜、辛"。1990 年版《中国药典》又将"悬果瓣呈椭圆形"修订为"分果呈椭圆形"。

商品质量

【商品规格】产地加工为统货和选货。

【品质论述】药材以颗粒饱满、色黄绿、香气浓者为佳。

【产地】主产于甘肃，山西、辽宁、内蒙古等地亦产。商品来自栽培，亦有从国外进口商品。

【质量分析】2019 年全国小茴香（制）专项检验，抽验 444 批，不合格率为 75%，不合格项目"薄层鉴别、含量测定，"不合格的主要原因是国外小茴香以香料购进后作为药用，质量不符合药品标准。

【市场点评】近年，小茴香中掺假和冒充情况少见，含量不达标已成为主要的质量问题。小茴香是一年生的药材，导致含量不合格的原因是否与产地、采收和储存时间有关，建议系统考察研究。

特征识别

【性状鉴定】［形状］双悬果呈圆柱形，有的稍弯曲，顶端有突起花柱基，基部有时残留小果柄；分果呈长椭圆形。［大小］长 4~8mm，直径 1.5~2.5mm。［颜色］黄绿色或淡黄色。［纹饰］分果背面有纵棱 5 条，腹面稍平。［断面］分果横切面略呈五边形，背面的四边约等长；种仁灰白色。［气味］有特异香气，味微甜、辛。图 12-1。

【鉴别歌诀】
　　　　　　　　　　圆柱形状色黄绿　时常纵裂分两瓣
　　　　　　　　　　背棱五条腹面平　味甜后辛气芳香

【识别要点】（1）形状：双悬果呈圆柱形，两端稍尖；商品容易裂成两个小分果，呈长椭圆形，横切面的轮廓略呈五边形。（2）颜色：新货呈黄绿色，陈货多呈淡黄色。（3）气味：芳香气味，味微甜而辛。

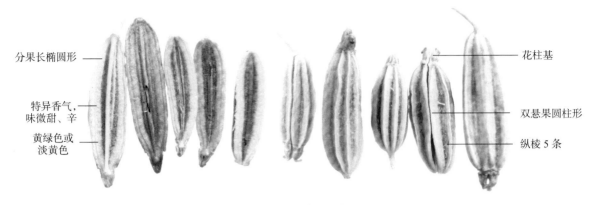

图 12-1　小茴香图注

（图注文字：分果长椭圆形、特异香气，味微甜、辛、黄绿色或淡黄色、花柱基、双悬果圆柱形、纵棱 5 条）

本草探源

【混乱品种】小茴香和莳萝古代分别记载。明《本草原始》在莳萝项下有一段描述"莳萝类蛇床子而圆小，有棱，气香。今人每呼土茴香为莳萝"。莳萝的形状、气味与小茴香（在古代多称为茴香）相似，而名为土茴香。古往今来，人们的这种习惯会逐渐变为实际中的代用，以致误用。

清末《伪药条辩》记载"伪品洋茴香，颗粒甚小，毫无香味"。

品种动态

【品种概述】国内各地称为"小茴香"的有伞形科 7 种植物，均在商品中发现。小茴香是药食同源，应用广泛，需求量很大，市场一直存在冒充或掺假情况。

目前，主流商品为正品小茴香，时有混伪品冲击市场。

【混伪品】（1）藏茴香：为伞形科植物葛缕子 *Carum carvi* L. 的干燥成熟果实。西藏、新疆地方习用药材。市场亦混淆为小茴香，常作为香料销售。

（2）莳萝：为伞形科植物莳萝 *Anethum graveolens* L. 的干燥成熟果实。甘肃、山东、上海、新疆地方习用药材。主产于甘肃、山东、东北等地，市场又称为小叶茴香、臭茴香。历史上延续的小茴香混乱品种。

（3）孜然：为伞形科植物孜然芹 *Cuminum cyminum* L. 的干燥成熟果实。新疆地方习用药材。主产于甘肃、新疆等地，市场常发现误以为小茴香使用。

（4）防风：为伞形科植物防风 *Saponshnikovia divaricata*（Turcz.）Schischk 的干燥成熟果实。近年市场发现的混乱品种。

（5）毒芹籽：为伞形科植物毒芹 *Cicuta virosa* L. 的干燥成熟果实。早年市场发现的误用品种。

图文辨析

【性状鉴别】（1）藏茴香：双悬果呈圆柱形，两端略尖。长 4~6mm，直径约 2mm。外表面黄绿色或灰棕色。分果长椭圆形，背面有 5 条纵脊线，腹面平坦，横切面略呈五边或六边形，中心黄白色。香气特异，味微辛、辣。图 12-2。

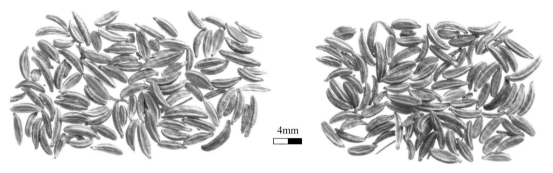

图 12-2　藏茴香

（2）莳萝：双悬果多数裂成两个小分果，呈椭圆形，扁平。长 3~5mm，直径 2~3mm，厚约 1mm。外表面灰棕色或黄棕色。背面有 3 条不甚明显的棱线，腹面两侧棱较宽，延伸作翅状，中央常有 1 条棱线。有香气，味微辛稍麻舌。图 12-3。

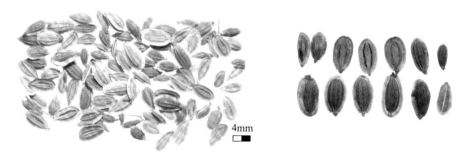

图 12-3　莳萝

（3）孜然：双悬果呈长圆柱形。长 5~7mm，直径 1.5~2mm。外表面灰棕色或深棕色，疏被绒毛。分果呈椭圆形，较平直，背面纵棱 5 条，腹面平坦，横切面呈扁圆形。气香特异，味微辛、辣。图 12-4。

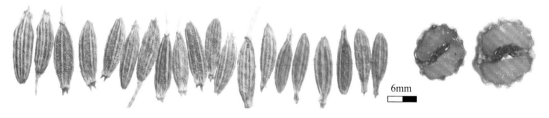

图 12-4　孜然

（4）防风：双悬果呈椭圆形，顶端有突起的花柱。多为分果，扁平。长 4~6mm，直径 2~3mm。外表面灰棕色、灰绿色，稍粗糙，背面纵棱 5 条，具小疣状突起，横切面略呈类圆形。气微香，味微甜、辛。图 12-5。

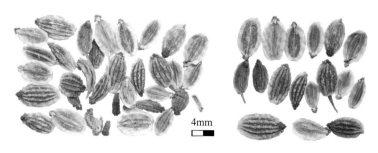

图 12-5　防风

13. 小通草 STACHYURI MEDULLA HELWINGIAE MEDULLA

标准沿革

【来源】1977 年版《中国药典》收载为旌节花科植物喜马山旌节花 *Stachyurus himalaicus* Hook. f. et Thoms.、中国旌节花 *Stachyurus chinensis* Franch. 或山茱萸科植物青荚叶 *Helwingia japonica*(Thunb.) Dietr. 。

【药用部位】1977 年版《中国药典》规定为"干燥茎髓"。

【采收加工】1977 年版《中国药典》规定为"秋季割取茎，截成段，趁鲜取出髓部，理直，晒干"。

【性状】1977 年版《中国药典》描述旌节花为"呈细圆柱形。水浸后有粘滑感。无臭，无味"，1990 年版《中国药典》增加"表面无纵纹，无空心"特征，将"呈细圆柱形"修订为"呈圆柱形"。2000 年版《中国药典》将"粘滑感"修订为"黏滑感"。2015 年版《中国药典》将之前的"气微，无味"，修订为"气微，味淡"。

商品质量

【商品规格】产地加工为统货和选货。

【品质论述】药材以色白、体轻、无斑点者为佳。

【产地】旌节花主产于四川、贵州、云南、湖北、湖南、河南、陕西和甘肃等地；青荚叶主产于四川、湖北、贵州、广西、重庆、陕西等地。商品来自野生。

【质量分析】2013 年、2019 年全国小通草专项检验，分别抽验101 批、358 批，不合格率分别为89%、22%，不合格项目"性状、鉴别、浸出物"，不合格的主要原因是西南绣球冒充。

【市场点评】近年，市场发现用白矾、硫酸镁和芒硝等矿物质增重小通草，一般总灰分在5.3%~46.3%。其外观与正品非常相似，被浸泡过的小通草，表面有白色粉状物，质地发硬，有明显刺舌感或有涩味。不仅如此，地方习用药材绣球小通草也有增重后冒充小通草的现象。

特征识别

【性状鉴定】（1）旌节花：[形状] 呈圆柱形。[大小] 长 30~50cm，直径 0.5~1cm。[颜色] 类白色或淡黄白色。[纹饰] 较光滑。[质地] 质松软，有弹性，捏之能变形。[断面] 平坦，无空心，显银白色光泽。[水试] 水浸后有黏滑感。[气味] 气微，味淡。图 13-1。

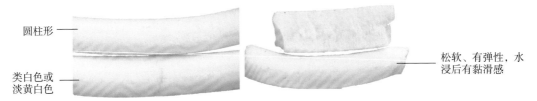

圆柱形 ——

类白色或
淡黄白色 ——

—— 松软、有弹性，水
浸后有黏滑感

图 13-1　旌节花特征图注

（2）青荚叶：[纹饰] 表面有浅纵纹或不明显。[质地] 质较脆，捏之随断，不易变形。[水试] 水浸后无黏滑感。图 13-2。

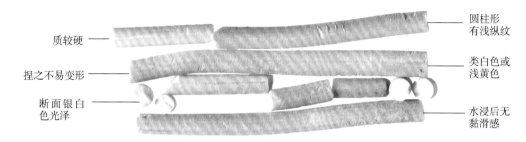

图 13-2　青荚叶特征图注

【鉴别歌诀】　旌节花　茎髓色白圆柱形　质地松软有弹性
　　　　　　　　　遇水后有黏滑感　表面光滑无异味
　　　　　　　青荚叶　无黏滑感无弹性　纵纹明显质稍硬

【识别要点】（1）旌节花：表面较光滑，无纹理；有弹性，捏之能变形；水浸后手触摸有黏滑感。图 13-3。

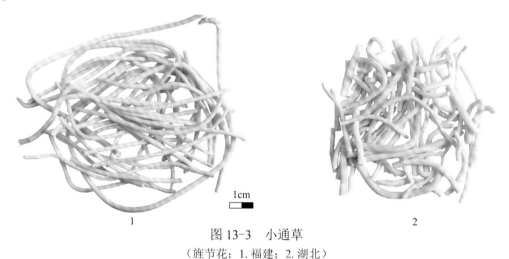

图 13-3　小通草
（旌节花；1.福建；2.湖北）

（2）青荚叶：质地较硬，捏之不能变形；水浸后手触摸无黏滑感。图 13-4。

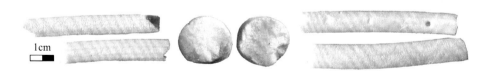

图 13-4　小通草（青荚叶，四川）

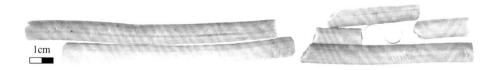

图 13-5　小通草（青荚叶，甘肃）

🌿 本草探源

【混乱品种】小通草在历代本草中未见记载。20世纪50年代调查发现，在我国西南、西北部分地区，一些植物的茎髓在当地的民间作为通草使用，以形似通草而细瘦得名，习称小通草或通草梗，后逐步形成商品。

🌿 品种动态

【品种概述】国内各地称为"小通草"的有6科21种植物，其中，旌节花属（Stachyurus）8种植物，青荚叶属（Helwingia）3种植物。约有10种植物存在不同程度的商品，尤以绣球小通草在市场的占有份额不可小觑。此外，正品小通草、绣球小通草增重后以次充优的现象时有发生。

目前，主流商品为正品小通草，并以旌节花类为主，青荚叶在商品中较为少见。绣球小通草是小通草的主要混淆品种。

【混伪品】（1）绣球小通草：为虎耳草科植物西南绣球 Hydrangea davidii Franch. 的干燥茎髓。四川地方习用药材。产于四川、云南和贵州等地。近年本品商品量较大，市场常发现充当小通草，成为小通草不合格的主要原因。

（2）小通草：为五加科植物穗序鹅掌柴 Schefflera delavayi（Franchet）Harms 的叶柄干燥髓部。湖南地方习用药材。产于湖南。

（3）棣棠小通草：为蔷薇科植物棣棠花 Kerrca japonica（L.）DC. 的干燥茎髓。贵州的地方习用药材。产于四川、贵州、陕西等地。

（4）梗通草：为豆科植物合萌 Aeschynomene indica L. 去除外皮的干燥茎（木质部）。上海地方习用药材。产于浙江、江苏等地。曾在市场发现冒充通草使用。

（5）向日葵茎髓：为菊科植物向日葵 Helianthus annuus L. 的干燥茎髓。20世纪60年代有关中药书籍收载。近年市场多有销售，有时冒充或掺假小通草。

🌿 图文辨析

【性状鉴定】（1）绣球小通草：呈圆柱形，常成不同程度弯曲状。直径0.4~0.8cm。外表面淡黄白色，略显粗糙。体轻，实心，质柔韧而弹性，捏之能变形，可卷曲成环。水浸后无黏滑感。市场也发现将西南绣球增重后冒充。图13-6。

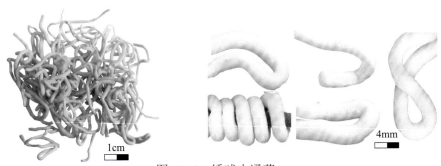

图13-6　绣球小通草

（2）棣棠小通草：呈圆柱形。直径 0.3~1cm。外表面类白色或黄白色。体轻，手指轻捏易变扁，质较脆，实心。水浸泡无黏滑感。无臭，味淡。图 13-7。

（3）向日葵茎髓：呈近圆柱形。直径 0.7~3cm。外表面灰白色或黄白色，多具突起的粗纵纹，有刀削痕迹。质稍硬，易折断，断面白色。气微，味淡。图 13-8。

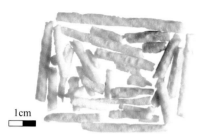

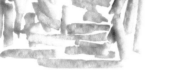

图 13-7　棣棠小通草　　　　　　　　图 13-8　向日葵茎髓

（4）增重小通草：形如小通草，表面黏附白色附着物。质地较硬而脆。味涩或有刺喉感。图 13-9。

【市场速览】市场销售的小通草主要来自旌节花科喜马山旌节花，图 13-10。

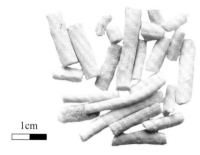

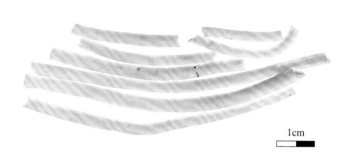

图 13-9　增重小通草　　　　　　　　图 13-10　市售小通草

市场销售的伪品小通草主要来自西南绣球，图 13-11。

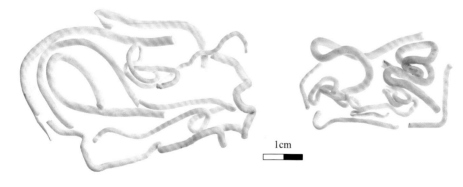

图 13-11　市售小通草（2 批西南绣球）

🌿 14. 太子参 PSEUDOSTELLARIAE RADIX

🌿 标准沿革

【来源】1963 年版《中国药典》收载为石竹科植物孩儿参 *Pseudostellaria heterophylla*（Miq.）Pax.。1977 年版《中国药典》未收载。1985 年版《中国药典》孩儿参拉丁学名修订为 *Pseudostellaria heterophylla*（Miq.）Pax ex Pax et Hoffm。

【药用部位】1963 年版《中国药典》规定为"干燥块根"。

【采收加工】1963 年版《中国药典》规定为"夏季采挖，除去地上部分，洗净泥土，入沸水中烫透，捞出晾晒，搓去须根，晒干既得；或除去泥土，直接晒干既得"。1985 年版《中国药典》修订为"夏季茎叶大部分枯萎时采挖，洗净，除去须根，置沸水中略烫后晒干或直接晒干"。

【性状】1963 年版《中国药典》描述为"外表面淡黄白色，半透明。并有若干横沟及须根断后的残基，根头圆钝，上端有残留的茎基或茎痕，下端渐细。断面黄白色而发亮，直接晒干者断面为白色，有粉性。臭微，味甘"。1985 年版《中国药典》修订为"表面黄白色，较光滑。微有纵皱纹，凹陷处有须根痕。顶端有茎痕。断面淡黄白色，角质样，或类白色，有粉性。气微，味微甘"。2015 年版《中国药典》再次修订为"表面灰黄色至黄棕色。断面周边淡黄棕色，中心淡黄白色，角质样"。

🌿 商品质量

【商品规格】产地加工为统货和选货，有小选货（超过 350 条 /50 克）、中选货（不超过 250 条 /50 克）和大选货（不超过 130 条 /50 克）；小统货和中统货。

【品质论述】药材以条长、肥润、色黄白、无须根者为佳。

【产地】主产于贵州、福建，安徽，江苏、浙江、湖南、江西、河北、山东等地亦产。商品来自栽培品，鲜有野生品。

🌿 特征识别

【性状鉴定】［形状］呈细长纺锤形或细长条形，稍弯曲；顶端有茎痕。［大小］长 3~10cm，直径 0.2~0.6cm。［颜色］黄白色、灰黄色至黄棕色。［纹饰］有细微的纵皱纹，凹陷处有须根痕。［质地］质硬而脆。［断面］呈类白色，有粉性；或黄色至淡黄棕色，角质样。［气味］气微，味微甘。图 14-1。

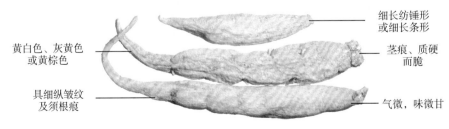

黄白色、灰黄色或黄棕色　　细长纺锤形或细长条形　　茎痕、质硬而脆　　具细纵皱纹及须根痕　　气微，味微甘

图 14-1　太子参特征图注

【鉴别歌诀】　　　块根细长像鼠尾　黄白黄棕质硬脆
　　　　　　　　　　细微纵纹凹陷痕　断面类白味微甘

【识别要点】（1）形状：呈纺锤形或长条形，全体形如鼠尾。（2）纹饰：表面有细微的纵皱纹，须根痕处呈凹陷状。（3）断面：太子参的初生木质部3~5原型，断面有3~5条放射状的筋脉纹（导管束），呈近等夹角的排列。图14-2、图14-3。

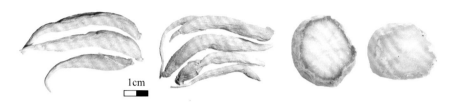

图 14-2　太子参

【性状探微】太子参不同加工方式对性状有影响，沸水中略烫后晒干者外表面和断面颜色较深，断面呈角质样，呈黄白色至浅黄棕色；而直接晒干者外表面多呈黄白色，断面类白色，有粉性。比较了各地样品，断面有时周边淡黄棕色，或不明显；外表面"微有纵皱纹"，不宜再有"较光滑"的赘述。

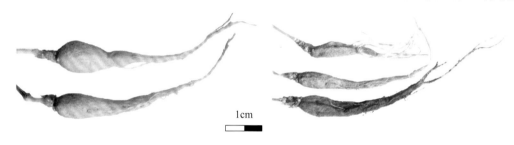

图 14-3　太子参（安徽采集野生品，晒干）

🌿 本草探源

【混乱品种】太子参始见于清《本草从新》，记载"大补元气，虽其细如条参，短紧实而有芦纹，其力不下大参"。《本草纲目拾遗》明确记载"太子参即辽参之小者，非别种也，乃苏州参行从参包中拣出短小者名此以售客。味甘苦，功同辽参"。早期的太子参乃是人参之小者。现代所用太子参是从江苏民间草药中发掘而来。

🌿 品种动态

【品种概述】国内各地称为"太子参"的有6科10种植物，均在商品流通中发现混淆和误用。
　　目前，主流商品为人工栽培的正品太子参，现时鲜见混乱品。

【混伪品】（1）石生蝇子草：为石竹植物石生蝇子草 *Silene tatarinow* Regel 的干燥根。湖北等地发现误用，甘肃、陕西个别地方曾试种，未形成商品。

（2）云南繁缕：为石竹科植物云南繁缕 *Stellaria yunnanensis* Franch. 的干燥根。为民间药，又名千针万线草。云南个别地方曾发现误用。

（3）淡竹叶根：为禾本科植物淡竹叶 *Lophatherum gracile* Brongn. 的干燥块根。经加工后在市场冒充太子参。

（4）蝇子草：为石竹科植物蝇子草 *Silene fortunei* Vis. 的干燥根。早年商品中发现误用。

（5）山麦冬：为百合科植物短葶山麦冬 *Liriope muscari*（Decne.）Baily 的干燥块根。曾经在市场发现冒充太子参。

🌿 图文辨析

【性状鉴定】（1）石生蝇子草：根单个或数个簇生，长圆柱形或略纺锤形。长 2~10cm，直径 2~6mm。多弯曲，有时具分枝，顶端常有疣状突起的茎残基或茎痕。外表面灰黄色，有纵皱纹并有棕黑色横向凹陷，有点状突起的须根痕。质硬而脆，易折断。断面白色。气微，味微苦。图 14-4。

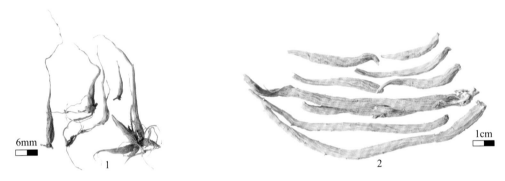

图 14-4 石生蝇子草
（1. 采集；2. 商品）

（2）云南繁缕：根数个簇生，单个者呈纺锤形或细长条形，微弯曲，两端细长呈尾状。长 3~9cm，直径 2~3mm。外表黄白色或黄棕色，有纵沟纹，并具点状根痕。质脆。断面黄白色，角质样。气微，味微甜微苦。图 14-5。

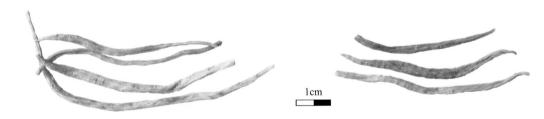

图 14-5 云南繁缕（云南）

（3）淡竹叶根：呈细长纺锤形，微弯曲。长 1~4cm，直径 2~5mm。外表面黄白色至土黄色，有不规则的纵皱纹。质硬而稍脆。断面淡黄白色或浅黄棕色，味微甘。图 14-6。

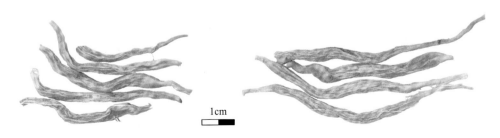

图 14-6 淡竹叶根（四川）

（4）蝇子草：根呈圆柱形，残留多数茎残基。长 7~18cm，直径 0.5~2cm。外表面浅棕黄色或黄白色，具纵皱纹及皮孔横向线状突起。质坚硬。断面皮部黄白色，木部淡黄色。气微，味微甜，久嚼稍有麻舌感。图 14-7。

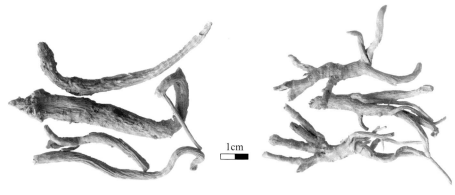

图 14-7　蝇子草

（5）伪品（石竹科未知植物）：性状与石生蝇子草相似。气微，味微辛、久嚼麻舌刺候感。图 14-8。

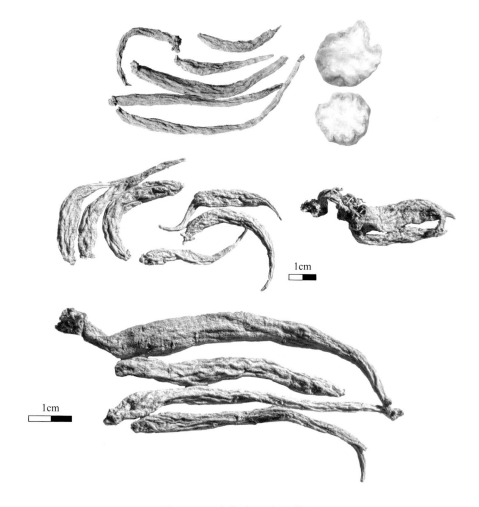

图 14-8　市售太子参（伪品）

15. 木瓜 CHAENOMELIS FRUCTUS

标准沿革

【来源】1963 年版《中国药典》以木瓜（皱皮木瓜）收载，为蔷薇科植物木瓜 *Chaenomeles lagenaria* Koidz. 1977 年版《中国药典》以木瓜收载，来源修订为贴梗海棠 *Chaenomeles speciosa*（Sweet）Nakai 或木瓜 *Chaenomeles sinensis*（Thouin）Koehne。1985 年版《中国药典》保留贴梗海棠，剔除木瓜来源。

【药用部位】1963 年版《中国药典》规定为"干燥成熟果实"。1985 年版《中国药典》修订为"干燥近成熟果实"。

【采收加工】1963 年版《中国药典》规定为"八月间果皮变青黄色时采摘，置沸水中煮 5 分钟，捞出，晒至外皮有皱纹后，纵剖成两半，晒干即得"。1977 年版《中国药典》采收时间修订为"夏、秋二季果实绿黄时采收"。

【性状】1963 年版《中国药典》描述为"对半纵剖的长圆形，两端微翘，一面平，一面隆起。外皮常抽皱成折，抽皱处仍有细皱纹。种子形似橘核，稍大表面红棕色，有皱纹。果肉微有清香气，味酸微涩"。1977 年版《中国药典》修订为"纵剖对半的长圆形。种子扁长三角形，多脱落。气微清香，味酸"。2000 年版《中国药典》再次修订形状为"长圆形，多纵剖成两半"。

商品质量

【商品规格】产地沿用传统方法纵剖成两半，分为统货和选货；现时加工多纵剖成四半，直接切丝或切片。

【品质论述】药材以个大、外皮紫红、果肉肥厚、质坚实、味酸者为佳。

【产地】主产于安徽、湖北、重庆、四川，浙江、云南、江西、陕西和甘肃等地亦产。商品来自栽培品，鲜见野生品。

【质量分析】2013 年、2015 年全国木瓜专项检验，分别抽验 140 批、124 批，不合格率分别为 72%、50%，不合格项目"性状、显微鉴别、薄层鉴别、水分"，不合格的主要原因伪品冒充、掺假或虫蛀。

【市场点评】木瓜属于产地鲜加工药材，以农户个体加工较为普遍，近年，一些地方大力扶持木瓜产业，出现了不少新产区，各地加工形状和干燥方法又不尽相同，药材的色泽、气味和形状等存在一定的差异。建议进一步规范木瓜的采收加工技术，确保药材质量。

特征识别

【性状鉴定】［果实形状］多纵剖成两半，呈长椭圆形、长圆形；边缘向内卷曲；顶端凹陷，中央具突起的脐；果瓤呈长椭圆形而凹陷，有纵隔壁。［种子形状］扁长三角形，多脱落。［大小］长 4~9cm，宽 2~5cm，厚 1~2.5cm。［颜色］外表面紫红色或红棕色，果肉红棕色；子房室棕黄色。［纹饰〕常抽缩成棱线，并具细密的皱纹。〔质地〕质坚硬。〔气味〕气微清香，味酸微涩。图15-1。

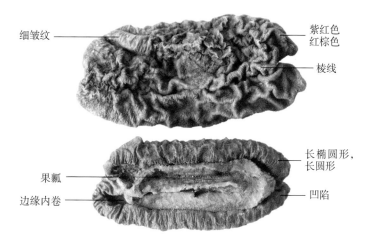

图15-1　木瓜特征图注

【鉴别歌诀】　椭圆形状色紫红　抽缩成棱又细纹
　　　　　　　　边缘内卷果肉薄　果瓤黄棕味酸涩

【识别要点】（1）形状：木瓜栽培后果实形状多样，纵剖成两半后呈长椭圆形、长圆形，少有卵圆形，纵剖成四半而呈条状（似橘瓣）。（2）纹饰：表面因干燥而呈棱状突起和细纹状的皱褶，习称"皱皮木瓜"。（3）顶端：果实顶端深凹陷，中间有突起的脐，习称鼻，宋《图经本草》描述为"看蒂间别有重蒂如乳者为木瓜"。（4）果瓤：果瓤（子房室）呈长椭圆形，占纵剖面的比例大，果肉较薄，肉质而细腻（光皮木瓜显颗粒性）。图15-2、图15-3。

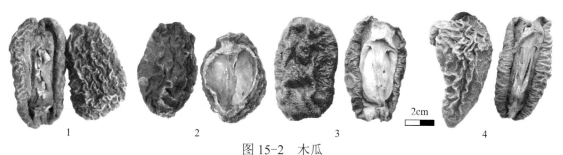

图15-2　木瓜
（1.湖北；2.四川；3.甘肃；4.安徽）

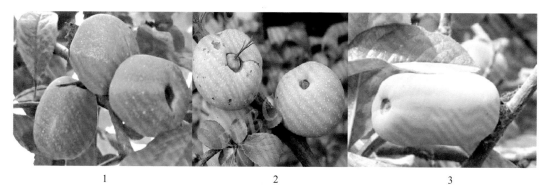

图15-3　鲜品木瓜（三种果形）

【标准探微】木瓜药材性状与品系、产地加工关系较密切，果实表面呈棱状突起和皱褶；果实顶端凹陷，中间有突起物（脐）。近年，产地直接切丝、切片。图 15-4、图 15-5。

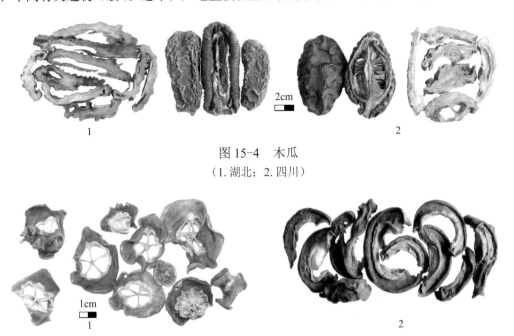

图 15-4　木瓜
（1. 湖北；2. 四川）

图 15-5　木瓜
（1. 云南；2. 甘肃）

本草探源

【混乱品种】古代药用木瓜的品种比较混乱。宋《图经本草》记载"又有一种榠楂，木、叶、花、实酷类木瓜"。明《本草原始》记载两种混淆品种，谓"圆小于木瓜，味木而酢涩者为木桃。似木瓜而无鼻，大于木桃，味涩者，为木李，亦曰木梨，食之伤气"。据考证，所述的榠楂和木李即蔷薇科木瓜 *Chaenomeles sinensis*，而木桃为毛叶木瓜 *Chaenomeles cathagensis*。

清末《伪药条辩》记载"伪品洋木瓜，大粒长式，光皮黑色，不知何种果实伪充，万不可用"。民国《增订伪药条辩》又记载"又一种红梨，皮光肉结实者，亦伪充木瓜"。后者似与光皮木瓜相当。

品种动态

【品种概述】国内各地称为"木瓜"的有 5 科 12 种植物，多数属民间的称谓，有 8 种形成商品，光皮木瓜长期视为木瓜药用。

目前，主流商品为正品木瓜（皱皮木瓜），光皮木瓜是常见的混淆品。

【混伪品】（1）光皮木瓜：为蔷薇科植物木瓜 *Chaenomeles sinensis*（Thouin.）Koehne 的干燥近成熟果实。甘肃、陕西、四川、山东、河南、湖北、湖南地方习用药材。主产于河南、山东、陕西等地，商品习称"光皮木瓜"。

（2）毛叶木瓜：为蔷薇科植物毛叶木瓜 *Chaenomeles cathagensis*（Hemsl.）Schneid. 的干燥成熟果实。贵州地方习用药材。产于四川、贵州、湖南等地。

（3）西藏木瓜：为蔷薇科植物西藏木瓜 *Chaenomeles thibetica* Yu 的干燥成熟果实。西藏、四川的部分地区药用。

（4）移依：为蔷薇科植物云南移依 *Docynia delavayi*（Franch.）Schneid. 或移依 *Docynia indica*（Wall.）Dcne. 的干燥成熟果实。产于云南、四川。果实食用或入药，产地加工后称移依果、渣子果、小木瓜或酸木瓜，作为食用销售。1964 年原卫生部曾发文规定不得将其作木瓜药用。

（5）文冠果：为无患子科植物文冠果 *Xanthoceras sorbifolia* Bunge 的干燥成熟果实。甘肃、陕西等地民间习称"木瓜"药用，商品中未见混淆使用。

🌿 图文辨析

【**性状鉴定**】（1）光皮木瓜：果实纵切为 2~4 瓣。呈长椭圆形，有的形如橘瓣或呈条片状。外表面紫红色、红棕色，表面平滑几无皱褶或稍有粗糙（全体无毛）。剖面果肉平坦，呈颗粒性（石细胞群），边缘不卷曲或稍内卷。果瓤呈长椭圆形，两端明显呈收缩状（形似枣核）。质坚硬而重。气微，味酸、涩，嚼之有砂粒感。图 15-6。

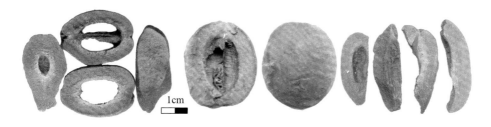

图 15-6　光皮木瓜

（2）毛叶木瓜：果实纵切为 2~4 瓣。呈长卵圆形、长圆柱形，顶端凹陷处无突起的脐。外表面紫褐色、灰棕色，具不规则深皱褶，边缘稍内卷，果肉较厚，两端微翘。质坚硬。气微，味酸、涩。图 15-7。

（3）西藏木瓜：果实常纵切成 2 瓣。呈卵圆形、近圆形，顶端凹陷处有突脐。外表面红棕色或灰棕色，具深浅不等的皱褶。果肉较薄，厚 0.2~0.5cm。缩存花柱下部和残留果柄有毛。质坚硬。气微，味酸、涩。图 15-8。

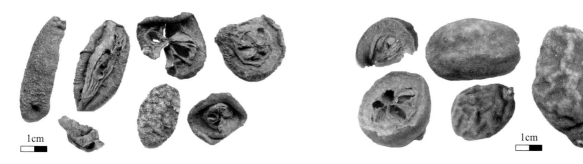

图 15-7　毛叶木瓜　　　　　　　　　图 15-8　西藏木瓜

（4）移依：呈长圆形、类圆形。长 2~4cm，宽 2~3cm，果肉厚 0.2~0.6cm。外表面紫红色或红棕色，有细皱纹；果肉棕黄色，果瓤较大，边缘略向内卷曲，果肉显颗粒性。残留萼片、果柄被毛茸。种子呈卵形。味酸、涩。图 15-9。

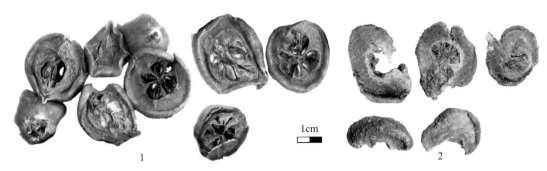

图 15-9　桤依

（1.鲜果切片；2.商品）

（5）文冠果：呈类圆形或椭圆形，顶端有突起尖，直径 4~6cm。外表面灰褐色、灰棕色，干燥后常分裂为 4 果瓣。种子呈球形，黑褐色。图 15-10。

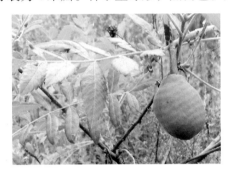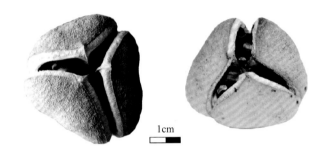

图 15-10　文冠果

16. 木香　AUCKLANDIAE RADIX

标准沿革

【来源】1963 年版《中国药典》收载为菊科植物木香 *Aucklandia lappa* Decne.。

【药用部位】1963 年版《中国药典》规定为"干燥根"。

【采收加工】1963 年版《中国药典》的规定较为复杂，为"冬季挖出后，去净泥土、须根及地上茎叶，切成 2~4 寸长的短块，粗大空心者纵剖为 2~4 块，晒干，除去外皮即得"。1977 年版《中国药典》简化了加工流程，修订为"秋、冬二季采挖，切段，大的再纵剖成瓣，干燥后撞去粗皮"。

【性状】1963 年版《中国药典》描述为"呈圆柱形、枯骨形。断面周边与中心部分呈灰白色或黄色，其间广大部位呈灰褐色至暗褐色，有菊花心，全体可见褐色散在的油点"。1977 年版《中国药典》修订为"呈圆柱形或半圆柱形。断面灰褐色至暗褐色，周边灰黄色或浅棕黄色，有 1 色较深的环及放射状纹理，并可见散在的褐色油点"。1990 年版《中国药典》再次修订断面特征，为"形成层环棕色，有放射状纹理及散在的褐色点状油室"。

商品质量

【商品规格】产地加工为统货和选货，产地片为统片和选片（大、中和小片）。

【品质论述】木香为舶来品，宋《图经本草》记载"形似枯骨，味苦粘牙者为良"。药材以根条均匀、质坚实、香气浓、油性足者为佳。

【产地】主产于云南，四川、湖北、重庆、湖南、陕西和甘肃等地亦产。商品来自栽培，亦从印度等国进口。

【市场点评】木香原产于印度等国（商品分老木香、新木香），从广东输入国内，故名"广木香"，云南最早引种木香，品质优良，被誉为"云木香"。20 世纪 50 年代，木香种植区域已经发展到四川、甘肃，近年国内不断开辟新产区，各地的栽培方式、生长年限不尽相同，而产地加工既有橦皮晒干、亦有土法烘干以及直接晒干等，诸多因素导致木香药材在形状、颜色、断面、质地和气味方面的差异。由于实际加工方法较为混乱，随意性较大，应该进一步规范木香的生产加工技术。

特征识别

【性状鉴定】［形状］呈圆柱形或半圆柱形。［大小］长 5~10cm，直径 0.5~5cm。［颜色］黄棕色或灰褐色。［纹饰］有明显纵皱纹及纵沟纹，有时具凹陷状的网纹，具侧根痕。［质地］体重、质坚硬，难折断。［断面］黄白、浅棕黄色或灰褐色，皮部散在棕色油点；形成层环棕色，木部有放射状纹理。［气味］气香特异，味苦、辛。图 16-1。

【鉴别歌诀】　　　　圆柱形状质坚硬　外表黄棕纵皱纹
　　　　　　　　　　棕色油点放射纹　香气浓郁味苦辛

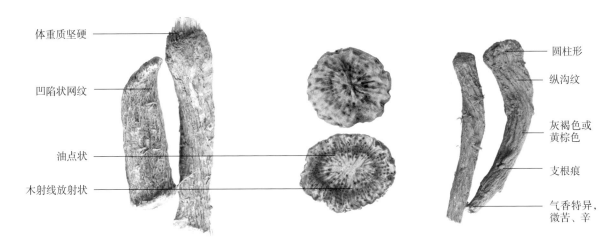

体重质坚硬

凹陷状网纹

油点状

木射线放射状

圆柱形

纵沟纹

灰褐色或黄棕色

支根痕

气香特异，微苦、辛

图 16-1　木香特征图注

【识别要点】（1）形状：原药材呈长圆锥形，常加工成短圆柱形、纵刨半圆柱形或厚片，老根中央多枯朽，形似"枯骨"样。（2）表面：外表面有纵皱纹及深浅不同的纵沟，有时显不规则凹陷状的网纹。（3）断面：密布棕色油点，木部有较致密的放射纹理。（4）气味：气芳香而特异，味苦、辛。图 16-2。

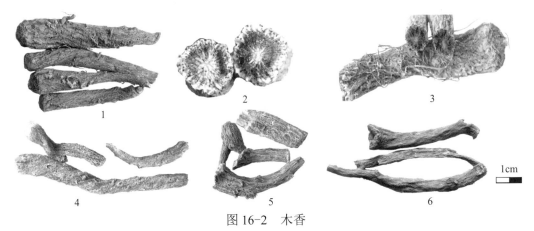

图 16-2　木香
（1~3. 云南药材及断面；4. 四川；5. 湖北；6. 甘肃）

【性状探微】木香受制于产地加工的影响，在断面色泽、致密性方面各地不同，现时多数商品的断面、气味特征与文献描述略有差异，如"气香特异，味微苦"，实际上木香有明显的辛味。

🌿 本草探源

【混乱品种】唐《新修本草》记载"此有二种，当以昆仑来者为佳，西湖来者不善"。宋《图经本草》记载"叶如山芋，而开紫花者；江淮间名土青木香"。所述为马兜铃科马兜铃属（Aristolchia L.）植物的根。明《本草纲目》记载"（木香）昔人谓之青木香，后人因呼马兜铃根为青木香，乃呼此为南木香、广木香以别之"。马兜铃根是古代木香的主要混乱品种，后来演变为独立的青木香。宋《本草衍义》记载另一种木香，谓"又有一种当自岷州出塞，花黄一如金钱，其根则青木香也"，所述符合菊科川木香属（Vladimiria）植物特征，后世演化为常有中药川木香。

清《本草崇原集说》记载"五香者，木香也。以味苦粘牙者为真，一种番白芷伪充木香，皮带黑而臭腥，不可不辨"。所述"番白芷"不知何物。

🌿 品种动态

【品种概述】国内各地称为"木香"的有 12 种植物，仅川木香属（Vladimiria）有 9 种植物在西南地区作为木香药用。现代商品分为木香、川木香、土木香、越西木香和藏木香五大类，在商品流通和使用中存在混淆现象。

目前，主流商品为正品木香，其他品种时有混淆。

【混伪品】（1）川木香：为菊科植物川木香 *Vladimiria souliei*（Franch.）Ling 或灰毛川木香 *Vladimiria souliei*（Franch.）Ling var.*cinerea* Ling 的干燥根。1963 年版《中国药典》收载。也是藏药、蒙药常用药材。主产于四川（阿坝、凉山），商品和临床应用中常与木香混淆。

（2）土木香：为菊科植物土木香 *Inula helenium* L. 的干燥根。因河北安国（古称祁州）较早栽培，商品称之祁木香（市场有时称青木香）；新疆野生资源较丰富，商品称之新疆木香。产于河北、新疆、四川等地。由于临床应用较少，市场流通中常混淆为木香。

（3）藏木香：为菊科植物总状土木香 *Inula racemosa* Hook. f. 的干燥根。1979 年版《藏药标准》收载。分布于四川、西藏、甘肃、湖北等地，产于西藏、甘肃等地。

（4）越西川木香：为菊科植物越西川木香 *Vladimiria denticulata*（Ling）Shin、菜木香 *Vladimiria. edulis*（Fr.）Shih 或厚叶木香 *Vladimiria beradioides*（Fr.）Shih 的干燥根。四川地方习用药材。产于四川、云南。

（5）青木香：为马兜铃科植物马兜铃 *Aristolchia debilis* Sieb. et Zucc. 的干燥根。由于含有肾毒性成分马兜铃酸，2004 年国家食品药品监督管理局取消青木香药品标准。产于浙江、江苏、安徽等地。现时仍然有商品流通。

（6）南木香：为马兜铃科宝兴马兜铃 *Aristolochia moupinensis* Franch. 的干燥藤茎。四川习称青木香、木香，云南又称南木香。近年市场以南木香销售。

🌿 图文辨析

【性状鉴定】（1）川木香：呈圆柱形（习称铁杆木香）或半圆柱形（习称槽子木香），常有纵槽，有的根头部焦黑发黏（俗称油头）。表面粗糙，外皮常脱落，可见由纤维束构成的致密的菱形纹理（形如丝瓜络）。体轻、质脆，易折断。断面黄白色或灰黄色，多裂隙，散在棕黄色油点，木部有放射状纹理，有的中心枯朽。气清香，味苦、有刺舌感，嚼之黏牙。图 16-3、图 16-4。

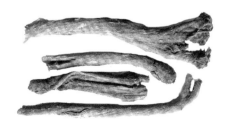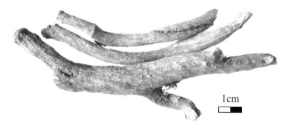

1cm

图 16-3　川木香（四川）

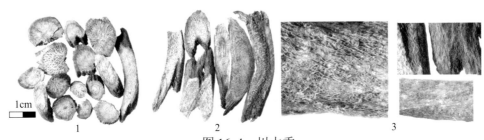

图 16-4　川木香

（四川，1~2.饮片；3.外表面放大）

（2）土木香：呈圆柱形、圆锥形，根头部粗大，残留棕褐色叶鞘，稍弯曲，有多数支根，或根上部纵劈呈条状。外表面呈黄棕色、暗棕色或灰褐色，全体有纵纹及微突起皮孔。质坚硬。断面黄白色或灰黄色，略显角质样，散在棕色油点，木部菊花纹明显，形成层环呈浅棕色。气微香，味苦、微辛。图 16-5。

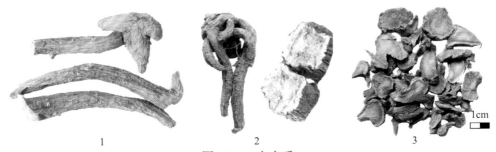

图 16-5　土木香

（河北；1.药材；2.折断面；3.饮片）

（3）藏木香：呈圆锥形。长 2~20cm，直径 1~4cm。外表面黄棕色或暗棕色，有纵皱纹及须根痕，栓皮易脱落。根头粗大，顶端有凹陷的茎痕。质坚硬，不易折断。断面黄白色至浅灰黄色，有凹点状油室。气微香，味苦、辛。图 16-6、图 16-7。

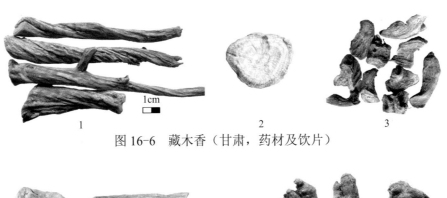

图 16-6　藏木香（甘肃，药材及饮片）

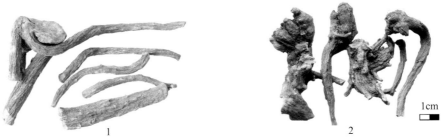

图 16-7　藏木香

（1.青海；2.西藏）

（4）青木香：呈圆柱形或扁圆柱形，略弯曲。长 3~15cm，直径 5~15mm。外表面黄褐色或灰棕色，有纵皱纹及须根痕。质脆，易折断。断面皮部黄白色，木部宽广，有类白色与浅棕黄色相间的放射纹理。气香，味苦。图 16-8。

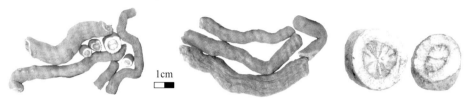

图 16-8　青木香（药材及折断面）

（5）南木香：呈圆柱形，略弯曲。直径 0.6~1.5cm。外表面黄褐色或灰棕色，有明显纵裂纹，显粗糙。质硬。断面皮部较薄，木部宽广，木射线放射状。中央髓部较小。气香，味苦。图 16-9。

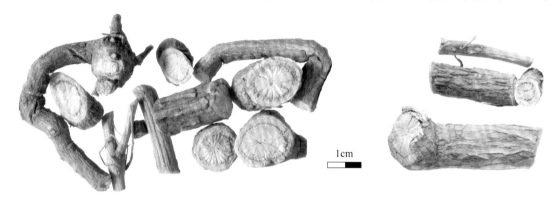

图 16-9　南木香（云南）

【指纹图谱】按照 2020 年版《中国药典》木香［含量测定］条件；采用木香烃内脂、异木香内脂、木香内脂对照品，藏木香、土木香、木香和川木香药材 HPLC 特征图谱，见图 16-10。

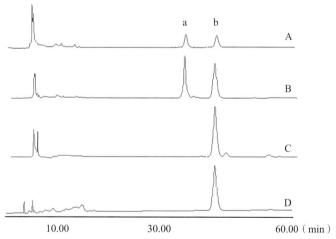

图 16-10　木香类药材 HPLC 图谱
（a. 木香烃内酯；b. 土木香烃内酯；A. 木香；B. 川木香；
C. 土木香；D. 藏木香）

17. 木贼 EQUISETI HIEMALIS HERBA

标准沿革

【来源】1963 年版《中国药典》收载为木贼科植物木贼 *Equisetum hyemale* L.。

【药用部位】1963 年版《中国药典》规定为"干燥地上部分"。

【采收加工】1963 年版《中国药典》规定为"夏、秋二季采割，齐地割下后，及时晒干或阴干既得"。1977 年版《中国药典》加工方法修订为"除去杂质，晒干或阴干"。

【性状】1963 年版《中国药典》描述为"本品为长管状。表面有多数纵棱，顺直排列，其上密生细刺，触之有粗糙感。无臭，味甘、微苦涩"。1977 年版《中国药典》修订了表面和气味特征，为"有 18~30 条纵棱，粗糙。气微，味甘淡、微涩，嚼之有沙粒感"；增加了"叶鞘基部和鞘齿深棕色，中部淡黄色""断面周边有多数圆形的小空腔"特征。1990 年版《中国药典》修订叶鞘中部为"淡棕黄色"。

商品质量

【商品规格】产地加工为统货和选货。

【品质论述】药材以色绿、肉厚、茎粗者为佳。

【产地】主产于黑龙江、辽宁、吉林、陕西和湖北等地。商品来自野生。

特征识别

【性状鉴定】[茎形状]茎呈圆柱形，节明显，不分枝。[鳞叶形状]鳞叶合生成筒状的叶鞘，顶端有鞘齿。[大小]长 40~60cm，直径 0.2~0.7cm；节间长 2.5~9cm。[颜色]茎呈灰绿色或黄绿色；鞘齿常呈黑褐色，叶鞘中下常具黑褐色圈。[纹饰]有 16~25（30）条纵棱，棱上常有 2 行细小的疣状突起。[质地]体轻，质脆，易折断。[断面]中空，周边有小空腔排列成环状。[气味]气微，味甘淡、微涩，嚼之有砂粒感。图 17-1。

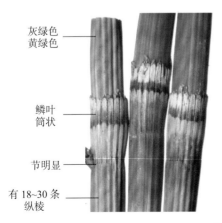
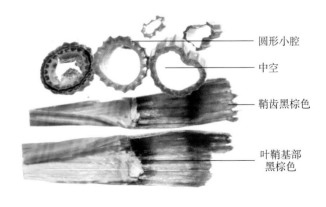

灰绿色黄绿色
鳞叶筒状
节明显
有 18~30 条纵棱

圆形小腔
中空
鞘齿黑棕色
叶鞘基部黑棕色

图 17-1 木贼特征图注

【鉴别歌诀】　　　圆柱形状灰绿色　细密纵棱显粗糙
　　　　　　　　　　　周边空腔排成环　叶鞘筒状褐色圈

【识别要点】（1）形状：茎单一，不分枝是其主要的形态特征。（2）棱线：有16~25（30）个突起的纵棱，棱上常有2行细小的疣状突起，手触摸显粗糙。（3）叶鞘：呈筒状，叶鞘基部和鞘齿呈黑褐色，呈1（2）条黑褐色圈。（4）断面：周边有小空腔，纵棱、鞘齿和空腔数相对应。图17-2。

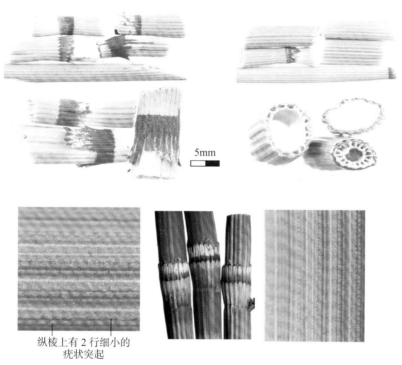

纵棱上有2行细小的
疣状突起

图17-2　木贼

【性状探微】木贼"筒状鳞叶与叶鞘"并列描述不恰当，实际是叶退化成鳞叶，基部联合成筒状的鞘（即叶鞘）。木贼的主枝（茎）不分枝或基部有少数直立的侧枝，突起纵棱上有2行细小的疣状小突起（此两点是与笔管草的重要区别点）。

🌿 本草探源

【混乱品种】木贼收载于《嘉祐本草》，谓"出秦、陇、华、成诸郡近水地，苗长尺许，丛生，每根一干，无花、叶，寸寸有节，色青，凌冬不凋"。《图经本草》，谓"独茎，苗如箭筒，无花，长一二尺许"。《本草纲目》，谓"丛丛直上，长二三尺许，又似麻黄茎而稍粗，无枝也"。对照现代木贼科植物特征，所述"独茎"与木贼 *Equisetum hyemale* L.完全吻合，而"丛生"和"又似麻黄茎而稍粗"的比喻描述，古人可能把同属其他植物视为木贼。

🌿 品种动态

【品种概述】国内各地称为"木贼"的有4种木贼科植物，其中，木贼 *Equisetum hyemale* 在国内绝大部分地区应用，同属其他植物仅在个别地区有应用习惯，或因外观相似误采而混入木贼商品中，引起混淆误用。

目前，主流商品为正品木贼，存在同科属植物的混淆或掺假情况。

【混伪品】（1）笔管草：为木贼科植物笔管草 *Equisetum debile* Roxb. ex Vauch.（*Equisetum ramosissimum* Desf subsp. *debile*（Roxb. ex Vauch.）Hauke）。《卫生部药品标准（中药成方制剂第九册）》收载。福建、北京、甘肃地方标准亦收载。产地常有木贼草、无心草、节节草称谓。植株与木贼很相似，容易混淆，商品木贼中常见的混淆品种。

（2）节节草：为木贼科植物节节草 *Equisetum ramosissimum* Desf. 的干燥地上部分。1979 年版《藏药标准》收载。福建地方习用药材。产地常有土木贼、笔筒草、节节草称谓。也是笔管草常见的混淆品。

（3）问荆：为木贼科植物问荆 *Equisetum arvense* L. 的干燥地上部分。北京地方习用药材。民间有称为土木贼，商品中也发现冒充笔管草。

🌿 图文辨析

【性状鉴定】（1）笔管草：主茎呈圆柱形，直径 3~7mm，显粗壮，有 6~24 条纵棱，棱上有 1 行小横纹或不明显。有的主茎具 1~3 条细分枝。外表面呈灰绿色或黄绿色。叶鞘呈长管状，鞘齿的膜质尾尖早落成截形，常呈褐色（具 1 条褐色圈）。断面中空，边缘有小空腔排列成环状，或因扁压状而不明显。气微，味微咸，嚼之有砂石感。图 17-3、图 17-4。

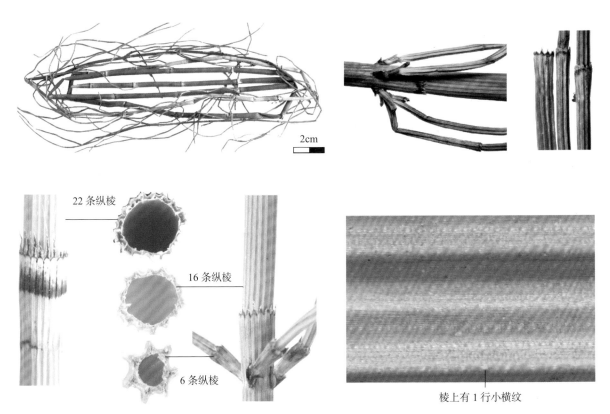

2cm

22 条纵棱

16 条纵棱

6 条纵棱

棱上有 1 行小横纹

图 17-3　笔管草（陕西采集木贼草，植株及各部分枝放大）

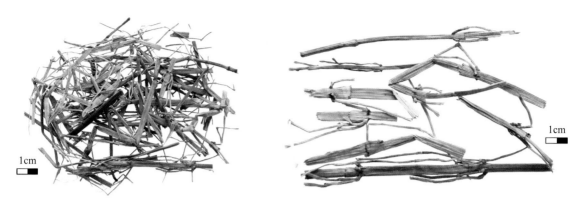

图 17-4　笔管草（湖南）

（2）节节草：茎呈圆柱形。直径 1~3mm。多数簇生于褐色的根茎上，下部少数有 2~6 条轮生的细分枝。有 6~18 条纵棱，棱上有 1 行小疣状突起或小横纹。外表面黄绿色或灰绿色。叶鞘呈长管状，鞘齿 5~8 枚，具膜质尾尖，常呈褐色（具 1 条褐色圈）。断面中空。气微，味微咸，嚼之有砂石感。图 17-5。

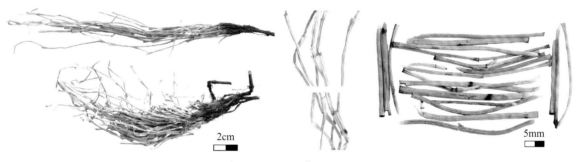

图 17-5　节节草（四川）

（3）问荆：茎呈圆柱形或稍扁。直径 1~2mm。茎有 3~12 条纵棱；节上有多数轮生的细分枝。外表面黄绿色或灰绿色。叶鞘呈长管状，鞘齿三角形，3~10 枚，常呈褐色。气弱，味微咸。图 17-6。

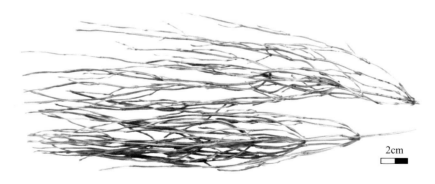

图 17-6　问荆（甘肃）

18. 木通 AKEBIAE CAULIS

标准沿革

【来源】1963年版《中国药典》收载为木通科植物木通 *Akebia quinata*（Thunb.）Decne.。1977年版《中国药典》未收载木通。2005年版《中国药典》恢复收载木通，并增加了三叶木通 *Akebia trifoliata*（Thunb.）Koidz. 和白木通 *Akebia trifoliate*（Thunb.）Koidz. var. *australis*（Diels）Rehd.。

【药用部位】1963年版《中国药典》规定为"干燥茎"。2005年版《中国药典》修订为"干燥藤茎"。

【采收加工】1963年版《中国药典》规定为"秋季采收，截取茎部，除去侧枝，阴干既得"。

【性状】1963年版《中国药典》描述为"表面灰褐色。皮部较厚，黄棕色，中央木部呈黄白色，有车轮状花纹。中心有小形的髓"。2005年版《中国药典》修订断面特征，为"皮部较厚，黄棕色，可见淡黄色颗粒状小点，木部黄白色，射线呈放射状排列，髓小或有时中空，黄白色或黄棕色"。

商品质量

【商品规格】产地加工为统货和选货（大木通、小木通），产地片分为统片与选片（小片、中片和大片）。

【品质论述】药材以条匀、皮部色深、木部色黄者为佳。

【产地】产于湖北、湖南、江西、安徽、江苏、贵州、广西、四川、陕西和甘肃等地。商品来自野生。

【质量分析】2015年全国木通专项检验，抽验72批，不合格率为76%，不合格项目"性状、显微鉴别、水分"，不合格的主要原因是关木通的混淆使用或掺假。

特征识别

【性状鉴定】［形状］呈圆柱形，常稍扭曲，节部膨大或不明显，具侧枝断痕；或为类圆形、椭圆形厚片。［大小］长30~70cm，直径0.5~2cm。［颜色］外表面灰棕色至灰褐色；切面皮部呈黄棕色或棕褐色，木部黄白色或灰黄色，髓部黄白色或黄棕色。［纹饰］栓皮粗糙，有许多不规则的裂纹或纵沟纹，具突起的皮孔。［质地］体轻，质坚实，不易折断。［断面］皮部较厚，可见浅黄色颗粒状小点；木射线放射状排列，导管孔散在，髓小或有时中空。［气味］气微，味微苦而涩。图18-1。

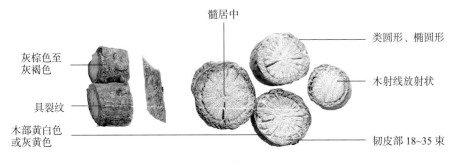

图 18-1　木通特征图注

【鉴别歌诀】　　　圆柱形状或厚片　外表灰棕显粗糙
　　　　　　　　　　皮部棕褐显颗粒　木部黄白放射纹

【识别要点】（1）栓皮：三叶木通老茎明显粗糙，不规则的纵横交织裂纹呈现脱落状；木通和白木通稍为平整，以浅纵沟纹为主。（2）切面：皮部可见颗粒状的石细胞群；韧皮部被射线和中柱鞘纤维分割呈类方形，木质部导管孔不规则散在。（3）韧皮部：木通（五叶木通）和三叶木通韧皮部18~35个，白木通韧皮部12~23个，木射线放射状排列，直达髓部。图18-2、图18-3。

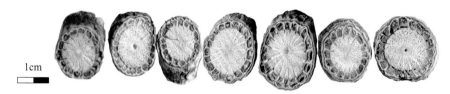

图 18-2　木通（2022 年重庆，三叶木通）

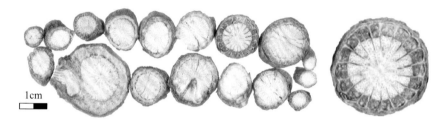

图 18-3　木通（2022 年浙江，五叶木通）

【性状探微】木通的皮部呈黄棕色至棕褐色，有浅黄色或灰白色颗粒小点，颜色浅深不一；木部具明显散在的导管孔。图18-4、图18-5。

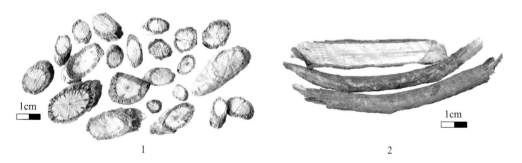

图 18-4　木通
（2009 年，1.陈货饮片；2.药材）

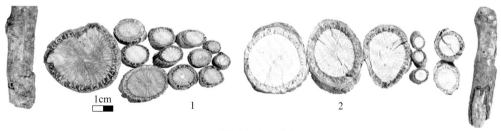

图 18-5　木通
（2022 年三叶木通，1.甘肃采集；2.河北安国）

本草探源

【混乱品种】古代的木通来源复杂，除木通科木通类植物为主流品种外，尚有其他科属植物。据考证，南朝《本草经集注》疑似旋花科植物；唐《本草拾遗》为木通科的野木瓜；宋《图经本草》和明《滇南本草》所载为毛茛科和葡萄科植物。清《本草新编》记载"木通即葡萄根"。《本经逢原》记载"木通，蔓荆根也"。均属伪品。

品种动态

【品种概述】国内各地称为"木通"的有13科50余种植物，约有18种形成了商品。历史上木通、川木通与关木通的相互混淆；近年，不少产地销售"木通、白木通、野木通、小木通、五叶木通或七叶木通"，其品种混乱，来源复杂。经调查，"五叶木通"主要为木通科木通属（Akebia Decne.）、八月瓜属（Holboellia Wall.）和野木瓜属（Stauntonia DC.）多种植物；而"七叶木通"包括木通科和五加科植物。木通的混乱现象应予高度重视。

1963年版《中国药典》同时收录了木通科、毛茛科和马兜铃科三类木通。因药源短缺等原因，1977年版《中国药典》删除了木通科的木通，仅收录了川木通和关木通，后因关木通所含有的马兜铃酸引起肾脏毒性问题，国家药品监督管理局（国药监注〔2003〕121号文）取消关木通的药用标准，2005年版《中国药典》恢复了木通科木通作为中药木通的正品地位。

目前，主流商品为正品木通，木通科多种植物混淆误用时有发生。

【混伪品】（1）野木瓜：木通科植物野木瓜 *Stauntonia chineesis* DC. 的干燥藤茎和叶。1977年版《中国药典》收载。广东、广西、云南等地的民间用药，习称"七叶莲、土牛藤、木通七"等。近年市场发现其藤茎冒充木通。

（2）木通七叶莲：为木通科植物尾叶那藤 *Stauntonia hexaphylla*（Thunb.）Decne. *f. urophylla* Hand.–Mazz. 的干燥藤茎和叶。浙江地方习用药材。贵州、广东等地尚有同属其他植物称为"七叶莲"。近年市场有将"七叶莲"称之为"七叶木通"销售的情况。

（3）七叶莲：为五加科植物密脉鹅掌藤 *Schefflera venulosa*（Wight & Arn.）Harms 或鹅掌藤 *Schefflera arboricola* Hay. 的干燥藤茎和叶。前者为湖南、云南，后者为贵州地方习用药材；在西南地区同属其他植物亦称为"七叶莲"。近年市场又称为"七加皮""七叶木通"。

（4）关木通：为马兜铃科木通马兜铃 *Aristolochia manshuriensis* Komar. 的干燥藤茎。本草未见记载，主产于黑龙江、吉林等地。20世纪50年代在药材市场流通，逐渐成为木通的主流商品，习称关木通、木通。

（5）淮通：为马兜铃科植物穆坪马兜铃 *Aristolochia moupinensis* Franch. 的干燥藤茎。1987年版《四川省中药材标准》曾以淮通收载。亦误作木通药用。

（6）牛姆瓜：为木通科植物牛姆瓜 *Holboellia grandiflora* Reaub. 的干燥藤茎。为甘肃、四川等地民间药，近年称为"木通、五叶木通"采购。

🌿 图文辨析

【性状鉴定】（1）野木瓜：呈类圆形厚片或短柱形。外表面灰棕色、棕褐色，具不规则纵裂纹，细枝纵纹明显。切面皮部狭窄，浅棕色或黄棕色，可见黄白色颗粒物；韧皮部35~52束；木部宽广，黄白色或浅黄色，木射线呈放射状延伸至髓部，导管孔稀疏。髓部细小。气微，味微苦涩。图18-6、图18-7。

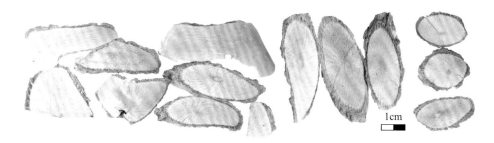

图 18-6　野木瓜（广东七叶莲、七叶木通）

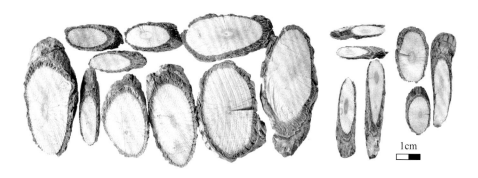

图 18-7　野木瓜（2023 年河北安国）

（2）七叶莲类（木通科）：呈长圆柱形或类圆形、椭圆形厚片。外表面灰棕色、灰褐色，粗糙，多纵向裂纹，栓皮有时脱落。切面皮部较薄，浅棕色至暗棕色，韧皮部狭窄，38~55束；木部宽广，呈黄白色，导管孔散在，木射线呈不明显放射状。髓细小。气微，味微苦涩。图18-8。

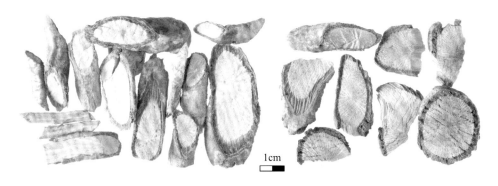

图 18-8　七叶莲类（市售七叶木通）

（3）七叶莲类（五加科）：呈类圆形、椭圆形厚片。外表面灰棕色、灰褐色，栓皮粗糙，多具纵向裂纹。切面皮部菲薄，浅棕色至暗棕色，韧皮部狭窄，30~48束；木部宽广，呈黄白色，导管孔散在，木射线呈放射状。髓居中。气微，味微苦涩。图18-9。

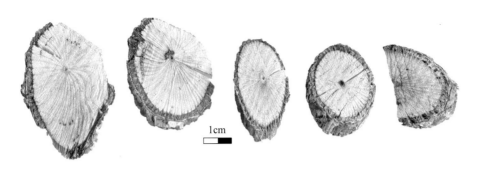

图 18-9　七叶莲类（福建，市售七叶木通）

（4）关木通：呈圆柱形，或圆形、椭圆形厚片。外表面呈浅棕黄色或具黄褐色、灰褐色的外皮。切面呈浅黄色、灰黄色。皮部约占断面的 1/8 左右；木部宽广，木射线呈放射状排列，导管孔密布，略呈环状排列。髓部细小或不明显。气微香，味苦。图 18-10、图 18-11。

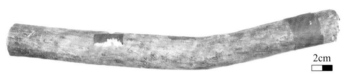

图 18-10　关木通药材

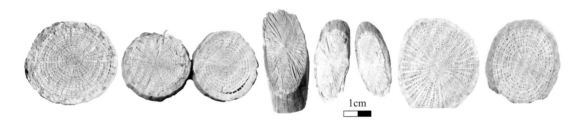

图 18-11　关木通（4 批饮片）

（5）淮通：呈类圆形厚片。外表面灰褐色。切面皮部灰黄色、黄白色，皮部占断面的 1/3~1/5，韧皮狭窄，15~40 束，纤维群呈半圆形；木部宽广，呈灰黄色，木射线密集，放射状排列，导管孔较密布，略呈环状排列。髓部小，居中或偏向一则。气微香，味微苦。图 18-12。

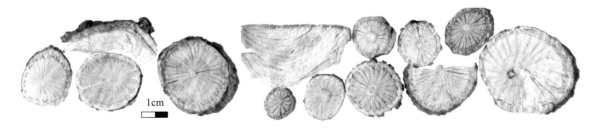

图 18-12　淮通（四川）

（6）牛姆瓜：呈类圆形厚片或短柱形。外表面灰棕色、棕褐色，老枝粗糙，具不规则纵裂纹，嫩枝具细纵纹。切面皮部呈浅棕色或暗棕色，韧皮部常呈类方形，21~28 个；木部宽广，黄白色或浅棕黄色，木射线呈稀疏放射状，导管孔稀疏散在。髓部居中。气微，味微苦涩。图 18-13。

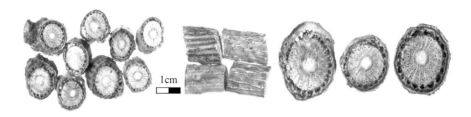

图 18-13　牛姆瓜（甘肃采集的木通）

【**市场速览**】近年，市场发现伪品木通（图 18-14、图 18-15），商品木通中挑出来的 2 种伪品木通（图 18-16）以及市售的疑似木通（图 18-17）。

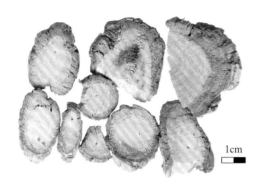

图 18-14　市售木通（伪品）

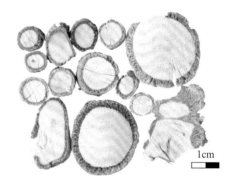

图 18-15　市售木通（疑似七叶莲）

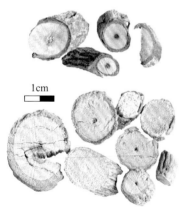

图 18-16　伪品木通（2 种掺假物）

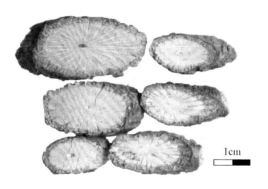

图 18-17　市售木通（疑似木通）

🌿 19. 天花粉　TRICHOSANTHIS RADIX

🌿 标准沿革

【来源】1963 年版《中国药典》收载为葫芦科植物栝楼 *Trichosanthes kirilowii* Maxim.。1977 年版《中国药典》增加日本栝楼 *Trichosanthes japonica* Regel。1995 年版《中国药典》来源修订为栝楼 *Trichosanthes kirilowii* Maxim. 或双边栝楼 *Trichosanthes rosthornii* Herms（日本栝楼不属于我国天花粉药用品种）。

【药用部位】1963 年版《中国药典》规定为"干燥块根"。1977 年版《中国药典》修订"干燥根"。

【采收加工】1963 年版《中国药典》规定为"秋、冬二季采挖，洗净泥土，刮去外皮，切成长 3~7 寸的小段，较粗者再对半纵切成 2 或 4 瓣，晒干。用硫磺熏白既得"。1977 年版《中国药典》中加工方法修订为"洗净，除去外皮，切段或纵剖成瓣，干燥"。

【性状】1963 年版《中国药典》描述为"呈不规则半圆柱形或圆柱形。表面黄白色或淡棕色。断面白色，有黄色的筋脉点，略作放射状排列；纵切面有黄色条状的筋脉纹。无臭，味淡后微苦"。1977 年版《中国药典》中形状修订为"呈不规则圆柱形、纺锤形或瓣块状"，气味修订为"无臭，味微苦"。修订较多的是"筋脉点"表述，1977 年版《中国药典》修订为"小孔（导管）"，1985 年版《中国药典》修订为"导管孔"，1990 年版《中国药典》删除"导管孔"词语，修订为"横切面可见黄色木质部，略作放射状排列；纵切面可见黄色木质部"。2000 年版《中国药典》中气味修订为"气微，味微苦"。

🌿 商品质量

【商品规格】产地加工为个子统货（手工刮皮统货、机械撞皮统货和带皮统货）、产地片（选货、统货）。

【品质论述】药材以块大、色白、粉性足、质坚细腻、筋脉少者为佳。

【产地】栝楼主产于河南、河北、山东、安徽；双边栝楼主产于四川、贵州等地。商品来自栽培和野生，以河北、河南、安徽和四川栽培品为主流商品。

【质量分析】2015 年全国天花粉专项检验，抽验 200 批，不合格率为 19%，不合格项目"二氧化硫残留、显微鉴别、性状、浸出物、水分"，不合格的主要原因是硫黄熏蒸、掺假同属植物。

【市场点评】栝楼为雌雄异株的攀援草本植物，国内种植栝楼中，雄性植株用于生产天花粉（市场称为瓜蒌雄根）；雌性植株主要用于生产瓜蒌和瓜蒌子，雌性植株的根（市场称为瓜蒌母根），根柴性较强不做天花粉，市场基本不流通。

🌿 特征识别

【性状鉴定】［形状］呈不规则圆柱形、纺锤形或瓣块状；饮片呈类圆形、椭圆形或不规则形。［大小］长 8~16cm，直径 1.5~5.5cm，厚 2~4mm。［颜色］表面黄白色或淡棕黄色，有的残留黄棕色外皮；断面类白色或淡黄白色。[纹饰]具纵皱纹，横长皮孔及略凹陷的细根痕。[质地]质坚实。[断面]富粉性；横切面筋脉点略呈放射状排列，纵切面呈不规则条纹。[气味]气微，味微苦。图19-1。

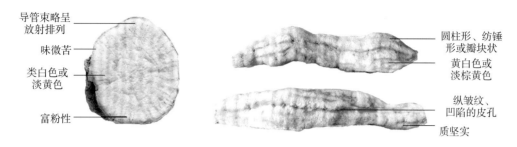

导管束略呈放射排列　　味微苦　　类白色或淡黄色　　富粉性

圆柱形、纺锤形或瓣块状　　黄白色或淡棕黄色　　纵皱纹、凹陷的皮孔　　质坚实

图 19-1　天花粉特征图注

【鉴别歌诀】　　纺锤形状黄白色　　皮孔凹陷纵沟纹
富有粉性味微苦　　断面色白筋脉纹

【识别要点】两种天花粉主要识别点在于断面和气味。（1）断面：栝楼的粉性较强，浅黄色筋脉点（导管束）呈稀疏的放射状排列，以外侧明显；双边栝楼的粉性较弱，筋脉点较多，放射状排列纹理更明显。（2）气味：相对而言，栝楼味微苦，双边栝楼苦味较重。图19-2至图19-4。

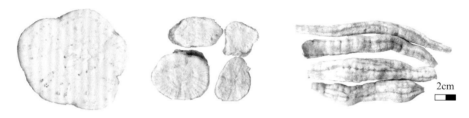

2cm

图 19-2　天花粉（河南种植栝楼）

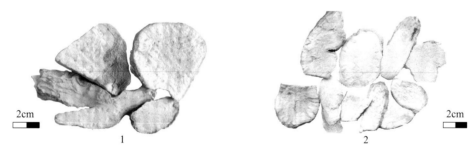

2cm

1

2cm

2

图 19-3　天花粉
（种植，1.安徽栝楼；2.四川双边栝楼）

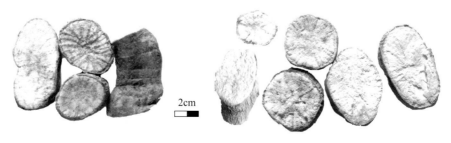

2cm

图 19-4　天花粉
（野生双边栝楼，甘肃）

🌿 本草探源

【混乱品种】栝楼属（Trichosanthes Linn.）多种植物在本草中作为天花粉记载。南北朝《名医别录》记载"西地生者有毒"，有学者推测，湖北栝楼 Trichosanthes hupehensis C. Y. Cheng et C. H. Yueh 的毒性较大，所述可能与此有关。宋《图经本草》天花粉条绘制的"衡州括楼""均州括楼"图，形态特征各异，但均来自栝楼属植物。明《滇南本草》记载的天花粉为茅瓜 Melothria heterophylla。

清《植物名实图考》所绘制天花粉之二与王瓜 T. cucumeroides 相似。清末《药物出产辨》记载产于广东的天花粉，考证为长萼栝楼 Trichosanthes sinopunctata。

【掺伪做假】清末《伪药条辩》记载"伪品次花粉，闻此种系马前头混充。更有一种洋花粉，无筋，色白而嫩，其块较大，或云系洋粉伪造，煮即腐烂"。

🌿 品种动态

【品种概述】国内各地称为"天花粉"的有 10 科 40 余种植物，仅栝楼属（Trichosanthes Linn.）植物就达到 25 种，这些都是产区长期使用或民间习用基础上收购形成的商品。除葫芦科植物外，早年商品中尚发现萝摩科飞来鹤、防己科粉防己、大戟科木薯和旋花科番薯植物，近年有豆科粉葛、伞形科白芷和薯蓣科山药掺入天花粉的报道。天花粉在流通市场发现误用或冒充的伪品多得惊人。

近年，主流商品为人工栽培的正品天花粉。商品中时有伪品及混淆品出现。

【混伪品】（1）南天花粉：为葫芦科植物多卷须栝楼 Trichosanthes rosthornii Harms var. multicirrata（C. Y. Cheng et Yueh）S. K. Chen 的干燥块根。贵州地方习用药材。产于广西、广东、贵州等地。

（2）长萼栝楼：为葫芦科植物长萼栝楼 Trichosanthes laceribractea Hayata 的干燥块根。产于浙江、广东、海南等地，市场称广花粉。早年国内个别地方栽培，在市场上以天花粉大量流通。

（3）湖北栝楼：为葫芦科植物湖北栝楼 Trichosanthes hupehensis C. Y. Cheng et C. H. Yueh 的干燥块根。产于湖北、四川等地。市场中常见混乱品，又称为苦花粉。据报道，本品因含有毒性成分葫芦素 B，服用后不良反应较大。

（4）王瓜：为葫芦科植物王瓜 Trichosanthes cucumeoides（Ser.）Maxim. 的干燥块根。江苏、浙江等地民间当作天花粉。早年市场较为常见的混乱品。

（5）茅瓜：为葫芦科植物茅瓜 Solena amplexicaulis（Lam.）Gandhi 的干燥块根。为民间药，习称老鼠拉冬瓜、土花粉。市场发现冒充天花粉使用。

（6）木鳖：为葫芦科植物木鳖 Momordica cochinchinensis（Lour.）Spreng. 的干燥块根。种子为中药木鳖子，根民间入药。早年市场中常见的混乱品。

（7）赤瓟：为葫芦科植物赤瓟 Thladiantha dubia Bunge 的干燥块根。为民间药。早年市场中常见的混乱品。

（8）飞来鹤：为萝摩科植物牛皮消 Cynanchum auriculatum Royle ex Wight. 的干燥块根。为民间药。早年市场中常见的混乱品。

（9）番薯：为旋花科植物番薯 Ipomoea batatas（L.）Lam. 的干燥块根。国内作为粮食作物广泛栽培，有地瓜、红薯等称谓。曾多次发现加工成饮片掺假。

图文辨析

【**性状鉴定**】（1）长萼栝楼：呈短圆柱形、纺锤形，或类圆形、椭圆形厚片，长 5~18cm，直径 4~8cm。外表面灰黄色。切面黄白色，粉性强，筋脉点不明显。味微苦（组织中分布异型维管束，无石细胞）。图 19-5。

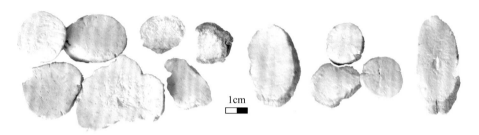

图 19-5 长萼栝楼

（2）湖北栝楼：呈圆柱形，或类圆形、椭圆形厚片。直径 4~12cm。外表面浅棕色、棕褐色，有斜向或纵向突起的皮孔，去皮后呈灰黄色。切面呈浅黄白色、类白色，筋脉点呈明显放射状排列，有时直达根中心，或不甚明显。味极苦。图 19-6。

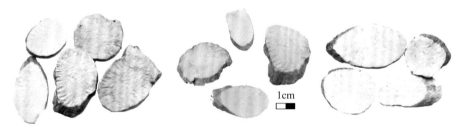

图 19-6 湖北栝楼（3 批不同时期样品）

（3）王瓜：呈类圆形、椭圆形的厚片，或短圆柱形。外表面浅棕黄色、棕褐色，多带外皮，具纵沟纹。断面黄白色，粉性，外侧筋脉点较密。气微，味微苦、涩。图 19-7。

（4）茅瓜：呈不规则纺锤形、短圆柱形或厚片。直径 1~3cm。根皮多刮去，外表面浅棕黄色，有纵沟纹及横长皮孔。断面类白色，强粉性，筋脉点多散在。气微，味微苦。图 19-8。

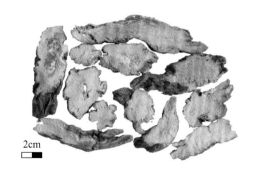

图 19-7 王瓜

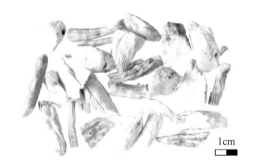

图 19-8 茅瓜

（5）木鳖：呈类圆形的厚片。直径 1.6~8cm。外表面浅棕黄色，显粗糙，有较多的皮孔和扭曲的纵皱纹。切面类白，筋脉点纹理明显，纤维性较强。气微，味苦。图 19-9。

（6）赤瓟：呈纺锤形或不规则片状。外表皮常刮去，呈土黄色或灰黄棕色，有纵沟纹及横长皮孔。质坚硬，难折断。断面粉质，筋脉纹密集，外侧呈放射状，内侧呈散在。气微，味微苦，有刺喉感。图 19-10。

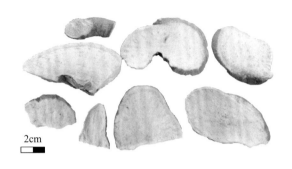

图 19-9　木鳖

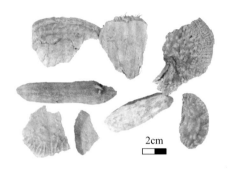

图 19-10　赤瓟

（7）飞来鹤：呈类圆形、椭圆形的片或斜片。直径 1.5~3cm。外表面灰黄色，皮孔横长，去皮后表面灰白色或黄白色。断面类白或黄白色，筋脉点呈稀疏放射状排列，显粉性。气微，味微苦、涩。图 19-11。

（8）番薯：呈类圆形、不规则形厚片。直径 2~4cm，厚 0.4~1cm。外表面类白色，残留红色外皮。切面白色，筋脉点多散在，边缘可见明显浅黄色或棕色环。粉性，质柔软。气微，味甜。图 19-12。

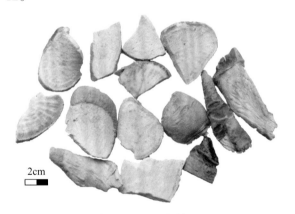

图 19-11　飞来鹤

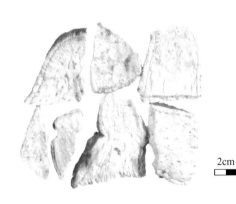

图 19-12　番薯

【市场速览】在药材、农贸市场上，经常发现栝楼属（Trichosanthes Linn.）植物的块根加工成"天花粉"销售。图 19-13。

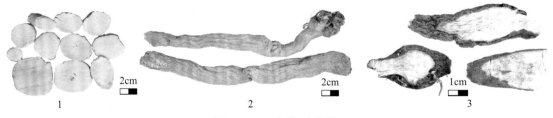

图 19-13　市售天花粉

（1. 同属近缘植物；2. 瓜蒌母根；3. 疑似王瓜根）

20. 天麻 GASTRODIAE RHIZOMA

标准沿革

【来源】1963 年版《中国药典》收载为兰科植物天麻 *Gastrodia elata* Bl.。

【药用部位】1963 年版《中国药典》规定为"干燥块茎"。

【采收加工】1963 年版《中国药典》规定为"春、秋二季采挖，除去地上茎及须根，洗净泥土，及时擦去粗皮，随即用清水或白矾水微浸，再蒸或煮透，取出晾干、收购、或烘至八、九成干，以硫磺熏后，晒干既得"。1977 年版《中国药典》大幅度简化程序，修订为"冬季花茎枯萎至次年夏初花茎未出土或刚出土时采挖，趁鲜除去外皮，洗净，蒸透，低温干燥"。1985 年版《中国药典》进一步修订为"立冬后至次年清明前采挖，立即洗净，蒸透，敞开低温干燥"。

【性状】1963 年版《中国药典》描述比较繁琐，为"呈长椭圆形，大的两端圆钝，小的下端稍尖，上端有时有枯干残茎黄红色的芽，习称'鹦哥嘴''红小辫'，下端有凹陷的根痕，呈圆盘状。有点状的须根痕组成的横环纹。质坚实而紧密，光润而半透明，不易折断，断面平坦，胶质状。未蒸透者中间略有白纹或显裂隙。臭特异，味甘、微辛"。1977 年版《中国药典》大幅度简化，不再赘述，主要将"须根痕"修订为"潜伏芽"，气味修订为"气微，味甘"。

商品质量

【商品规格】产地加工为个子统货和选货（特级、一至四级，或大条、中条和小条），产地片分为统片和选片（一至四级，或分为大片、中片和小片）。

【品质论述】明《本草原始》谓"皮黄、白肉、明亮者佳"。药材以块茎肥大、质坚实、黄白色、半透明、无空心者为佳。冬天麻质地坚实、内心明亮、无裂、体重，质佳；春天麻质地轻泡、断面色晦暗、空心，质次。

【产地】主产于云南、陕西、贵州、四川、甘肃；湖北、安徽、浙江、河南、吉林等地亦产。商品来自野生和栽培，以栽培品为主。

【市场点评】1977 年版《中国药典》已经取缔了含硫天麻的加工方式，而现时产地仍然存在小作坊含硫加工方式，多次检测中发现二氧化硫超标。国内天麻产地较广泛，天麻的产地加工不断创新，既有国家标准，更多的是各地的地方标准、各种协会的团体标准加工方式。近年天麻产地趁鲜加工发展较快，除企业外，不少是合作社、专业户为主的加工群体。有关天麻药材、产地片的生产技术、规格等级方面差异较大，应进一步完善天麻行业或地方性生产规程、标准体系。

特征识别

【性状鉴定】（1）栽培天麻：[形状] 呈椭圆形或长条形，略扁，稍弯曲；顶端有红棕色至深棕色的干枯芽或残留茎基，另端有圆脐形疤痕。[颜色] 黄白色至黄棕色。[纹饰] 有细纵皱纹，由潜伏芽排列的数圈环纹，有时可见棕褐色菌索。[质地] 质坚硬，不易折断。[断面] 黄白色至淡棕色，角质样。［气味］气微，味微甜、或微甜后稍苦，嚼之有黏性。图 20-1、图 20-2。

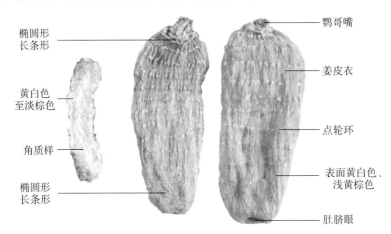

图 20-1　天麻特征图注

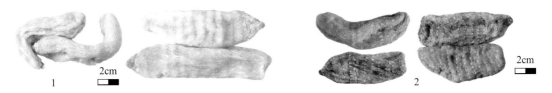

图 20-2　栽培天麻
（甘肃，1.红天麻；2.乌天麻）

（2）野生天麻：［形状］多扁平，常不饱满，有的中空。［大小］多不均匀。［颜色］浅棕黄色、暗灰色。［纹饰］潜伏芽环纹较少。［气味］稍特异。图 20-3。

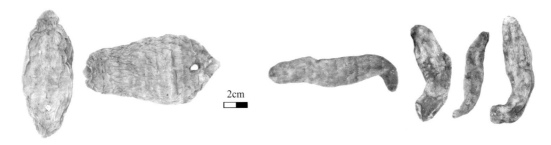

图 20-3　野生天麻（甘肃）

（3）天麻片：呈长椭圆形、长条形或不规则形。长 3~15cm，宽 1.5~6cm，厚 1~3mm。鲜制加工呈类圆形。图 20-4。

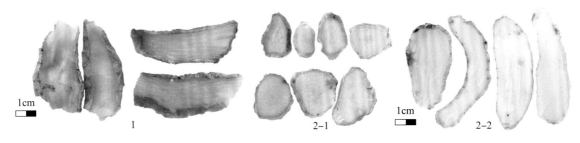

图 20-4　天麻片
（1.传统片；2.鲜制片，2-1 圆切片，2-2 纵切片）

【鉴别歌诀】　　　椭圆形状味微甜　黄白皱缩质地坚
　　　　　　　　　　　鹦哥嘴来肚脐眼　点状环纹十余圈

【识别要点】业内流传三首天麻鉴别顺口溜。其一："上有鹦哥嘴，下有肚脐眼，浑身披着癞蛤蟆皮，有宝光，掉在地上响叮铛。"其二："天麻长圆扁稍弯，点状环纹十余圈，头顶芽苞鹦哥嘴，底部疤痕似脐圈。"其三："鹦哥嘴，扁圆体，点轮环，圆盘底，断面角质一条线。"这是经验鉴别的总结。

天麻的识别特征还可以用"姜皮衣、点轮环（秤杆星）、鹦哥嘴、肚脐眼、角质样、味稍甜"六个方面进行概括。

🌿 本草探源

【混乱品种】天麻的伪品自古有之。明《本草纲目》记载"一种形尖而空，薄如玄参状者，不堪用"。《本草原始》图注"形如羊角者，俗呼羊角天麻，不堪用"，所述与菊科植物大丽菊 *Dahlia pinnata* 相符。民国《本草药名实地之考察》记载"查北方药肆之天麻，常备者有洋天麻及明天麻二种，洋天麻药市俗称洋芋，并非真正之天麻"。

🌿 品种动态

【品种概述】天麻是传统的名贵药材，20世纪50~90年代，野生天麻资源紧缺，供不应求，市场出现了不少天麻伪品，国内各地称为"天麻"的有12科16种植物，多以形状相似冒充，更有人为的高仿制作，十分混乱。天麻和人参成为20世纪造假的重灾区，伪品随时可见，不少人都被蒙骗。

目前，主流商品为人工培育的正品天麻，冒充或误用的现象鲜有发生。

【混伪品】历史上发现的伪品主要有：菊科植物大丽菊 *Dahlia pinnata* Cav. 的干燥块根。菊科植物羽裂蟹甲草 *Sinacalia tangutlca*（Franch.）Hand.-Mazz.、双舌蟹甲草 *Sinacalia davidii*（Franch.）Hand.-Mazz. 的干燥块茎，市场习称为"羊角天麻"，前者产地多称为猪肚子。美人蕉科植物巴蕉芋 *Canna edulis* Ker Gawl. 或美人蕉 *Canna indica* 的干燥块茎。茄科植物马铃薯 *Solanum tuberosum* L. 的干燥块茎，历史上的高仿品，模仿天麻形状人为加工成。紫茉莉科植物紫茉莉 *Mirabilis jalapa* L. 的干燥根，经蒸后刮去外皮，加工压扁，冒充天麻，早年河北等地曾误以为天麻种植。唇形科植物毛叶地瓜儿苗 *Lycopus lucidus* Turcz. var. *hirtus* Regel 的干燥块茎，早年甘肃等地曾有人误以为天麻种植，国内市场亦发现误用的报道。

市场尚发现丁座草 *Boschniakia himalaica* Hook.、芋头 *Colocasia esculenta*（L.）Schott、白及 *Bletilla striata*（Thunb.）Reichb. f.、黄精 *Polygonatum sibiricum* Red.、商陆 *Phytolacca acinosa* Roxb.、栝楼 *Trichosanthes kirilowii* Maxim.、明党参 *Changium smymioides* Woff.、多槟榔 *Dobinea delavayi*（Baill.）Engl. 和红薯 *Ipomoea batatas* 等植物的根、根茎、块茎或全草，通过简单的加工后冒充或掺假。

🌿 图文辨析

【性状鉴定】（1）大丽菊：呈长纺锤形、卵状椭圆形，微弯，稍扁。外表面灰白色或灰棕色，未去皮者显黄棕色；具不规则纵沟纹及颗粒状突起。质硬。断面类白色，角质状。味淡。图20-5。

（2）羽裂蟹甲草：呈长椭圆形或扁圆柱形，两端呈收缩状，稍弯曲。外表面黄棕色、灰棕色，有数个稀疏环节，节上具须根痕，纵沟纹明显。质坚硬。断面皮部棕褐色，木部灰白色，半角质样。味微苦。图20-6。

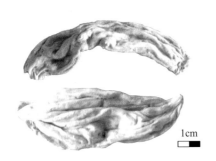

图20-5　大丽菊

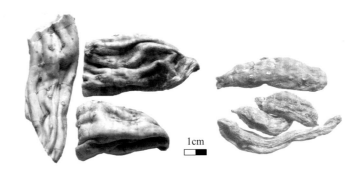

图20-6　羽裂蟹甲草（不同时期样品）

（3）巴蕉芋：呈扁椭圆形、扁圆锥形，或条状厚片，顶端有残留茎基，末端人工削成渐尖状。外表面灰黄色或棕黄色，有白色粉霜，具多数纵向沟纹，未去皮者可见数个环节，去皮者常有白霜。质坚硬。断面黄白色，半角质，筋脉点明显。气微，味微甜。图20-7。

（4）马铃薯：呈扁椭圆形。表面黄白色或黄棕色，有不规则的纵沟纹及皱纹，有刀削痕迹。质较硬，断面角质。气弱，味淡。图20-8。

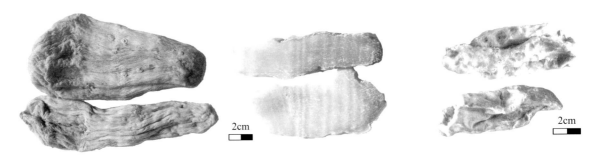

图20-7　巴蕉芋　　　　　　　　　　　　　　　图20-8　马铃薯

（5）紫茉莉：呈扁圆锥形，平直或稍弯曲的，顶端残留茎基或凹陷。表面灰白色或棕黄色，略半透明，平滑，有的具白霜，有突起的残根或凹痕。质硬。断面角质样，可见点状的同心环纹。味淡，有刺喉感。图20-9。

（6）泽兰根：呈长纺锤状，两端钝尖，有残留茎基。外表面黄棕至棕褐色，有6~20环节隆起，具皱纹。质坚硬。断面浅棕色，半角质样。味微甜。图20-10。

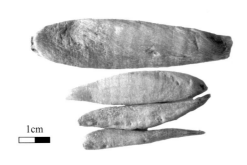

图20-9　紫茉莉

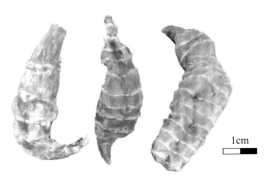

图20-10　泽兰根

（7）芋头：呈扁圆锥形或椭圆形。外表面黄棕色、浅棕色，有纵沟及皱褶，顶端有芽苞残基，下端有棕色的圆形疤痕，并有众多麻点（带皮者）。断面粉白色。气弱，味微甜。图 20-11。

（8）丁座草：呈长圆锥形，常中下部弯曲，形似"烟斗"状，基部根状类球形。茎呈圆柱形。外表面棕黄色、棕褐色，茎部残留鳞叶。质硬而脆，茎部肉质。气微，味淡。图 20-12。

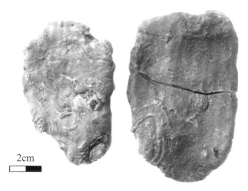

图 20-11 芋头

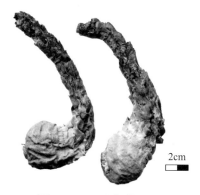

图 20-12 丁座草

【**市场速览**】（1）增重天麻：早年发现天麻有增重现象，产地加工天麻时，在块茎中填充金属铁钉等杂物。图 20-13。

（2）劣质天麻：硫黄熏制天麻，表面白亮或浅棕黄色，味酸；亦有加工不当劣质天麻，呈棕褐色、暗棕色，图 20-14。尚发现明矾加工的天麻，图 20-15。

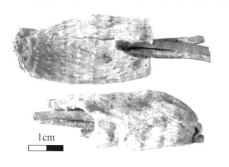

图 20-13 增重天麻

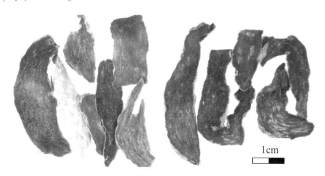

图 20-14 劣质天麻

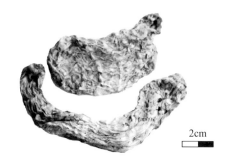

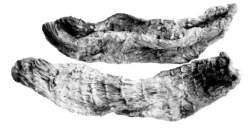

图 20-15 明矾加工天麻

21. 车前子 PLANTAGINIS SEMEN

标准沿革

【来源】1963 年版《中国药典》收载为车前科植物车前 *plantago asiatica* L. 或平车前 *plantago depressa* Willd.。

【药用部位】1963 年版《中国药典》规定为"干燥成熟种子"。

【采收加工】1963 年版《中国药典》规定为"夏、秋二季种子成熟时割取果穗，晒干，打下种子，除去杂质，即得。"1977 年版《中国药典》将"打下种子"修订为"搓出种子"。

【性状】1963 年版《中国药典》描述为"扁平椭圆形的细粒，一面略凸起，一面稍平。表面棕褐色或黑紫色，在扩大镜下观察，可见细密网纹，在稍平一面的中部可见白色小点。切断面灰白色。无臭，无味，嚼之带粘液性"。1977 年版《中国药典》对形状、大小、纹饰和颜色进行了修订，为"呈椭圆形、不规则长圆形或三角状长圆形，略扁，长约 2mm，宽约 1mm。表面黄棕色至黑褐色，有细皱纹，一面有灰白色凹点状种脐"。气味修订为"气微，味淡"。

商品质量

【商品规格】产地加工为统货和选货。一些产区尚有大粒车前子（车前子）、小粒车前子（平车前）规格。

【品质论述】药材以颗粒大、饱满、色黑，无杂质者为佳。

【产地】主产于江西，四川、甘肃等国内大多数地区亦产，商品来自野生和栽培，以江西等地栽培品为主。

【质量分析】2013 年、2015 年全国车前子专项检验，分别抽验 38 批、125 批，不合格率分别为 24%、50%，不合格项目"总灰分、酸不溶性灰分、性状、含量测定"，不合格原因是杂质较多、含量较低。

特征识别

【性状鉴定】［形状］呈椭圆形、卵圆形、类三角状或不规则多边形，扁平。［开眼］灰白色凹点状种脐，生于腹面中部或稍偏向一侧。［大小］长约 2mm，宽约 1mm。［颜色］黄棕色至黑褐色，［纹饰］具细皱纹。［质地］质硬。［气味］气微，味淡。图 21-1。

【鉴别歌诀】　　　　　　　半圆椭圆三角形　细密皱纹又扁平
　　　　　　　　　　　　　外表黄棕黑褐色　种脐凹陷有黏性

【识别要点】（1）形状：车前子的形状多变，有椭圆形、类三角状、卵圆形或不规则多边形，一面鼓起一面稍平坦。（2）纹饰：表面细皱纹在放大镜下略呈规则的排列。（3）种脐：呈点状凹陷（习称"开眼"）。（4）水试法：水润湿有黏滑感。图 21-2。

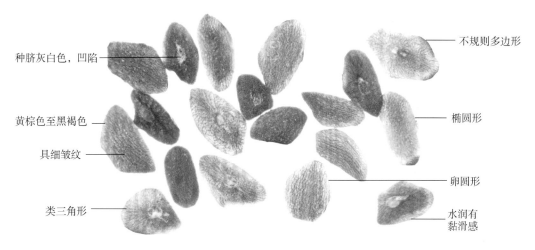

种脐灰白色，凹陷

黄棕色至黑褐色

具细皱纹

类三角形

不规则多边形

椭圆形

卵圆形

水润有
黏滑感

图 21-1　车前子特征图注

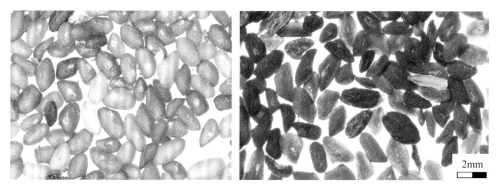

2mm

图 21-2　车前子

🌿 本草探源

【**掺伪做假**】明《医林正印》记载"自采者真，卖家多以蒿蒲子代充，不可不辨"。所述伪品不知何物。清末《伪药条辩》记载"市场有大小车前之别，大车为真品，小车系土荆芥子伪充，万不可用"。

🌿 品种动态

【**品种概述**】国内各地称为"车前子"有 5 科 16 种植物。我国车前子属（Plantago L.）20 种植物，其中药用植物 7 种，有 4 种形成商品。20 世纪 80 年代开始，市场陆续发现唇形科、伞形科、桔梗科和十字花科植物的种子或果实冒充、掺假现象，先后发现了近 9 种伪品，一段时期市场的掺伪做假非常猖獗。

目前，主流商品为正品车前子，时有发现掺假车前子的商品流通。

【**混伪品**】（1）车前子（大车前）：为车前科植物大车前 *Plantago major* L. 的干燥成熟种子。新疆地方习用药材。早年在野生车前子商品中多有发现。

（2）荆芥子：为唇形科植物荆芥 *Schizonepeta tenuifolia* Briq. 的干燥成熟种子。

（3）葶苈子：为十字花科植物独行菜 *Lepidium apetalum* Willd. 或播娘嵩 *Descurainia sophia*（L.）Webb ex Prantl. 干燥成熟种子。

（4）柴胡子：为伞形科植物柴胡 *Bupleurum chinense* DC. 的干燥成熟果实。

（5）党参子：为桔梗科植物党参 *Codonopsis pilosula*（Franch.）Nannf. 的干燥成熟种子。

（6）防风子：为伞形科植物防风 *Saposhnikovia divaricata*（Turcz.）Schischk. 的干燥成熟果实。

（7）茺蔚子：为唇形科植物益母草 *Leonurus japonicus* Houtt. 的干燥成熟果实。

早年商品中以荆芥子和茺蔚子多见，直接冒充车前子或掺进车前子中销售；近年发现柴胡、党参和防风在车前子商品中掺假，甚至掺假 2 种以上伪品。

🌿 图文辨析

【性状鉴定】（1）荆芥子：略呈三棱状的椭圆形。长 1~2 mm，宽约 1mm。外表面深棕色或棕褐色。一端有黄白色果柄小点。气微香，味淡。图 21-3。

（2）独行菜：呈扁卵形。长 1~1.5mm，宽 0.5~1mm。外表面棕色或红棕色。微有光泽，具纵沟 2 条，其中 1 条较明显；一端钝圆，另端尖而微凹，白色种脐位于凹入端。气微，味微辛辣，黏性较强。图 21-4。

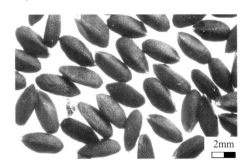

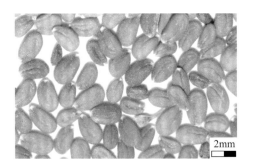

图 21-3　荆芥（种子）　　　　　图 21-4　独行菜（种子）

（3）防风子：呈长椭圆形。长 2~4mm，直径约 2mm。外表面黄棕色或淡黄褐色。背面有 3 条纵棱，具细微的小疣状突起；顶端残留有黄棕色突起的柱基，基部有时残留果梗。有香气，味微辛。图 21-5。

（4）党参子：呈卵状椭圆形。长 1.2~1.6mm，宽 0.6~1.1mm。外表面黄棕色、浅棕色，隐见细密浅纹，略有光泽；顶端钝圆，基部具凹窝状种脐。气微，味略苦。图 21-6。

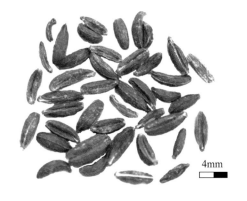

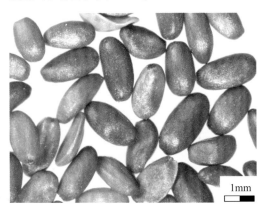

图 21-5　防风（果实）　　　　　图 21-6　党参（种子）

【**市场速览**】近年，市场发现掺假掺伪的车前子较多。图 21-7。

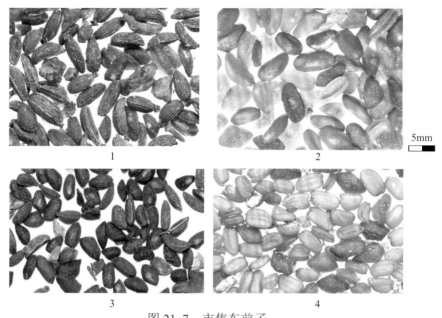

图 21-7　市售车前子

（分别掺假，1. 柴胡果实；2. 党参种子；3. 防风果实；4. 南葶苈子）

车前子及混伪品的性状鉴别检索表

1. 种脐位于种子腹面的中央
　　3. 种子长 1.7~2.7mm，宽 1~1.2mm，棕褐色、黑褐 ·· 车前
　　3. 种子长 0.8~2mm，宽 0.5~1mm，多为褐色至黑色 ································ 平车前
1. 种脐或果柄痕位于种子或果实的一端
　　5. 种子或果实表面无纵沟
　　　6. 种子椭圆形，黄棕色至棕褐色，有光泽，种脐凹入呈洞穴状 ············· 党参子
　　　6. 小坚果倒卵状三棱形，棕黑色，无光泽，果柄痕白色，点状外突 ········· 荆芥子
　　5. 种子表面有纵沟
　　　7. 种子扁卵形 ·· 独行菜
　　　7. 果实椭圆形或长圆形，具纵棱 ·· 防风子

22. 五加皮 ACANTHOPANACIS CORTEX

标准沿革

【来源】1963 年版《中国药典》收载为五加科植物细柱五加 *Acanthopanax gracilistylus* W. W. Smith。

【药用部位】1963 年版《中国药典》规定为"干燥根皮"。

【采收加工】1963 年版《中国药典》规定为"夏季采收，挖出根部，剥取根皮，晒干既得"。1977 年版《中国药典》修订为"夏、秋二季采挖根部，洗净，剥取根皮，晒干"。

【性状】1963 年版《中国药典》描述为"呈长筒状，多为双卷。有长圆形皮孔。内表面呈黄色，有纵纹，断面灰黄色。味微苦涩"。1977 年版《中国药典》修订为"不规则卷筒状。有稍扭曲的纵皱纹及横长皮孔。内表面呈淡黄色或灰黄色，有细纵纹，断面灰白色。味微辣而苦"。2010 年版《中国药典》将外表面修订为"……和横长皮孔样斑痕"。

商品质量

【商品规格】产地加工为统货（卷筒状、槽状或片状）和选货（卷筒状）。

【品质论述】药材以粗长、皮厚、断面灰白色、气香者为佳。

【产地】产于湖北、湖南、四川、陕西、浙江、安徽等地。商品来自野生。

【质量分析】2013 年、2015 年、2017 年和 2019 年全国五加皮专项检验，分别抽验 170 批、219 批、178 批和 373 批，不合格率分别为 74%、62%、57% 和 35%，不合格项目是"性状、鉴别、水分、总灰分"，不合格的主要原因是香加皮的混淆使用或掺假。

【市场点评】我国五加属（Acanthopanax Miq.）植物资源丰富，无论是本草记载，还是现代商品，原植物不止细柱五加 *A. gracilistylus* 一种，各地作为五加皮的同科属品种较多。细柱五加在国内分布非常广泛，除西北、东北部分地方外，都有分布，而药材产地不少于 10 个省区，商品来自野生资源，质量差异较大。由于长期依靠野生资源，资源破坏也严重，建议开展细柱五加人工资源培育。

特征识别

【性状鉴定】［形状］呈不规则卷筒状、槽状或片状。［大小］长 5~15cm，直径 0.4~1.4cm，厚约 0.2cm。［颜色］外表面灰褐色；内表面黄白色或灰黄色。［纹饰］外表面有稍扭曲的纵皱纹和横长皮孔；内表面有细纵纹。［质地］体轻，质脆，易折断。［断面］不整齐，呈灰黄色，具浅黄色油点。［气味］气微香，味微苦、微辛。图 22-1。

【鉴别歌诀】

卷筒形状皮孔细　纵纹扭曲色灰褐

内面灰黄细纵纹　微香微苦又微辛

【识别要点】（1）颜色：外表面灰褐色，内表面黄白色、灰黄色或稍深。（2）内表面：具细密纵皱纹。（3）断面：可见浅黄色油点。（4）气味：微具香气，味微苦而后微辛。图 22-2、图 22-3。

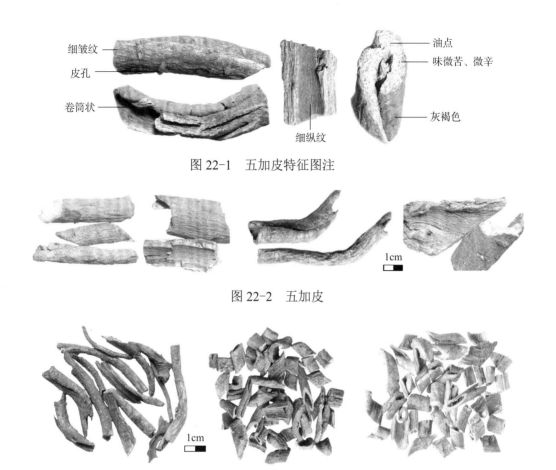

图 22-1　五加皮特征图注

图 22-2　五加皮

图 22-3　五加皮（药材及饮片）

【**性状探微**】五加皮是人工剥取细柱五加的根皮，很难加工成统一形状，包括不规则卷筒状、槽状，甚至是片状。气味受人味觉的影响，准确描述至关重要，对于"味微辣而苦"的描述，认为"微苦后微辛"更符合实际。

本草探源

【**混乱品种**】历史上，称为五加皮的来源不止一种，包括了多种科属的植物。早在《雷公炮炙论》就提到"今五加皮其数本是白楸树"。宋《图经本草》记载"今所用乃有数种，京师北地者大片类秦皮、黄柏辈，平直如板而色白，绝无气味；吴中乃剥野椿根皮为五加皮，柔软而无味，殊为乖失"。明《本草纲目》提出了南、北五加之分。清《本草述钩元》记载"北地生者，微黑而硬。南土者，微白而软，大类桑白皮。用南五加皮"。民国《本草药品实际之考察》记载"查药肆之五加皮，有南北之分"，均指萝藦科杠柳 *Periploca sepium* 而言，可见，杠柳皮充当五加皮使用大致始于明代，并延续至今。

品种动态

【**品种概述**】国内各地称为"五加皮"的有 8 科 32 种植物，其中，五加科五加属（Acanthopanax Miq.）就有 16 种药用植物，多数成为地方习用药材，红毛五加皮等 11 种形成商品。香加皮是市场常见的冒充或误用品，近年发现五加皮中掺假牡丹皮、地骨皮和桑白皮现象。

目前，正品五加皮虽为主流商品，而香加皮混淆或冒名顶替尚未有效解决。

【混伪品】（1）香加皮：为萝藦科植物杠柳 *Periploca sepium* Bge. 的干燥根皮。主产于河南、山西、陕西、甘肃等地。自明代形成商品以来，本品与五加皮长期混淆不分，1977 年版《中国药典》以香加皮收载而独立门户；原河南地方标准以五加皮（香加皮）收载。真可谓是"假作真时假亦真"。

（2）地骨皮：为茄科植物枸杞 *Lycium chinense* Mill. 或宁夏枸杞 *Lycium barbarum* L. 的干燥根皮。地骨皮与五加皮的外观差异较大，而混淆时有发现。

（3）刺五加皮：为五加科植物刺五加 *Acanthopanax senticosus*（Rupr. & Maxim.）Harms 的干燥茎皮。刺五加药用以根和根茎及茎为主，其根皮和茎皮亦入药。广西地方习用药材，黑龙江、吉林曾以根皮为五加皮（东五加皮）。

（4）倒卵叶五加：为五加科植物倒卵叶五加 *Acanthopanax obovatus* Hoo 的干燥根及根茎或茎。《卫生部药品标准（中药成方制剂第十二册）》收载。

（5）红毛五加皮：为五加科植物红毛五加 *Acanthopanax giraldii* Harms 及毛梗红毛五加 *A.giraldii* var. *hispidus* Hoo 的干燥枝皮（密生刺的茎皮）。四川、甘肃、重庆地方习用药材，商品中以红毛五加皮或五加皮流通。

（6）五加皮（糙叶五加）：为五加科植物糙叶五加 *Acanthopanax henryi*（Oliv.）Harms（*Eleutherococcus henryi* Oliver）的干燥根皮。湖南地方习用药材。

（7）东五加皮：为五加科植物短梗五加 *Acanthopanax sessiliflorus* Seem. 的干燥根皮。吉林地方习用药材，历史上东北普遍作五加皮使用，现已种植。市场以东北五加皮（五加皮）或短梗五加皮销售，或收购短梗五加茎皮外销。

（8）龙牙楤木：为五加科植物辽东楤木 *Aralia elata*（Miq.）Seem.（龙牙楤木 *Aralia mandshurica* Rupr et. Maxim）的干燥根或根皮。黑龙江、吉林、湖南地方习用药材。20 世纪 70 年代黑龙江等地将其根皮或近根树皮以"五加皮"收购。现时多以"刺老鸦"销售。

（9）五加属品种：为五加科植物藤五加 *A. leucorrhizus*（Oliv.）Harms、蜀五加 *A. setchuenensis* Harms ex Diels、白簕 *A. trifoliates*（Linn.）Merr. 及变种刚毛白簕 *A. trifoliatus* var. *setosus* Li. 等近缘植物的干燥根皮或茎皮。历史上，西南、西北和华北部分地方民间称为五加皮或以五加皮收购使用。

（10）白簕皮：为五加科植物白簕 *Acanthopanax trifoliatus* (Linn.) Merr. 的干燥枝皮。国内分布较广，根民间药用。华东地区称为三加皮。近年发现冒充五加皮，本次样品经 DNA 条形码鉴定确认植物来源。

（11）牛白藤：为茜草科植物牛白藤 *Hedyotis hedyotidea*（DC.）Merr. 的干燥枝皮。为广东等地的民间药，有报道市场冒充五加皮。

🌿 图文辨析

【性状鉴定】（1）香加皮：呈卷筒状、槽状或块片状。外表面灰棕色或黄棕色，栓皮松软常呈鳞片状，易剥落；内表面淡黄色或淡黄棕色，较平滑。体轻，质脆。断面黄白色。有特异香气，味苦。图 22-4。

（2）地骨皮：呈筒状或槽状。外表面灰黄色至棕黄色，粗糙，有不规则纵裂纹；内表面黄白色至灰黄色。体轻，质脆，易折断。断面外层黄棕色，内层灰白色。气弱，味微甘而后稍苦。图 22-5。

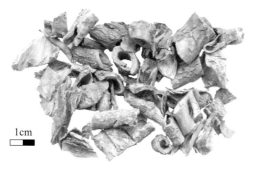

图 22-4　香加皮

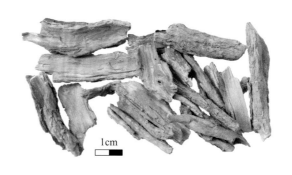

图 22-5　地骨皮

（3）刺五加皮：呈筒状、槽状或不规则片状。外表面灰褐色至棕黄色，具纵纹；内表面棕黄色至灰黄色。体轻，质较韧。折断面纤维性。气弱，味微辛、稍苦。图 22-6。

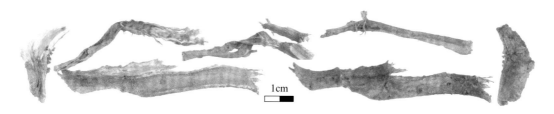

图 22-6　刺五加皮（甘肃采集）

（4）红毛五加皮：呈卷筒状、或槽状。外表面灰黄色、黄棕色，密被棕褐色、灰棕色的毛状针刺，老枝灰褐色，具不规则裂纹，常无刺；内表面灰黄色、灰棕色。气微，味微苦。图 22-7。

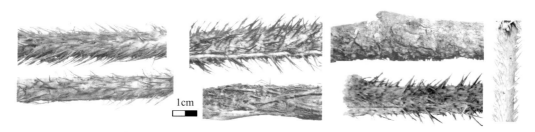

图 22-7　红毛加皮（四川）

（5）东五加皮（短梗五加根皮）：呈卷筒状、半卷筒状或呈不规则片状。厚 1~2mm。外表面灰棕色至黑棕色，具纵皱纹及横长皮孔；内表面淡黄棕色至暗棕色，具细纵纹。质脆。断面可见深色点。气特异，味辛。

短梗五加茎皮：呈卷筒状或不规则片状。外表面灰褐色或暗灰色，老皮粗糙，具纵裂、横裂纹，嫩皮较光滑，有突起圆形刺痕；内表面黄白色、淡黄棕色，具细纵纹。质脆，易折断。断面纤维状。气微香，味微辛苦。图 22-8。

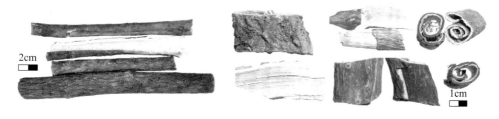

图 22-8　短梗五加茎皮（吉林）

（6）藤五加皮：呈卷筒状、槽状。外表黄棕色或灰棕色，可见横向皮孔，具纵纹或纵沟裂纹。内表面浅黄色。质脆。味微苦。图22-9。

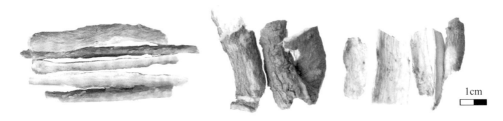

图22-9 藤五加皮（甘肃）

（7）龙牙楤木：根皮呈筒状、单卷或双卷筒状，弯曲或扭曲。长短不一，厚1~3mm。外表面黄棕色或灰褐色，有些栓皮呈脱落状，具不规则纵纹，皮孔圆点状；内表面浅黄色和黄白色，具短线状突起。质较脆，稍有韧性。气微香，味微辛苦。图22-10。

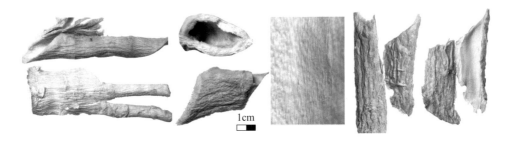

图22-10 龙牙楤木（黑龙江，药材、断面及内表面）

（8）白簕皮：呈片状、卷筒状，厚约2mm。外表面灰褐色，具明显的纵向裂纹，老枝栓皮粗糙，有横向裂纹，可见长圆形的枝痕，或类圆形皮孔；内表面黄白色，有细纵纹。折断略显纤维性。气微香，味微苦涩。图22-11。

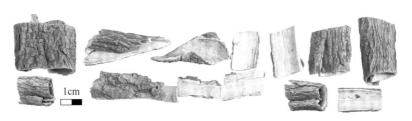

图22-11 白簕皮

（9）伪品五加皮：原植物不详。呈卷筒状、槽状。外表面浅棕褐色，皮孔呈浅棕色，圆点状突起；内面棕黄色。质脆。折断面可见层状分离。气微香，味苦。图22-12。

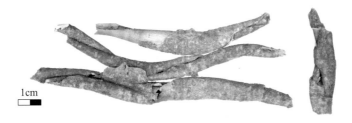

图22-12 市售五加皮（伪品）

23. 艾叶　ARTEMISIAE ARGYI FOLIUM

标准沿革

【来源】1963 年版《中国药典》收载为菊科植物艾 *Artemisia argyi* Levl. et Vant.。

【药用部位】1963 年版《中国药典》规定为"干燥叶"。

【采收加工】1963 年版《中国药典》规定为"春、夏二季花未开、叶茂盛时采摘，晒干或阴干既得"。1977 年版《中国药典》修订为"夏季花未开时采摘，除去杂质，晒干"。

【性状】1963 年版《中国药典》描述为"叶片羽状分裂"。1977 年版《中国药典》修订为"完整叶片展平后呈卵状椭圆形，羽状深裂，裂片椭圆状披针形；上表面……有白色腺点"。1985 年版《中国药典》修订为"上表面……有腺点"。

商品质量

【商品规格】产地加工为统货和选货，也有鲜艾草和陈艾的规格。

【品质论述】明《本草纲目》记载"自成化以来，则以蕲州者为胜，谓之蕲艾，"蕲艾 *Artemisia argyi* cv quia 是湖北等地栽培类型。甘肃百草药业在榆中培育出"陇原艾"，分为药用、食用、油用和绒用类型，畅销国内外市场，出口日本、韩国和东南亚各国。

药材以叶完整、色灰绿、香气浓郁、无枝梗者为佳。培育品以叶肥大、绒毛多、油性足为特征。

【产地】主产于甘肃、河南、四川、湖北、山东、安徽等地。商品来此野生和栽培，甘肃、河南、湖北等地栽培为主流商品。

【市场点评】艾叶在我国已有 2000 多年的应用历史，国内广为分布。近年，随着大健康产业的发展，艾叶的医疗、保健和轻工业流域的应用不断扩展，艾草的人工种植发展很快，其用途、采收时间和加工方式与野生不同，应进一步研究艾草标准化栽培技术、采收加工技术，扩大艾草产业化应用范围。

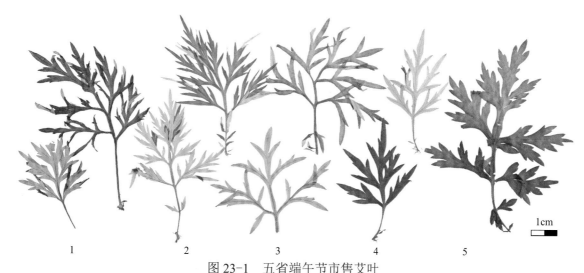

1cm

图 23-1　五省端午节市售艾叶
（1. 安徽；2. 贵州；3. 江西；4. 重庆；4. 四川；5. 湖南）

艾叶在很多地方仍野生品为主，2021 年端午节期间作者收集了国内 5 个产地的艾叶，鉴定结果都不是艾 *Artemisia argyi*，说明民间的所谓的"艾叶"是广意概念的品种，有关生产使用中应高度重视。图 23-1。

🌿 特征识别

【性状鉴定】（1）野生品：［形状］多呈皱缩的破碎状；完整叶片展平后呈卵形、卵状椭圆形或近菱形，羽状半裂至深裂，裂片椭圆状披针形，边缘有不规则的粗锯齿，少有 3 裂或不裂。［颜色］上表面灰绿色或深黄绿色，下表面灰白色。［纹饰］上表面有腺点，常凹陷，并有稀疏的柔毛；下表面密生灰白色绒毛。［质地］质柔软。［气味］气清香，味微苦。图 23-2。

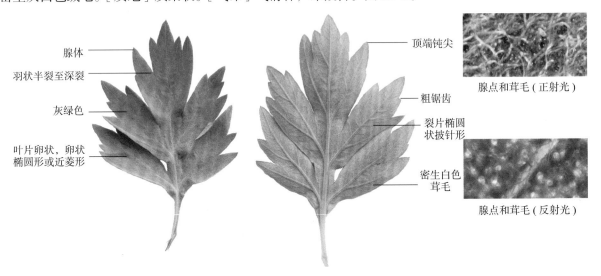

图 23-2　艾叶特征图注

（2）栽培艾叶：基本同野生品。裂片较宽，质稍厚，气味较浓。图 23-3。

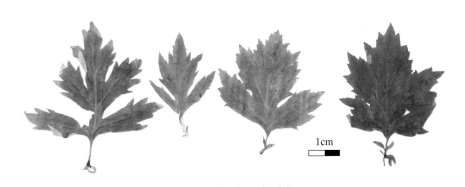

图 23-3　艾叶（陇原艾）

【鉴别歌诀】
　　　　叶呈卵状椭圆形　羽状半裂至深裂
　　　　边缘粗齿色灰绿　艾叶香气具腺点

【识别要点】（1）叶形：叶片的轮廓和分裂程度是艾叶的重要形态特征。艾叶的一回裂片宽楔形，二回裂片不规则的缺刻状；上部叶片呈椭圆形、长椭圆状披针形，3 裂或不裂。（2）腺点：叶上表面具疏密不等腺点，腺点干枯或脱落呈凹陷。包括艾叶在内的少数几个品种具有腺点，是鉴别艾叶的最主要特征。

　　艾是广布品种，由于生态环境的不同，艾叶的裂片程度、腺点和气味存在有一定差异。图 23-4、图 23-5。

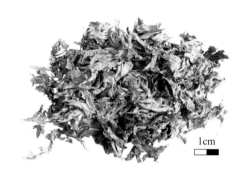
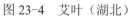
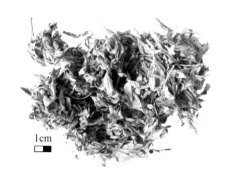

图 23-4　艾叶（湖北）　　　　　　　图 23-5　艾叶（河南）

　　【性状探微】艾蒿从植株基部、中部到顶部的叶片形状存在显著的变化，商品艾叶主要来自中部、上部的叶，有关艾叶性状描述为中部叶片特征，没有上部叶片呈 3 裂或不裂的描述。

本草探源

　　【混乱品种】据我国蒿属资深研究学者林有润先生考证，历代本草记述的"白蒿""白艾"或"艾"，包括了艾 *Artemisia argyi* Levl. et Vant. 等十余种同属近缘植物。民国《本草药品实地之考察》中论述艾叶，谓"是为我国最普通之民间药草，惟其变种极多，不易区别"，作者在感慨药用艾叶品种之多，记录了北京、河北市售的山艾、祁艾和蕲艾等多种称谓的"艾叶"，描述其"1~2 回之羽状分裂而各有叶柄，裂片狭长"形态特征，此与野蒿艾 *Artemisia lavandulaefolia* DC. 吻合。

　　【掺伪做假】清代《本草从新》称"今人多以蓬蒿伪蕲艾"，所述蓬蒿应是蒿属（Artemisia Linn.）其他植物。《本草药品实地之考察》提到一种菊科千里光属（Senecio L.）的植物，谓"采其叶而风干代之，盖艾叶之代用品也"。

品种动态

　　【品种概述】我国各地习称"艾叶"的菊科蒿属（Artemisia Linn.）植物约 15 种，均在民间作为艾叶使用，有 11 种各地收购而形成商品。曾有发现菊花 *Dendranthema morifolium*（Ramat.）Tzvel. 叶掺假艾叶情况的报道。

　　目前，主流商品为正品艾叶，其次为野艾蒿和蕲艾。近年多次发现艾叶提取后流入市场，检测发现挥发油很少，桉油精微量。

　　【混伪品】（1）野艾叶：为菊科植物野蒿艾 *Artemisia lavandulaefolia* DC. 的干燥叶。甘肃、江苏地方习用药材。北方民间作艾叶入药用，商品中较为常见。

　　（2）蕲艾叶：为菊科植物蕲艾 *Artemisia argyi* cv qiai 的干燥叶。湖北蕲春县长期栽培形成地方品种，并规模化种植，蕲艾绒列为湖北地方标准。

　　（3）朝鲜艾：为菊科植物朝鲜艾 *Artemisia argyi* Levl. et Vant. *var. gracilis* Pamp. 的干燥叶。朝鲜艾广泛分布于我国北方地区，其分布、用途和艾 *Artemisia argyi* Levl. 相同，产地常与艾叶同等采收，习称为野艾、深裂叶艾蒿，混入艾叶商品或作为艾叶流通。

（4）蒙古蒿：为菊科植物蒙古蒿 *Artemisia mongolica*（Fisch. ex Bess.）Nakai 的干燥叶片。广泛分布于我国北方地区，在华北、西北地民间作艾叶入药用。早年常发现作商品流通。

（5）狭裂白蒿：为菊科植物狭裂白蒿 *Artemisia kanashiroi* Kitam. 的干燥叶片。早年甘肃等地曾发现以艾叶流通。

🌿 图文辨析

【性状鉴定】（1）野艾叶：完整叶片呈宽卵形、卵状椭圆形，1~2 回羽状深裂至全裂，一回裂片狭楔形，二回裂片披针形或狭披针形；上部叶 3 全裂或呈条形而不裂，全缘。上表面灰绿色或黄绿色，疏生蛛丝状柔毛，可见疏密不等腺点；下面密生灰白色绒毛。长柄较长，有假托叶。气清香，味微苦辛。图 23-6。

一般生长在光照充足的阳面路边、沟边、山坡的叶裂片较细，气味较浓厚，而生长在阴面山坡、林缘、沟边的叶裂片较宽，气味稍淡。

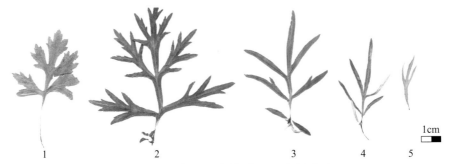

图 23-6　野艾不同部位叶形（商品艾叶）
（1.基生叶；2.下部叶；3.中部叶；4.上部叶；5.顶生叶）

（2）蕲艾叶：叶片稍厚；茎中、下部叶 3~5 浅裂，裂片呈宽卵形，边缘具锐齿，上部叶常不分裂。叶表面腺点较密。气味较浓。图 23-7。

（3）朝鲜艾：植物分类特征是茎中部叶为羽状深裂。药材与艾相似，唯叶片深裂，有的近全裂，中裂片又多 3 裂，裂片呈披针形。图 23-8。

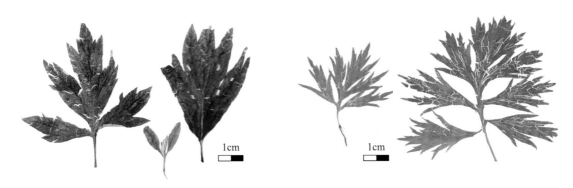

图 23-7　蕲艾叶（商品艾叶）　　　　图 23-8　朝鲜艾叶（商品艾叶）

（4）蒙古蒿：完整叶呈卵形、近椭圆形，长 6~10cm，宽 4~6cm。二回羽状全裂或深裂，侧裂片通常 2 对，又常羽状浅裂、全裂或不裂，裂片披针形至条形，渐尖。上表面灰绿色，毛稀疏，无腺点，下面被白色短绒毛。气味淡。图 23-9。

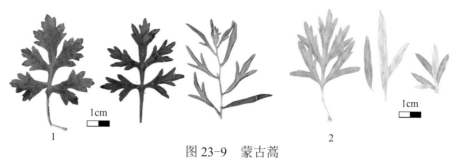

图 23-9　蒙古蒿

（1. 甘肃采集；2. 商品艾叶）

（5）狭裂白蒿：叶近圆形或宽卵形，一至二回羽状分裂，第一回全裂，每侧有裂片 2~3 枚，裂片椭圆形，第二回为深裂或全裂，每侧具小裂片 1~2 枚，小裂片狭线形或线形。气味淡。图 23-10。

【市场速览】收集了几批市售艾叶，叶形的分裂有差异，图 23-11、图 23-12。一批市售艾叶未检出桉油精。图 23-13。

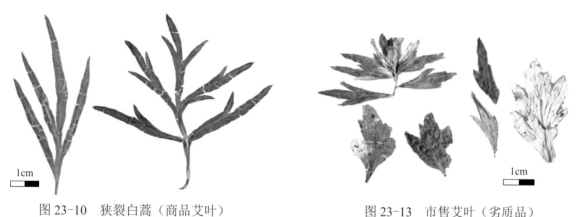

图 23-10　狭裂白蒿（商品艾叶）　　　　图 23-13　市售艾叶（劣质品）

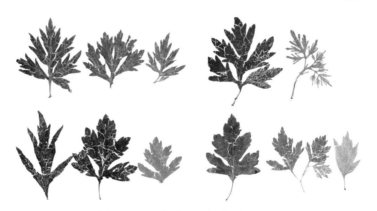

图 23-11　艾叶（4 批市售艾叶）

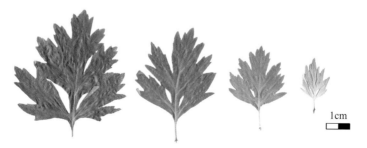

图 23-12　艾叶（甘肃采集）

24. 乌药 LINDERAE RADIX

标准沿革

【来源】1963 年版《中国药典》收载为樟科植物乌药 *Lindera aggregata*（Sims）Kos-term.。

【药用部位】1963 年版《中国药典》规定为"干燥根部"。1977 年版《中国药典》修订为"干燥块根"。

【采收加工】1963 年版《中国药典》规定为"冬、春二季采挖，除去须根，洗净泥土，晒干，或刮净外皮，切片，干燥即得"。1977 年版《中国药典》修订为"全年均可采挖，除去细根，洗净，趁鲜切片，晒干，或直接晒干"。

【性状】1963 年版《中国药典》描述为"横切面浅棕色而微红，稍显粉性，中心色较深，有环及菊花纹。微有香气，味微苦辛"。1977 年版《中国药典》对切面、气味特征进行修订，为"切面类白色至淡黄棕色而微红，有放射状纹理及环纹，中心颜色较深。气香，味微苦、辛，有清凉感"。1985 年版《中国药典》再次修订切面特征，为"黄白色或淡黄棕色，射线放射状，可见年轮环纹"。

商品质量

【商品规格】产地加工为统片和选片。

【品质论述】药材以连珠状、质嫩、粉性大、断面色黄白者为佳。

【产地】主产于江西、湖南、浙江；福建、广西、四川和陕西等地亦产。商品主要来自野生，亦有栽培品。

【质量分析】2013 年、2015 年全国乌药专项检验，分别抽验 68 批、101 批，不合格率为 71%、38%，不合格项目是"性状、薄层鉴别"，主要原因是掺假非药用部分，少数发霉变质。

【市场点评】近年，产地药商对乌药商品分类值得警惕。湖南、浙江把乌药分为公、母两种货源（母条、公条），江西把乌药片分为木质货和粉质货。市场形成木质统片（柴质公片）、粉质统片（粉质母片）、优质片、出口级全粉母条和混装统片的商品称谓，混装统片中因粉质母片占比不同，分为 90% 到 10% 不等的规格。产地加工把非药用部位（直根）归入乌药商品中，是造成乌药不合格率较高的主要因素，乌药商品质量问题主要在于产地加工环节，应予高度重视。图 24-1。

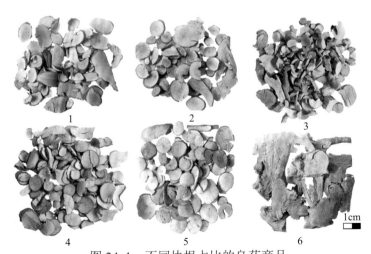

图 24-1　不同块根占比的乌药商品

（1. 块根 10%；2. 块根 30%；3. 块根 50%；4. 块根 70%；5. 块根 90%；6. 根头片）

🌿 **特征识别**

【**性状鉴定**】（1）乌药：［形状］多呈纺锤状，略弯曲，有的中部收缩成连珠状。［大小］长6~15cm，直径1~3cm。［颜色］黄棕色或黄褐色。［纹饰］有纵皱纹及稀疏的细根痕。［质地］质坚硬。［气味］气香，味微苦、辛，有清凉感。

（2）乌药片：［形状］呈类圆形。［大小］厚0.5~2mm。［切面］黄白色或淡黄棕色，木射线放射状，可见环纹年轮，中心颜色较深。图24-2。

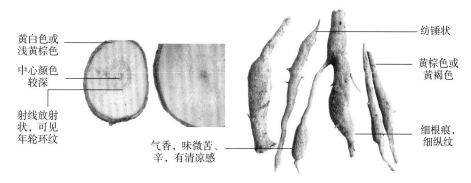

黄白色或浅黄棕色
中心颜色较深
射线放射状，可见年轮环纹
气香，味微苦、辛，有清凉感
纺锤状
黄棕色或黄褐色
细根痕，细纵纹

图 24-2　乌药特征图注

【**鉴别歌诀**】　　　　纺锤形状色黄棕　切面年轮又环纹
　　　　　　　　　　　中心色深显粉性　味微苦辛有香味

【**识别要点**】（1）形状：乌药的药用部位是其块根，呈纺锤形，略弯曲，两端稍尖，有时中部收缩而成连珠状，也有呈圆锥形，商品不易见到。（2）切面：乌药片的放射状纹理（木射线）清晰而细致，多数环纹（年轮）明显，或纹理不甚明显，微显粉性，中心色较深，一般没有裂纹。（3）气味：有香气，味微苦、辛，有清凉感。图24-3、图24-4。

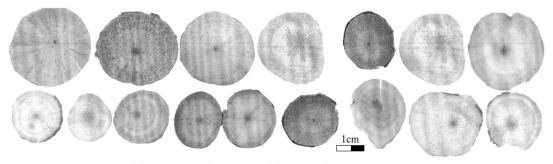

1cm

图 24-3　乌药（1990年样品，厚度小于1mm）

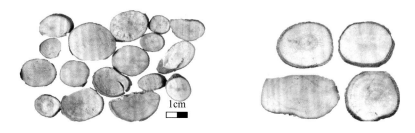

1cm

图 24-4　乌药（2016年样品，厚度为1~2mm）

【**性状探微**】乌药的药用部位是干燥块根，圆锥形的块根前端膨大和后端未膨大两部分之间的断面纹理稍有差异，图24-5。

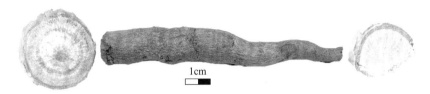

图24-5 乌药（江西采集，圆锥根及两端切片）

乌药的纺锤形块根中有的断面可见棕色油细胞，图24-6。不同加工方法也会导致切片颜色差异，图24-3、图24-4。

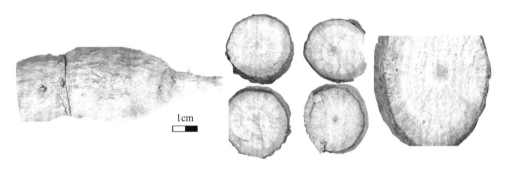

图24-6 乌药（江西采集，纺锤形根及切片，示棕色油细胞）

本草探源

【**混乱品种**】古代乌药来源不止一种。宋《图经本草》绘制天台、信州、潮州和衡州四幅乌药图，只有前者与乌药 *Lindera aggregata* 相符，后者《中国植物志》考证为防己科植物樟叶木防己 *Cocculus laurifolius* DC.，其余非樟科植物。

品种动态

【**品种概述**】国内各地称为"乌药"的有3科5种植物，樟科植物白胶木 *Lindera chunii* Merr. 的块根在广东、广西民间药用，习称"台乌球、乌药珠"。早年发现木兰科红茴香 *Illicium lanceolatum* A. C. Smith 和莎草科植物荆三棱 *Scirpus yagara* Ohwi 的根或根茎冒充情况。长期以来，乌药的直根和老根一直充当乌药，多数是掺假在乌药饮片中销售。曾经发现乌药的枝杆冒充现象。

目前，主流商品为正品乌药，掺假非药用部位的情况较为普遍。

图文辨析

【**性状鉴定**】（1）乌药老根：呈圆柱形或略圆锥形，有弯曲，下部有支根；外表面棕黄色，栓皮稍粗糙；断面浅黄色、浅棕黄色，导管小孔较少，射线不明显。根头饮片不规则厚片，切面浅棕色，导管小孔不明显。图24-7。

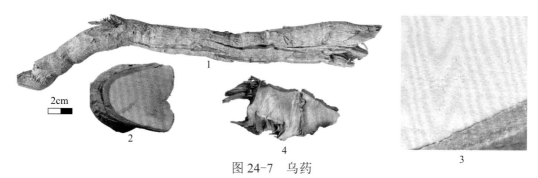

图 24-7 乌药

（江西，1. 老根；2. 老根断面；3. 根头断面放大；4. 直根或老根饮片）

直根呈圆锥形，外表浅棕褐色、浅棕黄色；切面浅棕黄色、导管小孔明显，射线明显。图 24-8 至图 24-10。

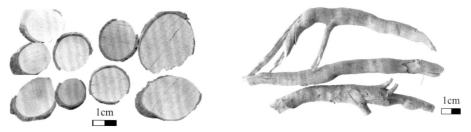

图 24-8 乌药（直根饮片）　　　　　图 24-9 乌药老根（江西采集）

饮片呈类圆形或不规则片状，大小不一；外表面黄褐色，根皮易剥离；质坚硬而平整或有水波纹状裂纹，折之从此裂纹处断裂，无粉性；横切面淡黄棕色、少有黄白色，可见放射状纹理，无环纹。气微香，味微苦、辛。图 24-11。

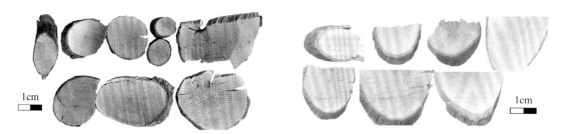

图 24-11 乌药（老根或直根）

（2）伪品（未知物）：呈圆柱形，多弯曲，直径 1~2cm。外表面暗棕色、红棕色，栓皮易剥离，具裂纹。质坚硬。切面具放射状的纹理。味微辛。图 24-12。

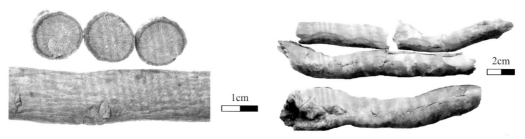

图 24-10 乌药直根（江西采集）　　　　图 24-12 市售乌药（伪品）

🌿 25. 巴戟天　MORINDAE OFFICINALIS RADIX

🌿 标准沿革

【来源】1963 年版《中国药典》收载为茜草科植物巴戟天 *Morinda officinalis* How。

【药用部位】1963 年版《中国药典》规定为"干燥根部"。1977 年版《中国药典》修订为"干燥根"。

【采收加工】1963 年版《中国药典》规定为"冬、春两季均可采挖，洗净泥土，除去须根，晒至六、七成干，轻轻锤扁，晒干即得；或先蒸约半小时后再锤扁，晒干即得"。1977 年版《中国药典》修订为"全年均可采挖，洗净，除去须根，晒至六、七成干，轻轻捶扁，晒干"，删除"蒸制"加工方法，并将"锤扁"修改为"捶扁"。

【性状】1963 年版《中国药典》描述为"质坚硬，肉厚，易剥落，断面淡柴色，中心黄棕色，木质坚韧"。1977 年版《中国药典》修订为"质硬，肉厚易剥落，断面皮部紫色或淡紫色，木部齿轮状，黄棕色或黄白色"。1990 年版《中国药典》再次修订为"质韧，肉厚易剥落，断面皮部厚，紫色或淡紫色，易与木部剥离，木部坚硬，黄棕色或黄白色，直径 1~5mm"。

🌿 商品质量

【商品规格】产地加工为巴戟天（未抽芯）和巴戟肉（抽芯），分为统货和选货；巴戟肉按直径、抽芯率不同，分为四个等级；亦有加工捶扁巴戟肉规格。

【品质论述】药材以条大、肥壮、连珠状、肉厚、色紫、木心细者为佳。

【产地】主产于广东、福建，广西、海南等地亦产。商品来自野生和栽培，广东、福建等地人工栽培成为商品主要来源，亦从越南进口。

【质量分析】2013 年全国巴戟天专项检验，抽验 88 批，不合格率为 24%，不合格项目是"性状、鉴别"，不合格主要原因是伪品冒充。

【市场点评】巴戟天是广东道地药材，产区形成了特色加工技术和产业群体。（1）晾晒法：修剪鲜货，晾晒待水分六七成干时，抽去木心（人工或机械抽心），再晾晒或烘干。（2）蒸晒法：晾晒待水分六七成干时，100℃蒸 7~8 小时，抽芯切段，再 60~70℃烘干。巴戟天药材趁鲜抽心已成为广东产地的主流加工方法。

1977 年版《中国药典》中巴戟天药材加工方法趋于简化，1985 年版《中国药典》在饮片项下收载的巴戟肉采用蒸晒法炮制。应进一步关注现时产地加工片的科学性、合理性，并进一步探讨中药材与饮片产地一体化加工的可行性。

此外，巴戟天在产地直接抽去木心比较普遍，由于干燥不及时等原因，长期的储藏和运输，一些样品掰开根皮里面布满了菌丝，出现霉变情况，不少能够检测出黄曲霉毒素，多数不会超出有关标准规定，应引起重视。

🌿 特征识别

【性状鉴定】（1）野生品：[形状] 呈扁圆柱形，略弯曲，常稍扁；皮部易与木部剥离。[大小] 直径 0.5~2cm，长短不等。[颜色] 灰黄色、暗灰色。[纹饰] 具纵皱纹，横裂纹深陷，有的皮部横向断裂露出木部，具扭曲的浅纵沟。[质地] 皮部质韧；木部坚韧。[断面] 皮部厚，呈紫色或淡紫色；木部细小，黄棕色或黄白色。[气味] 气微，味甘、微涩。图 25-1、图 25-2。

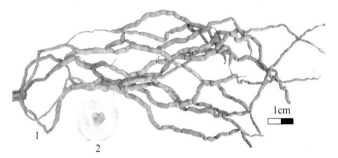

图 25-1　巴戟天（广东鲜品，野生）
（1.鲜品；2.断面）

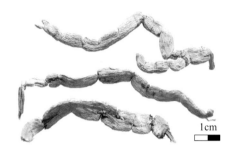

图 25-2　巴戟天（野生药材）

（2）栽培品（巴戟肉）：[形状] 呈圆筒形、扁圆筒形，常中空。[纹饰] 多具环节状突起的横纹，少有纵纹。图 25-3。

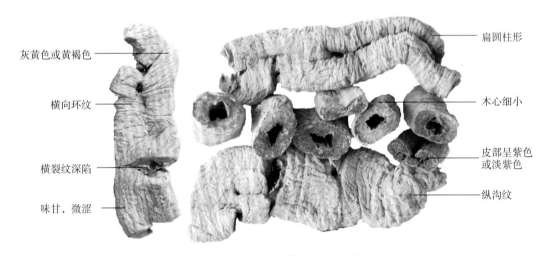

灰黄色或黄褐色

横向环纹

横裂纹深陷

味甘，微涩

扁圆柱形

木心细小

皮部呈紫色
或淡紫色

纵沟纹

图 25-3　巴戟肉特征图注（栽培）

【鉴别歌诀】　　　野生品　扁圆柱形横裂纹　形似连珠浅纵纹
　　　　　　　　　　　　　肉厚色紫心较细　外表灰黄味甘涩
　　　　　　　　栽培品　圆柱形似竹节筒　全身突起环节纹
　　　　　　　　　　　　　皮部肥厚显紫褐　断面空心味甘涩

【识别要点】（1）形状：野生品在"捶扁"时，皮部断裂而露出木心，形似连珠状，喻为"鸡肠"；栽培品抽心后形似竹节筒，呈横向突起环节纹。（2）断面：皮部肥厚，呈紫色或紫褐色，有的略显粉白碴；未抽心的木部断面呈齿轮状。（3）气味：味甘、微涩。图 25-4。

【性状探微】传统巴戟肉仅作为饮片（段）收载，属于中药饮片炮制。目前，多数产地趁鲜抽心加工巴戟天（肉），其长短不一，捶扁或不捶扁，属于产地加工。产地加工的巴戟肉应进一步研究并加以规范。

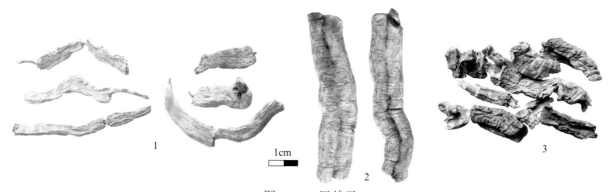

图 25-4 巴戟天
（商品，1.1991 年野生；2.2016 年栽培；3.1987 年进口）

🌿 本草探源

【混乱品种】自古以来，巴戟天就有混乱品种。宋《本草图经》所绘"归州巴戟天"和明《本草原始》所绘巴戟天，均以根部呈连珠状为特征，有报道此与四川虎刺 Damnacanthus officiinarumu Huang. 相仿；所绘制的"滁州巴戟天"为百合科山麦冬（Liriope）植物。

【掺伪做假】宋《本草图经》记载"有一种山律根，正似巴戟，但色白，土人采得，以醋水煮之乃紫，以杂巴戟，莫能辨也"；又记载"蜀人云：都无紫色者，采得或用黑豆同煮，欲其色紫，殊失气味，尤宜辨之"。清末《伪药条辨》尚有"近有以山豆根混充者"的记载。

🌿 品种动态

【品种概述】国内各地称为"巴戟天"的有 5 科 15 种植物，约 10 种在商品流通中发现混淆误用或冒充。巴戟天的野生资源紧缺，混乱品种层出不穷。

目前，主流商品为正品巴戟天，混淆和误用品时有发现。

【混伪品】（1）黑老虎（黑老虎根）：为五味子科植物厚叶五味子 Kadsura coccinea（Lem.）A. C. Smith 的干燥根。1977 年版《中国药典》收载。湖南、广东、广西、北京、山西和河北地方习用药材。20 世纪 60 年代冒充巴戟天，现时鲜有发现。

（2）虎刺：为茜草科植物虎刺 Damnacanthus indicus（L.）Gaertn. f. 的干燥全株。1977 年版《中国药典》收载。浙江地方习用药材（根）。虎刺根呈天然的连珠状，曾经冒充巴戟天使用。

（3）香巴戟：为木兰科植物铁箍散 Schisandra propinqus（Wall.）Baill. var. sinensis Oliv 的干燥根茎。四川地方习用药材。商品有称"铁箍散、小血藤"。

（4）恩施巴戟：为茜草科植物四川虎刺 Damnacanthus officiinarumu Huang. 的干燥根。湖北地方习用药材。根肉质呈链珠状，商品有称"土巴戟"。

（5）羊角藤（节节花）：为茜草科植物羊角藤 Morinda umbellata L. ssp. obovata Y. Z. Ruan 的干燥根或根皮。广东地方习用药材（根及藤茎）。商品有称"建巴戟"。

（6）假巴戟：为茜草科植物假巴戟 Morinda shuanghuaensis C. Y. Chen et M. S. Huang 的干燥根或根皮。民间有代用"巴戟"的习惯。

在 20 世纪 60~90 年代，上述来源是巴戟天常见的混乱品种，除产地习用外，其余地方按伪品处理。

（7）白木通：为木通科植物白木通 *Akebia trifoliate*（Thunb.）Koidz. var. *australis*（Diels）Rehd. 干燥根皮。20 世纪 90 年代发现的伪品，商品有"土巴戟、湘巴戟"称谓。

🌿 图文辨析

【**性状鉴定**】（1）黑老虎（黑老虎根）：呈圆柱形，略弯曲。直径 1~4cm。外表面深褐色或黑褐色，具纵皱纹及横向裂纹，弯曲处皮部深裂呈串珠状。质坚韧。断面皮部厚，浅蓝灰色，有密集的小白点或放射状的细条纹，木部黄白色或浅棕色，可见多数小孔。气微香，味微辛。图 25-5。

（2）虎刺：鲜品呈圆柱形，多见深凹横沟或连接的细根，干燥后自然溢缩而成念珠状。外表面灰褐色、棕褐色或棕黄色，具纵皱纹。断面皮部黄白色、淡紫色，木心细小，黄白色，除去木心为小孔。气微，味微甜。图 25-6、图 25-7。

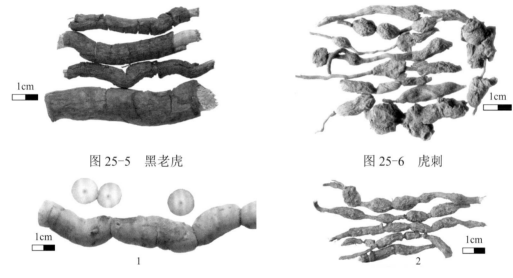

图 25-5　黑老虎　　　　　　　　　图 25-6　虎刺

图 25-7　虎刺
（广东，1. 鲜品；2. 药材）

（3）香巴戟：根茎呈圆柱形。外表面灰褐色、棕红色，有细根痕，有少数横裂纹露出木心。断面皮部灰白色，有浅棕色点，木部浅棕黄色，形成层呈暗棕色环。气微香，味微苦、辛，嚼之发黏。图 25-8。

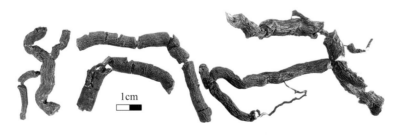

图 25-8　香巴戟

（4）恩施巴戟：根自然溢缩而成念珠状，膨大间为一段带根皮的木心（自然形成），或圆柱形，皮部断裂露出木心。外表面灰褐色或棕黄色，具纵皱纹。断面皮部黄白色、淡紫色，除去木心的中央为小孔。质坚实。气微，味微甜。图 25-9。

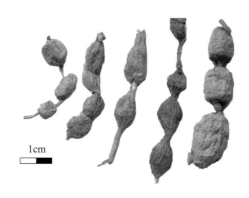

图 25-9　恩施巴戟

（5）羊角藤：根呈圆柱形，根皮为槽状、片状。外表面灰棕色、灰褐色或略显紫褐色，具粗糙的纵纹及少数横裂纹。皮部菲薄，浅紫色或紫褐色；木心黄白色，占直径60%~70%，具沟纹，断面形似齿轮状。气微，味淡或微甜。图 25-10、图 25-11。

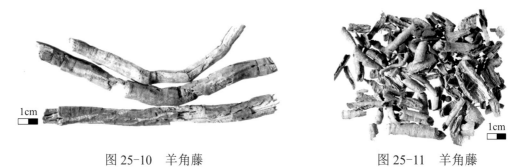

图 25-10　羊角藤　　　　　　　　　　　　　　图 25-11　羊角藤

（6）假巴戟：与羊角藤相似。表面灰黄色、灰褐色。木心发达，约占直径的80%以上，皮部易脱落。图 25-12。

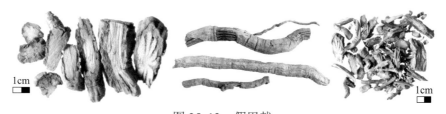

图 25-12　假巴戟
（3批不同时期样品）

（7）白木通：呈卷筒状、半卷筒状或不规则片状。外表面黄棕至棕褐色，栓皮脱落处褐色，可见横纹和不规则纵皱纹，内表面黄白至灰褐色，可见细纵沟纹。质硬而脆。断面灰棕至灰棕褐色。气微，味微苦，嚼之有砂粒感。图 25-13。

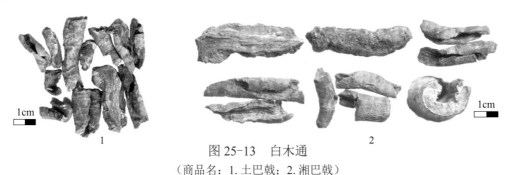

1　　　　　　　　　　　　　　　　　　　　2
图 25-13　白木通
（商品名：1.土巴戟；2.湘巴戟）

🌿 26.石韦 PYRROSLAE FOLIUM

🌿 标准沿革

【来源】1963年版《中国药典》收载为水龙骨科植物庐山石韦 *Pyrrosia sheareri*（Bak.）Ching 或有柄石韦 *Pyrrosia petiolosa*（Christ）Ching。1977年版《中国药典》增加了石韦 *Pyrrosia lingua*（Thunb.）Farwell。

【药用部位】1963年版《中国药典》规定为"干燥地上部分"。1977年版《中国药典》修订为"干燥叶"。

【采收加工】1963年版《中国药典》规定为"春、夏、秋三季均可采收，除去根茎及须根，晒干或阴干既得"。1977年版《中国药典》修订为"全年均可采收，除去根茎及根，晒干或阴干"。

【性状】1963年版《中国药典》中庐山石韦描述为"先端渐尖，基部楔形、圆形、心形或耳形，且不对称。背面密生红棕色的绒毛，孢子囊群与中脉约呈60°角平行排列，分布几扁整个叶面，叶柄上面有一纵沟"，1977年版《中国药典》删除"孢子囊群……叶面"的描述，将"绒毛"修订为"星状毛"，叶形及叶柄修订为"基部耳状偏斜。叶柄具四棱"。1963年版《中国药典》对有柄石韦描述为"叶展开后呈披针形，先端及基部均呈尖形"，1977年版《中国药典》修订为"叶展开后呈长圆形或卵状长圆形，基部楔形，对称，下表面侧脉不明显"。

🌿 商品质量

【商品规格】产地加工为个子统货（大叶石韦、小叶石韦）、产地片（石韦丝）。

【品质论述】药材以叶厚、整齐、洁净者为佳。

【产地】产于四川、广西、贵州、湖北、江苏、安徽、河南、黑龙江、吉林、陕西、甘肃等地。商品来自野生。

【市场点评】我国石韦属（Pyrrosia Mirbel）植物37种（含变种、亚种和变型），种类繁多，分布广泛，除《中国药典》基原外，长期的用药习惯形成了许多地域性品种，如华北石韦、毡毛石韦、光石韦、相似石韦等不同来源石韦是否可以替代使用，需要进一步研究。

关于石韦是全草类药材还是叶类药材，至今仍有不同的意见，事实上石韦的药用部位是叶，不应该带根，现时一些商家自导自演的分为带根石韦和不带根石韦，实际没有完成产地加工中除去杂质环节。

🌿 特征识别

【性状鉴定】（1）庐山石韦：[叶片形状]边缘常向内卷曲，展平后呈阔披针形；先端渐尖，基部近截形或近心形，通常不对称。[叶柄形状]粗壮，具扭曲棱。[大小]叶片长10~25cm，宽3~5cm；叶柄长10~20cm。[颜色]上表面黄绿色或灰绿色。[纹饰]上表面散布洼点；侧脉明显；下表面侧脉间有棕色孢子囊群。[毛被]一型，下表面被星状毛，宽披针形；上表面光滑无毛。[质地]叶片革质。[气味]气微，味涩，微苦。图26-1。

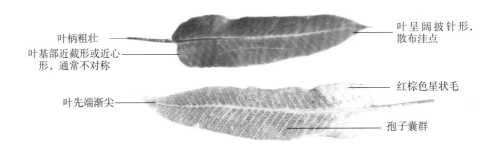

图 26-1 庐山石韦特征图注

（2）石韦：[形状]叶较平展，呈椭圆状披针形、长披针形或长圆形，基部楔形，对称。[大小]叶片长 8~15cm，宽 1~3cm；叶柄长 5~10cm。[纹饰]上表面无洼点，侧脉明显或不明显。[毛被]下表面被红棕色孢子囊群，星状毛一型，宽披针形；上表面光滑无毛或稀有星状毛。图 26-2。

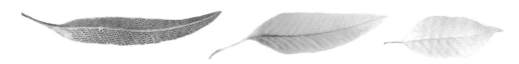

图 26-2 石韦（甘肃采集）

（3）有柄石韦：[形状]多卷曲呈筒状，展平后呈椭圆形或卵状长圆形，基部楔形，对称。[大小]叶片长 3~8cm，宽 1~2.5cm；叶柄长 3~12cm。[纹饰]上表面散布洼点；下表面布满孢子囊群，侧脉不明显。[毛被]下表面密被红棕色孢子群，星状毛一型，宽披针形；上表面稀疏被星状毛或无。图 26-3。

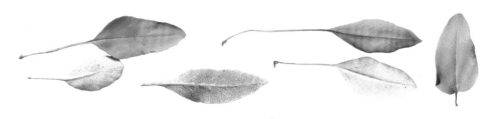

图 26-3 有柄石韦（甘肃采集）

【鉴别歌诀】　　　　庐山石韦　阔披针形有洼点　基部截形不对称
　　　　　　　　　　　　　孢子囊群星状毛　叶柄粗壮叶革质
　　　　　　　石韦及有柄石韦　披针形状椭圆形　基部楔形顶端钝
　　　　　　　　　有柄石韦常卷曲　石韦平展无洼点

【识别要点】从叶形、叶脉、叶片着生和被毛等植物分类特征识别。庐山石韦叶片呈阔披针形，大多数长度在 15cm、宽在 3cm 以上，叶基呈耳状，不对称。叶柄较粗，叶近生。图 26-4。

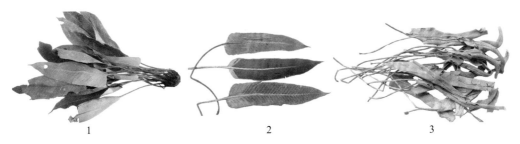

图 26-4 庐山石韦

（1~2 湖北采集，叶近生及脉序；3.商品）

石韦是二型叶，叶形变化幅度较大，不育叶呈长圆形、长圆披针形，能育叶远比不育叶长而较狭窄，呈椭圆状披针形、长披针形，上表面无洼点，常光滑无毛，侧脉多数明显。叶片长于叶柄，少见近等长，叶远生。图 26-5。

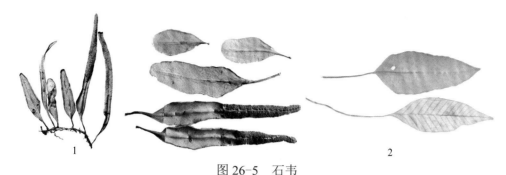

图 26-5　石韦
（1.云南采集，示二型叶、叶远生；2.甘肃采集，示脉序）

有柄石韦的叶片呈椭圆形或卵状长圆形，叶形相对固定，常内卷成筒状，上表面散布洼点，上表面被稀疏星状毛或无，侧脉不显；叶柄是叶片长度的 1/2~2 倍，以叶柄长于叶片多见。叶远生。图 26-6。图 26-7。

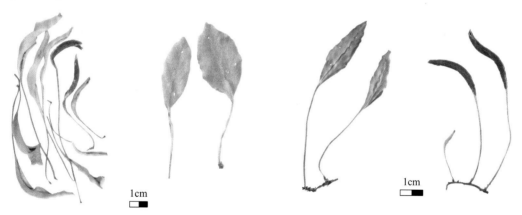

1cm

1cm

图 26-6　有柄石韦（甘肃商品）　　　　图 26-7　有柄石韦（甘肃采集，示叶远生）

【性状探微】在实际检验中，石韦多为饮片，叶片形状不完整，应该重视叶片着生、星状毛、脉序、洼点、鳞片和孢子等微性状特征的应用价值。

三种石韦都是一层一型星状毛，分支臂宽披针形，8~10 支，位于同一平面上，淡棕黄色，半透明；庐山石韦和有柄石韦分支臂具条纹。图 26-8 至图 26-10。

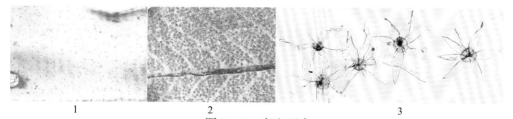

图 26-8　庐山石韦
（湖北采集，1.上表面洼点；2.下表面脉序及孢子囊群；3.星状毛）

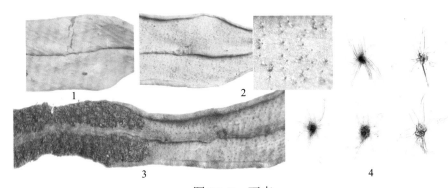

图 26-9　石韦

（云南采集，1.上表面无洼点；2、3.下表面孢子囊群；4.星状毛）

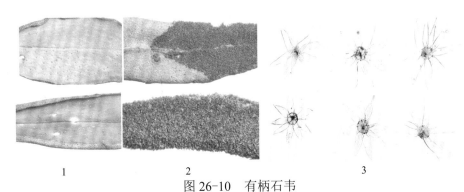

图 26-10　有柄石韦

（甘肃采集，1.上表面洼点；2.下表面孢子囊群；3.星状毛）

石韦上表面有的可见稀疏星状毛，侧脉更为清晰。图 26-11。

庐山石韦、石韦（宽叶型）侧脉明显（孢子群分割呈条带状），有柄石韦侧脉多不清晰。图 26-8 至图 26-11。

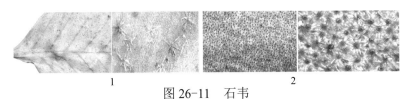

图 26-11　石韦

（甘肃采集，1.上表面脉序及星状毛；2.下表面孢子囊群）

此外，三种石韦的鳞片非常相近，均呈披针形，边缘具睫毛状，石韦和有柄石韦盾状着生，而庐山石韦呈拟盾状着生（接近基生），庐山石韦和石韦呈长尾状渐尖，有柄石韦长渐尖。图 26-12。

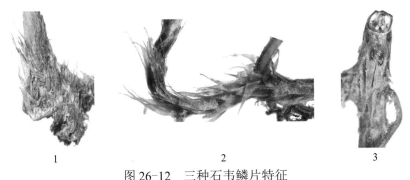

图 26-12　三种石韦鳞片特征

（1.庐山石韦；2.石韦；3.有柄石韦）

🌿 本草探源

【混乱品种】历史上，石韦就有多种来源。《图经本草》所述"丛生石上，叶如柳，背有毛，而斑点如皮"。《本草原始》绘制的石韦特征清晰，以上与华北石韦 Pyrrosia davidii（Baker）Ching 相符。《本草纲目》记载"亦有金星者，名金星草，并凌冬不雕。又一种如杏叶者，亦生石上，其性相同"。经考证，前者为大果假瘤蕨 Phymatopsis griffithiana（Hook.），后者与矩圆石韦 Pyrrosia martini（Christ.）Ching 相近。《植物名实图考》尚记载一种"飞刀剑"的石韦，与柔软石韦 Pyrrosia porosa（C. Presl）Hovenk. 相近。古今石韦的药用品种复杂。

🌿 品种动态

【品种概述】国内各地称为"石韦"的有水龙骨科20余种植物，主要来自石韦属（Pyrrosia Mirbel）植物，其中9种存在商品流通。2021年作者收集了国内药材市场和产地的27份石韦类药材，结果主流商品为有柄石韦和石韦，产地遍及全国大部分的资源分布区，而庐山石韦较少，尚有石韦属（Pyrrosia Mirbel）其他植物。此外，瓦韦属（Lepisorus（J. Sm.）Ching）、星蕨属（Microsorum Link）部分植物民间称为石韦药用。

目前，主流商品为正品石韦，石韦属的其他植物常有混淆或误用情况。

【混伪品】（1）小石韦：为水龙骨科植物华北石韦 Pyrrosia davidii（Baker.）Ching 或毡毛石韦 Pyrrosia drakeana（Franch.）Ching 的干燥叶。甘肃地方习用药材。分布于东北、华北、西北等地，甘肃、四川等产地有商品流通。

（2）光石韦：为水龙骨科植物光石韦 Pyrrosia calvata（Baker）Ching 的干燥叶。广西地方习用药材。广西、贵州等产地有商品流通。

（3）其他：尚有石韦属（Pyrrosia Mirbel）植物矩圆石韦 P. martini（Christ.）Ching、柔软石韦 P. porosa（C. Presl）Hovenk.、西南石韦 P. gralla（Gies.）Ching 和相近石韦 P. assimilis（Baker）Ching 等，为西南地区的民间药，商品中亦有发现。（新近《中国植物志》中，西南石韦并入华北石韦、矩圆石韦并入石韦）。

历史上，江南星蕨 Microsorum fortunei（T. Moore）Ching、星蕨 Microsorum punctatum（L.）Copel. 在产地一直称为"大石韦"，至今有商品流通。

🌿 图文辨析

【性状鉴定】（1）华北石韦：完整叶片呈狭披针形，顶端短渐尖，基部楔形，两边狭翅沿叶柄下延。上表面无洼点，侧脉不明显，被稀少或较密的星状毛；下表面密集而厚的孢子群。星状毛一型，棕黄色，分支臂针状，臂厚，6~9 支，不在同一平面上，毛柄多细胞。叶薄革质。鳞片盾状着生，长披针形，边缘睫毛状。饮片不规则条状，扭曲或强烈卷曲状。叶密生。图 26-13、图 26-14。

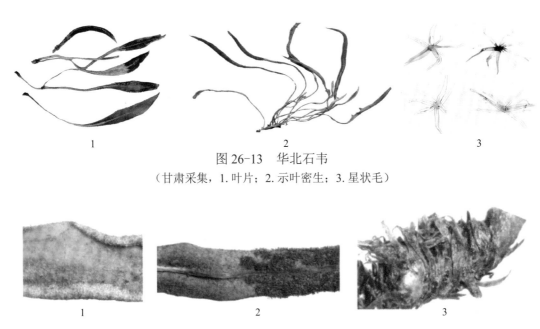

图 26-13　华北石韦

（甘肃采集，1.叶片；2.示叶密生；3.星状毛）

图 26-14　华北石韦

（甘肃采集，1.上表面星状毛；2.下表面孢子囊群；3.鳞片）

（2）毡毛石韦：完整叶片呈阔披针形，短尖头，基部圆形，通常不对称。上表面光滑或稀疏星状毛，密布洼点；下表面密被厚星状毛（形似毡毛），二层二型星状毛，分支臂外层针形，7~9支，内层呈卷曲丝状。叶柄较粗壮，与叶近等长，有数条沟槽。叶片革质，稍硬。鳞片拟盾状着生，披针形，边缘睫毛状。饮片呈条状、不规则片形，较平坦，或折叠。叶近生。图 26-15、图 26-16。

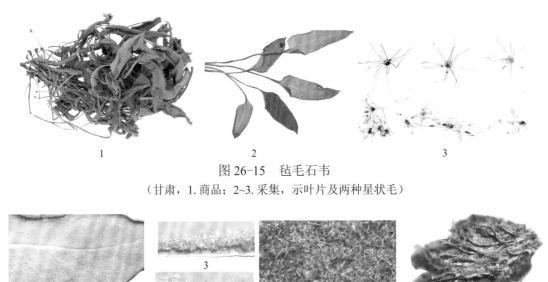

图 26-15　毡毛石韦

（甘肃，1.商品；2~3.采集，示叶片及两种星状毛）

图 26-16　毡毛石韦

（甘肃，1.上表面凹点；2.上表面星状毛；3.叶片断面；4 下表面星状毛；5.鳞片）

（3）西南石韦：完整叶片呈狭披针形，顶端钝尖或长渐尖，基部以狭翅沿叶柄下延，上表面被洼点；下表面被较厚而松的一型星状毛，分枝臂呈长针状。叶片革质。鳞片盾状着生、长披针形、边缘睫毛状。叶近生。图 26-17。

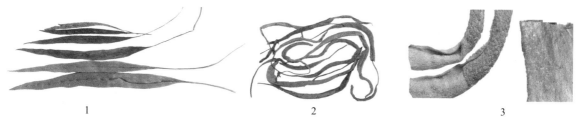

图 26-17　西南石韦

（广西采集，1~2 完整叶片；3. 上表面星状毛及下表面孢子囊群）

（4）光石韦：叶片狭长披针形，顶端长渐尖，基部以狭翅沿叶柄长下延。饮片呈不规则条状，常抽缩呈翘曲或半卷筒状。上表面灰绿色，光滑或有深色斑点，主脉较粗，在叶下面圆形隆起，棕黄色孢子群常被侧脉分割。叶片近革质，叶近生。叶幼时具星状毛，老时脱落；二层二型星状毛，分枝臂外层呈针形，内层呈卷曲绒毛状。鳞叶基部着生，披针形，全缘。图 26-18、图 26-19。

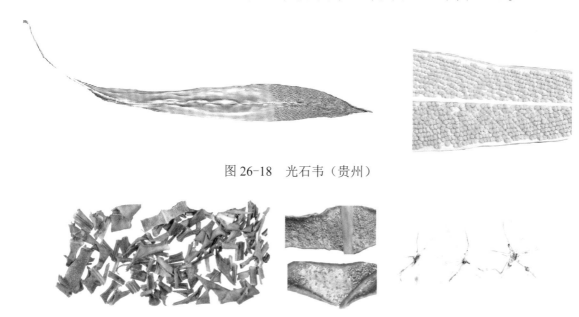

图 26-18　光石韦（贵州）

图 26-19　光石韦（商品石韦，叶片下表面孢子囊群及星状毛）

（5）江南星蕨：完整叶呈线状披针形至披针形，顶端长渐尖，基部渐狭，具长叶柄。长20~60cm，宽 2~6cm。表面淡绿色或灰绿色，无毛，中脉隆起，侧脉不明显；下表面光滑。孢子囊群类圆形，在中脉两侧呈 1 行或不规则的 2 行排列。叶片纸质。叶远生。气微，味微苦。图 26-20。

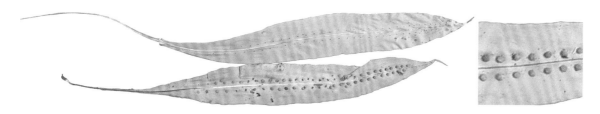

图 26-20　江南星蕨（云南采集，完整叶及下表面放大）

（6）星蕨：基本同江南星蕨。孢子囊群类圆形，橙黄色，通常在叶片上部不规则散生，有时为不规则密集汇合。下表面有稀疏星状毛。叶近生。图 26-21。

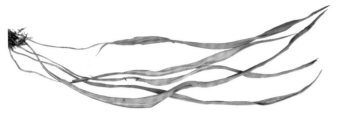
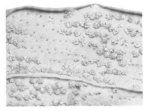
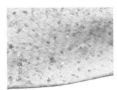

图 26-21　星蕨（贵州大石韦，完整叶及下表面放大）

【市场速览】近年，石韦属（*Pyrrosia* Mirbel）不少民间药用植物，产地采挖以"石韦"销售，作者收集到的有中越石韦 *P. tonkinensis*（Gies.）Ching（图 26-22），神农石韦 *P. shennongensis* Shing（图 26-23）。

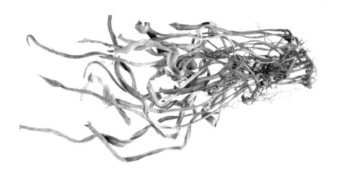
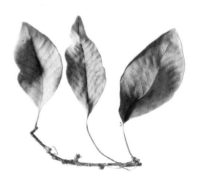

图 26-22　市售小石韦（贵州，疑似中越石韦）　　图 26-23　采集石韦（湖北，疑似神农石韦）

市场销售的石韦品种较多，有庐山石韦（图 26-24、图 26-25），毡毛石韦（图 26-26），西南石韦（图 26-27），石韦（图 26-28）和有柄石韦（图 26-29）。

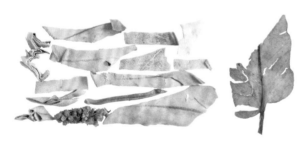
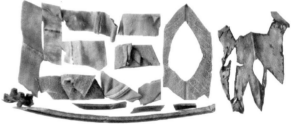

图 26-24　市售石韦（安徽，庐山石韦）　　　图 26-25　市售石韦（贵州，庐山石韦）

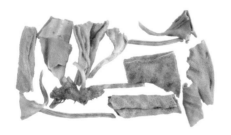
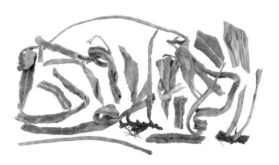

图 26-26　市售石韦（四川，毡毛石韦）　图 26-27　市售小叶石韦（广东，西南石韦）

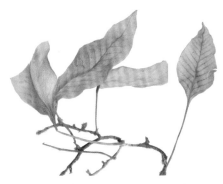
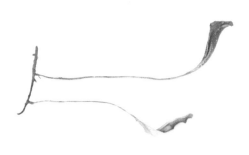

图26-28　采集石韦（贵州，石韦）　　　图26-29　采集小叶石韦（贵州，有柄石韦）

早年市场发现一种来源不详的伪品石韦（图26-30）。

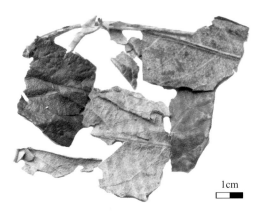

图26-30　市售石韦（伪品石韦）

【**红外光谱**】石韦红外光谱在位于3391、2921、2851、1740、1635、1517、1429、1384、1255、1161、1112、1046、875、837、812、708和474cm^{-1}波数处有特征吸收峰。有柄石韦红外光谱在位于3311、2924、1740、1639、1510、1426、1381、1154、1046、857、837、711、520和474cm^{-1}波数处有特征吸收峰。庐山石韦红外光谱在位于3339、2921、1733、1618、1510、1433、1384、1252、1046、879、840、711、523和467cm^{-1}波数处有特征吸收峰。图26-31。

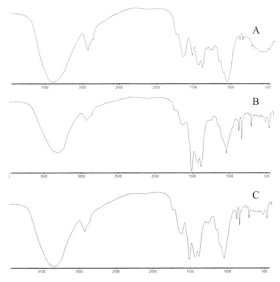

图26-31　石韦（A）、有柄石韦（B）及庐山石韦（C）红外光谱图

27. 石菖蒲 ACORI TATARINOWII RHIZOMA

标准沿革

【来源】1963 年版《中国药典》收载为天南星科植物石菖蒲 *Acorus gramineus* Soland.。1990 年版《中国药典》中拉丁学名修订为石菖蒲 *Acorus tatarinowii* Schott.。

【药用部位】1963 年版《中国药典》规定为"干燥根状茎"。1977 年版《中国药典》修订为"干燥根茎"。

【采收加工】1963 年版《中国药典》规定为"秋季采挖，除去泥土及须根，晒干即得"。1977 年版《中国药典》修订为"秋、冬二季采挖，除去须根及泥沙，晒干"。

【性状】1963 年版《中国药典》描述为"断面纤维性，淡红色或白色，有一不显著的环纹。气香，味微辛"。1977 年版《中国药典》修订为"断面纤维性，类白色或微红色，可见环状的内皮层及棕色的油点。气芳香，味苦、微辛"。1990 年版《中国药典》再次修订为"内皮层环状明显，可见多数维管束小点及棕色的油细胞"。

商品质量

【商品规格】产地加工为个子统货和产地片（统片和选片）。

【品质论述】我国古代"九"是最大的阳数，常被赋予各种特殊意义。南北朝《名医别录》记载"一寸九节者良"，后演化为"九节菖蒲"，古人以为石菖蒲中质量最优的是一寸有九节的菖蒲。明《本草原始》图注"石菖蒲紫色肉坚实"。《本草蒙筌》记载"根小节稠，味甚辛烈，堪收入药"。

药材以条长、粗壮、坚实、香气浓烈，无须根者为佳。

【产地】产于江西、湖北、浙江、安徽、四川、云南、贵州、重庆、湖南等地。商品来自野生。

【市场点评】目前，商品石菖蒲来自野生资源，无论是专业的药材市场，还是互联网平台，销售的石菖蒲饮片中多数混有藏菖蒲（流通市场和产地长期称为水菖蒲），外观性状难以鉴别，需要借助显微鉴别等技术进行真实性判断。甘肃省药品检验研究院（以下简称"甘肃省药检院"）和中国食品药品检定研究院（以下简称"中检院"）研究的 PCR 技术可以快速、准确地完成是否掺假的检验。

特征识别

【性状鉴定】［形状］多呈圆柱形，少有扁圆柱形，常弯曲，多分枝。［大小］长 3~20cm，直径 0.3~1cm，节间长 0.2~0.6cm。［颜色］棕褐色或灰棕色。［纹饰］叶痕残基呈较密的环节，左右交互排列呈三角形，节上残留叶基纤维；下面可见圆点状的残根痕；具细纵纹。［质地］质较硬。［断面］折断面呈纤维性；切面呈类白色、微红色或灰棕色，内皮层环约占 1/3，放大镜下可见多数筋脉点及棕色油点。［气味］气芳香，味苦、微辛。图 27-1。

【鉴别歌诀】　　　　　　　　圆柱形状多分枝　叶痕环节比较密
　　　　　　　　　　　　　　中柱环纹筋脉点　味苦微辛气芳香

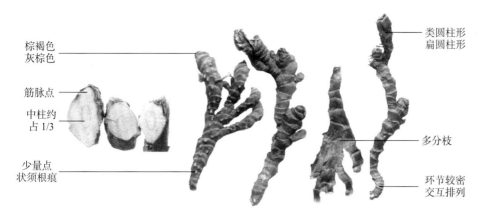

棕褐色
灰棕色

筋脉点

中柱约
占1/3

少量点
状须根痕

类圆柱形
扁圆柱形

多分枝

环节较密
交互排列

图 27-1 石菖蒲特征图注

【识别要点】宋《本草衍义》描述"根节密者，气味足"鉴别特征。（1）形状：生于石缝处的根茎较细，多分枝。生于阴湿土中的根茎较粗而少分枝。（2）环节：叶痕残基为较密的环节，而呈交错的三角状。（3）表面：色较深、显细纵纹，有些略显光滑。（4）气味：具浓烈的芳香气，味苦、微辛。图 27-2 至图 27-4。

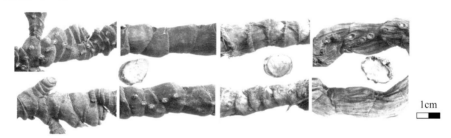

1cm

图 27-2 石菖蒲（药材及折断面）

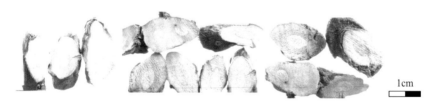

1cm

图 27-3 石菖蒲（饮片）

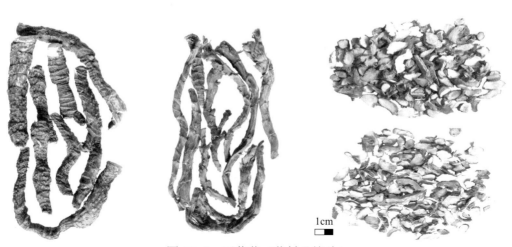

1cm

图 27-4 石菖蒲（药材及饮片）

【性状探微】根茎断面"内皮层环明显，可见多数维管束小点及棕色油细胞"，显微组织中清晰可见单个散在油细胞，认为在切面以棕色油点描述为妥。

🌿 本草探源

【混乱品种】天南星科菖蒲属（Acorus）多种植物在古代作为菖蒲药用，至于石菖蒲 *A. tatarinowii* 与菖蒲 *A. calamus*，何种为正品菖蒲，各朝代众说纷纭。南朝《雷公炮炙论》记载"如竹根鞭，形黑，气秽味腥，不堪用"。宋《图经本草》记载"又有水菖蒲，不堪入药，今药肆所货，多以两种相杂，尤难辨也"。宋代不作为石菖蒲的应指菖蒲 *Acorus calamus* 而言。明《本草纲目》记载"生于水石之间，叶具剑脊，瘦根节密，高尺余者，石菖蒲也"，其中"叶具剑脊"与菖蒲 *A. calamus* 相符，而"瘦根节密"与石菖蒲 *A. tatarinowii* 相符，并有"菖蒲凡五种，入药二种"的记载。民国《药物出产辨》记载"又有一种名外菖蒲者，即九节小菖蒲，味微辛而不香"。所述应为毛茛科植物阿尔泰银莲花 *Anemone altaica* Fisch.ex C. A. Mey.，后者由《卫生部药品标准》收载。

🌿 品种动态

【品种概述】国内各地称为"石菖蒲、菖蒲"的有 4 科 10 种植物，其中约 4 种在商品中混淆或误用，菖蒲 *Acorus calamus* 是主要的混淆品。自 20 世纪 30 年代以来，阿尔泰银莲花 *Anemone altaica* 形成商品，不少产地直接称为"石菖蒲"收购，在市场上一直充当石菖蒲使用。

目前，主流商品为正品石菖蒲，石菖蒲中掺假藏菖蒲或混淆使用时有发生。

【混伪品】（1）藏菖蒲：为天南星科植物菖蒲 *Acorus calamus* L. 的干燥根茎。《中国药典》以藏药材之名藏菖蒲收载。本品是地方习用药材，河南、北京、湖北、辽宁、内蒙古以水菖蒲收载，宁夏、贵州以菖蒲收载，四川以建菖蒲收载。本草中记载的水菖蒲多指本品而言，形成类了臭菖蒲、野菖蒲、大菖蒲、山菖蒲和水菖蒲等众多的地方名称，至今商品多称为水菖蒲。

（2）九节菖蒲：为毛茛科植物阿尔泰银莲花 *Anemone altaica* Fisch. ex C. A. Mey. 的干燥根茎。1992 年版《卫生部药品标准（中药材第一册）》以九节菖蒲收载。

（3）金钱蒲：为天南星科植物金钱蒲 *Acorus gramineus* Soland. 的干燥根茎。本品在《本草纲目》《植物名实图考》分别以菖蒲、石菖蒲收载。产地与石菖蒲同等入药，商品情况不详。

（4）岩白菜：为虎耳草科植物岩白菜 *Bergenia Purpurascens*（Hook. f. et Thoms.）Engl. 的干燥根茎。20 世纪 90 年代市场上就发现冒充石菖蒲使用。

（5）吉祥草：为百合科植物吉祥草 *Reineckia carnea*（Andr.）Kunth 的干燥根茎。早年曾经冒充石菖蒲使用。

🌿 图文辨析

【性状鉴定】（1）藏菖蒲（水菖蒲）：呈扁圆柱形，少分枝。外表面黄棕色、灰棕色，具明显的纵皱纹，直径（0.5）1~1.5cm，节间长 0.5~1.5cm；具较密集的圆点状根痕（中央凹陷），叶痕残基多呈环带状，节较疏。折断面稍粉性 – 海绵状。饮片灰呈类白色或浅黄棕色，略显海绵状，有较明显的细密小孔，可见棕色油点。具浓烈浊香气（久闻不爽快），味苦、辛辣。图 27-5、图 27-6。

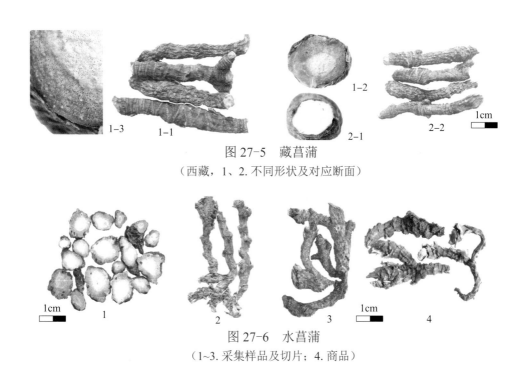

图 27-5　藏菖蒲
（西藏，1、2.不同形状及对应断面）

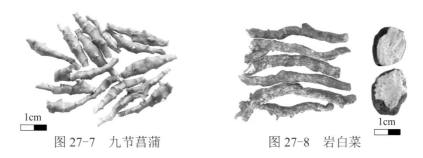

图 27-6　水菖蒲
（1~3.采集样品及切片；4.商品）

（2）九节菖蒲：呈纺锤形。外表棕黄色，具多数半环状突起环节，斜向交互排列，残留根痕。质脆。断面白色或灰白色，有粉性。气微，味稍麻舌。图 27-7。

（3）岩白菜：呈圆柱形。表面灰棕色至棕黑色，具稍隆起的环节，并有皱纹及点状根痕。质坚实而脆。断面呈粉红色，显粉性。气微，味苦涩。图 27-8。

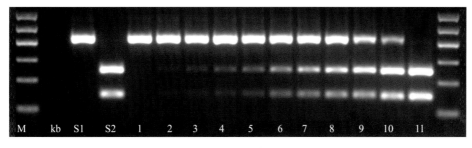

图 27-7　九节菖蒲　　　　　　　　图 27-8　岩白菜

【PCR 鉴定】参考"石菖蒲药材及饮片掺混藏菖蒲 PCR-RFLP 鉴别方法研究"（《中国中医药信息杂志》，2022 年），11 批样品 PCR 电泳图，图 27-9。

图 27-9　石菖蒲、藏菖蒲及石菖蒲掺伪品的 PCR 电泳图
（kb. 空白；S1.石菖蒲对照药材；S2.藏菖蒲对照药材；1~11.石菖蒲中分别掺假 0、1%、2%、3%、5%、10%、20%、30%、50%、80% 和 100% 的藏菖蒲样品）

🌿 28. 白及 BLETILLAE RHIZOMA

🌿 标准沿革

【来源】1963 年版《中国药典》收载为兰科植物白及 *Bletilla striata*（Thunb.）Reichb. F.。

【药用部位】1963 年版《中国药典》规定为"干燥块茎"。

【采收加工】1963 年版《中国药典》规定为"秋、冬二季采挖，洗净泥土，除去残茎及须根，经蒸煮至内面无白心，然后撞去粗皮，再晒干即得"。1977 年版《中国药典》修订为"置沸水中煮或蒸至无白心，晒至半干，除去外皮"。

【性状】1963 年版《中国药典》描述为"略呈掌状，扁平，有 2~3 个分叉。表面黄白色。横切面黄白色，半透明角质状。无臭，味苦有粘性"。1977 年版《中国药典》修订为"呈不规则扁圆形，多有 2~3 个爪状分枝。表面灰白色或黄白色。断面类白色，角质样。无臭，味苦，嚼之有粘性"。2000 年版《中国药典》主要修订了"嚼之有黏性"。2020 年版《中国药典》对形状修订为"少数具 4~5 个爪状分枝"。

🌿 商品质量

【商品规格】产地加工为个子货（统货和选货）、产地片（统片和选片）规格。

【品质论述】药材以个大、饱满、色白、质坚者为佳。

【产地】产于贵州、云南、广西、四川、湖南、湖北、安徽、陕西、甘肃等地。商品来自野生和栽培，现以贵州、云南、四川、湖北等地栽培品为主。

【质量分析】2013 年、2015 年、2016 年、2017 年和 2019 年全国白及专项检验，分别抽验 93 批、244 批、277 批、467 批和 508 批，不合格率分别为 44%、51%、46%、20 % 和 15%，不合格项目是"性状、二氧化硫残留量、鉴别、检查"，不合格的主要原因是硫熏，水白及、黄花白及等掺假混用。

【市场点评】历史上白及几乎没有混乱品种，2013 年以来，随着白及价格的快速攀升，一些民间用药大量发掘利用，引发市场中伪品泛滥，而掺假问题更是突出，不仅白及药材掺假，白及加工成饮片后失去了爪状分枝特征后极易掺假，少则 1 种多者达到 4 种，几年时间市场就发现近 20 种伪品白及，掺伪做假已接近"疯狂"程度。现在白及野生变家种取得成功，人工栽培形成规模，在白及中肆意掺假掺伪和囤积哄抬现象将一去不复返。

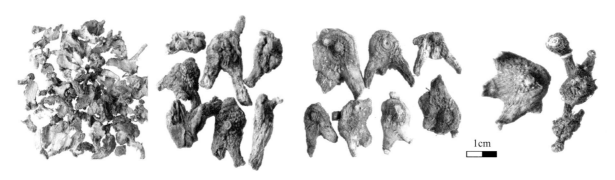

1cm

图 28-1　白及（不同药材及饮片）

白及种植后每年都长出新块茎，产地把第一年产生的块茎称为"老母根"，形状往往干瘪，加工后呈暗棕色、抽缩而粗糙。由于采挖后加工方法不当或直接晾晒者多呈皱缩的棕褐色和绿褐色。白及次品及久存白及饮片颜色会变深，常采用硫黄过度熏蒸而导致二氧化硫超标的现象。图 28-1。

🌱 特征识别

【性状鉴定】［形状］呈不规则扁圆形或扁卵形，多数有 2~3 个爪状分枝；上面有突起的茎痕，分枝端有连接另一块茎的痕迹。［大小］长 1.5~5cm，厚 0.5~1.5cm。［颜色］灰白色、黄白色或浅棕黄色。［纹饰］有数条突起的环节和棕色点状须根痕。［质地］质坚硬。［断面］类白色，角质样。［气味］气微，味苦，嚼之有黏性。图 28-2。

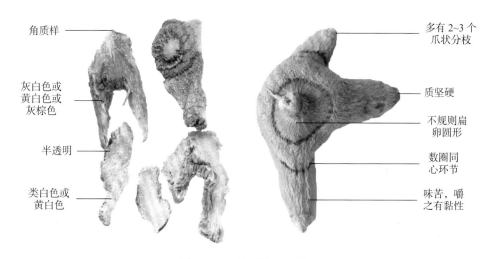

角质样

灰白色或黄白色或灰棕色

半透明

类白色或黄白色

多有 2~3 个爪状分枝

质坚硬

不规则扁卵圆形

数圈同心环节

味苦，嚼之有黏性

图 28-2　白及特征图注

【鉴别歌诀】
块茎扁圆有分枝　外表黄白具环纹
断面角质筋脉纹　质地坚硬苦味浓

【识别要点】（1）形状：白及药材大多数有 2~3 个爪状分枝，有略呈掌状、形似"鹰爪"的比喻，少数没有分枝而呈长卵形。加工成饮片后该特征也是显而易见的，白及商品药材、饮片外观形状变化较大。（2）纹饰：表面有数条突起的环节。（3）气味：苦味是白及不二的识别特征。图 28-1、图 28-3。

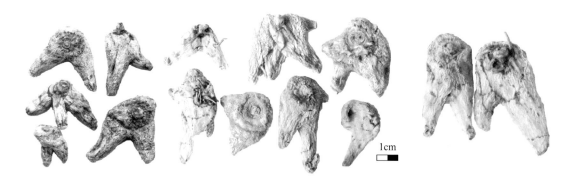

1cm

图 28-3　白及（药材及饮片）

白及鲜品类白色、黄白色，未及时加工放置，呈暗棕色和绿褐色，见图 28-4。

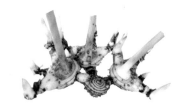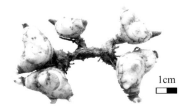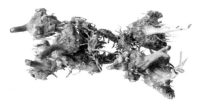

1cm

图 28-4　白及（甘肃，鲜品及干品）

【**性状探微**】白及药材以 2~3 个爪状分枝为常见，人工栽培的变得肥大，可达到 4~5 个，分枝出现在块茎的不同方向，没有分枝的白及比较少。白及饮片呈不规则的片状，少数仍然存在分枝特征，在饮片中应予描述。白及的表面颜色存在一定的色差范围，这与产地加工以及是否硫熏有关，市场少见灰棕色，偶见棕褐色或绿褐色的劣质商品。

🌿 品种动态

【**品种概述**】国内各地称为"白及"的有 3 科 20 余种植物。白及属（Bletilla Rchb. f.）植物在产地均作为白及药用。兰科的一些民间药在西南、华南等地亦有"白及"称谓，因各种原因发掘利用形成商品；白及价格暴涨时有人将黄精、玉竹、射干、万年青等切片掺假情况，白及的掺伪掺假曾猖獗一时。

目前，主流商品为正品白及。值得注意的是兰科一些药用植物或观赏种植，近年在网路和自媒体作为"白及"介绍，不可轻信而误用。

【**混伪品**】（1）山慈菇：为兰科植物杜鹃兰 *Cremastra appendiculata*（D. Don）Makino、独蒜兰 *Pleione bulbocodioides*（Franch.）Rolfe 或云南独蒜兰 *Pleione yunnanensis* Rolfe 干燥假鳞茎。近年发现冒充白及或掺假白及中销售，杜鹃兰习称"圆白及、小白及"，独蒜兰和云南独蒜兰习称"狭叶白及"。

（2）黄精：为百合科植物滇黄精 *Polygonatum kingianum* Coll. et Hemsl. 或多花黄精 *Polygonatum cyrtonema* Hua 的干燥根茎。令人回味的是宋《图经本草》中称"黄精一名白及"，是因黄精根茎形状命名，与中药白及无关。近年切片后掺入白及饮片中。

（3）知母：为百合科植物知母 *Anemarrhena asphodeloides* Bge. 的干燥根茎。近年有发现切片后掺入白及饮片中。

（4）手掌参：为兰科植手掌参 *Gymnadenia conopsea*（L.）R. Br. 的干燥根茎。1995 年版《卫生部药品标准（藏药第一册）》收载，黑龙江地方习用药材。药材外观与白及相似，曾多次发现用户混淆为白及。

（5）黄花白及：为兰科植物黄花白及 *Bletilla ochracea* Schltr. 的干燥块茎，为甘肃（小白及）、四川（黄花白及）、贵州（黔白及）地方习用药材。近年个别地方有引种，主产于云南、贵州等地，有一定的商品，也有称"狭叶白及"。

（6）中亚白及：为兰科植物绿花舌唇兰 *Orchis chlorantha* Gust.、斑叶红门兰 *Orchis maculata* L.、雄红门兰 *Orchis mascula* L. 和盔红门兰 *Orchis morio* L. 干燥块茎。新疆地方习用药材。

（7）轮叶黄精：为百合科植物轮叶黄精 *Polygonatum verticillatum*（L.）All. 的干燥根茎。外观与白及相似，20 世纪西北、西南等地发现个子货冒充白及。

（8）其他：在云南、贵州等地的集贸市场上，被称为"白及"的植物不少，有兰科植物小白及 *Bletilla formosana*（Hayata）Schltr.、花白及 *B. ochracea*；独蒜兰 *Pleione bulbocodioides*、云南独蒜兰 *P. yunnanensis*、苞舌兰 *Spathoglottis pubescens* Lindl.、筒瓣兰 *Anthogonium gracile* Lindl.、杜鹃兰 *Cremastra appendiculata*、毛梗兰 *Eriodes barbata*、紫花美冠兰 *Eulophia spectabilis*、山兰 *Oreorchis patens*（Lindl.）Lindl.、鹤顶兰 *Phaius tankervilleae*、高褶带唇兰（*Tainia viridifusca*（Hook.）Benth. et Hook. f.。这些植物在产地多以"圆白及""土白及""水白及"和"大白及"称谓，存在一定程度的商品流通。民间的习用和名称的混淆是滋生品种混乱的主要原因。

🌿图文辨析

【**性状鉴定**】（1）手掌参：呈稍扁的卵圆形，形如手掌，通常2~4指状分裂。长、宽相近，大小2~5cm。外表面皱缩，呈淡黄色、棕黄色，有时茎痕周围有1褐色环。质坚硬。断面类白色，胶质。气特异，味淡。图28-5。

（2）黄花白及：呈不规则扁卵形、扁圆锥形，多有2~3个爪状分枝。外表面黄褐色或淡黄棕色，常皱缩，具数条突起环节和点状须根痕；有突起的茎痕。质坚硬。断面棕黄色，角质样。味微苦，嚼之有黏性。图28-6。

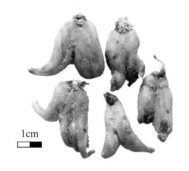　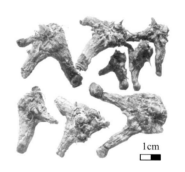

图 28-5　手掌参　　　　　　　　　图 28-6　黄花白及

（3）冰球子：呈圆锥形、卵球形或不规则团块。外表面浅棕色、黄白色。上部渐尖收狭成长颈或骤然收狭成短颈，尖端处呈盘状，基部膨大，中央凹陷。近基部一侧或凹陷处有1~2条环节或无环节。断面角质。味淡，嚼之无黏性。图28-7。

（4）毛慈姑：呈卵状球形、不规则球形或圆锥形，上部圆钝或逐渐突起。外表面黄棕色或棕褐色。中部有1~3条微突起的环节，节上残留鳞片的纤维，残留须根。质坚硬。断面黄白色，略呈角质。味淡，嚼之略有黏性。图28-8。

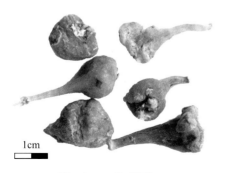　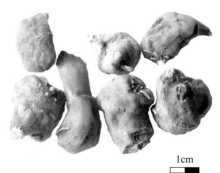

图 28-7　冰球子　　　　　　　　　图 28-8　毛慈菇

（5）轮叶黄精：呈不规则短圆柱形，分枝形如"人字"型。外表面黄棕色或黄白色，具皱纹。表面有数个环节和点状须根痕。有一突起的茎痕。质较硬。断面黄白色。气微，味苦。图28-9。

（6）黄精：呈不规则圆形、条形厚片，或扁卵形，分枝形如"人字"型。外表面黄棕色至棕褐色。切面略呈角质样，可见多数淡黄色筋脉小点。气微，味甜，嚼之略有黏性。图28-10。

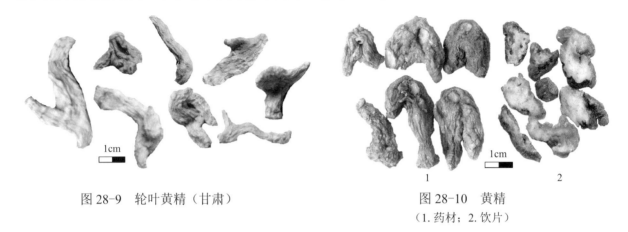

图28-9 轮叶黄精（甘肃）　　　　　　　　图28-10 黄精

（1.药材；2.饮片）

（7）扁白及（苞舌兰）：呈不规则扁圆形或扁球形，轮廓常显三角形或四边形。外表面灰白色或黄白色。有明显的细皱纹。上面有微凸的茎痕，有1~3个环节。质较硬。断面类白色，角质样。气弱，味淡，嚼之有微黏性。图28-11。

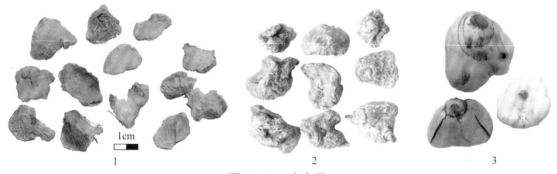

图28-11 扁白及

（1.饮片；2.药材；3.药材浸泡复原）

（8）山兰：呈类球形、扁球形或圆锥形，顶端圆钝或逐渐突起（有喙），有明显突起的叶柄和花葶残基，常有鳞茎相互连接1~3个突起根茎残痕。外表面黄棕色、浅黄色、黄白色或棕褐色，较光滑或抽缩。有2~3条微凹或平环节，基部残留须根。质硬。断面类白色，角质样。气弱，味淡，嚼之微有黏性。图28-12。

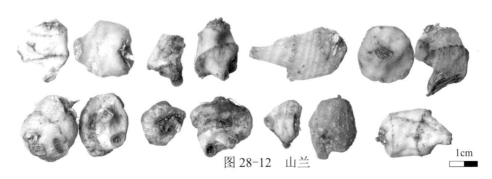

图28-12 山兰

（9）水白及：呈不规则的扁三角形，有2~4个短颈状的分枝。表面淡黄白色或灰白色。有不规则沟纹，具点状须根痕；上面有茎基。质地较松泡，断面类白色。气微，味淡，嚼之微有黏性。图28-13。

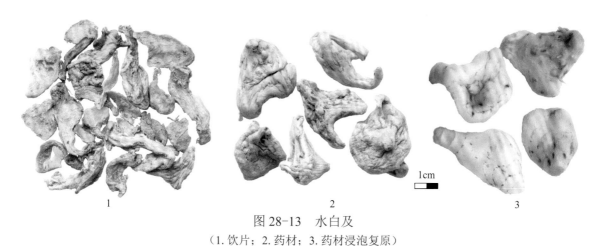

图28-13　水白及

（1.饮片；2.药材；3.药材浸泡复原）

（10）筒瓣兰：呈卵球形、椭圆形，顶端渐尖或圆钝，有叶柄和花葶残基。外表面浅棕黄色或黄白色，有明显皱缩呈粗糙纹理，有2~3条微凹的环节及须根残痕，常有连接另一个假鳞茎的残痕。质硬。断面黄白色，角质样。气弱，味淡，嚼之微有黏性。图28-14。

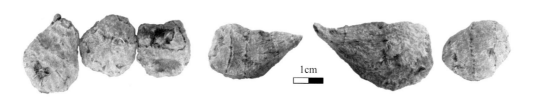

图28-14　筒瓣兰

【市场速览】白及药材及饮片中的掺假掺伪较为普遍，掺入1~4种不同品种，也有掺入次品白及，还有几种伪品混合直接冒充。图28-15至图28-20。

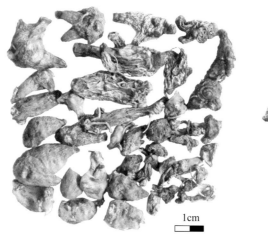

图28-15　市售白及（次品、掺假掺伪）

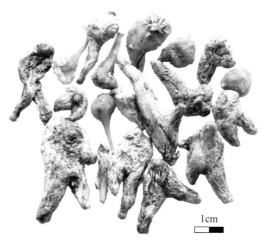

图28-16　市售白及（掺假掺伪）

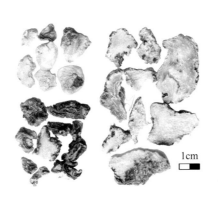

图28-17 市售白及（掺假掺伪）

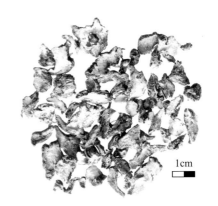

图28-18 市售白及（次品、掺假掺伪）

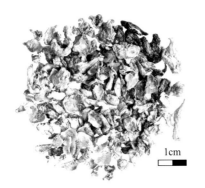

图28-19 市售白及（掺假掺伪）

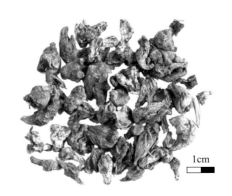

图28-20 市售白及（次品、掺假掺伪）

【显微鉴别】白及显微特征：表皮细胞表面观垂周壁波状弯曲的不规则形，略增厚，木化，孔沟明显；维管束外韧型，具韧皮纤维；淀粉粒为单粒，少量复粒；草酸钙针晶束长20~90μm。图28-21。

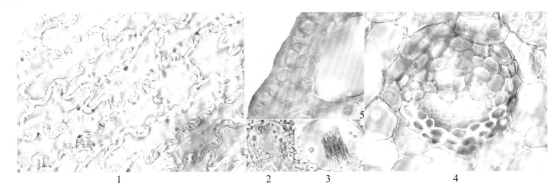

图28-21 白及显微特征图注

（1.表皮细胞表面观；2.淀粉粒；3.针晶束；4.维管束；5.表皮细胞切面观）

🌿 29. 白术 ATRACTYLODIS MACROCEPHALAE RHIZOMA

🌱 标准沿革

【来源】1963 年版《中国药典》收载为菊科植物白术 *Atractylodes macrocephala* Koidz.。

【药用部位】1963 年版《中国药典》规定为"干燥地下根状茎"。1977 年版《中国药典》修订为"干燥根茎"。

【采收加工】1963 年版《中国药典》规定为"霜降至立冬时，待下部叶枯黄，上部叶变脆易折断时挖起全株，除去茎叶和泥沙，烘干或晒干，再除去须根既得"。1977 年版《中国药典》修订为"冬季下部叶枯黄，上部叶变脆时采挖，除去泥沙，烘干或晒干，再除去须根"。

【性状】1963 年版《中国药典》描述为"为肥厚的拳状团块。断面外圈黄白色，中间色较深，略有菊花纹"。1977 年版《中国药典》修订为"不规则的肥厚团块。断面黄白色至淡棕色"。

🌱 商品质量

【商品规格】产地加工为个子统货和选货（小条与大条），产地片（统装片、过筛片和手选片）。按照加工方式，烘干者称为"烘术"，晒干者称为"生晒术"。

【品质论述】明《本草原始》论述"云头术种平壤，虽肥大，由粪力也，易生油。狗头术、鸡腿术虽瘦小，得土气充也，甚燥白。凡用不拘州土，惟白为胜"。

药材以个大、质坚实、饱满、断面黄白色、显油润、香气浓郁者为佳。

【产地】主产于安徽、河北、河南，浙江、湖南、湖北、四川、陕西等地亦产。商品主要来自栽培品，鲜见野生品。

【质量分析】2017 年全国白术专项检验，抽验 248 批，不合格率为 4%，不合格项目是"二氧化硫残留、色度"，不合格的主要原因为硫黄熏蒸及劣质品。

【市场点评】白术为大宗药材，一年生白术（芽子）其性状和浸出物指标不能达标，有人将其一年生和二年生白术（老母子）勾兑销售。白术的传统加工方法是晒干和烘床干燥，采用热风烘干技术加工的个子货容易出现"质地轻泡"和"断面呈黄褐色"次品。近年，一些产区采用鲜货直接切片，质地和气味与传统有一定差异，产地加工技术应进一步规范。

市场曾经发现白术土炒或麸炒后，有用焦糖染成焦黄色，再晒干或烘干冒充炮制品规格，甚至一些商家直接标识为加糖和不加糖规格，应高度重视这种染色作假的不法行为。

🌱 特征识别

【性状鉴定】［形状］呈不规则的肥厚团块状，下部两侧膨大，向上渐细；顶端有残留茎基和芽痕，并有须根痕。［大小］长 3~13cm，直径 1.5~7cm。［颜色］灰黄色、灰棕色或棕褐色。［纹饰］有多数瘤状突起及纵皱纹。［质地］较硬不易折断。［断面］晒干着结实饱满，呈黄白色；烘干者常有裂隙，黄白色至淡黄棕色；散在棕黄色油点，横切片略显菊花纹。［气味］气清香，味微甘、微辛，嚼之略带黏性。图29-1。

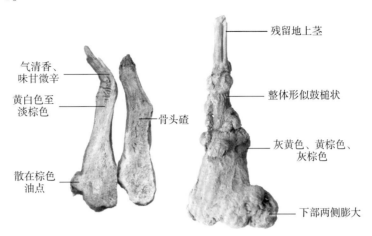

气清香、
味甘微辛

黄白色至
淡棕色

散在棕色
油点

残留地上茎

整体形似鼓槌状

骨头碴

灰黄色、黄棕色、
灰棕色

下部两侧膨大

图29-1 白术特征图注

【鉴别歌诀】　　　根茎拳状鼓槌状　瘤状突起如意头
　　　　　　　　　　断面黄白显油点　味甘微辛气清香

【识别要点】（1）形状：根茎肥厚形似拳状，常有多个瘤状突起，下部两侧膨大部分习称"如意头"或"云头"，上部残留地上茎俗称"术腿"，整体形似鼓槌状。现多为纵切片，早年有横切片。（2）断面：生晒术肉质充实，烘术常有裂隙（俗称骨头碴）；现有鲜制加工商品。（3）颜色：外表面和断面颜色因加工方法不同而有差异。图29-2至图29-4。

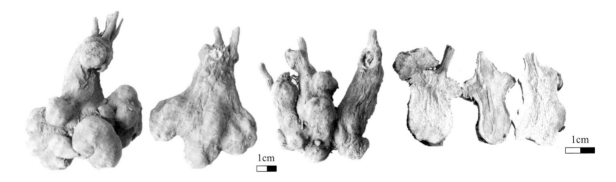

1cm

1cm

图29-2 白术（生晒术药材及饮片）

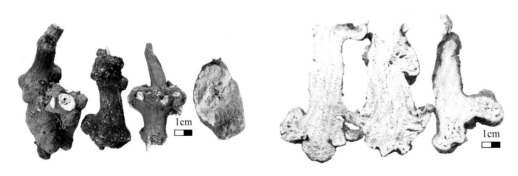

1cm

1cm

图29-3 白术（烘术药材及饮片）

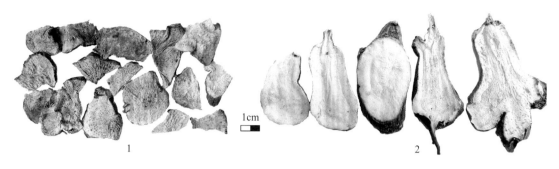

图 29-4　白术
（1. 烘术饮片；2. 鲜制饮片）

本草探源

【伪造做假】历史上，白术很少有混乱品。清《本草易读》中记录了一段增白的方法，谓"今市人多以米粉涂令白，非自然矣，用时宜刮去之"。通过染色来提高美观度，达到以次充优，历史上就有白术增白做假的欺骗行为。

品种动态

【品种概述】国内各地称为"白术"的有 4 科 6 种植物。20 世纪 70 年代白术的伪品是菊三七，有时亦与苍术混淆，曾发现白术饮片中有木香、芍药和关苍术掺假现象。

目前，主流商品为正品白术，市场常发现种植年限和炮制不当的劣质品。

【混伪品】（1）菊三七：为菊科植物菊三七 *Cynura segetum*（Lour.）Mern. 的干燥根茎。1992 年版《卫生部药品标准（中药材第一册）》收载。本品外观形状与白术相似，过去市场多以药材冒充，也发现切片后掺假白术饮片中。

（2）朝白术：为菊科植物关苍术 *Atractylodes japonica* koidz. ex kitam. 的干燥根茎。吉林地方习用药材，习称朝鲜土白术。曾多次发现关苍术冒充白术。

（3）其他：曾发现将毛茛科植物芍药 *Paeonia lactiflora* Pall. 的干燥根茎或菊科植物木香 *Aucklandia lappa* Bence 的干燥根，纵切斜切片后掺入白术饮片中。

图文辨析

【性状鉴定】（1）菊三七：呈拳状的团块。外表面灰棕色或棕黄色，有瘤状突起及纵沟纹，顶端常有茎基和芽痕，具细根痕。质坚。断面淡黄白色，有略似环状排列筋脉纹。气微，味淡，微苦。图 29-5、图 29-6。

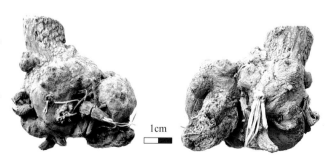

图 29-5　菊三七

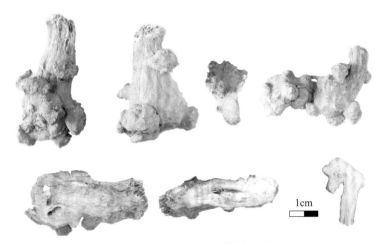

图 29-6　菊三七（药材及饮片）

（2）朝白术：呈不规则的块状。外表面灰棕色或棕褐色，有的具瘤状突起及纵沟纹，顶端常有残茎基。质较坚硬。断面淡黄白色，可见棕黄色油点。气香，味辛，微苦。图 29-7。

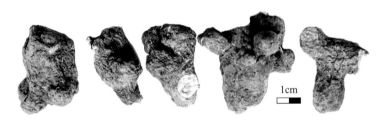

图 29-7　朝白术

【市场速览】早年市场流通白术呈类圆形、不规则片状和条状，曾发现以菊三七切片掺假，图 29-8。

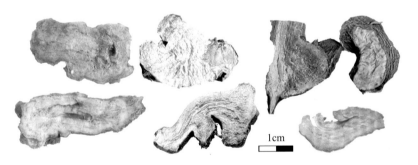

图 29-8　市售白术（掺假菊三七）

一种伪品白术饮片，表面具数列环状维管束纹理，味辛，图 29-9。

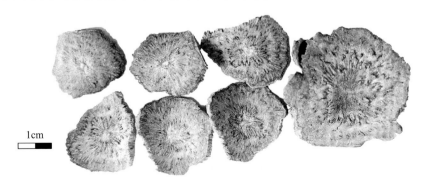

图 29-9　市售白术（伪品）

30. 白头翁 PULSATILLAE RADIX

标准沿革

【来源】1963 年版《中国药典》收载为毛茛科植物白头翁 *Pulsatilla chinensis*（Bge.）Regel。

【药用部位】1963 年版《中国药典》规定为"干燥根部"。1977 年版《中国药典》修订为"干燥根"。

【采收加工】1963 年版《中国药典》规定为"春季开花前采挖，除去茎苗，保留根头部的白色毛茸，去净泥沙，晒干即得"。1977 年版《中国药典》修订为"春、秋二季采挖，除去泥沙，干燥"。

【性状】1963 年版《中国药典》描述为"外皮黄棕色或灰棕色，多已脱落。根头顶端丛生白色毛茸及除去茎叶的痕迹。断面较平坦，外部黄白色或淡黄棕色，木心淡黄色"。1977 年版《中国药典》中形状和颜色修订为"根头部稍膨大，有白色绒毛，有的可见鞘状叶柄残基。表面黄棕色或棕褐色"。断面修订为"皮部黄白色或淡黄棕色，木部淡黄色"。

商品质量

【商品规格】产地加工为个子统货和产地片。

【品质论述】药材以根条粗长、坚实、表面黄褐色、根头部具白绒毛者为佳。

【产地】产于河北、山西、河南、内蒙古、辽宁、陕西等地。商品来自野生。

【质量分析】2013 年、2015 年、2019 年全国白头翁专项检验，分别抽验 31 批、50 批和 194 批，不合格率分别为 84%、80% 和 20%，不合格项目是"性状、鉴别，浸出物、检查、含量测定"，不合格的主要原因是朝鲜白头翁、兴安白头翁或委陵菜等掺假或冒充。

2019 年甘省开展的白头翁专项检验，不合格率是 19%，主要原因是掺假漏芦以及甘肃白头翁的混淆使用。

【市场点评】近年，一些商贩利用各地白头翁的质量差异，采用勾兑办法趁机销售白头翁次品和地方习用品种，把东北产地的白头翁（地方品种）掺入河南、河北产区的白头翁饮片中，亦有把次品白头翁饮片掺入合格饮片中，而在白头翁饮片中肆意掺假漏芦是公开的秘密。人为勾兑商品不仅造成新的混乱现象，也增加了检验难度和成本。

新近作者报道（魏锋，2020 年），对全国收集的 45 批白头翁样品的鉴定，结果正品白头翁 5 批、甘肃白头翁 12 批、朝鲜白头翁 11 批、兴安白头翁 8 批、漏芦 4 批和委陵菜 2 批，市场上白头翁的混乱情况非常严重。

特征识别

【性状鉴定】［形状］呈圆锥形或类圆柱形，稍扭曲，根头部稍膨大，残留数层鞘状叶柄基，少有分枝。［大小］长 6~20cm，直径 0.5~2cm。［颜色］黄棕色或黄褐色；根头有白色绒毛。［纹饰］老根的近根头常具纵向凹沟或朽成凹洞，小根具不规则的纵沟；栓皮易脱落，露出黄白色皮部。［质地］

质硬而脆。[断面]多有裂隙；皮部黄白色或黄棕色，木部淡黄色，略显放射状纹理或不明显。[气味]气微，味微苦、涩。图30-1、图30-2。

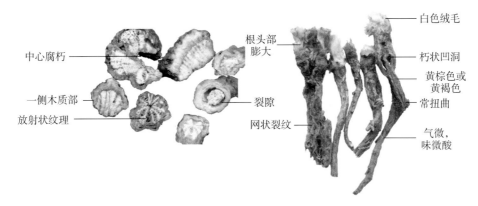

中心腐朽

一侧木质部

放射状纹理

根头部膨大

裂隙

网状裂纹

白色绒毛

朽状凹洞

黄棕色或黄褐色

常扭曲

气微，味微酸

图 30-1 白头翁特征图注

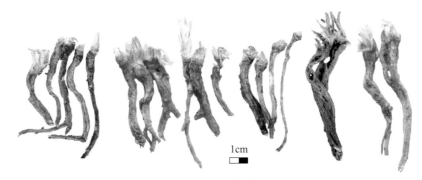

1cm

图 30-2 白头翁药材（河北）

【鉴别歌诀】

根头白毛稍膨大　圆锥形状枯朽洞
外表黄褐或黄棕　网状裂纹或纵沟
质脆易断黄白色　断面裂隙味苦涩

【识别要点】（1）形状：根头常膨大，少数分叉而呈多个根头；有白色绒毛。（2）纹饰：老根的上部分常因腐朽而有纵向凹沟，栓皮脱落处可见网状裂纹的黄色皮部；小根具不规则的纵沟。（3）切面：因根腐朽而木部有的偏于一侧，粗根木部略显放射状纹理，多裂隙，或呈三原型木质部。（4）颜色：表面呈黄棕色或黄褐色。图30-3、图30-4。

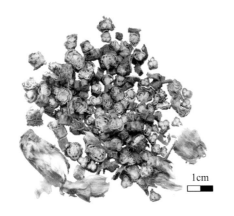

1cm

图 30-3 白头翁（饮片）

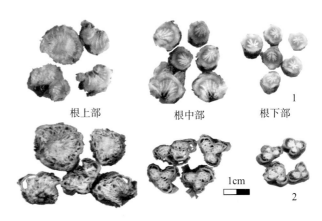

根上部　　根中部　　根下部

1

1cm

2

图 30-4 白头翁不同部位切片
（河北，1.未干燥；2.干燥）

【**性状探微**】白头翁的根一般不分枝，老根因分叉呈多个根头，少数根下部具 1~3 个支根。药材折断面和饮片切面缺失具有鉴别意义的特征描述。

🌿 本草探源

【**混乱品种**】白头翁的混乱由来已久。唐《新修本草》记载 "荆襄之间明女萎，止痢有效，今太常谬以为白头翁是也"。据考证，是以毛茛科铁线莲属（Clematis）植物误作白头翁。清《植物名实图考》记载两种白头翁，分别是虎耳草科植物黄常山 *Dichroa febrifuga* L. 和菊科植物羊耳菊 *Inula cappa*（Buch.-Ham.）DC.。

民国《本草药名实地之考察》记载 "药肆因其根头亦有白毛茸，同呼为白头翁而出售之，是为菊科白头翁之一种"，所说与菊科植物漏芦 *Rhaponticum uniflorum* 相符合；又记载 "北京药市发现一种白头翁，出蔷薇科植物委陵菜之根"，当指蔷薇科植物委陵菜 *Potentilla chinensis* 等近缘品种。历史上的混淆误用品种不少延续至今。

🌿 品种动态

【**品种概述**】国内各地称为 "白头翁" 的有 6 科 16 属 38 种植物，以民间误称误用较多。白头翁属（Pulsatilla Adans.）5 种药用植物中，白头翁、朝鲜白头翁和兴安白头翁存在商品流通。早年，漏芦、甘肃白头翁和委陵菜常误作为白头翁使用，现在是又掺假在白头翁饮片中，甘肃白头翁在商品中亦称白头翁流通。

目前，白头翁的混淆误用和掺假现象较为突出，应予高度重视。

【**混伪品**】（1）漏芦：为菊科植物祁州漏芦 *Rhaponticum uniflorum*（L.）DC. 的干燥根。历史上遗留的误用品种，常在白头翁饮片中掺假销售，检验中发现有 12%~65% 不等的掺假比例，亦直接冒充白头翁，应注意鉴别。

（2）委陵菜：为蔷薇科植物委陵菜 *Potentilla chinensis* Ser. 的干燥全草。历史上曾经的误用品，近年时常发现混淆为白头翁。

（3）禹州漏芦：为菊科植物蓝刺头 *Echinops latifolius* Tausch 或华东蓝刺头 *Echinops grijisii* Hance 的干燥根。过去商品中曾经发现误用。

（4）翻白草：为蔷薇科植物翻白草 *Potentilla discolor* Bge. 的干燥全草。历史上曾经的误用品，近年亦有发现混淆为白头翁。

（5）草玉梅：为毛茛科植物草玉梅 *Anemone rivularis* Buch.-Ham. ex DC. 的干燥根。1995 年版《卫生部药品标准（藏药第一册）》收载，贵州地方习用药材。曾多次发现冒充白头翁使用。

（6）甘肃白头翁：为毛茛科植物大火草 *Anemone tomentosa*（Maxim）Pei. 的干燥根或根茎。甘肃地方习用药材，清代以来甘肃作为白头翁使用。过去市场常误以白头翁销售，现多掺入白头翁饮片中销售。

（7）北白头翁：为毛茛科植物朝鲜白头翁 *Pulsatilla cernua*（Thunb.）Bercht. 或兴安白头翁 *Pulsatilla dahurica*（Fisch.）Spreng. 的干燥根。黑龙江、吉林地方习用药材。市场多以白头翁销售。由于北白头翁与白头翁的分布区域重叠，东北所产的白头翁可能存在混杂情况。

（8）委陵菜根（白头翁）：为蔷薇科植物委陵菜 *Potentilla chinensis* Ser. 的干燥根。贵州地方习用药材。

（9）毛丁白头翁：为菊科植物毛花大丁草 *Gerbera piloselloides*（Linn.）Cass. 的干燥全草。云南彝族地方习用药材。

（10）柔毛委陵菜：为蔷薇科植物柔毛委陵菜 *Potentilla griffithii* Hook. f. 的干燥全草。分布于西南，民间用药。市场多作为翻白草使用，近年发现产地称为白头翁。

（11）欧当归：为伞形科植物欧当归 *Levisticum dofficinalie* Koch 的干燥支根。新近发现将支根切片掺入白头翁饮片中。

🌿 图文辨析

【**性状鉴定**】（1）漏芦：呈不规则圆柱形、小段或厚片。外表面暗棕色、灰褐色或黑褐色，具不规则纵沟及菱形的网状裂隙。根头具灰白色绒毛。体轻而脆。切面多裂隙，皮部灰棕色或棕黑色，木部导管束呈灰黄色，外侧略呈放射状，中心常腐朽而成星状裂隙，呈棕黑色。气特异（具油腻气），味微苦。图 30-5。

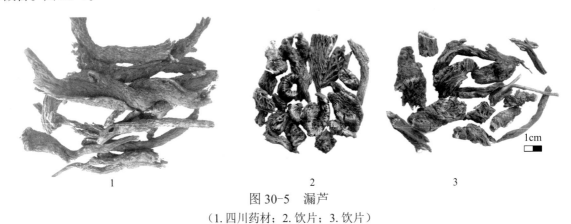

图 30-5　漏芦
（1.四川药材；2.饮片；3.饮片）

（2）委陵菜：呈圆锥形，叶为羽状复叶，具叶柄残基和白色毛绒，外表面暗棕色或棕褐色，有不规则纵裂纹和横裂纹。质硬。皮部呈暗棕色，木部浅黄色，呈车轮状。气弱，味微苦、涩。图 30-6。

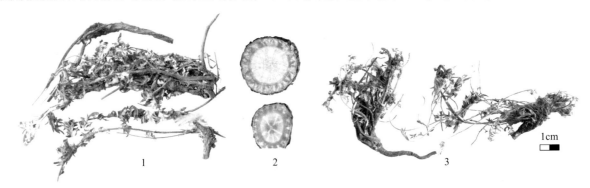

图 30-6　委陵菜
（1、3.药材；2.根横切面放大）

（3）禹州漏芦：呈类圆柱形，稍扭曲。长 10~25cm，直径 0.5~0.5cm。饮片呈段或厚片。外表面黄棕色或灰褐色，具纵皱纹，顶端有纤维状棕色硬毛。质硬，不易折断。断面皮部褐色，木部呈黄黑相间的放射状纹理。气微，味微涩。图 30-7。

（4）翻白草：块根呈纺锤形或圆柱形。外表面黄棕色或暗褐色，有扭曲沟纹。质硬而脆。折断面呈黄白色或浅黄色，具放射状的纹理。单数羽状复叶，小叶 5~9 片，呈长圆形或长椭圆形，上表面暗绿色或灰绿色，下表面密被白色绒毛，边缘有粗锯齿。气微，味甘、微涩。图 30-8。

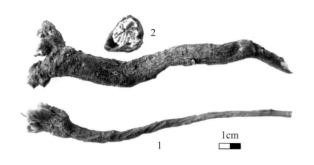

图 30-7　禹州漏芦
（1.药材；2.根断面放大）

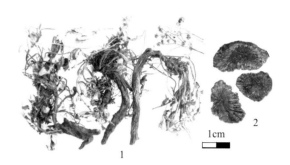

图 30-8　翻白草
（1.全草；2.根切面）

（5）甘肃白头翁：呈长圆柱形或不规则厚片。直径 0.5~2cm。外表面棕褐色或灰褐色，栓皮常呈纵沟，具枯朽的黑色空洞，脱落状。根头有的具数个地上残茎，顶端或节处密生白色绒毛。质硬。折断面成裂片状分离，皮部狭窄，暗棕色，木部导管束多呈"V"字形，略呈放射状排列。气弱，味涩、苦。图 30-9、图 30-10。

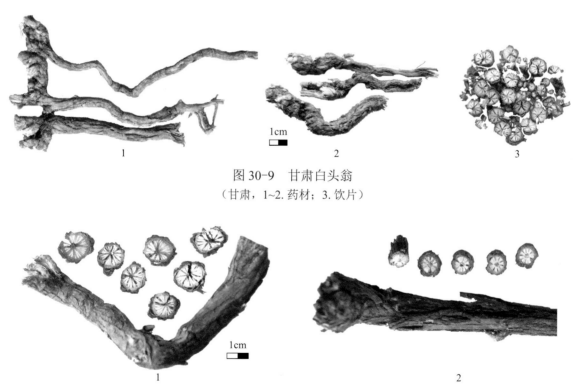

图 30-9　甘肃白头翁
（甘肃，1~2.药材；3.饮片）

图 30-10　甘肃白头翁
（甘肃，1.根及切片；2.根茎及切片）

（6）北白头翁：呈短圆柱形或圆锥形，根头具灰白色绒毛，常有分枝，常弯曲。长 8~10cm，直径 0.3~1cm。外表面棕褐色、灰褐色或黄褐色，具纵沟纹或网状裂纹。皮部黄白色或淡黄棕色，木部淡黄棕色。味微苦涩。图 30-11。

（7）毛丁白头翁：根茎结节状，常被灰白色绒毛，根簇生，外表面灰褐色、灰黄色。叶片灰绿色、灰褐色，被灰白色绒毛。气微，味微苦涩。图30-12。

（8）草玉梅：呈长圆柱形或类圆锥形，稍弯曲或扭曲，常有分支，直径1~3cm。外表面黑褐色或棕褐色，具不规则的裂纹及皱纹；根部略膨大，有残留的叶基、茎痕及灰白色茸毛。质硬脆。断面皮部略呈黄色，木部具放射状纹理。气微，味微苦。图30-13。

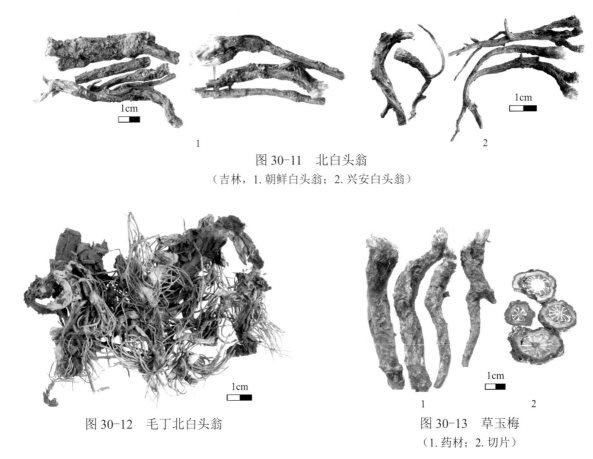

图30-11　北白头翁

（吉林，1.朝鲜白头翁；2.兴安白头翁）

图30-12　毛丁北白头翁

图30-13　草玉梅

（1.药材；2.切片）

【市场速览】在白头翁饮片中掺假漏芦、甘肃白头翁是常有的事，近年也多次发现掺假欧当归等不明植物的根。图30-14。

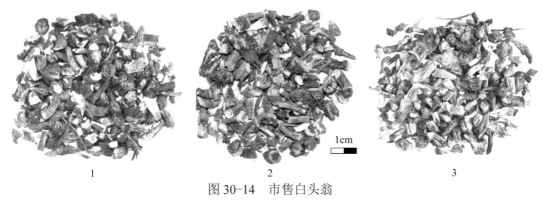

图30-14　市售白头翁

（1.掺甘肃白头翁；2.掺漏芦；3.掺欧当归）

31. 白英 SOLANI LYRATI HERBA

标准沿革

【来源】1977 年版《中国药典》收载白英，为茄科植物白英 *Solanum lyratum* Thunb.。1985 年版及以后《中国药典》未收载。湖南、广西、四川、贵州、北京、山西、河南、广东、甘肃和陕西地方习用药材，甘肃地方标准以白毛藤收载。

【药用部位】1977 年版《中国药典》规定为"干燥全草"。地方标准为"干燥地上部分"。

【采收加工】1977 年版《中国药典》规定为"夏、秋两季采收，洗净，晒干"。地方标准规定"夏、秋两季采收，除去杂质，干燥"。

商品质量

【商品规格】产地加工为统货。

【品质论述】药材以茎叶俱全、色黄绿者为佳。

【产地】产于山东、湖北、湖南、浙江、江苏、江西、四川、广西、贵州等地。商品来自野生。

特征识别

【性状鉴定】［根形状］呈圆柱形，有分枝。［茎形状］呈圆柱形，具叶柄或分枝痕。［叶形状］叶多数破碎，完整叶 3~5 深裂，裂片呈卵形，或不裂。［花序果序］可见二岐聚伞花序或果序。［大小］茎长短不等，直径 0.2~0.6cm。［颜色］根黄棕色；茎灰黄色或黄绿色；叶黄绿色或浅黄色。［纹饰］嫩茎、果序密被或疏被毛；老茎无毛，具细纵向裂纹，并具明显的小疣状突起，栓皮常呈脱落状。［质地］根坚硬，老茎较硬，嫩茎脆。［断面］根纤维性；茎中空。［气味］气微，味微苦、涩。图 31-1 至图 31-3。

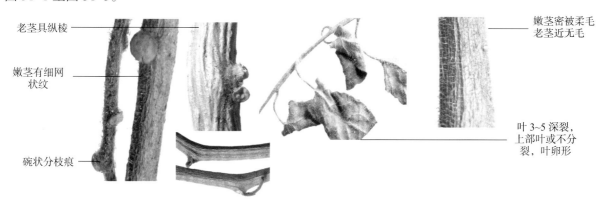

老茎具纵棱

嫩茎有细网状纹

碗状分枝痕

嫩茎密被柔毛老茎近无毛

叶 3~5 深裂，上部叶或不分裂，叶卵形

图 31-1 白英特征图注

【鉴别歌诀】 老茎木化嫩茎脆 表面纵裂或疣粒
叶呈琴形少卵形 茎叶花梗被柔毛

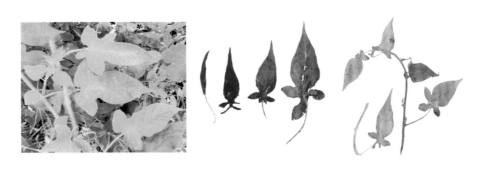

图31-2　白英（安徽采集）

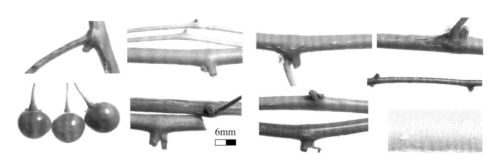

图31-3　白英（山东采集，嫩枝、老枝及果实）

市场流通白英多数没有叶、果实，基本为茎秆。图31-4。

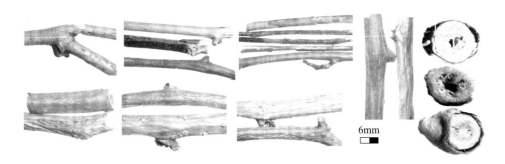

图31-4　白英（山东）

🌿 本草探源

【混乱品种】白英《神农本草经》收载。白英古代有白毛藤、蜀羊泉等称谓，或许是引起后世的混淆误用的原因。至今华东、华南部分地区称白英 Solanum lyratum 为蜀羊泉。唐《本草拾遗》记载的白毛藤，《植物名实图考》称为千年不烂心，已考证茄科植物千年不烂心 Solanum cathayanum。《救荒本草》收载的青杞，《植物名实图考》收录的蜀羊泉，考订为茄科植物青杞 Solanum septemlobum Bunge，至今民间称为白英。

🌿 品种动态

【品种概述】白英为少常用药，有白毛藤之别名，而民间称"白毛藤"的有4科10余种植物，同名异物很多，约3种形成商品，在市场混淆或误用。

【混伪品】（1）蜀羊泉：为茄科植物青杞 *Solanum septemlobum* Bunge 的干燥地上部分。河南、宁夏地方习用药材。少见商品流通。

（2）排风藤：为茄科植物千年不烂心 *Solanum cathayanum* C. Y. Wu et S. C. Huang 的干燥全草。湖北地方习用药材。20 世纪 60 年代曾作白毛藤、白英使用。至今在甘肃、四川等地民间多视为白英（白毛藤），白英常见的混淆品。

（3）寻骨风：为马兜铃科植物绵毛马兜铃 *Aristolochia mollissima* Hance 的干燥全草。20 世纪 60 年代江苏、浙江、上海等地当作"白毛藤"使用。

🌿 图文辨析

【性状鉴定】（1）蜀羊泉：茎呈圆柱形，有细棱，细嫩茎被稀疏短毛，老茎无毛；质脆。完整者叶呈长卵形，多数呈 5~7 深裂，少有 3 裂或不裂，裂片常有浅缺刻，叶基呈楔形，疏被短柔毛。有时残留二歧聚伞花序或果序，浆果近球形。气微，味苦。图 31-5、图 31-6。

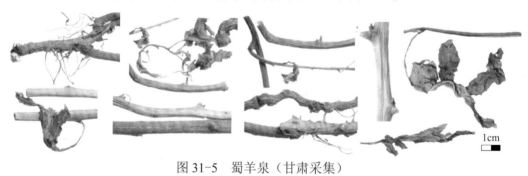

图 31-5　蜀羊泉（甘肃采集）

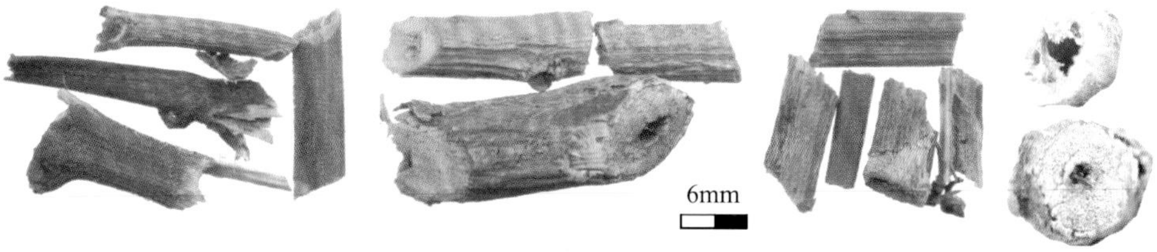

图 31-6　蜀羊泉（四川）

（2）排风藤：性状与白英相近。唯叶形有较明显的差别，完整者叶呈卵形，叶通常全缘，少有 3 裂，叶基心形；叶及茎被长柔毛，老茎近无毛，茎有叶柄和分枝圆形疤痕，纵棱明显。浆果成熟时红色或暗红色。图 31-7、图 31-8。

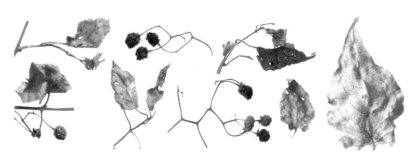

图 31-7　排风藤（甘肃采集）

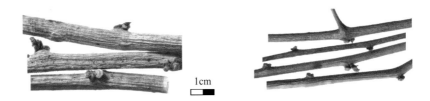

图 31-8　排风藤（甘肃采集，嫩枝及老枝被毛、疤痕）

（3）寻骨风：根茎细长圆柱形，多分枝。表面棕黄色，有纵向纹理；质韧而硬，断面黄白色。茎淡绿色，直径 1~2mm，密被白色绵毛。叶皱缩卷曲，灰绿色或黄绿色，展平后呈卵状心形，先端钝圆或短尖，两面密被白绵毛，全缘。气微香，味苦、辛。图 31-9。

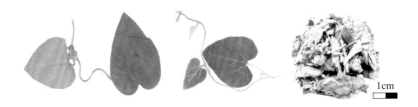

图 31-9　寻骨风

【市场速览】市场流通的白英有排风藤（图 31-10、图 31-13）、白英（图 31-11）。

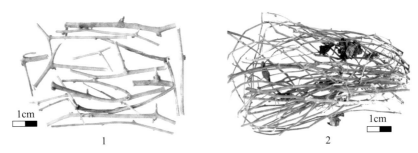

图 31-10　市售白英

（为排风藤，1. 甘肃；2. 安徽）

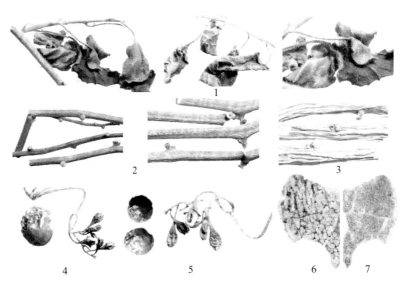

图 31-11　市售白英

（为白英，1. 叶；2. 嫩枝；3. 老枝；4. 果序；5. 果实；6~7. 果皮表面反射光和照射光）

早年市售一种白英（伪品）：茎呈圆柱形，外表面呈灰褐色、浅黄棕色，光滑无毛，具不规则纵裂纹或横向裂纹。无叶、果实。图 31-12。

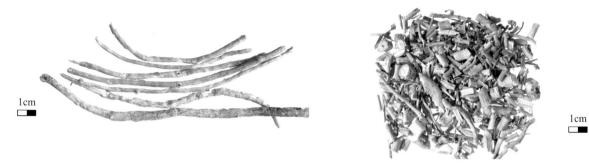

图 31-12　市售白英（伪品）　　　　　　图 31-13　市售白英（为排风藤）

市售全株白英，叶基部为戟形至琴形，3~5 裂。鉴定为白英，图 31-14。

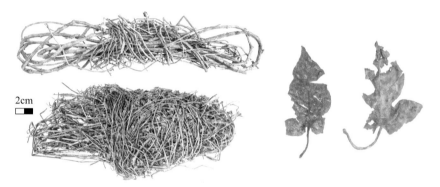

图 31-14　市售白英 (为白英)

🌿 32. 白茅根　IMPERATAE RHIZOMA

🍃 标准沿革

【**来源**】1963 年版《中国药典》收载为禾本科植物白茅 *Imperata cylindrica* Beauv. var. *major*（Nees）C. E. Hubb.。

【**药用部位**】1963 年版《中国药典》规定为"干燥地下根状茎"。1977 年版《中国药典》修订为"干燥根茎"。

【**采收加工**】1963 年版《中国药典》规定为"春、秋二季采挖，除去地上部分及泥土，用水洗净，晒干，揉去须根及膜质叶鞘既得"。1977 年版《中国药典》修订为"春、秋二季采挖，洗净，晒干，除去须根及膜质叶鞘，捆成小把"。

【**性状**】1963 年版《中国药典》描述为"表面乳白色或黄白色。质略脆。断面中心黄白色，并有一小孔，外圈色白，充实或有无数空隙似车轮状，外圈与中心极易剥离"。1977 年版《中国药典》中表面颜色修订为"黄白色或淡黄色"，断面特征修订为"皮部白色，多有裂隙，放射状排列，中柱淡黄色，皮部与中柱易剥离"。2010 年版《中国药典》将之前"无臭"修订为"气微"。

🍃 商品质量

【**商品规格**】产地加工为统货（段）、选货（段）。

【**品质论述**】药材以色白、粗肥、味甜，无须根者为佳。

【**产地**】主产于河北、河南、山东，湖北、安徽、浙江、江苏、四川等地亦产。商品来自野生，河北等地已栽培。

🍃 特征识别

【**性状鉴定**】［形状］细长的圆柱形；节明显，稍突起，有时残留细根或鳞片，有的具芽痕。［大小］长 30~60cm，直径 0.2~0.4cm；节间长 1.5~3cm。［颜色］黄白色、淡黄色或棕黄色，微有光泽。［纹饰］具深浅不等的纵棱纹，或较光滑。［质地］体轻，质略脆。［断面］皮部类白色，有放射状排列的椭圆形气道；中柱类白色或淡黄色，中央髓腔常空心。［气味］气微，味微甜。图 32-1。

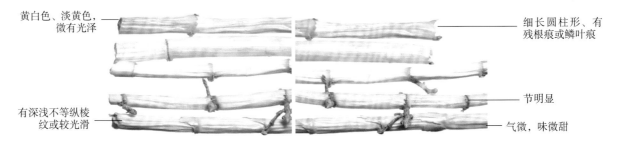

黄白色、淡黄色、微有光泽

有深浅不等纵棱纹或较光滑

细长圆柱形、有残根痕或鳞叶痕

节明显

气微，味微甜

图 32-1　白茅根特征图注

【鉴别歌诀】　　　　　圆柱形状色黄白　　纵纹环节有光泽
　　　　　　　　　　　气道密集放射状　　断面中空味微甜

【识别要点】（1）断面：皮部有10~26个放射状排列的气道（文献多称为裂隙），受生长环境影响，气道有时2~4个散在，甚至没有，中央髓腔常成空心，大小不一。（2）表面：干燥后表面抽缩，形成深浅、疏密不等的纵纹，纵纹数与断面气道相同，气道少的偏于光滑；颜色的深浅与加工和存放时间有关。（3）气味：味微甜。图32-2至图32-3。

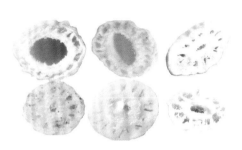 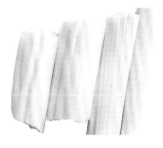

图32-2　白茅根断面特征　　　　　　　　图32-3　白茅根表面特征

【性状探微】白茅根大多数表面因为抽缩而显示深浅不等的纵纹，少数略显平滑；同时，白茅根的中央常为空心，很少为实心。

【显微鉴别】白茅根茎横切面：表皮细胞1列，类长方形、扁圆形，外有较厚的角质层，其间常有锲形或双凹形的含硅细胞。下皮纤维层1~4列，纤维壁厚，木化。皮层由10~20列细胞组成，其间散生叶迹维管束，周围有纤维包围；在皮层中有10~25个类长圆形或近方形的气道，排列较均匀。内皮层细胞内切向壁及径向壁增厚，有的具有小硅质块。中柱鞘细胞1~2列，壁厚，中柱内散生多数外韧型维管束，在木质部中，有1个或2个相邻的大型导管，外有维管束鞘包围，靠近中柱鞘的维管束间纤维发达常连成纤维组织带。中央常成空洞。图32-4至图32-6。

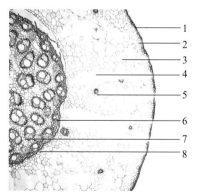 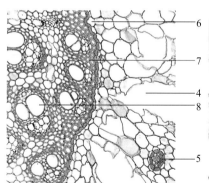 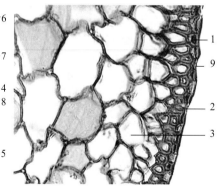

图32-4　白茅根横切面显微特征　　图32-5　白茅根横切面维管　　图32-6　白茅根横切面表皮和
　　　　　　　　　　　　　　　　束显微特征放大图　　　　　　　皮层显微特征放大图

（1.表皮层；2.下皮纤维；3.皮层；4.气道；5.叶迹维管束；6.内皮层；7.中柱鞘细胞；8.中柱维管束；9.硅质块）

🌿 本草探源

【混乱品种】古代记载的白茅根植物形态不清晰，但从产地较广泛、俗名较多分析，来源可能不止一种。《本草纲目》记载"茅有白茅、菅茅、黄茅、香茅、巴茅数种，叶皆相似"，并称"菅茅亦入药，功不及白茅"。有学者考证，菅茅为禾本科植物菅茅 *Themeda villosa*（Poir.）A. Camus。

品种动态

【品种概述】国内各地称为"白茅根"的有禾本科 5 属 10 种植物，约 6 种形成商品，以白草 *Pennisetum centrasiaticum* 为常见，此外，早年市场流通一些未知品种的禾本科植物。

目前，主流商品为正品白茅根，鲜见混淆品或伪品。

【混伪品】（1）灰茅根：为禾本科植物中型狼尾根 *Pennisetum longissimum* S. L. Chen et Y. X. Jin *var. intermedium* S. L. Chen et Y. X. Jin. 的干燥根茎。甘肃地方习用药材，为制剂原料，产地亦称为大茅根，当地称为白茅根。

（2）白草：为禾本科植物白草 *Pennisetum centrasiaticum* Tzvel. 的干燥根茎。是西北、西南和东北地区的优良牧草。也是白茅根常见混淆品种。

（3）红茅根：为禾本科植物红茅根 *Spodiopogon sibiricus* Trin. 的干燥根茎。商品中曾发现冒充白茅根。

（4）伪品：为禾本科多种未知物的干燥根茎。早年在甘肃、四川、陕西等地商品中发现。

图文辨析

【性状鉴定】（1）灰茅根：呈圆柱形，多分枝。直径 2.5~5mm，节间长 0.5~1.6cm。外表黄白色、浅棕黄色，略具光泽，并有纵纹；节部常有须根或鳞片。质硬而脆。断面黄白色，皮部狭窄，有小气道；中柱宽广，中央为髓腔。气微，味淡。图 32-7。

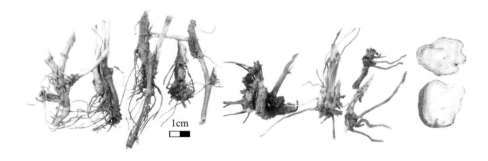

图 32-7　灰茅根（甘肃，药材及根茎断面放大图）

（2）白草：呈圆柱形或扁圆柱形。直径 0.2~0.3cm。外表淡黄色，略带光泽。表面光滑或可见不明显的纵棱纹。节部稍膨大，常有侧芽。质硬而脆。皮部狭窄，无气道；中柱宽广，浅黄白色，中央为髓腔。气微，味淡。图 32-8。

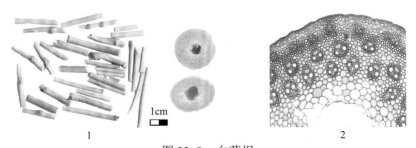

图 32-8　白草根
（1. 药材及切面；2. 横切面显微组织）

（3）市售白茅根（伪品1）：呈圆柱形。直径0.2~0.4cm。外表面淡黄色、淡黄棕色，略带光泽。可见呈棱状突起细密或较粗纵皱纹。节部稍膨大，常有侧芽，残留鳞片及较多的细根。质硬而脆。断面皮部无气道，占断面的1/3；中柱宽广，类白色或淡黄白色；中央为浅黄白色髓。气微，味淡。图32-9。

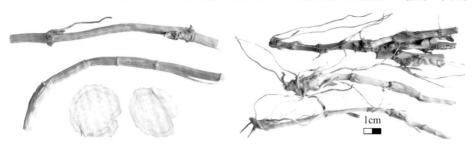

图32-9　市售白茅根（伪品1）

（4）市售白茅根（伪品2）：呈圆柱形。直径0.3~0.5cm，节间长1.5~6.5cm。外表面淡黄棕色，略带光泽。可见细密纵皱纹。节部常有侧芽、残留鳞片及细根；质硬，较难折断。断面皮部无气道，占断面的1/5；中柱淡黄白色，中央为浅黄白色髓，稀为小孔洞。气微，味淡。图32-10。

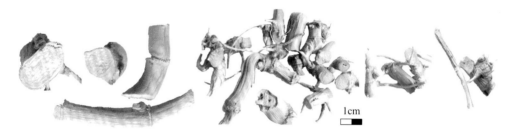

图32-10　市售白茅根（伪品2）

🌱 33. 白扁豆　LABLAB　SEMEN　ALBUM

🌿 标准沿革

【来源】1963 年版《中国药典》收载为豆科植物扁豆 *Dolichos lablab* L.。

【药用部位】1963 年版《中国药典》规定为"干燥成熟种子"。

【采收加工】1963 年版《中国药典》规定为"秋、冬二季采收成熟果实，晒干，取出种子，再晒干"。

【性状】1963 年版《中国药典》描述为"外皮灰白色，有的底部具一深色点，边缘有一条白眉，周边微显黑纹。内有种仁两瓣，黄白色。气微，味甘，嚼之有豆腥气"。1977 年版《中国药典》包括厚度、表面颜色、色斑、种阜和气味较大幅度修订，颜色为"表面淡黄白色或淡黄色"，"味甘"修订为"味淡"，删除了"深色点和黑纹"的描述。1985 年版《中国药典》对种阜的描述为"一侧边缘有隆起的白色半月形种阜"。而 1995 年版《中国药典》再次修订为"一侧边缘有隆起的白色眉状种阜"，将"半月形"修订为更加形象的"眉状"。

🌿 商品质量

【商品规格】产地分为统货和选货（小粒、大粒）规格。

【品质论述】药材以粒大、饱满、色白者为佳。

【产地】主产于辽宁、河北、山西、陕西、河南、安徽、湖北、广西和四川等地，亦从越南、缅甸等国进口。

【市场点评】目前，市场流通的白扁豆存在"鼓突（种子的厚度）""色斑"和"黑眉（眉状种阜的周围褐色线纹）"的性状差异，引起各界的广泛热议。我们收集的云南、四川、江苏、浙江、湖南和安徽产地样品有"黑眉、色斑"，而甘肃、青海、陕西、山西、黑龙江、福建、广东和云南样品没有"黑眉、色斑"。

据报道，早在 20 世纪 60 年代，四川、湖南等地种植的白扁豆中，出现"色斑"和"黑眉"的情况，1963 年版《中国药典》描述中反映了这一情况，其后历版删除此描述。80 年代进口白扁豆，其种子"偏大而较扁"，有报道称属于白扁豆的不同栽培类型，其性状与标准规定存在差异，能否同等药用，尚需要进一步的研究。药材市场认为"黑眉"是传统的药用品种，而没有"黑眉"是替代的药用品种，多供食用，存在较大的争议。图 33-1。

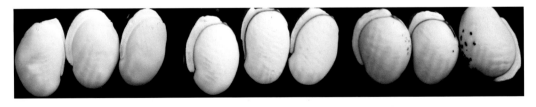

图 33-1　白扁豆（分别是甘肃、陕西和安徽）

作者曾将有"色斑"和"黑眉"白扁豆种植于药园观察，新果夹内出现了没有"色斑"和"黑眉"的种子，白扁豆"色斑"和"黑眉"存在一定的种内变化。

🌿 特征识别

【**性状鉴定**】［形状］呈卵圆形或椭圆形，常鼓突而饱满或稍扁。［大小］长 8~13mm，宽 6~9mm，厚约 7mm。［颜色］淡黄白色或淡黄色；子叶黄白色。［纹饰］平滑，略有光泽，有的具少量深色斑；一侧边缘有隆起的白色眉状种阜，有的周边显黑纹。［质地］质坚硬；种皮薄而脆。［断面］子叶 2，肥厚。［气味］气微，味淡，嚼之有豆腥气。图 33-2。

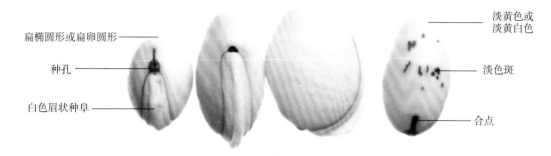

图 33-2　白扁豆特征图注

【**鉴别歌诀**】　　　　　卵圆形状常鼓突　有无色斑显光泽
　　　　　　　　　　　　白色种阜略隆起　黑眉有无色黄白

【**识别要点**】白扁豆以"卵圆形或椭圆形，突起眉状种阜"为特征，大多数具"深色斑"和"黑眉"，国产者"鼓突"饱满程度明显。剥去种阜可见条形凹陷的种脐，一端有黑褐色种孔，另一端有黑色种脊。

【**性状探微**】从国内各产区的白扁豆样品分析，白扁豆的种子存在"鼓突程度""深色斑"和"黑眉"农艺性状的差异，后两种白扁豆种植后，也会出现"深色斑"和"黑眉"有无和深浅的差异性。建议根据实际情况完善形状特征的描述。图 33-3。

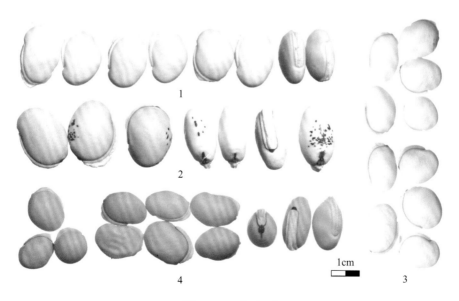

图 33-3　白扁豆
（1.黑龙江；2.四川；3.山西；4.云南）

🌿 本草探源

【混乱品种】白扁豆最早称为扁豆，宋《图茎本草》记载"花有紫、白二色；果实有黑、白两种，入药当用白者"。明《本草纲目》记载"子有黑、白、赤、斑四种，唯豆子粗圆而色白者入药"。古人认识到扁豆的原植物存在品系问题，唯取白色种子药用。

清末《伪药条辩》记载"洋扁豆，颗粒较大，皮瘦色微赤，不堪入药"。民国《增订伪药条辩》注释"惟亳州出着，颗大扁形，名洋扁豆，为不道地"。

🌿 品种动态

【品种概述】国内各地称为"白扁豆"的有豆科6种植物，市场先后发现短豇豆、棉豆等在国内个别地方代用。

目前，市场流通的白扁豆包括国产和进口两种商品，进口白扁豆的种子"偏大而较扁"，多数人依据标准判断为不符合规定。

【混伪品】（1）短豇豆：为豆科植物短豇豆 *Vigna unguiculata* subsp. *cylindrica*（L.）Verdc. 的干燥成熟种子。国内广为栽培，种子有红棕色、棕褐色、黄白色和花色的多种颜色，供食用，又称为黑眉豆、白眉豆。早年山东曾作为白扁豆使用。

（2）棉豆：为豆科植物棉豆 *Phaseolus lunatus* Linn. 的干燥成熟种子。云南、广东、广西、福建、湖南等地广为栽培，种子供食用，称为金甲豆、大白芸豆、雪豆。民间习惯代替白扁豆，市场亦有冒充白扁豆销售。

（3）菜豆：为豆科植物菜豆 *Phaseolus vulgaris* Linn. 的干燥成熟种子。国内广为栽培，种子供食用。民间有代替白扁豆的习惯。市场称为白芸豆、珍珠豆。

（4）荷包豆：为豆科植物荷包豆 *Phaseolus coccineus* Linn. 的干燥成熟种子。北方广为栽培，供食用。成熟种子为深紫色，具有黑色或红色斑，少有为白色。曾在一些地方发现有以色白代替白扁豆的现象。

🌿 图文辨析

【性状鉴定】（1）进口白扁豆：扁椭圆形或扁卵圆形。长10~15mm，宽7~10mm，厚4~5mm。外表面黄白色，略具光泽。一侧边缘有隆起的白色眉状种阜，无深色斑和黑眉。图33-4。

（2）短豇豆：呈圆柱形、椭圆形或稍肾形，较饱满。长8~10mm，宽5~6mm。外表面呈类白色，种阜条状突起，周围呈浅褐色、淡棕色或近无色，种脐呈长圆形的凹陷。图33-5。

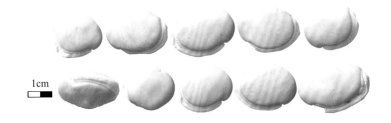

1cm

图33-4　进口白扁豆

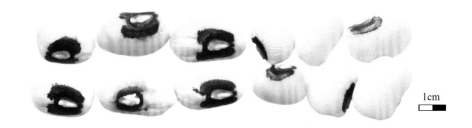

图 33-5　短豇豆

（3）棉豆：呈肾形或近圆状的肾形。长 12~15mm，宽 8~10mm。外表面呈类白色，具光泽，隐见纹理。种脐呈条形突起。图 33-6。

（4）菜豆：呈长椭圆形。长 8~20mm，宽 5~12mm。外表面呈类白色，种脐呈椭圆形外陷。图 33-7。

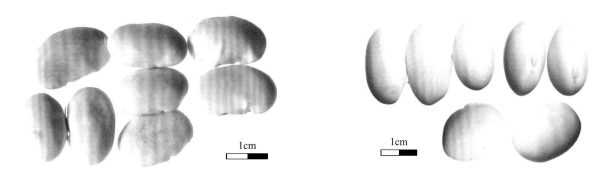

图 33-6　棉豆　　　　　　　　　　　　　　　　图 33-7　菜豆（云南）

【市场速览】收集了粮油农贸市场销售的白扁豆，在豆粒大小，饱满度及色斑方面存在一定的差异（1、2 号较小而饱满，3、4 号较大而扁平，1 号为黑眉，其余为白眉）。图 33-8。

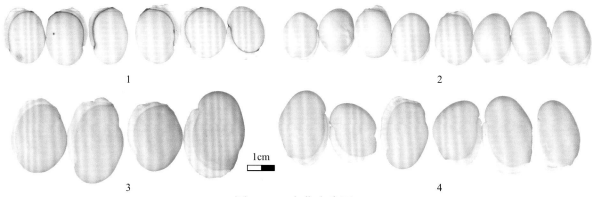

图 33-8　市售白扁豆
（1.江苏；2.四川；3.青海；4.福建）

🌿 34. 白薇　CYNANCHI ATRATI RADIX ET RHIZOMA

🌿 标准沿革

【来源】1963 年版《中国药典》收载为萝藦科植物白薇 *Cynanchum atratum* Bge. 或蔓生白薇 *Cynanchum versicolor* Bge.。

【药用部位】1963 年版《中国药典》规定为"干燥根部"。1977 年版《中国药典》修订为"干燥根及根茎"。

【采收加工】1963 年版《中国药典》规定为"秋季采挖，除去地上茎叶，洗净泥土，晒干即得"。1977 年版《中国药典》修订为"春、秋二季采挖，洗净，干燥"。

【性状】1963 年版《中国药典》描述为"根头呈疙瘩状，上面具有圆形的茎痕，下面簇生多数细长圆柱形的须根，全形略呈马尾状。表面棕黄色。断面黄白色，中央有一黄色木心。无臭，味微苦。"1977 年版《中国药典》修订为"略呈马尾状，多弯曲。根茎粗短，有结节，呈疙瘩状。根断面皮部黄白色，木部黄色"。

🌿 商品质量

【商品规格】产地加工为统货和选货。

【品质论述】药材以根粗、条长、色棕黄者为佳。

【产地】产于辽宁、山东、吉林、黑龙江、河北、河南和安徽等地。商品来自野生和栽培，辽宁、山东等地已有栽培品。

【质量分析】2019 年全国白薇专项检验，抽验 159 批，不合格率为 42%，不合格项目是"性状、鉴别"，主要原因是老瓜头伪品掺假或冒充使用。

【市场点评】2021 年作者网购了 7 个省份的 15 批白薇样品，结果 11 批为老瓜头 *Cynanchum komarovii* Al.。曾报道，国内个别地方误把老瓜头当作徐长卿种植，导致市场存货较大，在非正规的销售渠道，白薇品种的混乱现象依然严峻。

🌿 特征识别

【性状鉴定】［形状］根茎呈团块状或结节状；上面有圆形的残留茎痕，下面及两侧簇生多数细根。［大小］根长 10~25cm，直径 0.1~0.2cm。［颜色］黄棕色或灰棕色。［纹饰］具细纵纹。［质地］质脆，易折断。［断面］皮部黄白色，木部浅黄色。［气味］气微，味微苦。图 34-1、图 34-2。

【鉴别歌诀】　　　　　　根茎团块残茎少　细根簇生马尾样
　　　　　　　　　　　　外表棕黄质地脆　木心细小味稍苦

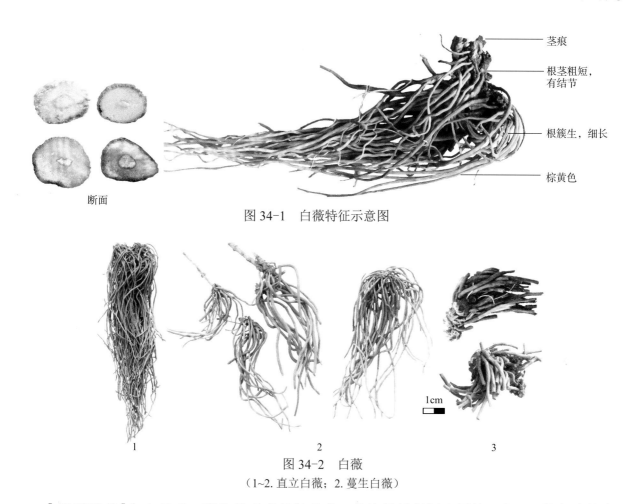

图 34-1　白薇特征示意图

断面

图 34-2　白薇

（1~2. 直立白薇；2. 蔓生白薇）

【识别要点】（1）根茎：野生状态多呈结节状，栽培品呈粗短小团块，有 1 至数条残茎痕。（2）根：根簇生，密集而较长，粗细均匀（无明显主根），尾端分出细毛根。（3）根断面：木心占断面的 1/3~1/4。（4）气味：味微苦。图 34-3。

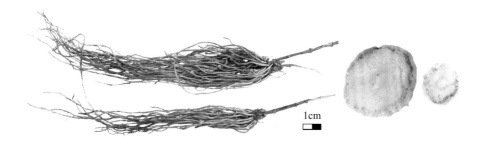

图 34-3　直立白薇（吉林栽培）

🌱 本草探源

【混乱品种】古代白薇常与白前混淆不分，宋《图经本草》记载"白薇生平原川谷，茎叶具青，颇类柳叶，其根黄白色，类牛膝而短小"，所述实为柳叶白前 Cynanchum stauntonii。清《本草崇原》记载"苏州药肆，误以白前为白薇，相沿已久"。清《本草乘雅半偈》记载"根似牛膝而细，长尺许，色黄微白，芳香袭人者，白薇也"，所述似与徐长卿相当。另外，据民国《本草药名实地之考察》记载"查此类白薇之近缘植物甚多，而目前市品之出产区域又广，故其原植物当亦不能单纯"。指出当时的白薇除来自鹅绒藤属（Cynanchum Linn.）植物外，还包括其他科属植物，现代商品白薇的复杂性正是这一历史的延续。

🌱 品种动态

【品种概述】国内各地称为"白薇"的有 4 科 23 种植物，商品中发现萝藦科鹅绒藤属（Cynanchum Linn.）植物 10 种之多，其中白前、老瓜头、竹灵消和徐长卿是白薇常见的混乱品，至今老瓜头、竹灵消流通于商品市场。近年市场发现一种呈棕黑色的白薇，为毛茛科铁线莲属植物的根，尚发现麦冬须根等掺入白薇饮片中的报道。

目前，人工种植白薇（直立白薇）大面积推广，已逐渐成为白薇的主要来源，但白薇的混乱品种仍然流通于市场。

【混伪品】（1）小白薇：为萝藦科植物云南娃儿藤 Tylophora yunnanensis Schltr. 的干燥根及根茎。云南地方习用药材。

（2）兔耳风（毛大丁草）：为菊科植物毛大丁草 Piloselloides hirsuta（Forsskal）C. Jeffrey ex Cufodontis（Gerbera piloselloides（Linn.）Cass.）的干燥全草。贵州地方习用药材。西南民间有称白薇、白眉，商品中发现混淆使用。

（3）竹灵消：为萝藦科植物竹灵消 Cynanchum inamoenum（Maxim.）Lose. 的干燥根及根茎。民间多称为白龙须、老君须药用。甘肃民间亦作为白薇药用，四川又称川白薇。近年市场有商品流通。

（4）紫花合掌消：为萝藦科植物紫花合掌消 Cynanchum amplexicaule（Sieb. et Zucc.）Hemsl. var. castaneum Makino. 的干燥根及根茎。民间入药，称为甜白薇、合掌消草。20 世纪 50 年代黑龙江、江西、湖北等地误以为白薇销售。

（5）老君须：为萝藦科植物七层楼 Tylophora floribunda Miq. 的干燥根及根茎。福建、湖南等地称为白龙须、老君须药用，商品有时称之为毛白薇。

（6）老瓜头：为萝藦科植物老瓜头 Cynanchum komarovii Al. 的干燥根及根茎。为民间药，20 世纪80 年代甘肃、宁夏误以白前采挖销售，近年发现转岗而冒充白薇销售或掺假。有报道，国内个别地方曾误以为徐长卿种植，现时老瓜头的市场流通量较大，与其商品充裕不无相关。

（7）龙须菜：为百合科植物龙须菜 Asparagus schoberioides Kunth 的干燥根茎及根。20 世纪 60 年代河南等地发现的误用品。

（8）萱草根：为百合科植物小萱草 Hemerocallis minor Mill.、金针菜 H. citrina Baroni. 或萱草 H. fulva L. 的干燥根茎及根。20 世纪 70 年代发现的误用品。

（9）宝铎草：为百合科植物宝铎草 Disporum sessile D. Don 的干燥根及根茎。20 世纪 60 年代市场发现冒充白薇。

（10）黑白薇：为毛茛科棉团铁线莲 Clematis hexapetala Pall. 的燥根茎及根。该植物东北有"黑白薇"之称。近年市场发现"黑白薇"冒充白薇销售。

🌿 图文辨析

【性状鉴定】（1）兔耳风（毛大丁草）：叶基生，呈倒卵形或长圆形，全缘，上面呈灰褐色，被疏毛，下面密被白色蛛丝状绵毛。根茎头有白色蛛丝状绵毛。根多数簇生，呈圆柱形，直径约1mm，外表面浅棕色、灰黄色。质脆。气微，味微苦。图34-4。

（2）紫花合掌消：根茎呈结节状的圆柱形。根茎周围簇生极多细根；根呈细圆柱形，直径小于1mm；根外表面黄棕色、暗棕色至浅紫色。质脆。断面皮部色黄白色，木部棕黄色，约占断面的1/5。有特殊羊腥气，味微甜、微苦。图34-5。

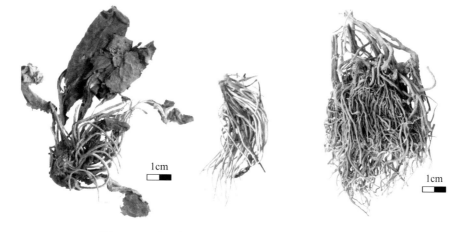

图34-4　兔耳风　　　　　　　　图34-5　紫花合掌消

（3）竹灵消：根茎呈结节状，残留茎痕或可见残茎。根多数丛生于根茎，呈圆柱形，直径约1mm，外表面灰棕色、灰褐色，有极细的须根。根质脆。断面皮部灰棕色，木部黄白色。气微，味微苦。图34-6。

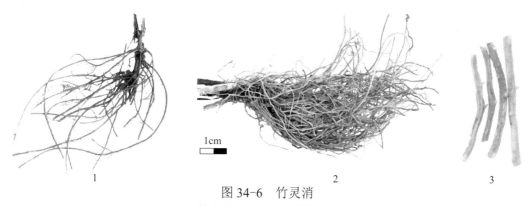

1　　　　　　　　　　　2　　　　　　　　　　3
图34-6　竹灵消
（1.甘肃采集；2.药材；3.根放大）

（4）老瓜头：根茎发达，似团块状，有的延长呈节状；残留数个至十余个地上茎，茎基部多呈浅紫红色，明显呈木质化。主根1~4条，直径0.3~0.6cm；细根簇生，外表面灰黄色或浅棕黄色，直径1~2mm；断面皮部黄白色，木部黄色，约占断面的2/3。气微，味微甜、后微苦。图34-7。

（5）萱草根：根众多簇生于根茎，根干瘪皱缩。长5~10cm，直径0.2~0.5cm。表面灰黄色或灰棕色，具细微的横环纹及纵皱纹，有时残留须根。体轻，质松软。断面多中空而呈裂隙状。气微香，味淡。图34-8。

（6）龙须菜：根茎有多数茎痕或残存茎基，并伏生灰褐色膜质鳞片。须根密集簇生，常弯曲，呈圆柱形或扁缩，直径1~2mm；外表面灰褐色，有时具灰白色绒毛。质空虚软韧。断面中央有小木心。气微，味微苦。图34-9。

（7）老君须：根茎细小。根密集簇生，常弯曲，呈圆柱形，直径1~2mm；外表面黄棕色、浅棕色，多具毛须。质硬。断面中央有小木心。气微，味微苦。图34-10。

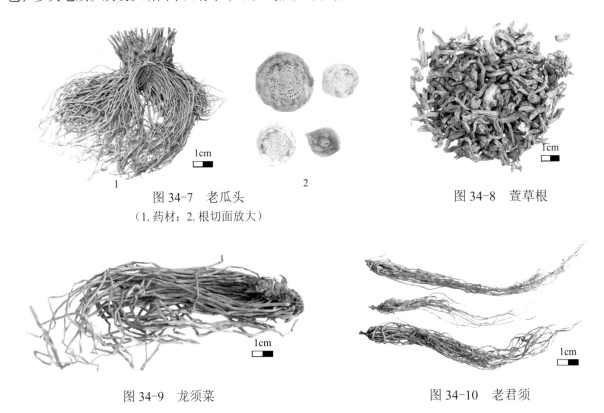

图34-7 老瓜头
（1.药材；2.根切面放大）

图34-8 萱草根

图34-9 龙须菜

图34-10 老君须

（8）黑白薇：根茎呈结节状的圆柱形，残留数个茎痕，残茎外表浅棕色。根簇生，直径0.5~1mm，可见须根痕，外表面呈暗棕色、灰褐色。根质松软。断面皮部浅紫色和暗棕色，木部较小，浅黄白色。气微，味淡或微苦。图34-11。

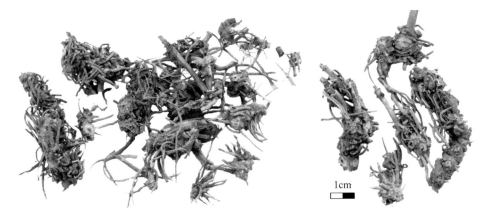

图34-11 黑白薇

【市场速览】白薇药材及饮片中以老瓜头冒充掺假掺伪最为常见，以药材冒充，图34-12（1~2），饮片中掺假老瓜头，图34-12（3、4）；饮片也有掺假徐长卿，图34-12（5）；还有掺假竹灵消，图34-12（6）。

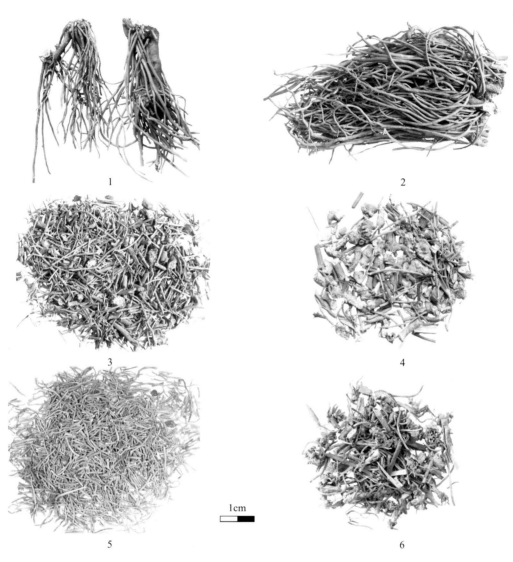

图 34-12　市售白薇
（1~2. 网购；3~6. 市售）

35. 半夏 PINELLIAE RHIZOMA

标准沿革

【来源】1953 年版《中国药典》收载为天南星科植物半夏 *Pinellia ternata* Breitenbach.。1963 年版《中国药典》中半夏拉丁学名修订为 *Pinellia ternata*（Thunb.）Breit.。

【药用部位】1953 年版《中国药典》规定为 "磨去栓皮干燥块茎"。1963 年版《中国药典》修订为 "干燥块茎"。

【采收加工】1963 年版《中国药典》规定为 "夏、秋二季均可采挖。洗净泥土，除去灰黄色外皮及须根，晒干既得"。1977 年版《中国药典》对文字进行了修改。

【性状】1953 年版《中国药典》描述为 "显扁球形、扁椭圆形、长椭圆形或圆锥形。外显类白色。断面有时在接近芽的地方显淡黄棕色。无臭，味淡，带粘液性，后辛"。1963 年版《中国药典》修订为 "呈类圆球形或扁圆球形，亦有作偏斜状。表面白色或淡黄色。纵剖面肾脏形，质老或干燥过程不适宜者呈灰白色或显黄色纹。无臭，味辛辣，嚼之发粘，麻舌而刺喉"。1977 年版《中国药典》删除了 "纵剖面……" 和 "嚼之发粘" 的描述，形状再次修订了为 "呈类球形，有的稍偏斜"。

商品质量

【商品规格】产地加工为统货和选货（过筛货，分一、二、三和四等级）。

【品质论述】药材以个大、皮净、色白、质坚实、粉性足者为佳。

【产地】主产于甘肃、贵州、湖北，山东、安徽、江苏、重庆、四川、山西等地亦产。商品主要来自栽培，亦有野生品。

【质量分析】2013 年、2015 年全国半夏专项检验，分别抽验 126 批和 124 批，不合格率分别为 72% 和 50%，不合格项目是 "性状、薄层鉴别、水分、含量测定"，不合格的主要原因是掺有水半夏或水半夏冒充。

【市场点评】近年，栽培半夏变异较大，呈椭圆形、不规则的扁球形，甚至分叉，有的具 1~3 个小芽，表面常有细小疣状突起。市场上品相好的供应出口，品相差的多内销，多数好药材走外销是行业内一个不争的事实，值得深思。半夏种苗、品系和连做是影响其产量和质量的重要因素，应予高度重视。

过去半夏常用硫黄熏制增白，现时生产中少用或不用，而加入焦亚硫酸钠会有相近效果，小作坊有用煤床土法干燥，这些都会带来二氧化硫残留，应该进一步规范生产加工技术规程。

特征识别

【性状鉴定】（1）野生半夏：[形状] 呈类球形或扁球形，呈偏斜状；顶端有凹陷的茎痕，下面钝圆。[大小] 直径 0.7~1.5cm。[颜色] 类白色、黄白色或浅黄色，[纹饰] 茎痕周围密布麻点状须根痕。[质地] 质坚实，致密。[断面] 洁白，富粉性。[气味] 气微，味辛辣、麻舌而刺喉。图 35-1。

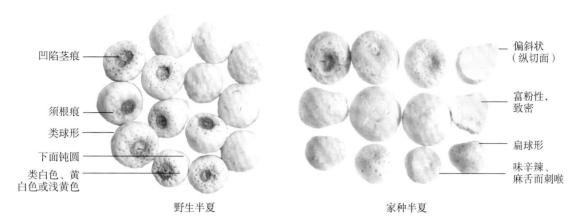

图 35-1　半夏特征图注

（2）栽培半夏：呈类球形、扁圆球形、类椭圆形或不规则的扁球形，有的具 1~3 个侧芽，有的表面具细小疣状物。图 35-1、图 35-2。

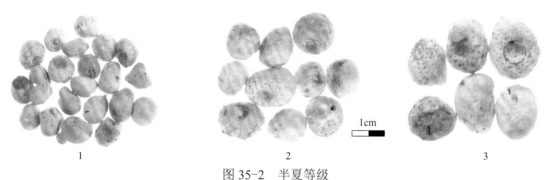

图 35-2　半夏等级

（甘肃栽培，1. 为 6~10mm；2. 为 10~16mm；3. 为 16~20mm）

（3）炮制品：各地清半夏、姜半夏和法半夏炮制工艺不尽相同，性状差异明显。图 35-3、图 35-4。

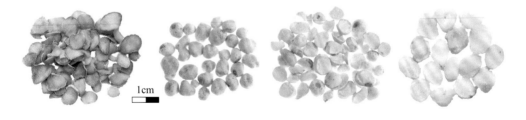

图 35-3　清半夏炮制品

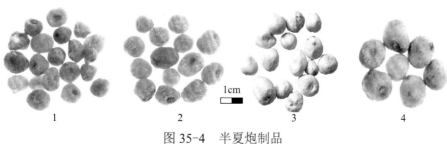

图 35-4　半夏炮制品

（1~2. 姜半夏；3~4. 法半夏）

【鉴别歌诀】　　　　类球形状有偏斜　类白黄白粉性强

肚脐凹陷有麻点　味辛麻舌又刺喉

【识别要点】明《本草原始》记载"背面有脐，并须眼，圆白"，正是半夏的识别特征。（1）形状：半夏块茎上端的茎痕中心与下端的外突点不在同一轴线上，整体呈"东倒西歪"的稍偏斜状，切成饮片还是看到偏斜部分，这是半夏的重要特征。（2）纹饰：须根痕（棕眼、麻点）分布在茎痕（肚脐）的周围。

【性状探微】野生品呈类球形，极少数呈扁圆球形，形状特征突出而稳定。栽培半夏的形状变异较明显，很容易引起质疑或误判，后者已经成为商品的主要来源，有必要开展研究，以允许适度变异的形状。图 35-3、图 35-5。

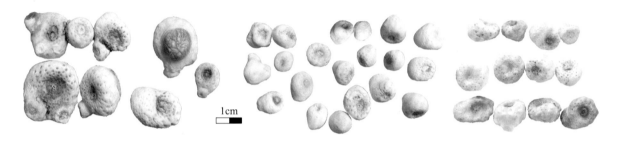

图 35-5　半夏（3 批不同产地变异形状）

🌿 本草探源

【混乱品种】《雷公炮炙论》记载"凡使，勿误用白傍莪子，真似半夏，只是嚼着微酸，不入药用"。宋《本草图经》记载"又由跋绝类半夏，而苗高近一二尺许，根如鸡卵大，多生林下，或云即虎掌之小者，足以相乱"。清《植物名实图考长编》记载"今江西有一种小南星……，不能代半夏用也"。可见，古代半夏的混乱品种来自天南星属（Arisaema Mart.）多种植物。

🌿 品种动态

【品种概述】国内各地称为"半夏"的有 3 科 17 种植物，仅天南星科有 3 属 15 种植物，多属于民间的称谓或误用。在商品中发现 9 种混乱品，尤以水半夏冒充和混淆时间最长，近年虎掌南星也加入冒充、掺假行列。

目前，主流商品为正品半夏，水半夏、虎掌南星加工的半夏炮制品时有发生。

【混伪品】（1）白附子：为天南星科植物独角莲 *Typhonium giganteum* Engl. 的干燥块茎。市场常发现其切片后掺入半夏。

（2）水半夏：为天南星科植物鞭檐犁头尖 *Typhonium flagelliforme*（Lodd.）Blume 的干燥块茎。1977 年版《中国药典》以水半夏收载。广西、四川原地方习用药材。20 世纪 60 年代广西开始引种成功后，在国内广泛流通，常误作半夏使用。

（3）虎掌南星：为天南星科植物掌叶半夏 *Pinellia pedatisecta* Schott. 的干燥块茎。主产于河北、河南、山东和安徽等。山东、江苏、湖北、河南和上海地方习用药材，上海以禹南星（天南星）收载，河南以天南星（虎掌南星）收载。《卫生部药品标准（中药成方制剂第四册）》以掌叶半夏收载。

近年，市场发现未长出侧芽的小块茎（直径小于1.5cm）或夏播秋收的块茎冒充半夏；大块茎（直径大于1.5cm）冒充天南星。

（4）天南星类：为天南星科天南星属（Arisaema Mart.）植物的幼小块茎直接冒充半夏，也有加工炮制后冒充姜半夏、清半夏。

（5）紫茉莉：为紫茉莉科植物紫茉莉 *Mirabilis jalapa* L. 的干燥根。20世纪90年代末曾发现将其横切成饮片掺入清半夏饮片中。

🌿 图文辨析

【**性状鉴定**】（1）水半夏：呈椭圆形、圆锥形或倒卵形，或近圆形、椭圆形、卵圆形厚片。直径0.5~1.5cm，高0.8~3cm。外表面类白色、黄白色或灰黄色，顶端有不凹陷的茎痕，常偏于一侧，几乎整个表面隐见散生的点状根痕。断面白色，粉性。气微，味辛辣，麻舌而刺喉。图35-6。

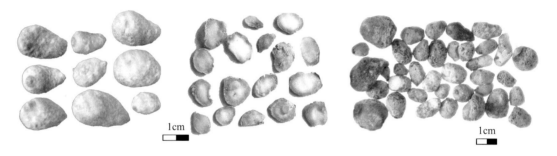

图35-6　水半夏（药材及饮片）

（2）白附子：呈椭圆形、卵圆形或椭圆形、卵圆形厚片。直径1~3cm，长2~5cm。外表面类白色或淡黄色，顶端有微凹陷的茎痕，全体约见环纹和点状须根痕。断面白色，粉性。气微，味淡，麻舌而刺喉。图35-7。

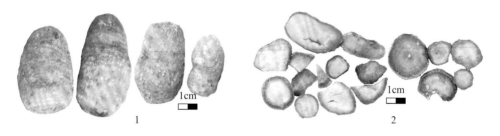

图35-7　白附子
（1. 药材；2. 饮片）

（3）虎掌南星：呈扁球形，茎痕位于中央而呈对称状，平放时"四平八稳"，周围附着小块茎（春播秋收），或没有附着的小块茎（夏播秋收）。直径0.5~2.5cm。茎痕周围有麻点状须根痕，有残存皱缩的淡黄棕色外表皮。质较坚硬。断面白色，粉质。气微，味麻舌。图35-8。

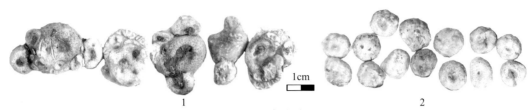

图 35-8　虎掌南星

（河南，1. 春播秋收；2. 夏播秋收）

【市场速览】市场多次发现以水半夏、虎掌南星或天南星类加工冒充姜半夏、清半夏炮制品。图 35-9、图 35-10。

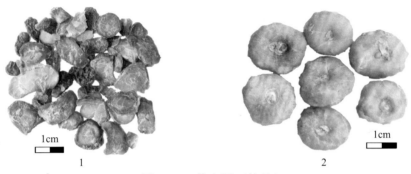

图 35-9　姜半夏（伪品）

（1. 天南星类炮制品；2. 虎掌南星炮制品）

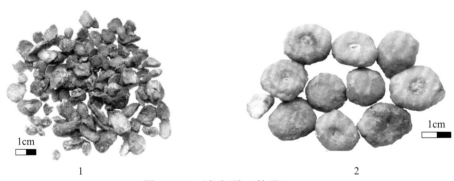

图 35-10　清半夏（伪品）

（1. 水半夏炮制品；2. 虎掌南星炮制品）

【显微鉴定】半夏淀粉粒甚多，单粒类圆形、半圆形或圆多角形，脐点裂缝状、人字状或星状；复粒由 2~6 分粒组成。草酸钙针束较多。导管主为螺纹导管。图 35-11。

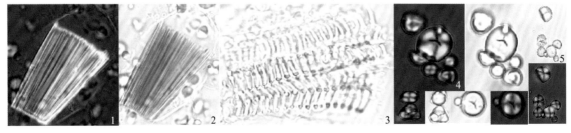

图 35-11　半夏显微特征图

（1 偏光下针晶束；2. 针晶束；3. 导管；4. 偏光下淀粉粒；5. 淀粉粒）

水半夏淀粉粒甚多，单粒类圆形、半圆形或圆多角形，脐点裂缝状、人字状或星状；复粒由2~6分粒组成。草酸钙针晶束多见，常呈交错排列。导管主为螺纹导管和网纹导管。图35-12。

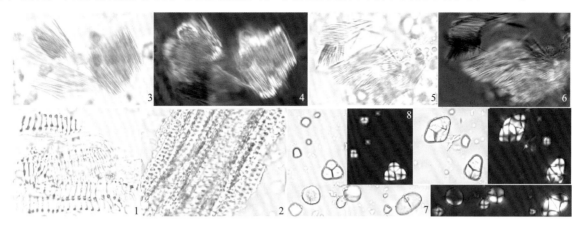

图35-12　水半夏显微特征图
（1、2.导管；3、5.针晶束；4、6.偏光下针晶束；7.淀粉粒；8.偏光下淀粉粒）

【**附件**】甘肃是半夏道地产区，种植面积2万余亩，已形成标准化种植、加工和炮制技术。图35-13。

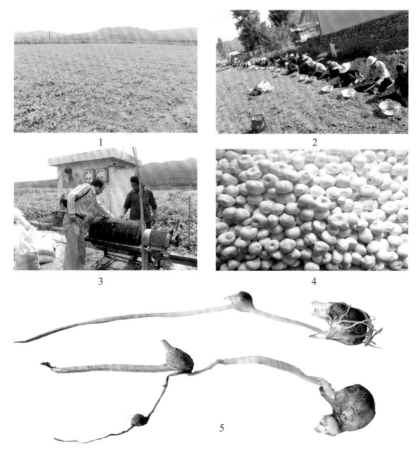

图35-13　半夏种植加工（甘肃）
（1.GAP基地；2.采收；3.加工；4.成品；5.半夏珠芽及块茎）

36. 冬葵果 MALVAE FRUCTUS

标准沿革

【来源】1977 年版《中国药典》以蒙药材收载冬葵果，1993 年版《维吾尔族药材标准》收载冬葵子，1979 年版《藏药标准》收载冬葵果，上述原植物均为锦葵科植物冬葵 *Malva verticillata* Linn.。

1977 年版《中国药典》收载的苘麻子（冬葵子）为锦葵科植物苘麻 *Abutilon theophrasti* Medicus，1990 年版《中国药典》删除了冬葵子副名。

【药用部位】1977 年版《中国药典》中规定为"干燥成熟果实。"1979 年版《藏药标准》规定为"干燥带宿花萼的成熟果实"。1993 年版《维吾尔族药材标准》中冬葵子规定为"干燥成熟种子"。

【采收加工】冬葵果规定为"夏、秋二季果实成熟时采收，除去杂质，阴干"。冬葵子规定"秋季果实成熟时割取果序，晒干，打下种子，除去杂质"。

【性状】1977 年版《中国药典》中冬葵果描述为"呈扁球状盘形，外被膜质宿萼，宿萼钟状，先端 5 齿裂"。1985 年版《中国药典》增加"分果呈类圆形直径 1.4~2.5mm"的描述。

商品质量

【商品规格】产地加工为统货。

【品质论述】冬葵果药材以完整、色黄绿者为佳。

【产地】冬葵果主产于四川、云南、青海、河南等地。商品来自野生。

【市场点评】两汉南北朝时期，既作蔬菜食用又作为药用的冬葵（子），《中国植物志》记载为冬葵 *Malva crispa* L.。《中国药典》收载的冬葵 *Malva verticillata* L. 在《中国植物志》的中文名是野葵，该品种国内广布，历史上早已演化为冬葵子药用。

《中药志》（1959 年）依据当时情况，将苘麻 *Abutilon theophrasti* Medicus 的种子以冬葵子收录，受此影响，1977 年版《中国药典》收载苘麻子时，将冬葵子作为副名收载，承认了苘麻子又是冬葵子的双重性，表明两个药名系指同一药材，由此混淆情况遍及全国，至今未能消除影响，1990 年版《中国药典》删除了冬葵子副名。目前，中药冬葵子没有准确的来源规定，实际应用中多为苘麻 *Abutilon theophrasti*，亦有冬葵 *Malva verticillata*，甚至同一单位前后进货都不一样。无论是本草记载，还是现行标准，苘麻显然不能视为冬葵子，中药冬葵子的基原值得关注，可在地方标准层面优先解决。

特征识别

【性状鉴定】（1）冬葵果（*Malva verticillata*）：［形状］呈扁平的圆盘状，残留宿萼；分果（9）10~11（12）个，分果圆肾形，较扁。［大小］直径 4~7mm。［颜色］黄白色或浅棕黄色。［纹饰］分果背面较平滑，两侧面有放射状纹理，有时纹理延伸到背面。［质地］质稍硬。［气味］气微，味淡、微涩。图 36-1。

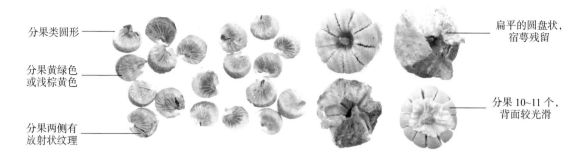

分果类圆形 ——

分果黄绿色
或浅棕黄色

分果两侧有
放射状纹理

扁平的圆盘状，
宿萼残留

分果 10~11 个，
背面较光滑

图 36-1　冬葵果特征图注

（2）冬葵子（*Malva verticillata*）：［形状］呈圆肾形。［大小］直径 1~2mm。［颜色］棕褐色或紫褐色。［纹饰］表面光滑，或残留灰白色膜质；种脐稍凹陷。图 36-2。

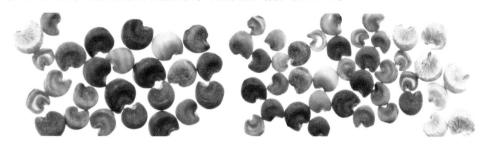

图 36-2　冬葵子（甘肃采集）

【鉴别歌诀】　　　　冬葵果　圆盘形状色棕黄　侧面网纹背面光
　　　　　　　　　　　冬葵子　圆肾形状黑褐色　种脐凹陷气味淡

【识别要点】（1）果实：由 10~11 个分果组成，有时 9 或 12 个，分果呈圆肾形，背面通常平滑，两侧面有放射状纹理，有时延伸到背面；分果的个数和形状在同属植物的具重要的鉴别意义。（2）种子：呈圆肾形，表面棕褐色或黑褐色，光滑；同属植物的种子之间差别较小。

【性状探微】冬葵果（*Malva verticillata*）经过采收加工，宿萼很容易脱落而除去，商品中一般难以见到具 5 裂片完整的钟状宿萼和苞片，多数呈残留宿萼，有的带果柄。图 36-3。

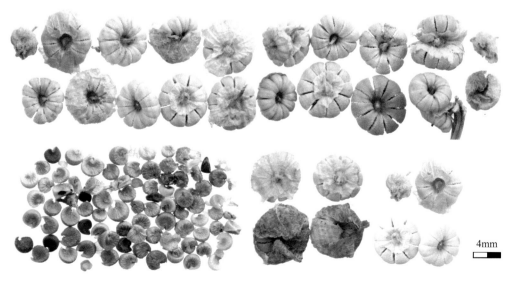

4mm

图 36-3　冬葵果（甘肃商品）

🌿 本草探源

【混乱品种】古代记载的冬葵子包括锦葵科等多种科属的植物。明《本草汇言》记载"今葵种类亦多，入药者只宜蜀葵"。清《医学衷中参西录》也以蜀葵为冬葵子。明《本经乘雅半偈》记载"今市肆一种充冬葵者，色深黑，形如橘核"，所述与苘麻 *Abutilon theophrastii* Medic. 的种子相符，明确为非正品冬葵子，该品种作为冬葵子的混乱品种延续至今。

【掺伪做假】清《医学衷中参西录》尚记载当时以向日葵充当冬葵子为使用。

🌿 品种动态

【品种概述】国内各地称为"冬葵果、冬葵子"的有 3 科 9 种植物之多，均有商品流通。冬葵果主要为冬葵 *Malva verticillata*，尚有同属其他植物。冬葵子的来源较为复杂，以冬葵 *Malva verticillata* 和苘麻 *Abutilon theophrastii* 为主，两种长期混淆使用；近年发现来自锦葵科木槿属（Hibiscus Linn.）的"冬葵子"。

【混伪品】（1）苘麻子：为锦葵科植物苘麻 *Abutilon theophrasti* Medicus 的干燥成熟种子。产于山东、河南、河北等地。本草以苘实为名记载，国内普遍称为"冬葵子"生产、销售和使用。

（2）圆叶锦葵：为锦葵科植物圆叶锦葵 *Malva rotundifolia* L. 的干燥成熟果实或种子。近年市场发现的冬葵果、冬葵子混淆品。

（3）冬葵（冬寒菜）：为锦葵科植物冬葵 *Malva crispa* Linn. 的干燥成熟果实或种子。近年江苏、山东、湖南等地以蔬菜（冬寒菜）栽培，也以冬葵子（果）为名流入市场。

（4）锦葵：为锦葵科植物锦葵 *Malva sinensis* Cavan. 的干燥成熟果实或种子。西南地区的民族药冬葵果常为锦葵子。商品市场也发现以冬葵果、冬葵子为名混淆使用。

（5）望江南子：为豆科植物望江 *Cassia occidentalis* Linne 的干燥成熟种子。早年市场曾经发现冒充冬葵子。

（6）补骨脂：为豆科植物补骨脂 *Psoralea corylifolia* L. 的干燥成熟果实。早年市场发现误以为冬葵子，现时个别地方仍然存在误用现象。

（7）曼陀罗子：为茄科植物曼陀罗 *Darura stramonium* L. 的干燥成熟种子。早年市场发现误以为冬葵子使用。

（8）黄芪子：为豆科黄芪属（Astragalus Linn.）植物的干燥成熟种子。近年市场发现冒充冬葵子。

（9）天葵子：为毛茛科植物天葵 *Semiaquilegia adoxoides*（DC.）Makino 的干燥块根。早年市场发现误以为冬葵子使用，系名称相似引起的混乱。

🌿 图文辨析

【性状鉴定】（1）苘麻子：略呈三角状或卵状肾形，较扁平，两端不等长，一端较长而尖。长 3~6mm，宽 2.5~4.5mm，厚 1~2mm。外表面灰黑色或灰褐色，有不明显的稀疏短毛。凹陷处有线形的种脐，伸向细长的一端，种仁乳白色或黄白色。气微，味淡。图 36-4。

（2）圆叶锦葵：果实扁平的圆盘状，分果爿（10）13~15 个。直径 5~6mm，厚约 4mm。背面较平滑，侧面的靠外侧有放射状纹理，有时纹理延伸到背面。种子圆肾形，直径约 1.5mm。外表面紫褐色，平滑，或残留灰白色膜质，种脐处呈半圆形的凹陷。气微，味淡。图 36-5。

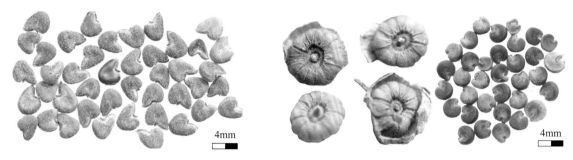

图 36-4　苘麻子　　　　　　　　　　图 36-5　圆叶锦葵（甘肃采集果实及种子）

（3）冬葵（冬寒菜）：果实扁球形，分果爿常 11 个。直径 6~8mm。背面的中央有一条不明显的棱，整个侧面有放射状纹理，有时纹理延伸到背面。种子圆肾形，直径 1~2mm，外表面棕褐色，种脐处呈半圆形的凹陷。图 36-6。

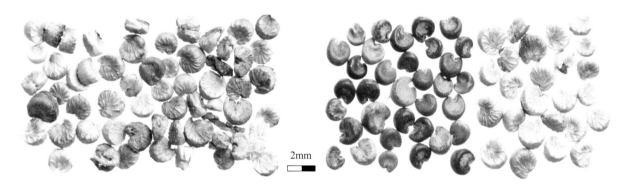

图 36-6　冬葵（冬寒菜，市售冬葵子）

（4）锦葵：果实扁平的圆盘状，分果爿 9~11 个。直径 5~7mm。厚约 4mm。背面有网状纹理，两侧面的外侧具呈明显的凹陷环，内有放射状纹理，内侧无明显纹理。种子圆肾形，直径 1~2mm，外表面紫褐色或棕褐色，具细密的波浪状纹理，种脐处呈半圆形的凹陷。气微，味淡。图 36-7。

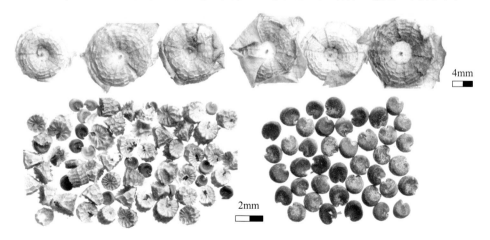

图 36-7　锦葵果及种子

（5）望江南：略呈扁平的卵圆形，光滑，一面具类圆形或长圆环纹，外侧略显放射状纹理。外表面淡黄棕色或浅紫棕色，一端尖有点状种脐。种皮坚硬。种仁灰黄色。有豆腥气，味苦。图 36-8。

（6）补骨脂：呈扁圆状肾形。外表面黑棕色或棕褐色，具微细网纹，凹侧处有果柄痕。质较硬脆，果皮与种子不易分离。子叶两枚，肥厚，黄白色。气微香，味辛、微苦。图36-9。

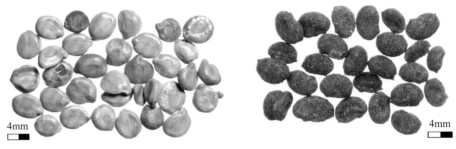

图36-8　望江南　　　　　　　　　　　图36-9　补骨脂

（7）黄芪属种子：来源不详。呈扁肾形，种脐处呈浅凹陷，直径2~3mm。外表面紫褐色或黄褐色，具深色斑纹。图36-10。

（8）曼陀罗子：呈卵圆形，稍扁，长约4mm。外表面黑褐色，稍显粗糙。图36-11。

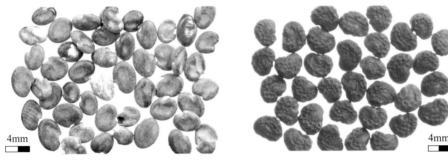

图36-10　黄芪属种子　　　　　　　　图36-11　曼陀罗子

（9）市售冬葵子：性状与苘麻子相似，而呈明显的多面体。图36-12。

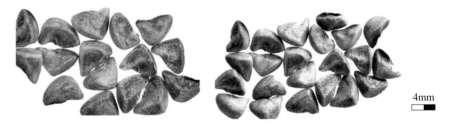

图36-12　市售冬葵子（疑似木槿属植物种子）

37. 地骨皮　LYCII CORTEX

标准沿革

【来源】1963 年版《中国药典》收载为茄科植物枸杞 *Lycium chinense* Mill.。1977 年版《中国药典》增加了宁夏枸杞 *Lycium barbarum* L.。

【药用部位】1963 年版《中国药典》规定为"干燥根皮"。

【采收加工】1963 年版《中国药典》规定为"春初或秋后采挖根部，洗净泥土，剥下根皮，晒干既得"。1977 年版《中国药典》修订为"洗净，剥取根皮，晒干"。

【性状】1963 年版《中国药典》描述为"短小的筒状或槽状卷片。外表面灰黄色或棕黄色，粗糙，有错杂的纵裂纹，易剥落。内表面黄白色。臭微，味微甘"。1977 年版《中国药典》修订为"呈筒状或槽状。有不规则的纵裂纹，易成鳞片状剥落。内表面黄白色至灰黄色。气微，味微甘而后苦"。

商品质量

【商品规格】产地加工为统货（野生和家种）；一些产区亦采用选货规格。

【品质论述】药材以块大、肉厚、内白外黄，无木心者为佳。

【产地】主产于甘肃、山西、宁夏、陕西、河北、河南等地。商品来自野生，宁夏、甘肃等地亦有栽培商品。

【质量分析】2015 年和 2019 年全国地骨皮专项检验，分别抽验 136 批和 387 批，不合格率分别为 45% 和 26%，不合格项目是"总灰分、性状"，不合格的主要原因是未去木心、总灰分超标和部分掺假。

【市场点评】地骨皮的总灰分难以达标，成为困扰行业的棘手问题，背后的原因值得研究。地骨皮的产地加工是"洗净，剥取根皮，晒干"的要求，就是洗净在先，剥取根皮在后。调查发现，一些产地采挖后未清洗，就地剥取根皮，企业收购后进行水洗、挑选等初加工，即便采用鼓泡喷射清洗机反复水洗，甚至高压水枪处理，其总灰分也难于达标，过度的清洗也会出现浸出物含量降低、药材断面色泽、质地等方面改变的情况（图 37-1）。地骨皮有粗厚的栓皮，杂质不容易除去也是总灰分常不达标原因。

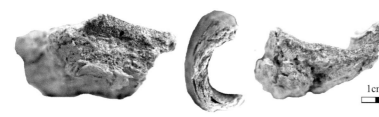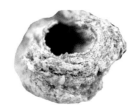

图 37-1　地骨皮（水洗 3~6 遍断面）

在大宗商品药材中，地骨皮是为数不多的依赖野生资源的药材，长期采挖导致野生资源濒临枯竭，如何保护和利用现有资源，需要重点研究加以解决。

🌿 特征识别

【**性状鉴定**】[形状] 呈筒状或槽状。[大小] 长 3~10cm，宽 0.5~1.5cm，厚 0.1~0.3cm。[颜色] 外表面灰黄色至棕黄色；内表面黄白色至灰黄色。[纹饰] 外表面粗糙，有不规则纵裂纹，易成鳞片状剥落；内表面有细纵纹。[质地] 体轻，质脆，易折断。[断面] 外层黄棕色，内层灰白色。[气味] 气微，味微甘、后稍苦或微苦、涩。图 37-2 至图 37-4。

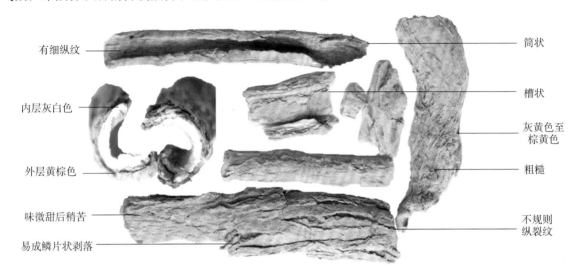

图 37-2　地骨皮特征图注

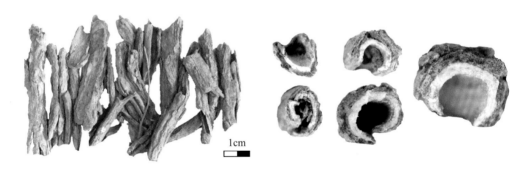

图 37-3　地骨皮（甘肃，野生枸杞及断面）

【**鉴别歌诀**】　　　　　筒状槽状色棕黄　　外皮粗糙鳞片样
　　　　　　　　　　　　　断面外黄内白色　　质脆味甘后微苦

【**识别要点**】行业内的鉴别口诀是"槽皮里白无香气"。（1）栓皮：外皮有不规则纵裂纹，老根栓皮粗糙而较厚，易成鳞片状剥落。（2）断面：外层为黄棕色，内层为灰白色，由于清洗加工不当的次品断面呈灰棕色。（3）气味：野生枸杞根皮微甜后稍苦，也有微苦，宁夏枸杞根皮味微苦，多数具咸味。

【**性状探微**】野生枸杞根皮与宁夏枸杞根皮在断面、气味方面稍有差异，无论是采集的样品，还是市售品，后者断面常常有灰白色的粉末状物。图 37-4。

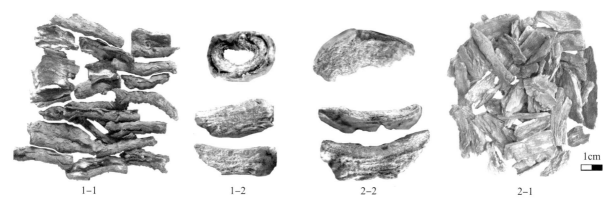

图 37-4　地骨皮

（宁夏枸杞，1-1、1-2.采集根皮及断面；2-1、2-2.商品及断面）

本草探源

【混乱品种】有考证，明《滇南本草》收录的枸杞子和地骨皮是云南枸杞 *Lycium yunnanense* Kuang et A. M. Lu。明《本草蒙筌》记载枸杞子时有"紫熟味甜"的描述，此与黑果枸杞 *Lycium ruthenicum* Murr. 相符，有人推测其根皮也作为地骨皮。历史上，新疆、甘肃（西部）产地的地骨皮包括枸杞属的多种植物。

清末《伪药条辩》记载"今药肆所售硬地骨，不知何种草根伪充"。

品种动态

【品种概述】国内各地称为"地骨皮"的有8科15种植物，在不同时期的商品中均发现混乱品，尤以香加皮的混淆较为普遍，而地骨皮中的掺假时有发现。

目前，主流商品为正品地骨皮，市场仍然出现伪品，应注意鉴别。

【混伪品】（1）香加皮：为萝藦科植物杠柳 *Periploca sepium* Bge. 的干燥根皮。香加皮与地骨皮性状差异很大，市场上长期混淆不分，亦屡禁不止。

（2）北方枸杞：为茄科植物北方枸杞 *Lycium chinense* Mill. var. *potaninii*（Pojark.）A. M. Lu. 的等同属植物的干燥根皮。历史上西北产地作为地骨皮收购，有时混入野生地骨皮的商品中。

（3）鹅绒藤：为萝藦科植物鹅绒藤 *Cynanchum chinense* R. Br. 的干燥根皮。近年市场上常见的伪品，多数情况是掺假，也有直接冒充地骨皮。

（4）毛叶探春：为木犀科植物毛叶探春 *Jasminum giraldii* Diels 的干燥根皮，本品栓皮较厚，商品习称茎皮。20世纪80年代市场上较常见的误用品。

（5）大青皮：为马鞭草科植物大青 *Clerodendrum rum cytophyllum* Turcz. 的干燥根皮。早年福建、浙江等地个别地方发现的误用品，又称土地骨皮。

（6）黑果枸杞：为茄科植物黑果枸杞 *Lycium ruthenicum* Murr. 的干燥根皮。20世纪90年代西北曾有一段时间收购而形成商品，本品以味咸为特征。

图文辨析

【**性状鉴定**】（1）香加皮：呈卷筒状、槽状或不规则块片状。外表面灰棕色或黄棕色，栓皮松软常呈鳞片状，易剥落。内表面淡黄色或淡黄棕色，较平滑。体轻，质脆，易折断。断面黄白色。有特异香气，味苦。图37-5。

（2）鹅绒藤：呈卷筒状或槽状。外表呈浅黄棕色，稍光滑或粗糙，有纵向和横向裂纹；内表面黄白色，光滑或有小颗粒状突起。质硬而脆。断面灰白色，中间呈棕黄色，显颗粒状。气微，味淡，嚼之有砂粒感。图37-6。

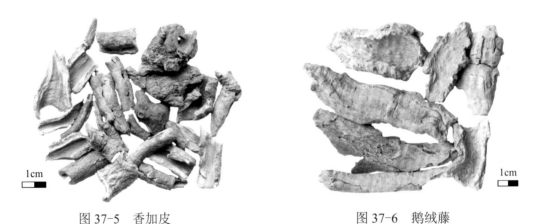

图37-5　香加皮　　　　　　　　　　图37-6　鹅绒藤

（3）毛叶探春：呈卷筒状或槽状。外表黄棕色或黄褐色，具不规则纵裂纹；内表面灰棕色。质较脆。断面外侧浅黄色，内侧棕褐色，或整个断面色差不明显。气微香，味微苦而涩。图37-7。

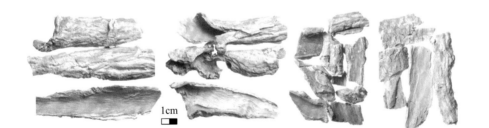

图37-7　毛叶探春

（4）黑果枸杞：呈筒状或槽状。外表面灰白色至土黄色，部分表面被灰白色析出物，有不规则的裂纹。质地松泡。味微咸。图37-8。

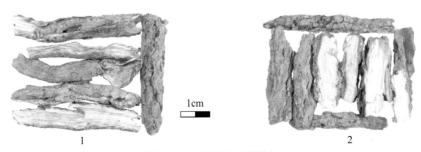

1　　　　　　　　　　　　　　　　2

图37-8　黑果枸杞根皮
（甘肃，1.野生；2.栽培）

（5）枸杞子枝皮：呈卷筒状或不规则片状。厚1~2mm。外表面灰黄色、暗灰绿色，有不规则的纵向裂纹。质较脆。断面略分层。气微，味淡。图37-9。

（6）伪品：呈卷筒状。厚约1mm。外表面棕黄色，较光滑，质较脆。断面略分层，味微苦，图37-10。

另一种呈槽状，外表面棕黄色，粗糙，坚硬，味苦，图37-11。

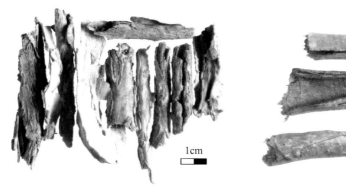
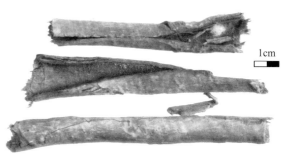

图37-9　枸杞子枝皮　　　　　　　图37-10　市售地骨皮（伪品）

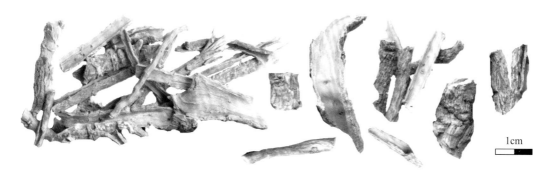

图37-11　市售地骨皮（伪品）

【市场速览】商品地骨皮中掺假掺伪较为常见，图37-12。

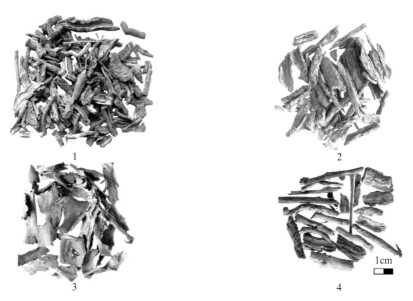

1

2

3

4

图37-12　市售地骨皮
（1.掺假鹅绒藤；2.掺假香加皮；3.掺假未知物；4.掺假枝杆等）

38. 当归 ANGELICAE SINENSIS RADIX

标准沿革

【来源】1963 年版《中国药典》收载为伞形科植物当归 *Angelica sinensis*（Oliv.）Diels。

【药用部位】1963 年版《中国药典》规定为"干燥根部"。1977 年版《中国药典》修订为"干燥根"。

【采收加工】1963 年版《中国药典》规定为"秋末采挖，除净泥土，待水分稍行蒸发后，按大小分别捆扎成小把，用微火慢慢熏干，至翌年春季干透，即得"。1977 年版《中国药典》修订为"待水分稍蒸发后，捆成小把，上棚，用烟火慢慢熏干"，把"用微火慢慢熏干"修订为"用烟火慢慢熏干"是符合实际情况。

【性状】1963 年版《中国药典》描述为"可分为三个部分，根头习称归头、主根习称归身、支根及支根部习称归尾。外皮灰棕色或棕褐色。有茎叶残基。断面黄白色，中层有浅棕色环纹，并有多数棕色油点"。1977 年版《中国药典》采用"根略呈圆柱形"的整体描述，表面颜色修订为"黄棕色至棕褐色"，增加"有紫色或黄绿色的茎及叶鞘的残基"描述；断面描述为"皮部厚，有裂隙及多数棕色点状分泌腔，木部色较淡，形成层环黄棕色"。2010 年版《中国药典》增加"或具数个明显突出的根茎痕"。1977 年版《中国药典》中当归表面颜色修订为"黄棕色至棕褐色"，由于当归硫黄熏后呈黄棕色，国家严禁硫黄熏蒸，2015 年版《中国药典》将表面颜色修订为"表面浅棕色至棕褐色"。

商品质量

【商品规格】产地加工为出口当归（箱归、归头）；国内分为统货、选货（小条、中条和大条）、产地片（统片、全归片、归头片和归尾片，后者又称股子片），还有草把归（晾晒、熏制）。

【品质论述】药材以主根粗长、支根少、断面黄白、油润、气味浓厚者为佳。

【产地】主产于甘肃，青海、四川、云南等地亦产。商品来自栽培。

【质量分析】2010 年、2011 年甘省的当归专项检验，不合格率分别为 14% 和 8%，主要是欧当归掺假。2013 年、2020 年全国当归专项检验，抽验批次分别是 132 批、380 批，不合格率分别为 12%、0.5%，不合格项目是"性状、检查、浸出物"，主要原因是检出了掺假独活、欧当归。

【市场点评】1963 年版《中国药典》收载当归药材用烟火熏制加工，该方法为各年版《中国药典》所沿用。现时，当归主产地的加工有三种方法，农户普遍采用晾晒方法，近年一些合作社采用热风循环干燥机干燥，由于环保要求、柴火资源的缺乏以及生活理念的变化，熏制加工的当归商品很少。应进一步研究和规范产地加工技术，并完成相关标准的认可。

特征识别

【性状鉴定】[形状]略呈圆锥形，根头上端圆钝，具紫色或黄绿色的叶鞘残基，有的周围具数个突起的根头；主根粗短，下部有支根 3~5 条或更多；支根上粗下细，多扭曲，具少数须根痕。[大小]全长 15~25cm；根头直径 1.5~4cm；支根直径 0.3~1cm。[颜色]浅棕色至棕褐色。[纹饰]具纵沟纹及横长皮孔样突起。［质地］多柔韧或稍硬。［断面］皮部黄白色，散在多数棕色油点，有的具裂隙；木部黄白色，形成层环浅棕黄色。［气味］香气浓郁，味微甜、后辛或微苦。图 38-1。

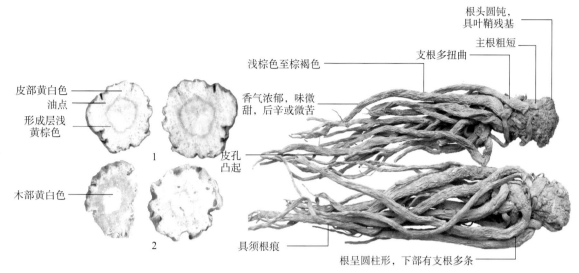

图 38-1　当归特征图注
（1. 晾晒断面；2. 熏制断面）

【鉴别歌诀】

"岷归"的特征

全归略呈圆锥形　质地柔软色棕褐
归头钝圆残叶鞘　归身粗短归尾多
断面油润菊花心　微甜辛苦香气浓
体大身长尾巴少　根肥色褐香气浓
骨质坚重显油润　岔口黄白菊花心

【识别要点】（1）根形：当归包括根头（归头）、主根（归身）和支根（归尾），三部分合称全归，商品分为"马尾当归、莲花归"。（2）断面：略显油润之感。皮部一般呈黄白色，有时显淡棕黄色（久存颜色变深），木部呈黄白色，习称"菊花心"。（3）气味：当归具特异的浓郁香气，味先微甜，后辛稍苦，近年发现一些产区的麻舌感较重。气味是当归重要的识别特征。

【性状探微】当归不同加工方法的颜色、断面、气味等方面有一定差异。当归根头有紫色或黄绿色的叶鞘残基，没有残茎，当归抽薹后往往残留茎基，不作药用。断面描述"有多数棕色点状分泌腔"，似以多数棕色油室散在为妥。图 38-2。

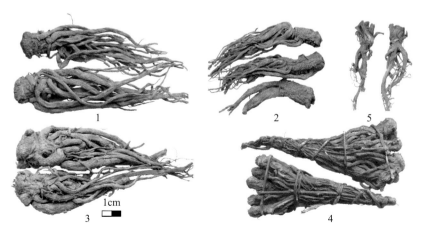

图 38-2　当归
（甘肃，1~2. 晾晒；3. 低温烘干；4. 熏制；5. 抽薹根）

本草探源

【混乱品种】历史上当归已有伪品和劣质品记载。南朝《本草经集注》记载"历阳所出，色白而气味薄不相似，呼为草当归，阙少时乃用之"。明《本草蒙筌》记载"蚕头当归，质黑气薄坚枯，不堪入药"。据考证，所述为伞形科紫花前胡 Peucedanum decursivum（Miq.）Maxim。

关于劣质品，宋《本草衍义》记载"但肥润不枯燥者佳。市多以低假酒晒润充卖，不可不察也"。明《本草汇笺》记载"体枯小色黑者油者无用"。是指当归抽薹后的柴根，历史上就不能作为当归药用，现行标准明确规定不能入药。

品种动态

【品种概述】国内各地称为"当归"的有 10 科 45 种植物，品种非常混乱，绝大多数属于民间称谓或民间混淆。商品中发现欧当归、东当归和独活等 9 种误用品。欧当归是舶来品，引进的初心是解决我国当归资源不足等问题，起初出现欧当归冒充当归，后发展到当归饮片中掺假的不法行为，虽多方多次纠错，市场上欧当归还是暗流涌动。对中药历史认识的不足而随意引进或代用贻害无穷。

目前，主流商品为正品当归，市场上当归饮片仍然存在掺假掺伪情况。

【混伪品】（1）独活：为伞形科植物重齿毛当归 Angelica pubescens Maxin.f.biserrata Shan et Yuan 的干燥根。独活药材与当归相似，市场多次发现冒充当归药材或当归饮片中掺假。

（2）紫花前胡：为伞形科植物紫花前胡 Angelica decursiva（Miq.）Franch. et Sav. 的干燥根。在西南、华南等地民间普遍称为土当归、野当归，并作药用。目前市场鲜有商品流通。

（3）朝鲜当归：为伞形科植物朝鲜当归 Angelica gigans Nakai 干燥的根。东北的"土当归"，吉林朝鲜族习用药材。分布于吉林、辽宁和黑龙江，习称土当归、野当归、大独活。

（4）东当归：为伞形科植物东当归 Angelica acutiloba（Sieb. et Zucc.）Kitagawa 的干燥根。为日本药用当归，日本大和县引种，又称大和当归。吉林地方习用药材，又名延边当归。吉林延边栽培，近年四川个别地方亦有栽培。

（5）土当归：为五加科植物西藏土当归 Aralia tibetana Hoo 干燥的根及根茎。西藏地方习用药材。

（6）法落海：为伞形科植物法落海 Heracleum apaense（Shan et Yuan）Shan et T. S. Wang 的干燥根。云南、四川地方习用药材。产地称为阿坝当归、骚独活。近年一些民间以野当归销售。

（7）藏当归：为伞形科植物西藏凹乳芹 Vicatia thibetica de Boiss. 的干燥根。分布于西藏、四川及云南。西藏产地以藏当归销售。四川亦称野当归、独脚当归。云南大理有一定规模的种植（鲜根移栽后长出地上茎叶和花后，鉴定确认），产地称为西归，有代用当归使用习惯，市场多称为甜当归，作为煲汤食用。

（8）野小当归：为伞形科植物西藏白苞芹 Nothosmyrnium xizangense Shan et T. S. Wang 的干燥根。为民族民间用药，西藏等地称藏当归、野当归，近年民间采购以野小当归、野生藏当归销售。

（9）福参：为伞形科植物福参 Angelica morii Hayata 的干燥根。在福建等地民间称土当归、野当归和土人参等名称药用，近年民间采购以野当归销售。

（10）欧当归：为伞形科植物欧当归 Levisticum dofficinalie Koch 的干燥根。原为欧州的民间草药，1957 年中科院有关部门从保加利亚引进在河北等地种植，认为在当归紧缺时可作为当归使用。1983 年卫生部发文"关于禁止欧当归充当归的通知",明确不得代用当归使用。早年多以个子货冒充当归,2007年当归价格暴涨,一些加工户和药商就把欧当归切片掺入当归饮片中。近年,随着监管力度的加大,欧当归的掺假行为得到明显扼制。

🌿 图文辨析

【**性状鉴定**】(1)独活:主根较粗而长,支根少。外表面棕黄色、棕褐色,切面疏松而有粗糙感,皮部灰白色,木部呈灰黄色、浅棕黄色。饮片呈类圆形、不规则条形,皮部浅黄色、黄白色。气特异而有浊感,味苦、辛而麻舌。图38-3。

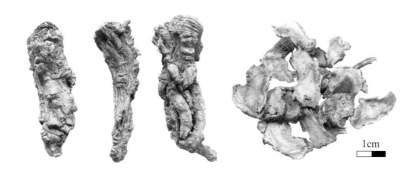

图38-3 独活药材及饮片

(2)紫花前胡:主根呈不规则圆柱形、圆锥形,有少数支根。表面黄棕色至黑棕色,根头有膜状叶鞘残基,有浅纵皱纹,具皮孔样突起和点状须根痕。质硬。断面类白色,皮部散有少数黄色油点。气芳香,味微苦、辛。图38-4。

(3)朝鲜当归:略呈圆柱形,多数头部有支根数条或不分枝。外表面灰褐色至棕褐色。具纵皱纹,有横向皮孔样突起,并可见渗出的棕褐色粘稠的树脂样物质。体轻,质脆。断面木部黄白色。气微香,味微甜而后辛、微苦。图38-5。

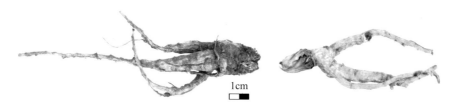

图38-4 紫花前胡(安徽采集)

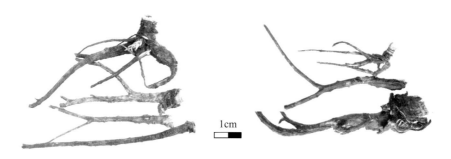

图38-5 朝鲜当归(吉林)

（4）东当归：主根略呈圆柱形，根头略膨大，根头部具多数环状隆起。支根数条至十余条，具不规则纵沟纹及横长皮孔，外表面棕褐色，栓皮有时脱落显灰白色，常断裂。质坚脆。断面皮部类白色或淡黄白色，具浅黄色油点，有裂隙，木部黄白色。气特异，味甜、微辛。图38-6。

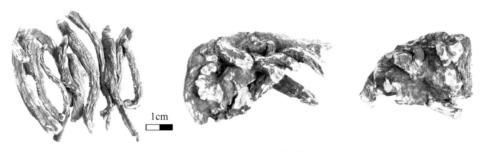

图38-6　东当归（吉林）

（5）藏当归：呈圆锥形，顶端有凹陷的茎痕，有密集的环状隆起。外表面棕褐色或棕黄色，具纵皱纹、支根痕及多数横长皮孔。质硬而脆。断面皮部类白色，木部浅黄色，形成层环浅棕黄色。气芳香，味甘、微苦。图38-7。

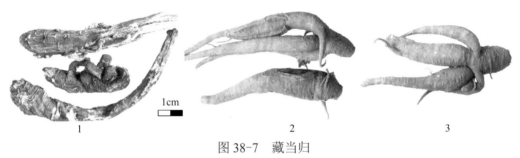

图38-7　藏当归
（1.西藏野生；2~3.云南甜当归）

（6）欧当归：外观与当归形状相似。根部和支根都较长，可达50cm。根头具数个明显突出的根茎痕。表面灰棕色或棕色，有纵皱纹及横长皮孔。质地轻而松软。切面皮部黄白色或棕红色。气香特异，味辛而麻舌，后苦。图38-8。

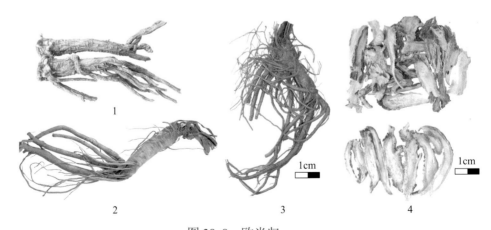

图38-8　欧当归
（1.鲜品；2~3.药材；4.饮片）

（7）野小当归：呈类圆锥形，根头部或根中上部有环纹，根头有时具分枝。长1~8cm，直径0.3~0.6（1）cm。表面黄褐色或棕褐色，较光滑或栓皮有脱落，具点状突出根痕。质脆。断面类白色、淡黄白色。气微，味微辛。图 38-9。

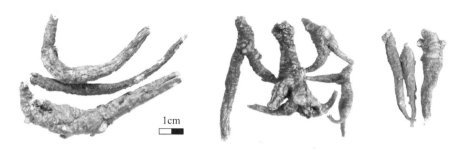

图 38-9 野小当归（西藏）

（8）野生当归：为当归 *Angelica sinensis*（Oliv.）Diels 野生根，市场并无商品。呈圆柱状，长 10~24cm，根头直径 0.4~1.2cm。根头有细密环纹，少分支，无或有少数肉质须根。表皮呈棕褐色、灰褐色。香气浓郁。图 38-10。

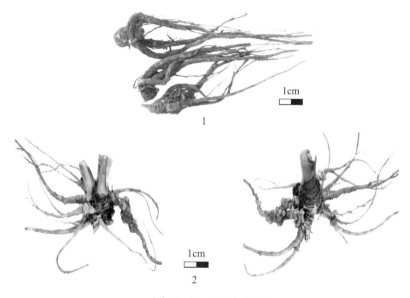

图 38-10 野生当归
（甘肃采集，1. 干品；2. 鲜品）

【PCR 鉴定】参考《位点特异性 PCR 鉴别当归药材及饮片中掺伪欧当归的方法研究》（中药材，2021 年第四期），当归与欧当归实现了有效区别。图 38-11。

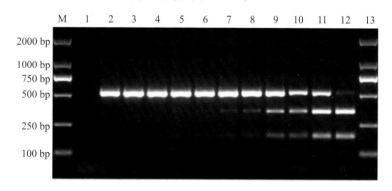

图 38-11 当归与欧当归 PCR 鉴别
（1. 空白；2~3. 当归；4~12. 为当归中分别掺假 2%、5%、10%、15%、20%、30%、40%、50% 和 100% 欧当归）

39. 肉苁蓉 CISTANCHES HERBA

标准沿革

【来源】1963 年版《中国药典》以肉苁蓉（大芸）收载，为列当科植物肉苁蓉 *Cistanche salsa*（C. A. Mey.）G. Beck（本品实为盐生肉苁蓉）。1977 年版《中国药典》以肉苁蓉收载，肉苁蓉拉丁学名修订为 *Cistanche deserticola* Y. C. Ma。2010 年版《中国药典》又增加管花肉苁蓉 *Cistanche tubulosa*（Schrenk）Wight。

【药用部位】1963 年版《中国药典》规定为"干燥带鳞叶的肉质茎"。

【采收加工】1963 年版《中国药典》规定为"春、秋二季均可采收，春季采收后置沙地中，晒干，即为甜大芸；秋季采收肥大者投入盐湖中，经年取出，晒干，即为盐大芸"。1977 年版《中国药典》修订为"多于春季苗未出土或刚出土时采挖，除去花序，切段，晒干"。

【性状】1963 年版《中国药典》按甜大芸、盐大芸分别描述，甜大芸为"断面棕色，有花白点或有裂隙"。1977 年版《中国药典》中删除甜大芸、盐大芸分类规格，将原甜大芸修订为"断面棕褐色，有淡棕色点状维管束，排列成波状环纹"，删除盐大芸的描述。

商品质量

【商品规格】产地加工为统货和选货（特大、大条、中条和小条），近年有鲜制加工、冷冻加工产地片。

【品质论述】明《本草原始》记载"肉苁蓉肥大柔软者佳，干枯瘦小者劣"。

药材以肥大、油润、棕褐色至黑褐色、鳞叶密集者为佳。

【产地】肉苁蓉主产于甘肃、内蒙古，宁夏、青海等地亦产；管花肉苁蓉产于新疆。两种肉苁蓉都已大面积栽培，成为商品的主要来源，市场鲜见野生品。

【质量分析】2013 年、2015 年和 2018 年全国肉苁蓉专项检验，分别抽验 111 批、125 批和 159 批，不合格率分别为 83%、52% 和 7%，不合格项目是"水分、含量测定、薄层色谱、总灰分、性状"，不合格的主要原因是劣质品、虫蛀以及同属近缘植物冒充。

【市场点评】近年，随着人工种植肉苁蓉的大面积推广，采收时间和加工方法发生了变化。采收时期有 3 月中旬到 4 月中旬采挖的"春货"，10 月中旬到 11 月中旬采挖的"冬货"。甘肃、内蒙古对肉苁蓉直接鲜货加工成原药材和产地片，不同加工技术的产品性状略有差异，商品已在国内流通，由于与传统加工性状不完全相同，亦引起一些质疑；此外，还研制了冷冻技术的产地加工片。甘肃已制定了肉苁蓉趁鲜加工技术规范和相关标准，以保证产品质量。

中药肉苁蓉包括肉苁蓉和管花肉苁蓉两种来源，两者功效相似，但价格相差悬殊，市场存在肉苁蓉中掺入或勾兑管花肉苁蓉的现象。由于药典对其浸出物及含量测定的限度要求不同，对于同批肉苁蓉存在两种来源混合的样品，如何判定检验结果无所适从，是值得关注的问题。

🌿 特征识别

【性状鉴定】（1）肉苁蓉:[形状] 呈扁圆柱形，稍弯曲。[鳞叶] 肉质，较密，每环节 8~14 枚，呈覆瓦状排列，通常先端已断。[大小] 长 3~15cm，直径 2~8cm。[颜色] 棕褐色或灰棕色。[纹饰] 具浅皱纹。[质地] 体重，质硬，微有柔性，不易折断。[断面] 棕褐色；淡棕色的维管束呈菱形、长椭圆形或长卵形，排列呈深波状环纹。[气味] 气微，味甜、微苦。图 39-1。

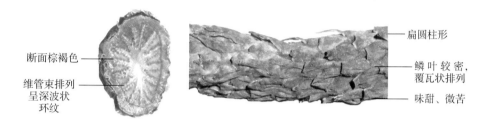

断面棕褐色

维管束排列
呈深波状
环纹

扁圆柱形

鳞叶较密，
覆瓦状排列

味甜、微苦

图 39-1 肉苁蓉特征图注

（2）管花肉苁蓉:[形状] 呈类纺锤形、扁纺锤形或扁柱形，稍弯曲。[颜色] 棕褐色至黑褐色。[断面] 灰棕色至灰褐色；维管束呈点状散生。图 39-2。

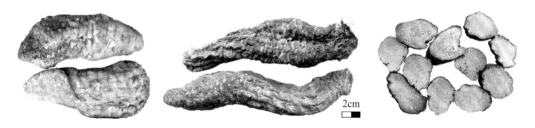

2cm

图 39-2 管花肉苁蓉药材及饮片

（3）肉苁蓉鲜制片:呈类圆形厚片。呈黄白色、浅棕黄色，显粗糙（切片后烘干）或呈黄棕色、棕褐色，显油润（稍蒸切片后烘干）。深波状维管束环清晰，常外凸起。质稍硬而脆。图 39-3。

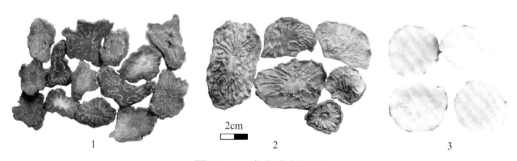

1

2cm

2

3

图 39-3 肉苁蓉鲜制片
（甘肃，1. 蒸后切片；2. 直接切片；3. 鲜切片未干燥）

（4）肉苁蓉冷冻片:呈类圆形厚片，呈黄白色、灰黄色。深波状维管束环清晰或隐见。质松脆。图 39-4。

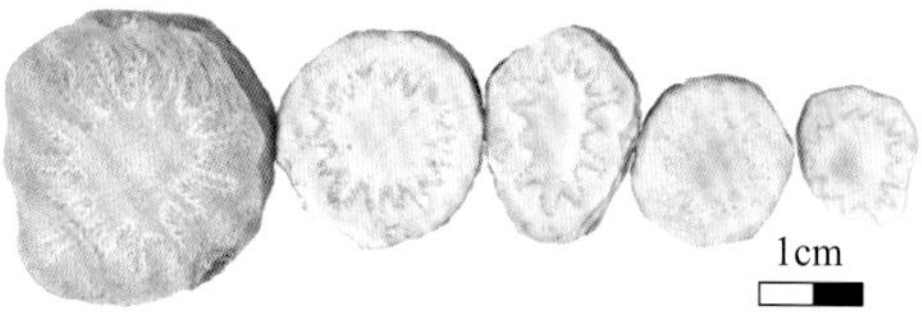

1cm

图 39-4 肉苁蓉冷冻片（甘肃）

【鉴别歌诀】　　　　　　肉苁蓉　扁圆柱形色棕褐　鳞叶较密覆瓦状
　　　　　　　　　　　　　　　　　　筋脉纹理齿轮状　体重味甜后微苦
　　　　　　　　　　管花肉苁蓉　纺锤形状质坚硬　筋脉纹理点状生

【识别要点】（1）断面：肉苁蓉茎中有15~24个维管束（筋脉点）排列成深度波状环纹（齿轮状）；维管束韧皮部外侧的维管束鞘呈尾状延伸。管花肉苁蓉的维管束点状散生。（2）鳞叶：肉苁蓉较密集，每环节8~14枚，呈覆瓦状排列；下部呈宽卵形或三角状的卵形，上部呈披针形。管花肉苁蓉较疏。图39-5。

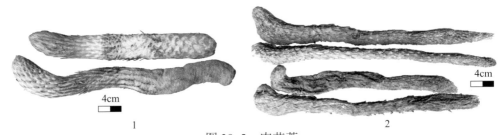

图 39-5　肉苁蓉
（甘肃，1. 鲜品；2. 药材）

【性状探微】肉苁蓉的维管束具一定的几何形状，呈菱形、长椭圆形或长卵形，排列成深度波状环纹，而点状和波状环纹描述并不准确。肉苁蓉属植物的维管束排列方式存在明显差异，是鉴别品种的重要特征。鲜品肉苁蓉外表面呈黄白色，放置后逐渐变深。图39-6、图39-7。

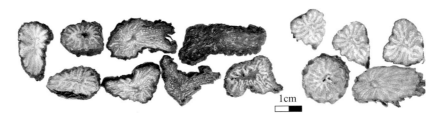

图 39-6　肉苁蓉（甘肃人工种植，饮片）

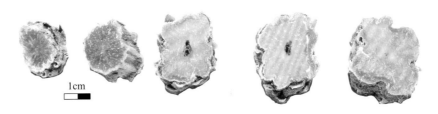

图 39-7　肉苁蓉（从左到右为花序至茎基部切面，示维管束变化情况）

🌿 本草探源

【混乱品种】古代肉苁蓉有多种来源。南朝《本草经集注》记载"次出北国者，形短而少花"，此与盐生肉苁蓉 Cistanche salsa 相符。宋《图经本草》记载"又一种草苁蓉极相类，茎圆，紫色"，所述与列当 Orobanche coerulescens 相吻合。明《本草蒙筌》记载"有种锁阳，代用（肉苁蓉）亦宜"，是以锁阳 Cynomorium songaricum 作为肉苁蓉的替代品。

【掺伪做假】明《本草原始》记载"今人多以金莲根、草苁蓉嫩松稍盐润充之，用者宜审"。清

《本草易读》谓"今人多以金莲根用盐盆制而伪之"，又谓"近时以嫩松梢盐润伪之，恰相似，盖肉苁蓉乃罕得之物也"。肉苁蓉产于西北地区，古代交通不便，真品不易得到，历史上肉苁蓉就有冒充和做假现象。

🌿 品种动态

【品种概述】国内各地称为"肉苁蓉"的有3科8种植物。我国肉苁蓉属（Cistanche Hoffmg. et Link）有5种植物，均形成商品。市场也发现锁阳、列当、草苁蓉和蛇菰冒充或误用情况。

目前，商品肉苁蓉来自正品肉苁蓉和管花肉苁蓉，时有混淆品发生。

【混伪品】（1）锁阳：为锁阳科植物锁阳 *Cynomorium songaricum* Rupr. 的干燥肉质茎。本品与管花肉苁蓉相似，多数情况是锁阳酒炙呈黑褐色后冒充酒苁蓉。

（2）盐生肉苁蓉：为列当科植物盐生肉苁蓉 *Cistanche salsa*（C. A. Mey）G. Beck 的干燥的肉质茎。甘肃、宁夏地习用药材。早期采挖野生资源时视为肉苁蓉一同收购，近年商品中易见。

（3）列当：为列当科植物列当 *Orobanche coerulescens* Steph 的干燥带花序的肉质茎。甘肃地方习用药材。商品曾经发现误以为肉苁蓉使用。市场流通的列当尚包括黄花列当 *Orobanche pycnostachya* Harice 等同属植物。

（4）草苁蓉：为列当科植物草苁蓉 *Boschniakia rossica*（Cham. et Schrenk.）Fedtsch 的干燥全草。分布于东北，在当地作为肉苁蓉的代用品，又称不老草。吉林地方习用药材。商品量较大，市场常误以为肉苁蓉或切片掺假销售。

（5）沙苁蓉：为列当科植物沙苁蓉 *Cistanche sinensis* G. Beck 的干燥的肉质茎。早期采挖野生资源时视为肉苁蓉一同收购，近年商品少见。

（6）兰州肉苁蓉：为列当科植物兰州肉苁蓉 *Cistanche lanzho-uensis* Z. Y. Zhang 的干燥的肉质茎。本品未见药用记载，在20世纪90年代以来，一些药商在甘肃、青海等地开发利用，大量以肉苁蓉收购外销，造成混乱。

🌿 图文辨析

【性状鉴定】（1）锁阳：呈类圆形厚片或短圆柱形。外表面棕色或棕褐色，粗糙，具明显纵沟，有的残存三角形的黑棕色鳞片。体重，质硬。切面浅棕色或棕褐色，维管束浅黄色，呈三角状而不规则散在。气微，味甘而涩。图39-8。

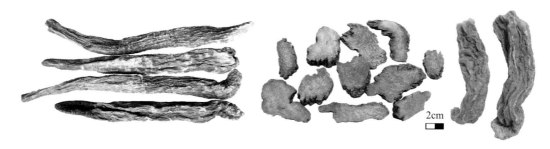

图39-8　锁阳（药材及饮片）

（2）盐生肉苁蓉：呈圆柱形或扁圆柱形。长10~30cm，直径0.8~2cm。外表面棕褐色。鳞叶较疏，通常每环 10 枚以上，呈窄长，先端碎断。维管束 9~15 个排列成浅波状或深波状。在放大镜下，每一点状维管束韧皮部外侧的维管束鞘不呈尾状延伸。图 39-9、图 39-10。

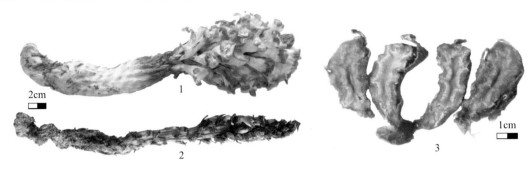

图 39-9　盐生肉苁蓉
（甘肃采集，1. 鲜品；2. 干品；3. 切面）

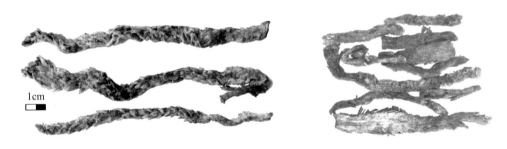

图 39-10　盐生肉苁蓉（鲜品及商品）

（3）列当：茎圆柱形，直径 0.5~1cm，具纵沟纹，被稀疏白色柔毛。外表面黄褐色或暗褐色。鳞片稀疏互生，卵状披针形。穗状花序顶生，花冠淡紫色。茎断面中维管束呈深波状。气微，味微苦。图 39-11。

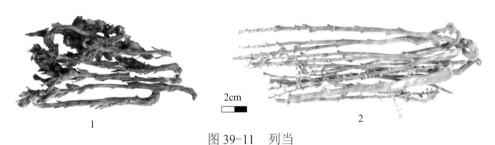

图 39-11　列当
（1. 甘肃采集；2. 商品列当，疑似黄花列当）

（4）草苁蓉：根茎横走，坚硬。茎单个或数个丛生，茎呈圆柱形，外表面棕褐色或黄棕色。基部鳞叶较密，上部渐疏；断面维管束呈环状排列。花序穗状，苞片宽卵形，花萼裂齿 3~5，残留唇形花。气微，味较苦。图 39-12。

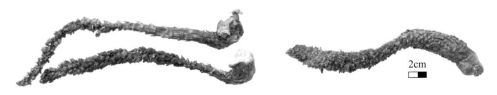

图 39-12　草苁蓉

（5）沙苁蓉：呈扁圆柱形，稍弯曲，有的具分枝。直径 0.6~1.7cm。外表面棕褐色或黄褐色。鳞叶较疏，每环节 4~7 枚。质硬，断面棕褐色，维管束黄棕色，呈星状类圆形、扁圆形或近多边形排列。气微，味微甜、后稍苦。图 39-13。

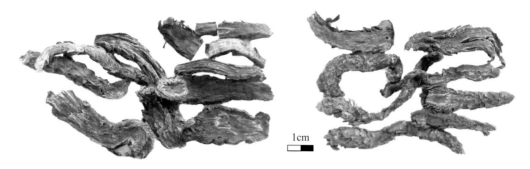

图 39-13　沙苁蓉（市售肉苁蓉）

（6）兰州肉苁蓉：与沙苁蓉相近。呈扁圆柱形，多弯曲。长 5~20cm，直径 0.8~1.5cm。外表面棕褐色。鳞叶较疏，每环节 5~9 枚。图 39-14 至图 39-16。

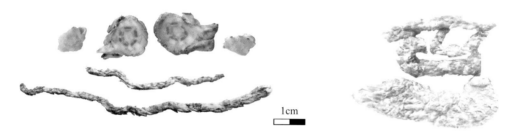

图 39-14　兰州肉苁蓉（甘肃采集，鲜品及切面）

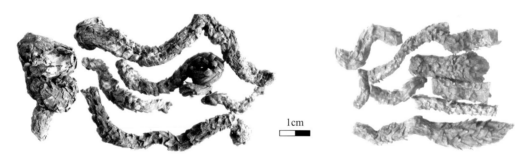

图 39-15　兰州肉苁蓉（甘肃，市售肉苁蓉）

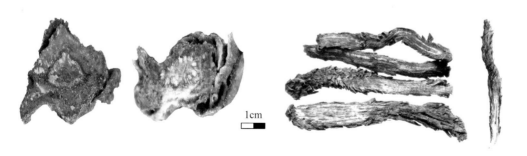

图 39-16　兰州肉苁蓉（青海，市售肉苁蓉，药材及切面放大）

🌿 40. 肉桂　CINNAMOMI CORTEX

🌿 标准沿革

【来源】1953 年版《中国药典》以桂皮收载，为樟科植物桂树 *Cinnamomum cassia* Blume。1963 年版《中国药典》以肉桂收载，肉桂中文名修订为 *Cinnamomum cassia* Bl.。1977 年版《中国药典》中拉丁学名修订为肉桂 *Cinnamomum cassia* Presl.。

【药用部位】1953 年版《中国药典》规定为"干燥的枝干皮"。1963 年版《中国药典》修订为"干燥树皮"。

【采收加工】1963 年版《中国药典》规定为"夏、秋间剥去树皮，先经日晒，然后削制成一定的形状，阴干既得"。1977 年版《中国药典》修订为"多于秋季剥取，阴干"。

【性状】1953 年版《中国药典》描述为"圆筒形或半圆筒形的卷片。折断面显颗粒性。臭特殊，芳香，味香、甜、辛、涩，略带黏性"。1963 年版《中国药典》修订为"两侧向内卷曲的槽状、或卷成圆筒形。断面棕红色或紫红色，皮肉交接处有一层条黄色的线纹。有浓烈的特殊香气，味甜辣"。1977 年版《中国药典》再次修订性状特征，为"槽状或卷筒状。断面外层棕色而较粗糙，内层红棕色而油润，两层间有 1 条黄棕色的线纹。气香浓烈，味甜、辣"。

🌿 商品质量

【商品规格】传统规格有企边桂、板桂、桂通（官桂）、桂心和桂碎。近年，产地加工为刮皮货与不刮皮货，并以前者为主加工桂丝、烟桂和肉桂棒等多种新规格；传统的板桂（厚板、中板和薄板）、桂通（小通、中通和大通）等级分类。

【品质论述】唐《本草拾遗》记载"味既辛烈，皮又厚坚"。药材以皮厚、呈黄褐色或红棕色、油性足、甜辣味重、香气浓郁者为佳。

【产地】主产于广西、广东，福建、湖南、海南、江西等地亦产。商品主要来自栽培，亦从越南、柬埔寨和斯里兰卡等国进口。

【市场点评】我国肉桂的栽培面积和产量均具世界首位，仍然从周边国家进口。据报道，进口肉桂是以肉桂 *Cinnamomum cussia* Presl、锡兰肉桂 *C. zeylanicum* Bl. 和越南肉桂 *C. loureiri* Nees 为主的多种来源，在国内市场多标明产地规格，以药材、食材销售，并以越南清化所产最为出名。图 40-1。

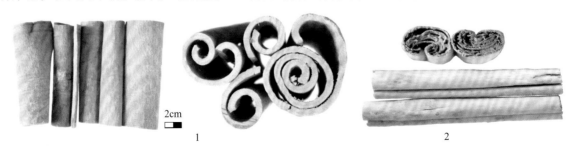

2cm

1　　　　　　　　　　　　　　　2

图 40-1　进口肉桂

（市售品；1. 越南清化桂；2. 锡兰肉桂）

历史上，肉桂在春、秋两季均可采收，分别称为春桂和秋桂，以秋桂质量为佳。现时主产区以春季采收为主，采用了刮皮、晒干和烘干加工技术，同时，市场出现肉桂丝、肉桂棒、烟桂和桂芯条等新规格，与现行标准相比有了较大的变化。肉桂行业的生产技术和产品不断发展，应该制定肉桂药材生产加工技术规范，实现肉桂生产加工的标准化管理。图40-2。

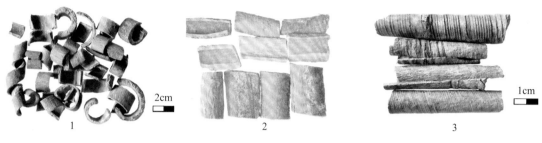

图 40-2　肉桂新规格

（1. 桂丝；2. 桂片；3. 肉桂棒）

🌱 特征识别

【性状鉴定】［形状］呈槽状或卷筒状。［大小］长 30~40cm，宽 3~10cm，厚 0.2~0.8cm。［颜色］外表面灰棕色、灰褐色；内表面暗红棕色。［纹饰］外表稍粗糙，有不规则的细皱纹及横向突起的皮孔，有的可见灰白色的斑纹；内表面略平坦，有细纵纹，划之显油痕。［质地］质硬而脆，易折断，断面不平坦。［断面］外层黄棕色而较粗糙，内层红棕色而油润，两层间有 1 条浅黄色的线纹。［气味］气香浓烈，味甜后辣，嚼之有渣。图40-3。

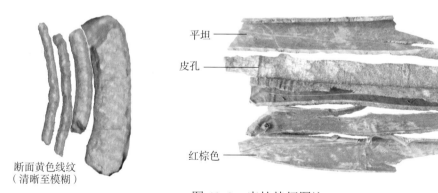

断面黄色线纹
（清晰至模糊）

平坦

皮孔

红棕色

灰棕色、灰褐色

卷筒状、槽状
或板片状

气香浓烈，
味甜后辣

图 40-3　肉桂特征图注

【鉴别歌诀】

槽状筒状板片状　　外表灰棕内红棕

断面色棕显条纹　　味甜而辣香气浓

【识别要点】（1）断面：外层呈黄棕色而稍粗糙（皮部），内层呈红棕色稍显油润（韧皮部），中间可见一条浅黄色的线纹（石细胞层），以嫩枝皮明显，树皮中石细胞分散而变得模糊。（2）气味：气芳香浓烈，肉桂是先甜后辣的味觉感，嚼之渣较少。（3）质地：硬而脆，容易折断。

肉桂的鉴别更应该结合显微特征，其射线细胞中含有草酸钙针晶，在所有的近缘植物中特征尤为突出。

【性状探微】宋《图经本草》记载"今岭表所出，则有桂筒、肉桂、桂心、官桂、板桂之名，而医家用之罕有分别者"。因品种、树龄、加工方法和用途不同，肉桂的商品规格较为复杂，肉桂药材是"槽状、卷筒状"，只有企边桂和桂通符合规定，而板桂、桂丝、桂碎以及新规格不在其列。肉桂饮片炮制是"除去杂质和粗皮，用时捣碎"。建议做好肉桂产地加工与肉桂药材和饮片标准的协调发展。图40-4、图40-5。

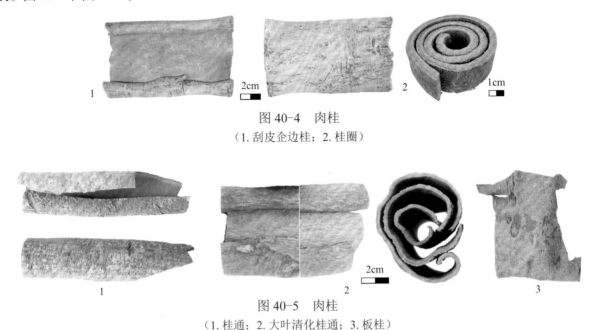

图 40-4 肉桂

（1.刮皮企边桂；2.桂圈）

图 40-5 肉桂

（1.桂通；2.大叶清化桂通；3.板桂）

🌿 本草探源

【混乱品种】 南朝《本草经集注》记载"今俗用便有三种"。唐《新修本草》记载"然大枝皮不能重卷，味极淡薄，不入药用"。五代《蜀本图经》记载"厚硬味薄者名板桂，又不入药用"。宋《海药本草》记载"天竺桂生南海山谷，功用似桂，其皮薄，不甚辛烈"。明《本草蒙筌》记载"桂，种类多般，地产各处"。明《本草原始》记载"官桂，皮卷、色紫赤，味辛辣。市者每遇缺时，即以西桂、柳桂充之。西桂皮薄不卷而味颇辣；柳桂皮厚不卷，味不辣，宜辨之"。综上可见，本草所记载的"桂"包括肉桂 C. cassia 在内的多种近缘植物，正如明代《本草原始》作者所感慨"诸本草论桂，纷纷不一，几不可考"。而肉桂 C. cassia 为古人所推崇的药用品种。目前肉桂的使用也不过历史的延续。

【掺伪做假】 清末《伪药条辩》记载了一种造假肉桂，谓"近日有伪造肉桂者，闻用杨梅树皮，以薄桂熬取浓汁，浸润透心，再晒再浸，以香油润过，致色香即无以辩"。民国《本草药名实地之考察》记载"桂皮，并非指上述之肉桂而言。在医药上亦供芳香健胃剂之用，往往制成粉末，搀杂于成药制剂中，冒充肉桂，几不能辨，惟其气味不佳，用量过多，亦不难鉴别也"。做假手段无所不用其极。

🌱 品种动态

【品种概述】 国内各地称为"肉桂"或"桂皮"有15种樟科樟属（Cinnamomum Trew）植物，在产地作为药用和香料使用，约10种形成商品作为肉桂、桂皮销售或使用。

目前，市场流通的肉桂有国产及进口两类，主流商品为人工栽培的正品肉桂及大叶清化桂，同属植物在市场上的混淆误用现象较为常见。

【**混伪品**】（1）土肉桂：为樟科植物阴香 *C. burmannii*（Nees.）Blume 的干燥树皮。广东地方习用药材。主产于福建、广东、广西等地。有广东桂皮、小桂皮、山玉桂、山肉桂称谓。市场商品量较大，是肉桂常见的混乱品种。

（2）官桂：为樟科植物川桂 *C. wilsonii* Gamble、少花桂 *C. pauciflorum* Nees 、毛桂 *C. appelianum* Schewe、阴香 *C. burmannii*（Nees.）Blume、或银叶桂 *C. mairei* Levl. 的干燥树皮。为湖南、贵州（川桂、少花桂和毛桂）、广西（川桂、少花桂）、黑龙江（阴香、川桂）、四川（银叶桂）和北京（肉桂 *C. cassia*）地方习用药材。市场上流通的官桂是肉桂 *C. cassia* 等同属多来种源的混杂物。

（3）桂皮：为樟科植物阴香 *C. burmannii*、天竺桂 *C. japonicum* Sieb. 香桂 *C. subavenium* Miq. 及华南桂 *C. austro-sinense* H. T. Chang 的干燥树皮。北京地方习用药材。天竺桂产于安徽、江苏、浙江、江西等地，市场多以食材流通。

（4）柴桂：为樟科植物柴桂 *Cinnamomum tamala*（Buch.–Ham.）Nees et Eberm. 的干燥树皮。产于云南，民间称辣皮树、官桂，常冒充肉桂销售。

（5）钝叶桂：为樟科植物钝叶桂 *Cinnamomum bejolghota*（Buch–Ham.）Sweet 的干燥树皮。产于广东、广西、福建等地。市售肉桂中常有发现。

（6）锡兰肉桂：为樟科植物锡兰肉桂 *Cinnamomum zeylanicum* Bl. Bijdr. 的干燥树皮。原产斯里兰卡，广东、广西、海南等地引种。近年市场的流通量较大。

（7）三钻风：为樟科植物三桠乌药 *Lindera obtusiloba* L. 的干燥树皮。国内分布较广，为民间药，又称为山胡椒。早年商品中发现冒充肉桂。

（8）刨花润楠：为樟科植物刨花润楠 *Machilus pauhoi* Kanehira 的树皮，市场曾发现冒充肉桂。

🌿 图文辨析

【**性状鉴定**】（1）土肉桂（阴香）：呈不规则片状，少有半筒状、碎片块状。外表面灰褐色或灰棕色，多有灰白色花斑，内表面暗棕色，隐约有细纵纹，划之油痕不明显。质硬，不易折断。断面红棕色，中间没有浅黄色线纹，隐见韧皮射线。气香，味辛、微甜。图 40-6。

（2）柴桂：呈为不规则片状、槽状。厚 0.4~1.2cm。外表面呈棕褐色、灰棕色，较粗糙，有的已刮去部分粗皮；内表面红棕色，划之油痕较明显。质较坚硬。断面较粗糙，内外分层明显，外层有黄白色斑点（石细胞群），内层色较深。略具樟脑气，味微辣、微甜，嚼之渣多。水润黏滑性极强。图 40-7。

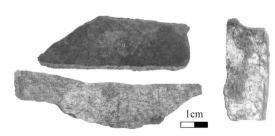
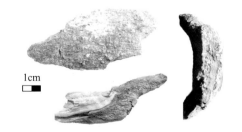

图 40-6　土肉桂（阴香）　　　图 40-7　柴桂（药材及断面放大图）

（3）香桂：呈槽状、半筒状或不规则片状。厚 0.1~0.3cm。外表面灰褐色、黄褐色，有不规则的细皱纹，可见椭圆形疤痕；内表面浅棕色，有细皱纹。质硬。断面浅黄棕色、浅棕色，韧皮射线明显。气香，味微甜，久嚼味淡。图40-8。

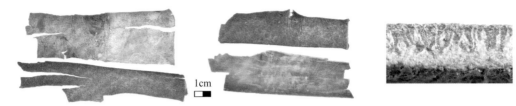

图40-8 香桂（湖北野生桂皮及断面放大图）

（4）钝叶桂：呈板片、筒状或不规则块状。厚0.1~0.6cm。外表面棕褐色。质硬而脆。断面内外层之间没有浅黄色线纹。内表面划之油痕不明显。气香，味微辛、微甜，水润黏滑性较强。图40-9。

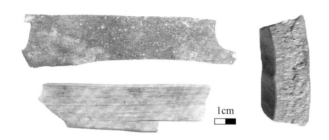

图40-9 钝叶桂（药材及断面放大图）

（5）锡兰肉桂：呈多层双卷筒状。厚0.2~0.4cm。栓皮常刮去，外表面浅棕色，较光滑，内表面暗棕色。质稍硬而脆，易折断。断面外层黄棕色，内层棕褐色。气味芳香，味甜，后微辣，嚼之渣少。图40-1。

【市场速览】市售官桂或肉桂（桂碎）的来源比较复杂，官桂是同属多种植物的混合品（图40-10），亦有同属单一植物（图40-11）。肉桂为阴香混淆品（图40-12）或多种植物混合品（图40-13）。

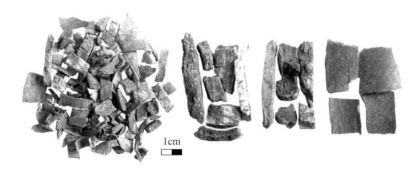

图40-10 市售官桂（三种同属植物混合品）

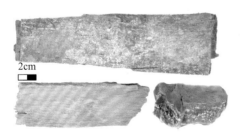

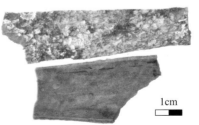

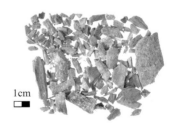

图40-11 市售官桂（柴桂）　　图40-12 市售肉桂（阴香）　　图40-13 肉桂（多种植物混合）

41. 防风 SAPOSHNIKOVIAE RADIX

标准沿革

【来源】1963 年版《中国药典》收载为伞形科植物防风 *Saposhnikovia divaricata*（Turcz.）Schischk.。

【药用部位】1963 年版《中国药典》规定为"干燥根部"。1977 年版《中国药典》修订为"干燥根"。

【采收加工】1963 年版《中国药典》规定为"春、秋二季采挖，去净残茎、毛鬚、泥土等杂质，晒至八成干时，捆成小把，晒干即得"。1977 年版《中国药典》修订为"春、秋二季采挖未抽花茎植株的根，除去须根及泥沙，晒干"。

【性状】1963 年版《中国药典》描述为"呈圆锥形或圆柱形。表面灰黄色或灰棕色。断面中有黄色圆心，外有棕色环、最外层浅黄白色，有空隙。微有香气"。1977 年版《中国药典》修订为"长圆柱形。表面灰棕色。皮部浅棕色，有裂隙，木部浅黄色。气特异"。2015 年版《中国药典》对表面和断面颜色再次修订，为"表面灰棕色或棕褐色；皮部棕黄色至棕色，有裂隙，木部黄色"。

商品质量

【商品规格】产地加工为统货和选货。

【品质论述】防风质量与采收有关，地上植株未抽薹时的根，质地柔润，习称"软防风"，又称"公防风"，为国家标准所规定的药用防风；植株抽薹后根变坚硬，习称"硬防风"，又称"母防风"，柴性大，质量次，一般不入药用。

药材以条粗壮、蚯蚓头、质柔软、皮部浅棕色、木部浅黄色，须毛少者为佳。

【产地】主产内蒙古、黑龙江、吉林、辽宁，河北、山西、宁夏和甘肃等地。商品来自野生和栽培，前者主要来自内蒙古，亦从蒙古国、俄罗斯进口；后者来自河北、内蒙古、山西、甘肃和安徽等地。

【质量分析】2013 年、2017 年全国防风专项检验，分别抽验 111 批和 253 批，不合格率为 46% 和 16%，不合格项目是"性状、水分、含量测定"，不合格的主要原因是栽培引起的质量问题。

【市场点评】近年，内蒙古、河北、安徽和甘肃等地栽培防风大量上市，由于栽培环境、生长年限（有 1~4 年不等）和栽培方式（籽播和秧播）的不同，多数情况指标成分含量达标，药材性状变异较大，常被视为劣质品。为规避质量风险，使用单位不愿意购进栽培防风，人工种植受到影响，加剧了对野生资源的依赖。野生防风产地从国内延伸到国外，价格节节攀升。野生防风列为国家三级保护野生中药材，已经是稀缺性资源，无法满足市场需求，应该规范防风的栽培技术，开展栽培防风的质量评估，推动家种防风的可持续发展。

种植防风有籽播和秧播，籽播防风的性状更接近于野生防风，而秧栽防风的性状与野生防风差异较大。图 41-1。

值得注意的是市售有把不同质量的防风相互勾兑，更有甚者把家防风切片后掺入野生防风中，以次充好，引发新的质量问题。图 41-2。

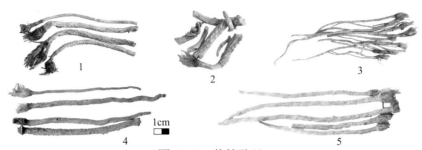

图 41-1　栽培防风

（1. 甘肃秋播；2. 河北秋播；3. 河北籽播；4. 甘肃；5. 陕西）

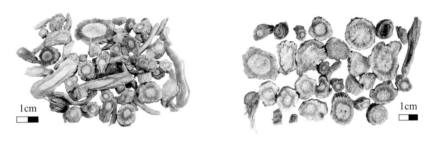

1cm

1cm

图 41-2　市售勾兑防风

🌿 特征识别

【**性状鉴定**】（1）野生品：[形状] 呈长圆锥形或长圆柱形，下部渐细，有的略弯曲，根头部常呈收缩状，有的残留棕褐色毛状的叶柄残基；饮片为圆形的厚片。[大小] 长 15~30cm，直径 0.5~2cm；厚 2~4mm。[颜色] 灰棕色或灰褐色。[纹饰] 粗糙，有纵皱纹、多数横长皮孔样突起及点状的细根痕；根头部有明显密集的环纹。[质地] 体轻，质松，易折断。[断面] 松泡状，有裂隙，皮部棕黄色或浅棕色，木部浅黄色。[气味] 气特异，味微甜。图 41-3 至图 41-5。

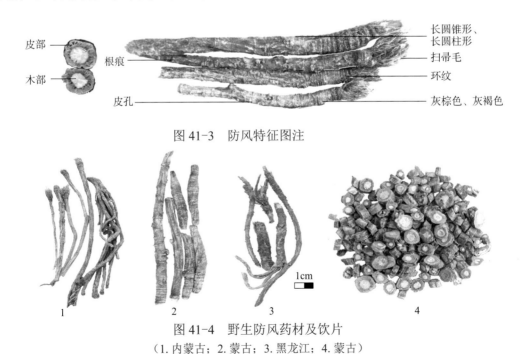

皮部

木部

根痕

皮孔

长圆锥形、长圆柱形

扫帚毛

环纹

灰棕色、灰褐色

图 41-3　防风特征图注

1cm

图 41-4　野生防风药材及饮片

（1. 内蒙古；2. 蒙古；3. 黑龙江；4. 蒙古）

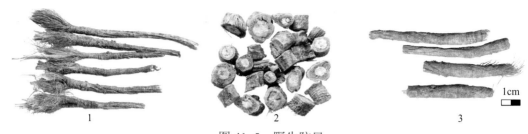

图 41-5　野生防风

（1~2. 现代商品；3.1979 年商品）

（2）栽培品（籽播）：［形状］呈长圆柱形，顺直，不分枝；根头环纹较疏或几无，顶端残留少量叶柄残基或无。［颜色］灰棕色或灰褐色。［纹饰］有明显纵皱纹。［断面］较平坦而充实；皮部浅棕黄色或灰棕色，木部黄白色。［气味］气微，味微甜。图 41-6。

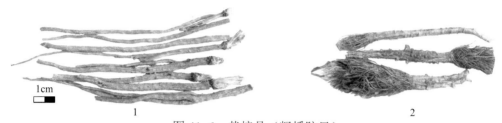

图 41-6　栽培品（籽播防风）

（内蒙古，1.2 年生；2.4 年生）

（3）栽培品（秧播）：［形状］呈短圆柱形，常弯曲，多分枝；根头无环纹或稀疏，顶端无叶柄残基或残留少量。［颜色］浅棕黄色或灰棕色。［断面］较平坦而充实；皮部灰棕色或浅棕黄色，木部黄白色。图 41-7。

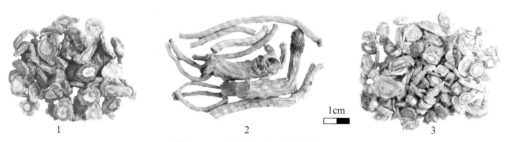

图 41-7　栽培品（秧播防风）

（1~2. 安徽；3. 河北）

（4）栽培品（仿野栽培）：［形状］根头环纹较明显。［颜色］灰棕色、灰褐色。［断面］较充实，多有裂隙，皮部浅棕黄色或浅黄色，木部浅黄色。图 41-8。

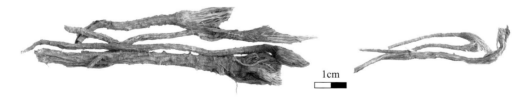

图 41-8　栽培品（仿野防风）（黑龙江仿野栽培 3 年）

【鉴别歌诀】　　　　　长圆柱形色灰褐　　蚯蚓头顶扫帚毛

　　　　　　　　　　　纵纹皮孔质地松　　皮部裂隙红眼圈

　　　　　　　　　　　木部黄色菊花心　　香气特异味微甜

【识别要点】（1）野生防风：①根头：多呈收缩状，并具环纹，习称"蚯蚓头"，残存棕褐色毛状叶柄基，习称"扫帚毛、毛笔刷"；根头亦称之"旗杆顶"。②断面：皮部呈浅棕色、棕黄色，习称"红眼圈"；木部呈浅黄色，可见呈放射状，习称"菊花心"。③气味：具防风特有的败油气，味微甜。

（2）栽培防风：外表皮色浅，纵沟明显，切面充实，菊花心不明显。

【性状探微】近年，栽培防风逐渐成为主流商品，其形状、颜色及含量指标与野生品有明显差异，以野生防风的标准衡量栽培防风有失公允，建议尽快制定栽培防风的性状及质量控制指标。

🌿 本草探源

【混乱品种】古代防风品种复杂，宋《图经本草》绘制防风图中，包括前胡属（Peucedanum）植物。宋代及之前本草记载防风产于山东、河南、陕西、河北、江苏和湖北，产地范围较广，所述防风不止一种。

明《本草纲目》所述"江淮所产多是石防风，呼为珊瑚菜"，结合《药品化义》描述"南产者色白不用"，似与珊瑚菜 *Glehnia littoralis* Fr. Schmidt ex Miq. 相符。《本草原始》所述"今出齐州龙山最善，俗呼东防风。关中出者轻虚，不及齐州者良。石防风生于山石间，根如蒿根而黄，粗扭多歧。今江淮河中诸山有之，俗呼山防风"。所述东防风为正品，其余几种均非正品防风。此外，明《滇南本草》记载了云南地方使用的防风。自古防风品种复杂，混乱现象延续至今。

🌿 品种动态

【品种概述】国内各地称为"防风"的植物非常复杂，共计6科25属38种，多数属于民间用药或称谓，近16种形成商品。防风的复杂性主要表现在甘肃、陕西、河南、四川、云南、广东、贵州等省区都有地方习用药材，形成小防风、陕防风、水防风、川防风、云防风和石防风等习用品，品种来源不一，均存在商品流通，混淆误用在所难免。

目前，主流商品为人工栽培防风，地方习用药材仍在各地流通使用。

【混伪品】（1）小防风：为伞形科植物葛缕子 *Carum carvi* L. 的干燥根。甘肃地方习用药材，习称"马缨子"。商品原为野生，近年栽培品较多。

（2）川防风：为伞形科植物竹节前胡 *Peucedanum dielsianum* Fedde.ex Wolff.、竹叶防风 *Seseli mairei* Wolff. 或松叶防风 *Seseli yunnboense* Franch. 的干燥根。四川地方习用药材，前者又称竹节防风，后两者称西防风。西南市场常有商品流通。

（3）云防风：为伞形科植物竹叶防风 *Seseli mairei* Wolff. 及松叶防风 *Seseli yunnboense* Franch. 的干燥根。贵州地方习用药材。西南市场常有商品流通。

（4）陕防风：为伞形科植物华山前胡 *Peucedanum ledebouriellordes* K. T. Fu. 的干燥根。陕西地方习用药材。市场少有商品流通。

（5）水防风：为伞形科植物宽萼岩风 *Libanotis laticalycina* Shan et Sheh 的干燥根。河南地方习用药材。主产于河南、山西等地，现已栽培，市场流通量较大。

（6）广防风（防风草）：为唇形科植物 *Epimeredi indica*（L.）Rothm. 的干燥地上部分。广东、广西地方习用药材。产于广东、广西、湖南等地。

（7）石防风：为伞形科植物石防风 *Peucedanum terebinthaceum*（Fisch.）Fisch. ex Turcz. 的干燥根。

明代本草中记载多个石防风，不知是否与本品种有关。为民间药，产于东北、华北等地，市场多误以为防风或前胡使用。

（8）田葛缕子：为伞形科植物田葛缕子 *Carum cburiaticum* Tuecz. 的干燥根。甘肃习称"狗缨子"，植物形态与小防风相近，常误以为小防风采购。

（9）迷果芹：为伞形科植物迷果芹 *Sphallerocapurs gracilis*(Bess.)K.–Pol. 的干燥根。分布于西北、东北等地，为民间药和民族药，甘肃习称"黄参"。本品与甘肃的人工栽培小防风非常相似，市场常混淆为小防风，有的地方误以为防风使用。

（10）岩风：为伞形科植物亚洲岩风 *Libanotis sibirica*（L.）C. A. Mey. 或岩风 *Libanotis buchtormensis*（Fisch.）DC. 干燥根。陕西、甘肃民间曾称为防风使用。

（11）粗糙西风芹：为伞形科植物粗糙西风芹 *Seseli squarrulosum* Shah et Sheh 的干燥根。早年在甘肃、四川等地防风的商品中发现误用。

🌿 图文辨析

【**性状鉴定**】（1）小防风（葛缕子）：呈类圆锥形，根头部有环纹，顶端钝圆或紧缩成瓶颈状。长4~15cm，直径 0.3~1cm。外表面黄褐色或棕褐色，全体较光滑，具横长皮孔及点状突出的细根痕。质脆。断面皮部类白色，木部黄棕色或淡黄色。气微，味微甜。

栽培品根头环纹稀少，外表面浅黄色，断面呈黄白色。图 41–9。

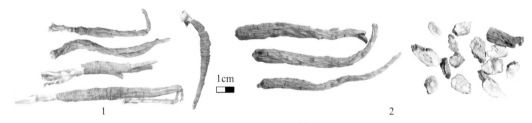

图 41-9　小防风药材及饮片
（甘肃；1. 野生；2. 栽培）

（2）云防风：呈类圆柱形，稍弯曲，多不分枝，根头部有不明显环纹，残留棕色纤维状物。长5~16cm，直径 0.4~1.1cm。外表面灰黄色或灰棕色，具纵沟。质脆。皮部类白色，可见棕色油点，木质部浅黄色。气微香，味微甜。图 41–10。

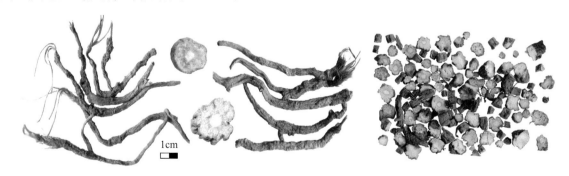

图 41-10　云防风药材及切片

（3）陕防风：呈类圆柱形，常分枝，下部渐细。外表面灰褐色或棕黄色，粗糙，具纵皱纹及点状突起的细根痕。根头部不具环纹，具少量纤维状叶基。质脆。断面不平坦，皮部浅棕色，有裂隙，木部浅黄色。气微香，味微辛微甜。图41-11。

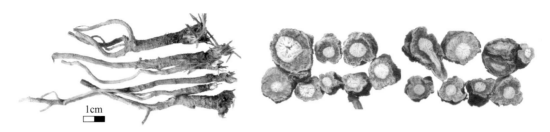

图41-11　陕防风药材及切片（陕西）

（4）水防风（宽萼岩风）：呈类圆锥形，常弯曲，少有分枝。外表面土黄色、灰黄色或浅棕色。根头部无环纹，不具纤维状叶基，具横向皮孔及点状根痕。断面平坦，皮部黄棕色或黄白色，木部浅黄色，略具放射状纹理。具特异香气。味微辛。图41-12。

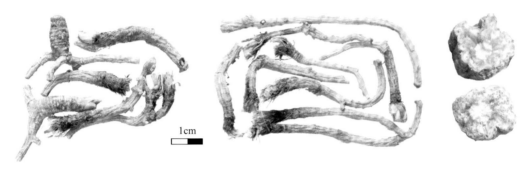

图41-12　水防风药材及切片（河南）

（5）广防风：根长圆锥形，弯曲，表面棕褐色至棕黄色。茎呈钝四方形，被柔毛，外表面暗绿色或黄褐色。叶对生，皱缩，叶片呈灰绿色或棕褐色，两面均被白色毛，完整叶展平呈卵圆形或椭圆形。花萼钟状，先端5齿裂，花冠残留，黄棕色。气微香，味淡。图41-13。

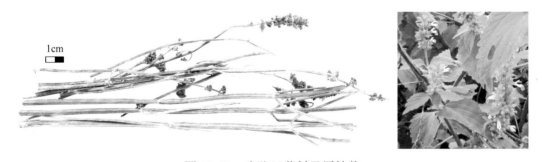

图41-13　广防风药材及原植物

（6）石防风：呈类圆锥形，根头部略膨大，残留叶柄残基，有时中下部分枝。长5~20cm，直径0.4~1.4cm。外表面灰棕色或灰褐色，无明显的环纹，有纵皱纹及小疙瘩细根痕。质稍硬而脆，断而皮部浅黄色或浅黄棕色，木质部黄白色，纤维性较强，根头部有时空心。气微香，味微苦。图41-14。

（7）田葛缕子：呈类圆锥形，根头略膨大，常有2~3个分叉。外表面灰褐色，栓皮多破裂而脱落，具明显突起的疙瘩状细根痕。质轻而松脆。皮部淡棕色，有裂隙，木部淡黄色。气较特异，味微甜、后而麻舌。图41-15。

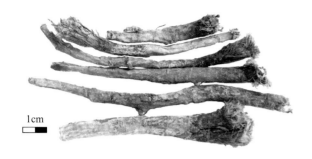

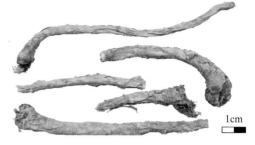

图41-14 石防风 图41-15 田葛缕子

（8）迷果芹：呈类圆锥形，根头部略收缩较平截，具环纹，残留暗棕色叶基纤维。外表面灰黄色或棕黄色，全体有明显的横向皮孔，具不规则纵皱纹。质较柔。断面皮部淡黄白色，中心浅黄色。气微，味微甜。图41-16。

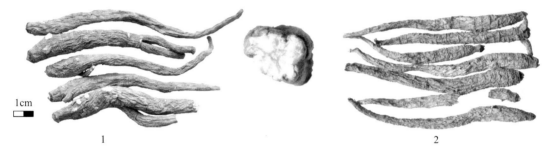

1 2

图41-16 迷果芹药材及切片

（甘肃，1.栽培；2.野生）

（9）岩风：呈圆锥形，根头部略膨大，多具环纹，残留浅棕色叶基纤维。外表面灰黄色或棕黄色，全体有明显的横向皮孔，具不规则纵皱纹。质稍硬。断面皮部淡棕黄色，木部黄色，较宽广，木质化，导管小孔明显。气微，味微辛。图41-17。

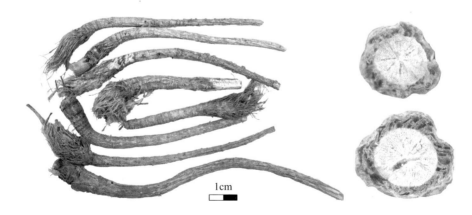

图41-17 岩风药材及切片（甘肃）

42. 防己 STEPHANIAE TETRANDRAE RADIX

标准沿革

【来源】1963 年版《中国药典》收载为防己科植物粉防己 *Stephania tetrandra* S. Moore。

【药用部位】1963 年版《中国药典》规定为"干燥根"。

【采收加工】1963 年版《中国药典》规定为"秋季采挖，洗净泥土或刮去外皮，直径在 6~7 分以上的纵剖为 2 或 4 瓣，干燥即得"。1977 年版《中国药典》修订为"除去粗皮，晒至半干，切段，个大者再纵切，干燥"。

【性状】1963 年版《中国药典》描述为"两头稍尖，中部肥满，弯曲不直，形似猪大肠。断面灰白色，平坦细腻，有车轮纹"。1977 年版《中国药典》增加了"有排列较稀疏的放射状纹理"断面特征。1990 年版《中国药典》补充了"在弯曲处常有深陷横沟而成结节状的瘤块样"形状特征。

商品质量

【商品规格】产地加工为统货（带皮、去皮）和选货、产地片（统片和选片）。

【品质论述】明《本草品汇精要》记载"根大而有粉者为好"。药材以体大、质坚实、粉性强者为佳。

【产地】主产于江西、浙江、福建，安徽、湖南、江苏、湖北等地亦产。商品来自野生，江西、湖北已开展野生驯化试验。

【质量分析】2013 年、2014 年、2015 年、2017 年和 2019 年全国防己专项检验，分别抽验 204 批、291 批、330 批、336 批和 194 批，不合格率分别为 67%、53%、41%、20% 和 30%，不合格项目是"性状、薄层鉴别、二氧化硫残留量、含量测定、水分、总灰分"，不合格的主要原因是硫黄熏蒸，广防己、汉防己、川防己、小果微花藤等冒充或掺假使用。

【市场点评】2021 年作者考察了国内 2 家中药材专业市场，基本没有发现销售伪品防己，而从非中药材专业市场和产地网购的防己样品都是小果微花藤和瘤枝微花藤，商品名为"防己、粉防己或木防己"。其他中药材及饮片也发现同样的问题，伪品已转入地下隐蔽的销售渠道。

防己以粉性足而著称，商品也有粉性不足的柴性防己。据调查有两种情况，一是防己的采收时间跨度从当年 10 月至次年 4 月，秋季采挖的粉性强，春、夏季节采挖的粉性不足；产地加工时挑选出柴性防己，也有不挑选混装销售；二是柴防己是来自防己裸露在土壤外面的根，其表面疣状突起较多，柴性大，多裂隙。未能实际调查，暂且附之。

特征识别

【性状鉴定】［形状］呈不规则圆柱形、半圆柱形或块状；多弯曲，在弯曲处常有深陷横沟而略呈大肠样。［大小］长 5~10cm，直径 1~5cm。［颜色］淡灰黄色，未除外皮者呈灰褐色。［质地］体重，质坚实。［断面］灰白色，富粉性，木质部具稀疏筋脉纹，横切面呈放射状排列，纵切面不规则排列。

［气味］气微，味苦。图 42-1、图 42-2。

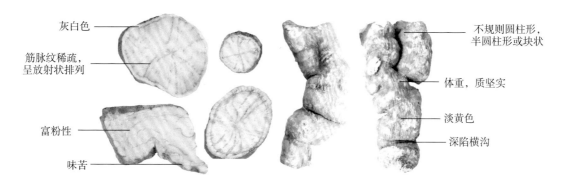

灰白色

筋脉纹稀疏，
呈放射状排列

富粉性

味苦

不规则圆柱形，
半圆柱形或块状

体重，质坚实

淡黄色

深陷横沟

图 42-1　防己特征图注

【鉴别歌诀】　　　根形扭曲似大肠　　外表灰黄粉性强
　　　　　　　　　断面稀疏放射纹　　纵面网纹味较苦

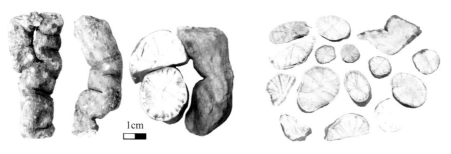

1cm

图 42-2　防己药材和饮片

【识别要点】（1）形状：防己的自然形状比较特殊，在弯曲处常有深陷横沟而呈"猪大肠样"，这是防己的标志性特征。（2）断面：茬口较平坦而细腻，富粉性；木质部宽广，筋脉纹（导管束）较稀疏，放射状排列，有些仅外侧明显，不延伸至中心。

【性状探微】早年产地加工时人工刮去粗皮，现时多采用滚筒式撞皮，商品常有未刮粗皮。防己木质部筋脉纹疏密及粉性稍有差异，甚至同一条根的前后部位略有不同。图 42-3、图 42-4。

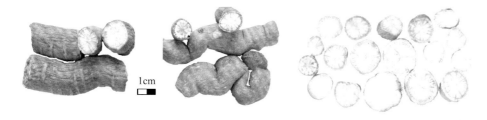

1cm

图 42-3　防己（江西采集，原药材和切面）

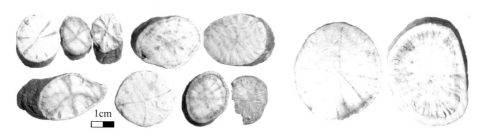

1cm

图 42-4　防己（江西）

本草探源

【混乱品种】早期本草记载的防己不止一种，《名医别录》所谓"车辐纹理"，结合产于陕西汉中，所述与马兜铃科植物汉中防己 *Aristolochia heterophyla* 相符。

【掺伪做假】明代本草记载了多种伪品，《本草蒙筌》记载"卖家因难得真，多采似者假代"。《本草品汇精要》记载"木通为伪"。

品种动态

【品种概述】国内各地被称为"防己"的有 4 科 17 种植物，其中 15 种形成商品，至今流通于市场而混淆或误用。近年常发现防己存在混合掺假的情况，或掺假地方习用药材，或多种地方习用药材和伪品勾兑的混合品。

目前，主流商品为正品防己，市售商品中掺假和冒充时有发生。

【混伪品】（1）青风藤：为防己科植物青藤 *Sinomenium acutum*（Thunb.）Rehd. et Wils. 或毛青藤 *Sinomenium acutum*（Thunb.）Rehd. et Wils. var. *cinereum* Rehd. et Wils. 的干燥藤茎。早年发现其饮片误作防己，云南、贵州等地称为"青防己"，市场多称"木防己"销售。

（2）防己（四川品种）：为马兜铃科植物宝兴马兜铃 *Aristolochia moupinensis* Franch.、川南马兜铃 *Aristolochia austroszechuanica* Chien et C. Y. Cheng 和异叶马兜铃 *Aristolochia* kaempferi Willd. f. *heterophylla*（Hemsl.）S. M. Hwang 的干燥根。四川地方习用药材。产于四川、云南等地。在市场上常以防己销售，是中药防己的主要混淆品。

（3）木防己（贵州品种）：为马兜铃科植物卵叶马兜铃 *Aristolochia ovatifolia* S. M.、宝兴马兜铃 *Aristolochia moupinensis* Franch. 的干燥根或藤茎。贵州地方习用药材，主产于贵州水城县，又称水城木防己。

（4）木防己（陕西品种）：为防己科植物木防己 *Cocculus orbiculatus*（Linn.）DC. 的干燥根。陕西、贵州地方习用药材，贵州习称大风藤。在市场上常以防己销售。

（5）小果微花藤：为茶茱萸科植物小果微花藤 *Iodes ovalis* Bl. var. *vitiginea*（Hance）Gagnep. 的根。产于贵州、广西等地。20 世纪 90 年代发现的伪品，流通至今，是网购"防己"的主要品种，因粉性较强称之为"粉防己"。

（6）瘤枝微花藤：为茶茱萸科植物瘤枝微花藤 *Iodes sequinii*（Hevl.）Rerder. 的根。也是网购"防己"的主要品种，因木质化程度较强称之为"木防己"。

（7）广防己：为马兜铃科植物广防己 *Aristolochia fangchi* Y. C. Wu ex L. D. Chou et S. M. Hwang 的干燥根。原国家标准收载，现已取缔。产于广东、广西等地。市场以防己、广防己或粉防己销售。

（8）汉防己：为马兜铃科植物异叶马兜铃 *Aristolochia* kaempferi Willd. f. *heterophylla*（Hemsl.）S. M. Hwang 的干燥根。原甘肃地方标准收载。产于甘肃、陕西等地。现时少有商品。

（9）铁线莲属植物嫩枝：为毛茛科铁线莲属（Clematis L.）植物的干燥幼嫩藤茎。近年发现掺杂在木防己饮片中以防己销售。

（10）木防己（千金藤）：为防己科千金藤属植物（Stephanis Lour.）的干燥根。产于云南、贵州、广西等地。近年发现掺杂在木防己饮片中以防己销售。

（11）木通：为木通科植物三叶木通 *Akebia trifoliata*（Thunb.）Koidz. 干燥藤茎。曾发现以防己和木防己饮片销售。

（12）华防己：为防己科植物秤钩风 *Diploclisia affinis*（Oliv.）Diels 干燥藤茎。20 世纪 60 年代市场流通，曾以防己或湘防己销售。

🌿 图文辨析

【**性状鉴定**】（1）青风藤：呈圆形厚片。外表面灰褐色至棕褐色。切面灰黄色或淡灰棕色，皮部窄，木部射线呈车轮状放射排列，髓部淡黄白色或黄棕色。气微，味苦。图 42-5。

（2）防己（四川品种）：呈圆形、不规则形厚片。外表面呈浅棕黄色、棕褐色。切面黄白色，皮部较窄，木质部具放射状纹理，疏密不等，较密的大多自中向外部呈二歧至三歧分叉。气微，味苦。图 42-6。

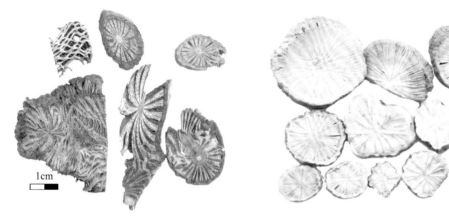

图 42-5 青风藤　　　　　　　　　图 42-6 防己（四川品种）

（3）木防己（陕西品种）：呈类圆形、不规则形厚片（段）。外表面灰褐色、棕褐色，具皮孔和深陷沟纹，弯曲处有横裂纹。切面皮部很薄，呈灰黄色、灰白色，显粉性，木质部宽广，具深色的放射状纹理。气味，味苦。图 42-7。

（4）汉防己：呈圆柱形，多弯曲。除去外皮而呈浅黄色，残留的栓皮呈灰褐色。质坚实。断面黄白色，稍粉性，皮部较宽，木质部具较稀疏纹理，自中向外部呈一歧至二歧分叉。气微，味苦。图 42-8。

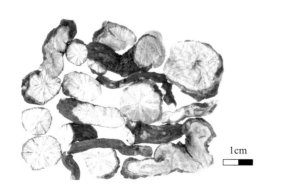

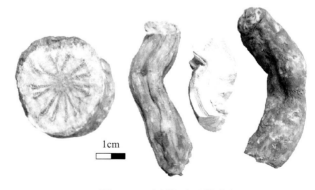

图 42-7 木防己（陕西品种）　　　　　图 42-8 汉防己（甘肃）

（5）小果微花藤：呈圆形、不规则形厚片。外表面除去栓皮淡黄棕色或浅红黄色。断面皮部类白色，粉性，可见浅棕色颗粒散在；木质部具稀疏放射状纹理或仅外侧有放射状纹理。气微，味淡。图42-9。

（6）瘤枝微花藤：基本同小果微花藤。切面皮部有较多的浅棕色颗粒，木质部有较密集的棕黄色放射状纹理，木质化明显。图42-10。

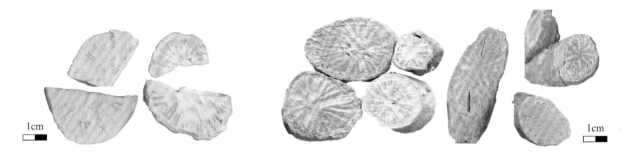

图42-9　小果微花藤　　　　　　　　　　图42-10　瘤枝微花藤

（7）广防己：呈不规则圆柱形，或类圆形厚片，弯曲处有横沟。外表面栓皮较厚，呈灰棕色、灰褐色，刮去外皮露出灰黄色皮部。体较轻。切面弱粉性，木质部具较密集的放射状纹理，有时中央可见环纹，纵剖面纹理呈纵横交织。气弱，味微苦。图42-11。

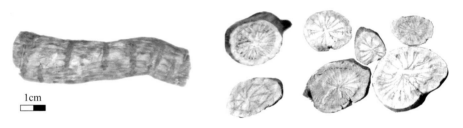

图42-11　广防己

（8）华防己：呈类圆形、椭圆形厚片，或呈圆柱形。外表面灰褐色，具浅纵棱。切面浅黄色，有1~5层维管束环纹，木质部具放射状纹理。中央有偏心性的髓。气微，味苦。图42-12。

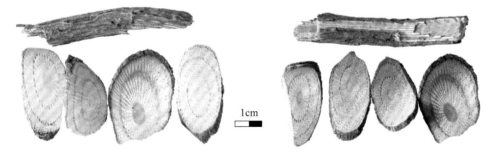

图42-12　华防己

【市场速览】市售防己饮片问题较多。

（1）以防己（木防己）地方习用药材的混合品冒充防己，多数掺假一种铁线莲属植物嫩枝，图42-13（1）、42-13（2）。

（2）市场以伪品冒充，图42-14。

（3）网购防己（粉防己）为小果微花藤、瘤枝微花藤，防己（木防己）为青风藤，图42-15。

（4）以不明矿物质增重的防己，图42-16。

（5）市售一种铁线莲属植物嫩枝的伪品防己，图 42-17。

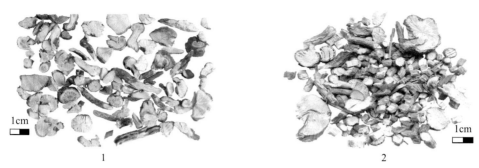

图 42-13　市售防己

（1. 地方习用药材混合；2. 多种伪品混合）

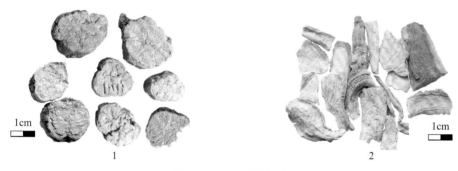

图 42-14　市售防己

（1. 未知物；2. 天花粉）

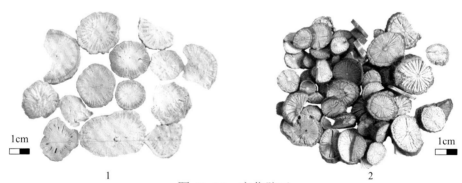

图 42-15　市售防己

（网购；1. 小果微花藤；2. 青风藤）

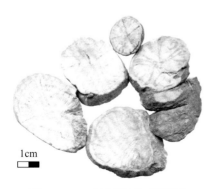

图 42-16　市售防己（增重）

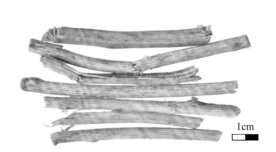

图 42-17　市售防己（铁线莲属植物嫩枝）

🌿 43. 苍术 ATRACTYLODIS RHIZOMA

🌿 标准沿革

【来源】1963 年版《中国药典》收载为菊科植物茅苍术 *Atractylodes lancea*（Thunb.）DC. 或北苍术 *Atractylodes chinensis*（DC.）Koidz.。

【药用部位】1963 年版《中国药典》规定为"干燥地下根状茎"。1977 年版《中国药典》修订为"干燥根茎"。

【采收加工】1963 年版《中国药典》规定为"春、秋二季采挖，除去泥沙及残茎，晒干后除去须根既得"。1977 年版《中国药典》修订为"除去泥沙，晒干，撞去须根"。

【性状】1963 年版《中国药典》中茅苍术和北苍术合并描述，为"不规则连珠状或结节状圆柱形。表面浅褐色或黑褐色。断面黄白色或灰白色，有多数习称'朱砂点'的油室。味微甘而苦"。1977 年版《中国药典》将茅苍术和北苍术分列描述，茅苍术主要特征为"断面黄白色或灰白色，散有多数橙黄色或棕红色油室，习称'朱砂点'，暴露稍久，可析出白色细针状结晶，习称'起霜'。味微甘、辛、苦"。北苍术主要特征为"断面有黄棕色油点。味辛、苦"。1990 年版《中国药典》删除了茅苍术中"习称朱砂点、习称起霜"的描述。

🌿 商品质量

【商品规格】北苍术产地加工为毛货（未撞皮货）、半毛半光货（半撞皮货）和光货（全撞皮货）三种规格；鲜制产地片分为统片和选片。

【品质论述】"朱砂点"和"起霜"是评价苍术的主要指标，前者是指药材折断面或饮片切面上散在的橙黄色或棕红色油点；后者是指折断面或饮片切面放置稍久后析出的白色细针状结晶，主要为茅术醇和 β- 桉油醇的混合物，又称为"白毛"。茅苍术的上述特征明显，而北苍术"起霜"现象较少。

药材以个大、坚实、断面朱砂点多、易起霜、香气浓郁、无毛须者为佳；茅苍术质量优于北苍术。

【产地】北苍术产于内蒙古、河北、辽宁、黑龙江、甘肃、陕西和山西等地，辽宁、黑龙江、内蒙古、河北和陕西等地已家种；商品来自野生或栽培。茅苍术产于江苏、湖北、安徽和江西等地，为野生或栽培，商品主要出口，国内少见流通。

【质量分析】2017 年和 2019 年全国苍术（麸炒）专项检验，分别抽验 580 批和 598 批，不合格率分别为 46% 和 24%，不合格项目是"性状、鉴别、含量测定、水分、灰分"，不合格的主要原因是关苍术的混用。

【市场点评】近年，市场流通人工栽培苍术，由于栽培技术、年限等原因，性状变异明显，多呈团块状，个头较大，指标成分含量偏低。栽培苍术的朱砂点较少，市场称为"白茬苍术"（野生苍术称为"红茬苍术"）。有报道，栽培苍术经人为浸润染色增加"朱砂点"后，常与与野生苍术饮片进行勾兑销售，值得关注。图 43-1。

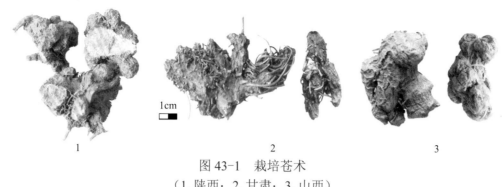

图 43-1 栽培苍术

（1. 陕西；2. 甘肃；3. 山西）

🌿 特征识别

【**性状鉴定**】（1）茅苍术：［形状］不规则连珠状或结节状圆柱形，略弯曲，偶有分枝；顶端具茎痕或残留茎基。［大小］长 3~10cm；直径 1~2cm。［颜色］灰棕色、棕褐色。［纹饰］有不规则皱纹、横向沟纹及残留须根。［质地］质较充实。［断面］黄白色或灰白色，散有多数橙黄色或棕红色油室，暴露稍久，可析出白色细针状结晶。［气味］气香特异，味微甘、辛、苦。图 43-2。

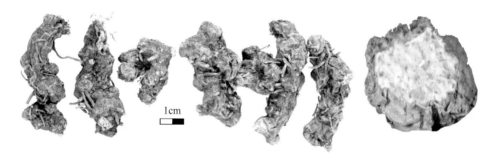

图 43-2 茅苍术

（2）北苍术：［形状］呈疙瘩块状或结节状圆柱形。［大小］长 4~10cm，直径 1~4cm。［颜色］黑棕色，除去外皮者黄棕色。［质地］质较疏松，纤维性较弱。［断面］散有黄棕色油室。［气味］香气较淡，味辛、苦。图 43-3、图 43-4。

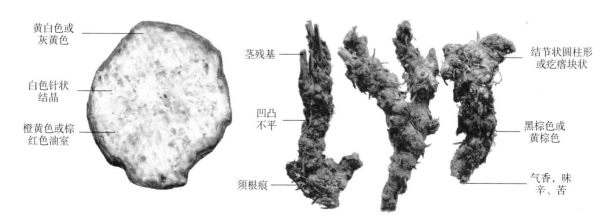

黄白色或
灰黄色

白色针状
结晶

橙黄色或棕
红色油室

茎残基

凹凸
不平

须根痕

结节状圆柱形
或疙瘩块状

黑棕色或
黄棕色

气香，味
辛、苦

图 43-3 北苍术特征图注

【鉴别歌诀】　　　　　茅苍术　根茎结节连珠状　断面黄白朱砂点

　　　　　　　　　　　　　　　质较充实起白霜　香气特异色灰棕

　　　　　　　　　　北苍术　根茎结节疙瘩状　外表黑棕质地疏

　　　　　　　　　　　　　　　少有白霜朱砂点　香气较淡味不甜

【识别要点】苍术的性状特征比较明显。茅苍术与北苍术主要在质地和气味方面存在差异，前者尤以"朱砂点""起霜"特征显著。图43-4至图43-6。

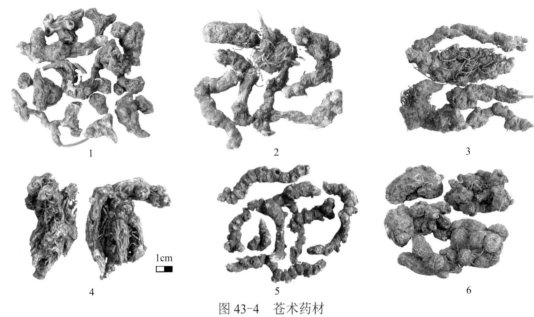

图43-4　苍术药材

（1~5. 分别为河北、陕西、甘肃、内蒙古和黑龙江北苍术；6. 湖北茅苍术）

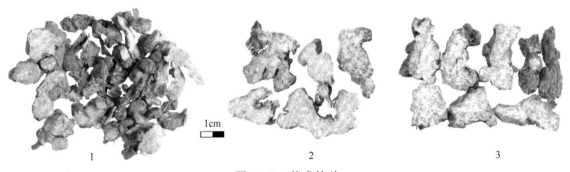

图43-5　苍术饮片

（1. 河北北苍术；2. 陕西北苍术；3. 湖北茅苍术）

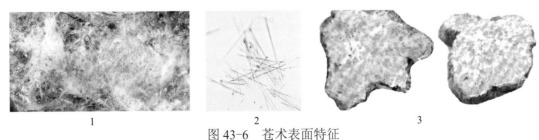

图43-6　苍术表面特征

（1. 白霜；2. 显微镜下白霜结晶；3 朱砂点）

【性状探微】苍术的表面颜色与品种、产地及产地加工方法有关。图43-4。

本草探源

【混乱品种】一些本草记载的苍术与白术存在混淆情况。此外，民国《本草药品实地之观察》中提到了关东苍术（关术），从地域分布可能包括了现代的关苍术 *Atractylodes japonica* 和朝鲜苍术 *Atractylodes coreana* 品种。

品种动态

【品种概述】《中国植物志》记载 5 种苍术属（Atractylodes DC.）5 种植物，分别为白术 *A. macrocephala*、苍术 *A. lancea*、关苍术 *A. japonica*、朝鲜苍术 *A. coreana* 和鄂西苍术 *A. carlinoides*，除鄂西苍术外，均为药用植物。新修订的《中国植物志》中，把茅苍术、北苍术和关苍术的拉丁学名修订为苍术 *Atractylodes lancea*（Thunb.）DC. 一种植物。

目前，苍术的主流商品是北苍术。茅苍术品质优良、价格较高，多出口日本等国，国内流通的商品很少。市场上时有北苍术冒充茅苍术、关苍术冒充北苍术的情况。

【混伪品】（1）关苍术：为菊科植物关苍术 *Atractylodes japonica* Koidz. ex Kitam. 的干燥根茎。黑龙江地方习用药材。主产于黑龙江、吉林、辽宁和内蒙古，黑龙江伊春等地已有种植，商品量较大。《日本药局方》将关苍术作白术收载，国内据此有将其作"白术"收购外销，又称"朝白术"。关苍术与北苍术性状非常为相似，容易引起混淆使用，市场也常常冒充北苍术销售。

（2）朝鲜苍术：为菊科植物朝鲜苍术 *Atractylodes coreana*（Nakai）Kitam. 的干燥根茎。辽宁地方习用药材。主产于吉林、辽宁，多从朝鲜进口。

图文辨析

【性状鉴定】关苍术：根茎多呈结节状圆柱形。长 4~10cm，直径 1~2.8cm。外表面灰棕色、棕褐色或棕黄色，有根痕或残留须根，并有茎痕残留。质较疏松而脆，折断纤维性较强，可见少量"朱砂点"。气香特异，味辛、微苦。图 43-7、图 43-8。

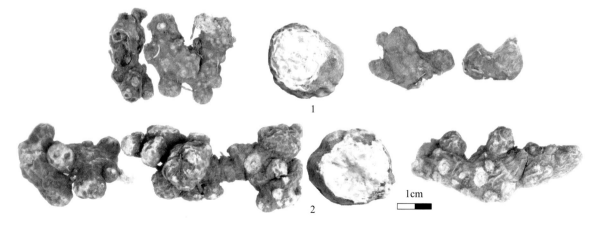

图 43-7 关苍术药材
（1.1996 年市售苍术；2.2021 年市售关苍术）

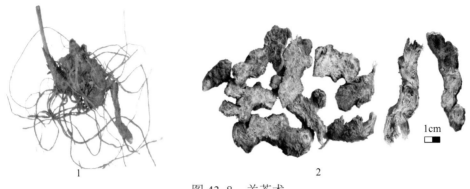

图 43-8　关苍术

（1. 吉林采集；2. 市售饮片）

【色谱鉴别】采用《中国药典》苍术鉴别（2）方法，对收集的苍术样品进行薄层色谱鉴别，结果见图 43-9。

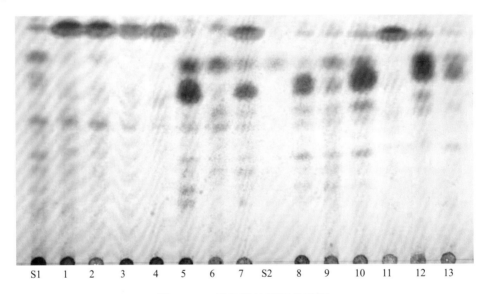

图 43-9　苍术样品薄层色谱图

（S1. 苍术对照药材，S2. 苍术素对照品，1、3、4. 为关苍术，2、11. 为苍术中掺假关苍术，5~10. 为图 44-4 中 1~6，
12~13. 为图 44-1 中 1、3）

44. 苍耳子 XANTHII FRUCTUS

标准沿革

【来源】1963 年版《中国药典》收载为菊科植物苍耳 *Xanthium sibiricum* Patr.。

【药用部位】1963 年版《中国药典》规定为"干燥成熟果实"。1977 年版《中国药典》修订为"干燥成熟带总苞的果实"。

【采收加工】1963 年版《中国药典》规定为"秋季果实成熟时割取全株，晒干，打下果实，去净梗叶即得"。1977 年版《中国药典》修订为"秋季果实成熟时采收，干燥，除去梗、叶等杂质"。

【性状】1963 年版《中国药典》描述为"呈纺锤形。表面浅绿色或黄绿色。全体有刺，刺顶端有倒钩。皮较厚，内有双仁。味甘微苦"。1977 年版《中国药典》修订幅度较大，为"呈纺锤形或卵圆形。表面黄棕色或黄绿色。全体有钩刺。顶端有 2 枚较粗的刺。瘦果略呈纺锤形，果皮灰黑色，具纵纹；种皮浅灰色，可见子叶 2 片。味微苦"。

商品质量

【商品规格】产地加工为撞刺统货（净货、光货）、未撞刺统货（毛货）和选货；有的产地按采收成熟度分为青货与黄货规格。

【品质论述】药材以粒大、饱满、色棕黄，撞刺者为佳。

【产地】主产于内蒙古、河南、黑龙江、吉林、山西、山东、湖北、甘肃等地。商品主要来自野生，内蒙古等地已栽培。

【质量分析】2013 年全国苍耳子专项检验，抽验 43 批，不合格率为 44%，不合格项目是"性状、鉴别"，不合格主要原因是伪品冒充。

【市场点评】苍耳 *Xanthium sibiricum* 总苞大多数为双喙，在同一植株也有基部连接呈单喙，但断面均是双室（一室未正常发育）；不同地域总苞刺疏密程度存在。商品苍耳子中常混有近无刺苍耳 *Xanthium sibiricum* var. *subinerme*（Winkl.）Widder，以"总苞较小，两喙彼此分离或连合，有时侧生的短喙退化成刺状或不存在，总苞外面有极疏的刺或几无刺"为特征，其断面也是双室。如何把握两者性状存在的过度性是鉴别的关键。

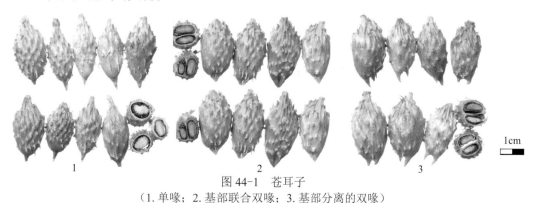

图 44-1 苍耳子
（1. 单喙；2. 基部联合双喙；3. 基部分离的双喙）

《中国植物志》记载苍耳属（Xanthium L.）是"上端具 1~2 个坚硬的喙，外面具钩状的刺，2 室"的特征，市场尚发现一种顶端的喙完全是独立成一个，断面是单室的苍耳子，在植物学上曾有新分类群的报道，此与正品苍耳子不同。同批苍耳子中发现单喙、双喙之分，前者的占比高达 30%，图 44-1。

🌿 特征识别

【性状鉴定】[总苞形状] 呈纺锤形或卵圆形。表面具较细而直的钩状刺，基部微增粗或几乎不增粗；顶端有 2 枚较粗，较平直而分离或相连。[果实形状] 瘦果略呈倒卵形，一面较平坦，顶端具 1 突起的花柱基。[大小] 连同喙部长 1~1.8cm，直径 0.4~0.7cm；刺长 1~2（3）mm。[颜色] 总苞黄棕色或黄绿色；果皮灰黑色；种皮浅灰色，[纹饰] 总苞全体有钩刺；果皮具纵纹；种皮膜质。[质地] 总苞质硬而韧。[断面] 总苞横切面中央有纵隔膜，2 室，各有 1 枚瘦果。子叶 2，有油性。[气味] 气微，味微苦。图 44-2。

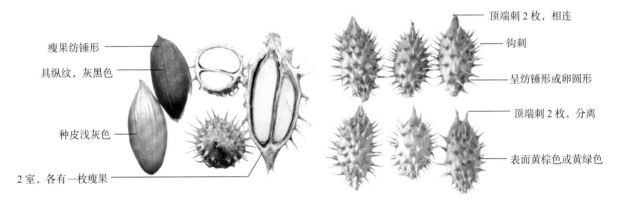

图 44-2　苍耳子特征图注

【鉴别歌诀】　　　　总苞多呈纺锤形　　外表黄绿或黄棕
　　　　　　　　　　全体布满钩状刺　　两枚瘦果灰黑色

【识别要点】（1）总苞：长度一般不超过 1.5cm。（2）刺：总苞表面的钩状刺较细而直，基部微增粗或几乎不增粗，长 1~2（3）mm。（3）喙：顶端刺（习称"喙"）多呈较平直状伸出，长 1.5~3mm，少有基部呈结合成 1 个喙。图 44-3。

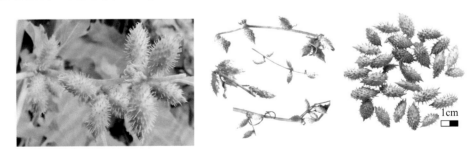

图 44-3　苍耳（甘肃采集植株及苍耳子）

【性状探微】《中国植物志》记载苍耳子"刺极细而直，长 1~1.5mm，基部被柔毛，常有腺点，或全部无毛"，由于生长环境的影响，苍耳子钩刺的疏密、长短和喙的联合与分离存在差异，颜色深浅差异与采收时期有关。图 44-4。

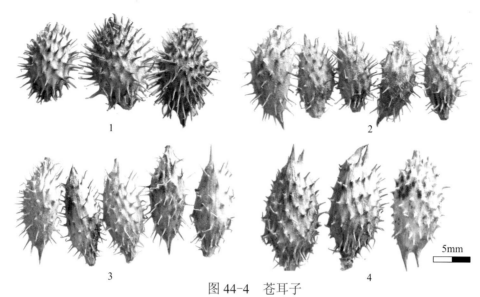

图 44-4 苍耳子

（采集样品，1. 海南；2. 内蒙古；3. 辽宁；4. 吉林）

近年，市售苍耳子和炒苍耳子大多数已撞（碾）去钩刺，商品称为"去刺苍耳子"，而刺具有分类鉴别的价值，带刺苍耳子较少。产地加工是否去刺值得商榷。

🌿 本草探源

【混乱品种】本草记载的苍耳子与今苍耳子 *Xanthium sibiricum* 相符。由于古代植物分类知识的贫乏，也不排除同属其他植物作为苍耳子使用的情况。

🌿 品种动态

【品种概述】国内各地称为"苍耳子"的有 3 科 7 种植物。我国苍耳属（Xanthium L.）3 种 1 变种均已形成商品。据报道，商品中已发现外来物种刺苍耳 *Xanthium spinosum* L. 等在国内个别地方分布的现象。

目前，主流商品为正品苍耳子，近无刺苍耳等有时混入苍耳子中。

【混伪品】（1）蒙古苍耳：为菊科植物蒙古苍耳 *Xanthium mongolicum* Kitag. 的干燥成熟带总苞的果实。湖南地方习用药材。市场常见的苍耳子混淆品。

（2）近无刺苍耳：为菊科植物近无刺苍耳 *Xanthium sibiricum* Patr. var. *subinerme*（Winkl.）Widder 的干燥成熟带总苞的果实。在野外自然生长条件下，近无刺苍耳常与苍耳伴生，本品多数是混在苍耳子商品中。

（3）刺苍耳：为菊科植物刺苍耳 *Xanthium spinosum* L.。原产于南美洲，1932 年在河南发现的外来有害物种，目前北方地区分布较广。上世纪以苍耳子伪品报道后引起人们的关注，目前商品情况有待深入调查。

（4）意大利苍耳：为菊科植物意大利苍耳 *Xanthium italicum* Moretti。原产于北美和南欧，1991 年在北京发现的外来有害物种，在国内蔓延较快，北京、河北、山东、新疆等地相继发现分布。尚未见商品报道。

（5）刺果甘草：为豆科植物刺果甘草 *Glycyrrhiza pallidiflora* Maxim. 的干燥荚果。早年市场发现的伪品。

🌿 图文辨析

【**性状鉴定**】（1）蒙古苍耳：总苞呈纺锤形，连同喙部长 1.7~2.6cm，直径 0.6~1.2cm。外表黄褐色或棕褐色。外具较疏坚硬的刺，刺长（2）3~5mm，基部增粗，顶端呈倒钩状。顶端喙 2 个，圆锥状而粗长，分叉角较大，形如牛角。图 44-5、图 44-6。

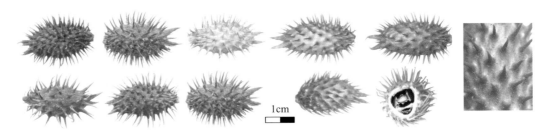

图 44-5　蒙古苍耳（总苞表面、横切面及表面放大）

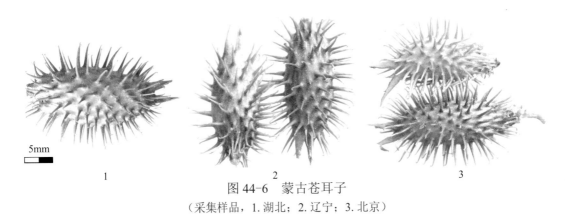

图 44-6　蒙古苍耳子
（采集样品，1.湖北；2.辽宁；3.北京）

（2）近无刺苍耳：总苞较小，连同喙部长 0.6~1.3cm。总苞外具很稀疏的刺或几无刺，刺长 1.5~2mm。喙 1 枚较长，另 1 个较短小，或退化成短小的刺。2 室，其中 1 室明显退化。图 44-7。

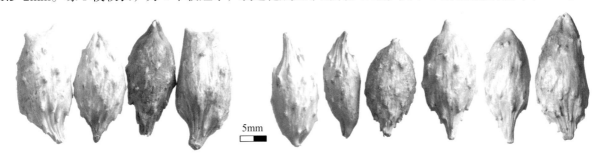

图 44-7　近无刺苍耳子

（3）刺苍耳：总苞呈长纺锤形，连同喙部长 0.6~1.3cm。总苞外具较密集细长的钩状刺，顶端弯钩明显，基部不增粗，刺长 2~4mm。表面被灰白色的刚毛。喙 2 枚，较短小。2 室。图 44-8。

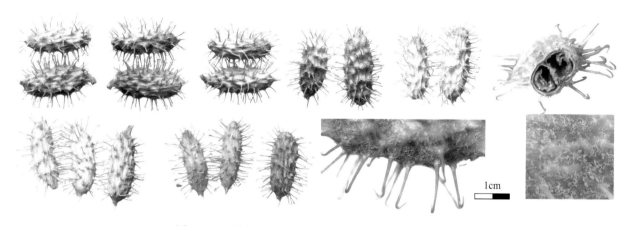

图 44-8　刺苍耳（总苞表面、横切面及表面放大）

（4）意大利苍耳：总苞呈纺锤形，连同喙部长 1.6~2.3cm。总苞外具圆锥状的钩状刺，顶端弯钩一般不明显，基部增粗呈，刺长 3~5mm。外面密被灰白色透明的刚毛和短腺毛。喙 2 枚，较粗状，形如牛角。2 室。图 44-9、图 44-10。

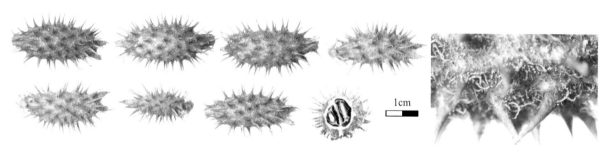

图 44-9　意大利苍耳（总苞表面、横切面及表面放大）

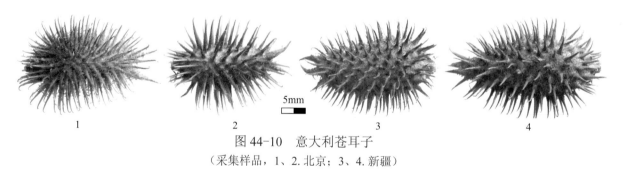

图 44-10　意大利苍耳子
（采集样品，1、2.北京；3、4.新疆）

【市场速览】将一批去刺苍耳子种植开花结果后，生长的总苞和刺的长度符合苍耳子的性状特征。图 44-11。

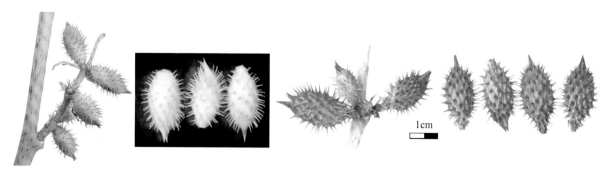

图 44-11　市售苍耳子（去刺苍耳子种植后的总苞）

　　两批去刺苍耳子为混合品，1号主要为苍耳子，2号主要为蒙古苍耳子，3号为苍耳子。图
44-12。

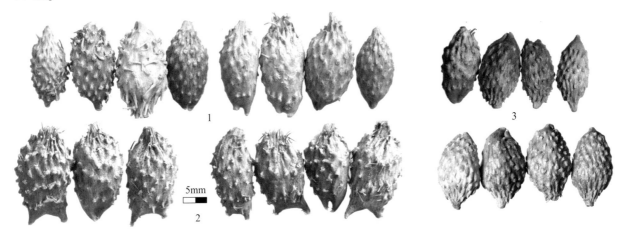

图 44-12　市售苍耳子（3批去刺苍耳子）

　　【红外光谱】几种市售苍耳子的红外光谱图存在一定差异。正品苍耳子（内蒙古，带刺）在位于
3295、3009、2926、2854、1745、1657、1546、1460、1378、1240、1161 和 727cm^{-1} 波数处有特征吸
收峰。图 44-13。而甘肃产地与正品苍耳子相同峰的波数相差 ±4cm^{-1}，仅多出 1000cm^{-1} 小峰。苍耳
子（图 44-12 中 3 号样品）与正品苍耳子完全相同，图 44-14。

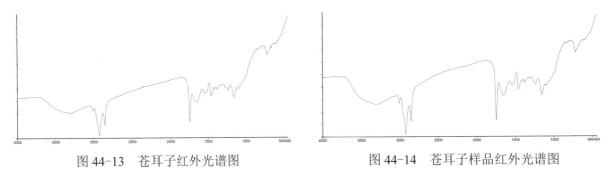

图 44-13　苍耳子红外光谱图　　　　　　　　　　图 44-14　苍耳子样品红外光谱图

　　蒙古苍耳子在位于 3347、2925、1640、1414、1101 和 535cm^{-1} 波数处有特征吸收峰。图 44-15。
　　意大利苍耳子在位于 3315、2926、2855、1475、1656、1454、1242、1163 和 666cm^{-1} 波数处有特
征吸收峰。图 44-16。

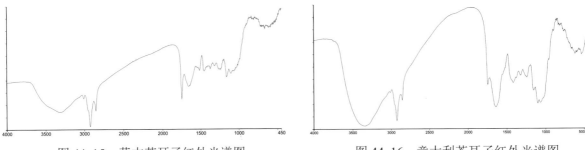

图 44-15　蒙古苍耳子红外光谱图　　　　　　　　图 44-16　意大利苍耳子红外光谱图

45. 杜仲　EUCOMMIAE CORTEX

标准沿革

【来源】1963 年版《中国药典》收载为杜仲科植物杜仲 *Eucommia ulmoides* Oliv.。

【药用部位】1963 年版《中国药典》规定为"干燥树皮"。

【采收加工】1963 年版《中国药典》规定为"春、夏二季剥取树皮，刮去粗皮，晒干即得"。1977 年版《中国药典》修订为"4~6 月剥取，刮去粗皮，堆置'发汗'至内皮呈紫褐色，晒干"。

【性状】1963 年版《中国药典》描述为"外皮平坦或粗糙，有明显的纵皱纹及纵裂槽。折断面有银白色的丝状物相连，细密，略有伸缩性"。1977 年版《中国药典》删除"外皮平坦或粗糙"，增加"有的树皮较薄，未去粗皮"和"折断面有细密、银白色、富有弹性橡胶丝相连"。

商品质量

【商品规格】产地加工为个子统货（未刮皮、刮皮）、产地片（刮皮丝、块），一些产地按部位分为板皮（树杆皮）、枝皮（树枝皮）。

【品质论述】《本草经集注》谓"折之多白丝为佳"。明《本草蒙筌》谓"脂厚润者为良"。

药材以皮厚、内表面色暗紫、胶丝细密者为佳。

【产地】主产于四川、贵州、湖北，陕西、甘肃、湖南、河南、安徽等地亦产。商品来自栽培和野生，以栽培品为主。

【质量分析】2017 年全国杜仲专项检验，抽验 283 批，不合格率为 16%，不合格项目为"性状、含量测定"，不合格的主要原因是加工炮制所致。

2017 年某省杜仲评价性检验，抽验 60 批，不合格率为 25%，不合格项目为"含量测定、性状、浸出物"，不合格的主要原因是未刮去粗皮，盐杜仲炮制不当导致断面无胶丝。

【市场点评】杜仲是国家重点支持发展的木本树种。研究发现，不同产地、生长年限和产地加工方式的杜仲药材质量差异较大，国家标准没有栽培年限和剥皮技术的要求，但规定堆置"发汗"和刮去"粗皮"的要求，业内普遍接受杜仲需要生长 15~20 年才可剥皮药用，不少产地对于上述加工要求很难有效落实，需尽快规范杜仲产地加工和炮制关键技术。

杜仲饮片的规格国家标准规定为切块或丝，而市售的杜仲饮片几乎是杜仲块，大小为 1~4cm，饮片幅度范围较大，商品基本见不到杜仲丝。

调查发现，杜仲块主要来自产地趁鲜加工，一些企业和农户加工的杜仲块大小与临床调剂不相配，存在随意加工的现象。应该从源头规范杜仲产地加工技术，发展杜仲小块、杜仲丝的商品供应。

特征识别

【性状鉴定】［形状］呈板片状两边或稍向内卷。［大小］大小不一，厚 3~7mm。［颜色］外表面淡棕色或灰褐色；内表面暗紫色。［纹饰］外表面有纵裂槽纹或皱纹，薄皮者易见菱形皮孔，有的刮去粗皮，较平坦；内表面光滑。［质地］质脆，易折断。［断面］有细密、银白色、富弹性的橡胶丝相连。［气味］气微，味稍苦。图45-1。

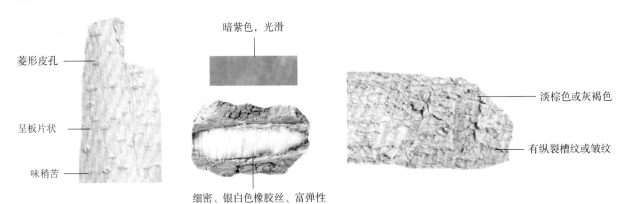

图 45-1　杜仲特征图注

【鉴别歌诀】　　　　板状片状味较苦　　外表粗糙色灰褐
　　　　　　　　　　里面光滑紫褐色　　银丝细密富弹性

【识别要点】杜仲折断面有致密、银白色、富有弹性的橡胶丝特征，伪品杜仲无此特征，这是杜仲性状鉴别的关键指标。

【标准探微】杜仲的药用部位包括树干皮和树枝皮，树干有很厚粗糙的外皮需要刮去，树枝不刮皮。现代商品来自不同生长年限的栽培品，粗皮程度不同，产地各自判断是否需要刮皮，市场流通需要刮皮却没有刮皮的商品。在产地加工"刮去粗皮"和性状描述"有的树皮较薄，未去粗皮"，前后逻辑关系不明确，建议采用"未去皮者可见明显的皮孔"描述。图45-2、图45-3。

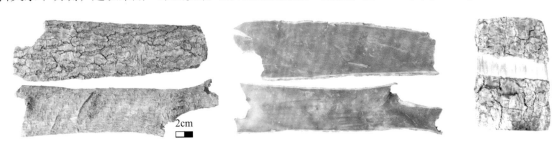

图 45-2　杜仲药材（树皮与枝皮）

图 45-3　杜仲（杜仲块）

🌿 本草探源

【混乱品种】清《伪药条辨》记载"今有洋杜仲，又名土杜仲，皮红而厚，少丝"。所述与夹竹桃科杜仲藤属（Parabarium Pierre）植物相当，现代商品市场仍然发现冒充杜仲。

🌿 品种动态

【品种概述】国内各地称为"杜仲"的有 5 科 30 种植物。20 世纪 60 年代以来，野生杜仲资源不能满足社会需要，从贵州、广西、四川等地的民间药中发掘了一批代用品种，在国内形成商品流通，出现了混淆误用现象。

目前，市场流通的杜仲为正品杜仲，混淆误用鲜有发生。

【混伪品】（1）红杜仲：为夹竹桃科植物毛杜仲藤 *Parabarium huaitingii* Chun et Tsiang、杜仲藤 *P. micranthum*（A. DG）Pierre 或红杜仲藤 *P. chunianum* Tsiang 干燥树皮。广西地方习用药材。是华南地区的民间药。

（2）丝棉木：为卫矛科植物白杜 *Euonymus meaackii* Rupr.（*E. bungeanus* Maxim）的干燥树皮。广布于国内各地，多为栽培植物。

（3）土杜仲：为卫矛科植物大花卫矛 *Euonymus grandiflorus* Wall. 的干燥树皮。四川、贵州、湖南等地民间药。

（4）白杜仲：为夹竹桃科植物紫花络石 *Trachelospermum axillare* Hook. f. 的干燥树皮。分布于西南、华南地区，福建、湖南、广西等地民间药。又称为藤杜仲。

（5）花杜仲藤：为夹竹桃科植物花皮胶藤 *Ecdysanthera utilis* Hay. et Kaw. 的干燥树皮。分布于西南地区，为民间药。

（6）长梗南五味子：木兰科植物长梗南五味子 *Kadsura longipedunculata* Finet et Gagnep. 的干燥根皮。本品在市场以"紫金皮""川槿皮"或"紫金皮（红木香皮）"入药。近几年发现以"红杜仲"销售。

🌿 图文辨析

【性状鉴定】（1）杜仲藤：呈卷筒状、槽状。长短不一，厚 1~3mm。外表面灰棕色或灰褐色，皮孔横长或点状；内表面暗红棕色，有细纵纹。质硬而脆。折断时有稍密白色橡胶丝相连，有弹性。气微，味苦、涩。图 45-4。

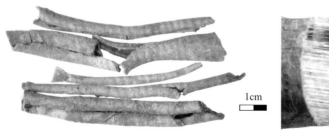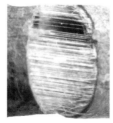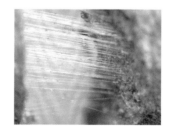

1cm

图 45-4 杜仲藤（广西）

（2）毛杜仲藤：基本同杜仲藤。外表面灰棕色、灰褐色，无横向裂纹，皮孔横长或点状，内表面浅棕色或棕黄色，折断时有白色橡胶丝相连，稍有弹性。图 45-5。

（3）大花卫矛：呈卷片状或半筒状。外表面灰褐色，具纵裂纹及皮孔；内表面黄白色，较光滑。折断时稍有白色橡胶丝，弹性差。气微，味微苦、涩。图 45-6。

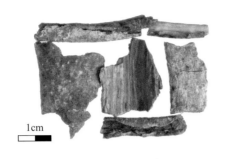

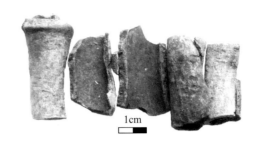

图 45-5　毛杜仲藤（广西）　　　　　　图 45-6　大花卫矛

（4）紫花络石：呈单卷筒、双卷筒或槽状。外表面灰褐色，具纵裂纹及横长皮孔；内表面灰黄色、灰褐色，有细纵纹。折断时微有白色橡胶丝，拉之即断。气微，味微苦、涩。图 45-7。

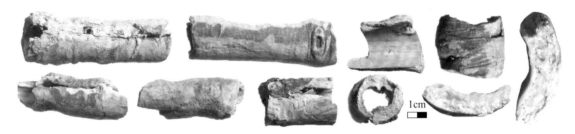

图 45-7　紫花络石

（5）花杜仲藤：呈卷筒状。厚 2~3mm。外表面灰棕色，粗糙，具纵向裂纹，皮孔灰黄色密集突起；内表面浅棕色。体轻，质硬。断面有稀疏橡胶丝。气微，味苦涩。图 45-8。

（6）长梗南五味子：呈卷筒状。厚 1~4mm。外表面灰棕色至灰黄色，有少许横裂纹，栓皮疏松，大多数已脱落而露出棕紫色的内皮；内表面暗棕色至灰棕色，可见纵向的细纤维。体轻，质坚而脆。断面呈纤维性。气微香，味苦，有辛凉感。图 45-9。

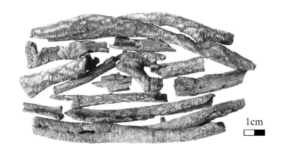

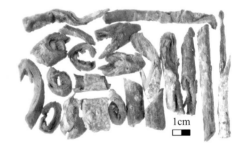

图 45-8　花杜仲藤（广东）　　　　　图 45-9　长梗南五味子
　　　　　　　　　　　　　　　　　　　　　　（广西红杜仲）

【市场速览】早年市场流通原植物不详的伪品，折断无橡胶丝。图 45-10、图 45-11。

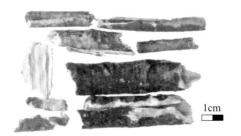

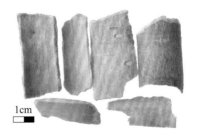

图 45-10　市售杜仲（伪品杜仲）　　　图 45-11　市售杜仲（伪品杜仲）

46. 谷精草　ERIOCAULI FLOS

标准沿革

【**来源**】1963 年版《中国药典》收载为谷精草科植物谷精草 *Eriocaulon buergerianum* Koern.。

【**药用部位**】1963 年版《中国药典》规定为"干燥带花茎的花序"。1977 年版《中国药典》修订为"干燥带花茎的头状花序"。

【**采收加工**】1963 年版《中国药典》规定为"秋季 8~9 月采收，将花茎拔出，除去泥土，晒干既得"。1977 年版《中国药典》修订为"秋季采收，将花序连同花茎拔出，晒干"。

【**性状**】1963 年版《中国药典》描述为"本品为带花茎的头状花序。花头（珠）呈扁圆形。灰白色。有层层膜片，排列较紧密，上附有白色细粉，底部有鳞片状的总苞片，呈盘状。用手揉碎后，可见多数黑色小粒及灰绿色小形种子。味淡，久嚼则成团"。1977 年版《中国药典》突出花序的苞片、花药和果实特征描述，修订为"头状花序呈半球形。底部有苞片层层紧密排列，苞片淡黄绿色，有光泽，上部边缘密生白色短毛。可见多数黑色花药及细小黄绿色未成熟的果实"。同时增加"花茎纤细，有数条扭曲的棱线"的特征。

商品质量

【**商品规格**】产地加工为统货和选货。

【**品质论述**】药材以头状花序大而紧实、花茎短、色黄绿者为佳。

【**产地**】主产于江苏、浙江、安徽、湖南、湖北、江西和四川等地。商品来自野生，浙江等地亦有栽培商品。

【**质量分析**】2015 年、2016 年和 2019 年全国谷精草专项检验，分别抽验 130 批、310 批和 244 批，不合格率分别为 58%、76% 和 49%，不合格项目是"性状、鉴别、杂质"，不合格的主要原因是华南谷精草冒充，或使用谷精草全草。

特征识别

【**性状鉴定**】［花形状］头状花序呈半球形或卵球形；雌花雄花混生，外露于苞片，苞片呈倒卵形，膜质，先端骤尖；外具 1（2）层总苞片。［茎形状］花茎纤细，长短不一，有数条扭曲的棱线。［大小］花序直径 3~5mm。［颜色］花序淡黄白色、灰白色；花药呈黑色。［纹饰］苞片、花萼上部有白色短毛；花托有长柔毛。［质地］花序手捏之较松软。［气味］气微，味淡。图 46-1、图 46-2。

【**鉴别歌诀**】
　　　　　　　　　花序松软半球形　花茎纤细有棱线
　　　　　　　　　苞片膜质被短毛　花萼合生 3 浅裂

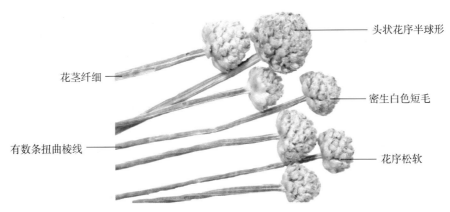

图 46-1　谷精草特征图注

头状花序半球形

密生白色短毛

花序松软

花茎纤细

有数条扭曲棱线

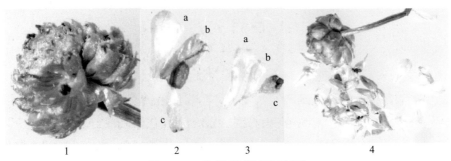

图 46-2　谷精草花序解离图

（1. 头状花序；2. 雌花；3. 雄花，a. 苞片；b. 花萼；c. 花瓣；4. 花序、雄花及雌花）

【识别要点】（1）花序：呈半球形或卵球形，头状花序中雌雄花混生排列，花序较松软是其特征之一。（2）苞片：每个雌花雄花都有一苞片，呈倒卵形，近于膜质，背面上部有白色短毛。（3）花萼：雄花的花萼合生呈佛焰苞状，雌花萼合生外侧开裂，两种花顶端3浅裂；苞片、花萼是同属植物的分类特征。（4）花茎：长达30cm（在同属植物中比较突出）；具4~5纵棱。（5）种子：矩圆状，表面具横格及T字形突起。图46-2至图46-4。

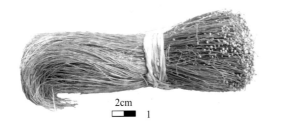
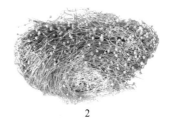

2cm

1

2

图 46-3　谷精草

（商品，1. 1976 年；2. 2022 年）

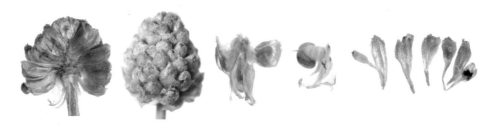

图 46-4　谷精草及花序解剖

【**性状探微**】现有文献中对性状描述比较笼统，鉴别的专属性不强，可考虑在性状描述中增加花苞片、花被片的形态学的特征。同时，"……底部有苞片层层紧密排列"存在误解之意，实际情况是"雌雄花各具1苞片，苞片疏松排列，底部有1（2）层总苞片"。图46-4、图46-5。

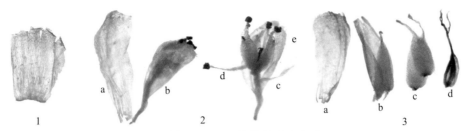

图46-5　谷精草的花序解剖

（1.总苞片；2.雄花，a.苞片，b.佛焰苞，c.花瓣，d.雄蕊，e.花萼；3.雌花，a.苞片，b.花萼，c.花瓣，d.子房）

本草探源

【**混乱品种**】谷精草自古比较混乱。宋《图经本草》所绘的"秦州谷精草"；明《本草原始》所绘谷精草，所述均为石竹科植物蚤缀 *Arenaria serpyllifolia* L.，直至现代，商品时常发现误用。宋《图经本草》，明《履巉岩本草》记载的谷精草为报春花科点地梅属（Androsace）植物。

品种动态

【**品种概述**】国内各地称为"谷精草"的有5科12种植物，多数在过去的商品中发现。7种谷精草属（Eriocaulon Linn.）植物在产地称为谷精草药用，约4种已形成商品，以谷精珠最为普遍。此外，市场常见伪品是蚤缀 *Arenaria serpyllifolia* L.。

【**混伪品**】（1）赛谷精：为谷精草科植物谷精草 *Eriocaulon buergerianum* Koern. 或白药谷精草 *Eriocaulon sieboldianum* Sieb. et Zucc. ex Steud. 的干燥全草。四川地方习用药材。产于江苏、湖北、四川等地。市场常以谷精草为名销售。

（2）毛谷精：为谷精草科植物毛谷精 *Eriocaulon australe* R. Br. 干燥带花茎的头状花序。江西地方习用药材。

（3）谷精珠：为谷精草科植物毛谷精 *Eriocaulon australe* R. Br. 或华南谷精草 *Eriocaulon sexangulare* L. 干燥头状花序或带花梗的头状花序。四川地方习用药材。产于广东、广西、四川和福建等地，商品中常见的谷精草混淆品。

（4）蚤缀：为石竹科植物蚤缀 *Arenaria serpyllifolia* L. 的干燥全草。产于河南、陕西等地。20世纪70年代商品常见的谷精草伪品，至今以全草或果序冒充谷精草。

图文辨析

【**性状鉴定**】（1）谷精珠（华南谷精草）：花序呈半球形或短圆柱形，顶端微凹陷，基部截形。直径4~7mm，或代花葶（一般不过10cm），具4~6纵棱。雌雄花各具1苞片，呈倒卵形至倒卵状楔形，苞片紧密的覆瓦状排列，底部有1（2）层总苞片。苞片排列紧密，呈扇形，先端短尖，革质，上部边缘生白色短毛，整个花序显灰白色。雌花有 3 枚舟状的花萼片。花托无毛。花序手捏之较硬。种子卵形。图 46-6 至图 46-8。

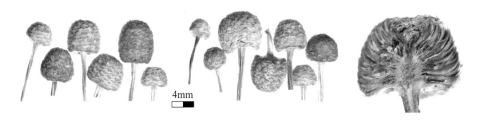

图 46-6 华南谷精草

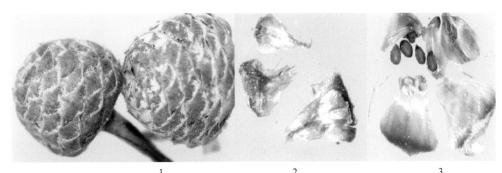

图 46-7 华南谷精草花序解离图
（1. 头状花序；2. 雄花；3. 雌花）

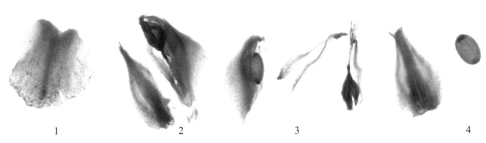

图 46-8 华南谷精草花序解离图
（1. 总苞片；2. 雌花；3. 雄花；4. 种子）

（2）谷精草属植物（非正品）：头状花序呈半球形或卵球形。花序直径 3~5mm。呈浅紫色。总苞片宽卵形，顶端 2~3 裂，苞片呈倒卵形，上部有白色短毛。花茎纤细，长短不一，有数条扭曲的棱线。雌花的花萼 3，离生，侧花萼呈舟状，花瓣 3，条形；雄花的花萼呈半佛焰苞状，花药黑色；花托无毛。花序手捏之较松软。图 46-9、图 46-10。

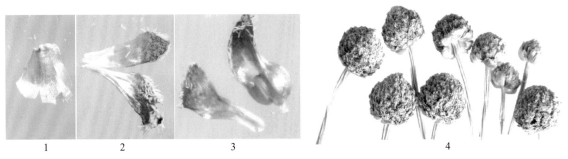

图 46-9 谷精草属植物花序解离图（非正品）
（1. 总苞片；2. 雄花；3. 雌花；4. 花序）

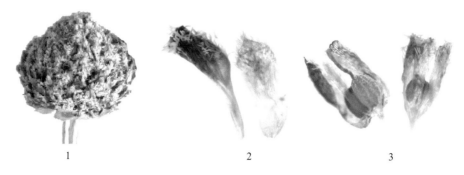

46-10　谷精草属植物花序解离图
（1.头状花序；2.雄花；3.雌花）

（3）蚤缀：茎呈圆柱形，多分枝。叶呈卵圆形或破碎，无柄，对生，长 3~5mm。表面黄绿色、灰黄色或浅黄棕色。聚伞花序残留。蒴果卵圆锥形，浅黄棕色。气微，味淡。图 46-11。

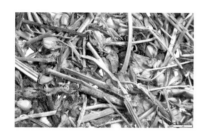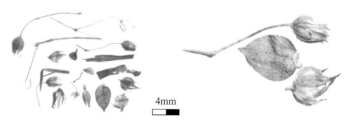

图 46-11　蚤缀（伪品）

（4）伪品：头状花序卵球形，直径 3~5mm (菊科植物)。图 46-12。

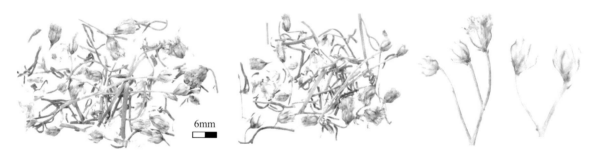

图 46-12　伪品 (市售谷精草)

（5）市售谷精草 1：花序呈卵球形，直径 2~4mm；外表面呈灰黄色、黄绿色。花茎纤细，长 4~9cm，具 4~6 纵棱。叶密集，长 3~12cm，图 46-13。

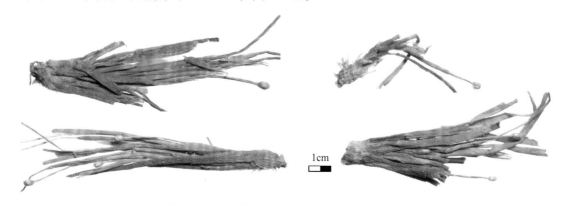

图 46-13　市售谷精草 1（疑似赛谷精草）

（6）市售谷精草2：花序卵球形，基部锲形，直径2~3mm。外表面浅黄棕色，总苞片圆肾形至卵状楔形。苞片常无毛，花萼及花瓣常有毛。花序坚实，不易压扁。图46-14。

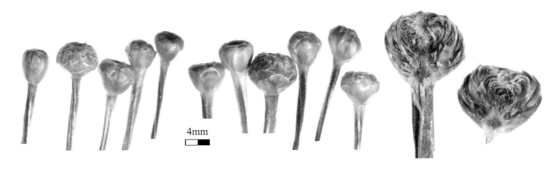

图46-14 市售谷精草2(谷精草属植物)

【市场速览】谷精草为"干燥带花茎的头状花序"，花果期为7~12月，一般在秋季采收。市售谷精草是成熟花序。图46-15、图46-16。

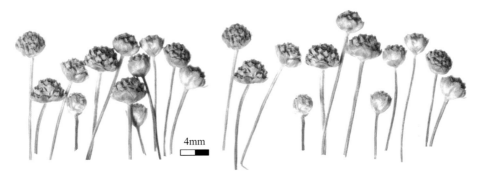

图46-15 市售谷精草(谷精草)

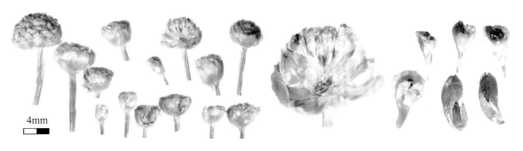

图46-16 市售谷精草(谷精草花序及解剖)

🌿 47.红景天　RHODIOLAE CRENULATAE RADIX ET RHIZOMA

🌿 标准沿革

【**来源**】1977 年版《中国药典》以藏药材收载，为景天科植物大株红景天 *Rhodiola kirilowii*（Regel）Maxim.（该学名实为狭叶红景天）或唐古特红景天 *Rhodiola algida*（Ledeb.）Fisch. et Mey. var. *tangutica*（Maxim.）S. H. Fu。1979 年版《藏药标准》红景天亦收载这两种来源。1985、1990、1995 和 2000 年版《中国药典》正文未收载，在附录中收载的红景天为大株红景天 *Rhodiola kirilowii*（Regel）Maxim. 等的干燥根及根茎。2005 年版《中国药典》正文恢复收载红景天，来源修订为大花红景天 *Rhodiola crenulata*（Hook. f. et Thoms.）H. Ohba。

【**药用部位**】1977 年版《中国药典》规定为"干燥根及根茎"。

【**采收加工**】1977 年版《中国药典》规定为"秋季采挖，除去粗皮，晒干"。2005 年版《中国药典》对采收时间和加工方法稍作修订，为"秋季花茎凋枯后采挖，除去粗皮，洗净，晒干"。

【**性状**】1977 年版《中国药典》描述为"呈圆锥形形，多有分枝，表面红棕色或棕色，具不规则的纵沟纹；根茎膨大，残留茎基，断面可见筋脉纹。根表面较光滑，断面淡红色。气微，味苦、涩"。2005 年版《中国药典》对根和根茎的形状、表面颜色、表面纹饰、断面颜色和气味进行全面修订，不再赘述。

🌿 商品质量

【**商品规格**】产地加工为统货（去皮、带皮）、产地片（统片、精选片）。

【**品质论述**】药材以粗壮、皮黄、肉红、紧实、香味浓郁者为佳。

【**产地**】主产于四川、西藏，青海、云南等地亦产。商品来自野生，四川、甘肃等地试种。

【**市场点评**】红景天是依靠野生资源维持商品的药材，长期采挖导致蕴藏量逐年下降，生长在山坡草地、灌丛低海拔资源的绝迹，产区已发展到 4200m 以上的高山草甸、高寒荒漠才能采到红景天，近年产地出台了政策加以保护是十分必要的。为满足日益增长的市场需求，国内已开展了大花红景天、狭叶红景天、高山红景天和唐古特红景天等品种的野生驯化和栽培，由于生长环境特殊，生产管理成本高、生长周期长，经济效益又很低，实现产业化存在困难。为保证红景天资源的可持续利用，应继续开展新资源培育，尽早完成商品供应。

近年，红景天的产地加工方法有了新动向，由原药材加工走向产地片，有刮粗皮，也有不刮粗皮的多种生产方式，应该进一步研究和加以规范。

🌿 特征识别

【**性状鉴定**】（1）根茎：［形状］呈圆柱形，多有分枝，有多数茎秆残存。［大小］长 5~20cm，直径 1.2~4.5cm。［颜色］外层栓皮灰褐色，内层黄色，刮皮呈浅棕红色、粉红色。［纹饰］残留栓皮，具不规则纵沟纹和凹陷的茎痕。［质地］质轻，较紧实或疏松，具裂隙。［断面］粉红色、红棕色或紫红色，外部有 1~2 轮环状维管束，髓部有异型维管束散在。[气味]具玫瑰香气，味微苦、涩，或微甜后涩。图 47-1、图 47-3。

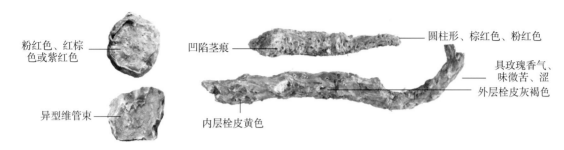

图 47-1　红景天根茎特征图注

（2）主根：[形状]呈不规则圆锥形或圆柱形。[大小]长 8~16cm，直径 1~2.5cm。[纹饰]残留卷曲状的栓皮，具扭曲的纵沟，有须根残痕。[断面]粉红色或棕红色；中央有木心，异型维管束散在。老根中央常枯朽状。图 47-2、图 47-3。

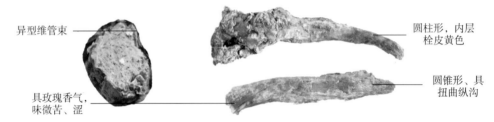

图 47-2　红景天主根特征图注

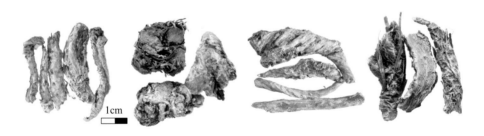

图 47-3　红景天

【鉴别歌诀】　　　　　圆柱圆锥有分枝　纵沟扭曲具黄皮
　　　　　　　　　　　黄皮红肉质紧密　玫瑰香气是特征

【识别要点】（1）颜色：外层栓皮呈灰褐色而粗糙，内层栓皮呈黄色膜质（图 47-4），有的显粉红色花纹，这是红景天的主要特征；刮皮后的鲜货呈类白色，随着自然干燥表面呈浅棕红色或粉红色，有时呈深浅不等的色差。颜色受环境影响较明显，海拔越高、日晒时间越长，切面颜色就越深，商品有"黄皮红肉"或"红皮紫心"之说。

（2）断面：根茎外部有 1~2 轮环状维管束，髓部散在异型维管束。（3）气味：具特有的玫瑰香气，在同属植物中较为特殊，味微苦、后涩，通常甜味不明显。图 47-5、图 47-6。

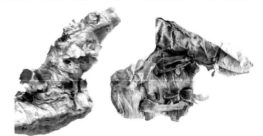

图 47-4　红景天（黄色膜质栓皮）

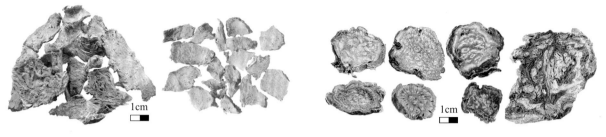

图47-5　红景天（饮片）　　　　　图47-6　红景天（药材断面）

【性状探微】红景天产地加工时除去粗皮，棕红色膜质鳞叶多为局部残留，表面呈浅棕红色、粉红色。根茎的断面"有一环纹"，应该是外部有1~2轮环状维管束较准确，中间还有散在异型维管束；红景天的甜味并不明显，有时在刚入口时微有甜味感。

红景天生长的环境比较复杂，海拔高低、砂石滩上、土层薄厚以及水分充足与否，原生态的红景天药材外观形状变化较大，是由分枝不等的根茎丛生于根顶端形成"狮子头"状；加工后根茎呈圆柱形，是商品红景天的主要药用部位，根呈不规则圆锥形、条状或团块状。图47-7。

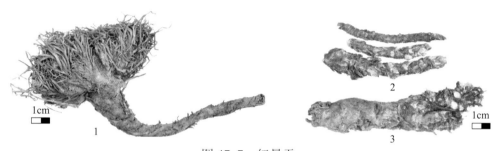

图47-7　红景天
（四川采集，1.全株；2.根茎；3.根）

🌿 本草探源

【混乱品种】《四部医典》所载"孕都尔"和"苏菔"（藏文译音）即现代的红景天。据考证，原植物包括大花红景天 *Rhodiola crenulata* 在内的十余种植物，说明红景天属（Rhodiola L.）多种植物在藏医中均可药用。

🌿 品种动态

【品种概述】我国红景天属（Rhodiola L.）植物73种，药用植物30余种。近年各地不断挖掘利用，约10种植物相继形成商品，在市场流通中多冠名"红景天"销售，造成使用中的混乱。

目前，主流商品为正品红景天（大花红景天），红景天属（Rhodiola L.）其他药材在流通和使用中的混淆在所难免，也不乏有意为之的冒充掺假。

【混伪品】（1）圣地红景天：为红景天科植物圣地红景天 *Rhodiola sacra*（Prain ex Hamet）S. H. Fu 的干燥根和根茎。是生产诺迪康胶囊（颗粒）的原料，国家药品标准（WS$_3$-535（Z-074）-2005Z）收载。产于西藏、云南等地，在商品流通中常冒充红景天。

（2）狭叶红景天：为红景天科植物大株红景天（狭叶红景天）*Rhodiola kirilowii*（Regel）Maxim.

等的干燥根及根茎。是生产大株红景天胶囊（片）的原料，1977年版《中国药典》收载，国家药品标准（WS₃-1047（Z-271）-2008Z）收载。甘肃、四川、青海、新疆地方习用药材，产于青海、甘肃、四川，有商品流通，一般不与红景天混淆。

（3）高山红景天：为红景天科植物库页红景天 *Rhodiola sachalinensis* A. Bor. 的干燥根和根茎。特产于东北，浙江、吉林地方习用药材。在商品中一般不与红景天混淆。

（4）蔷薇红景天：为红景天科植物蔷薇红景天 *Rhodiola rosea* L. 的干燥根和根茎。新疆地方习用药材，主产于新疆伊犁，也从俄罗斯等国进口。

（5）唐古特红景天：为红景天科植物唐古特红景天 *Rhodiola algida*（Ledeb.）Fisch. et Mey. var. *tangutica*（Maxim.）S. H. Fu。青海地方习用药材（红景天来源之一），产于青海、甘肃等地，有一定的商品流通。

（6）小丛红景天：为红景天科植物小丛红景天 *Rhodiola dumulosa*（Franch.）S. H. Fu 的干燥根和根茎。甘肃、青海等地民间用药。

（7）长鞭红景天：为红景天科植物长鞭红景天 *Rhodiola fastigiata*（Hk. f. et Thoms.）S. H. Fu 的干燥根和根茎。产于西藏、云南、四川等地，商品量较大，市场流通中常充当红景天。

（8）圆丛红景天：为红景天科植物圆丛红景天 *Rhodiola juparensis*（Frod.）S. H. Fu 的干燥根和根茎。产于甘肃、青海等地，为藏药材。

🌿 图文辨析

【性状鉴定】（1）圣地红景天：呈长圆柱形，短圆形或不规则厚片。外表面棕褐色，剥离仍然为棕褐色内层栓皮；根茎具三角形的膜质鳞叶，茎基残痕较多，茎杆棕黑色。体轻。断面浅棕色、浅红色或粉红色。气弱，味微苦、涩。图47-8。

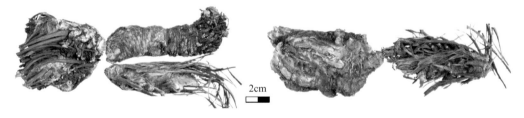

图47-8　圣地红景天（西藏那曲）

（2）狭叶红景天：根茎呈不规则的块、条状。外表面灰棕色、棕褐色，可见突起芽，有少数茎基残留，栓皮常多层重叠如桦树皮样，可剥离，内层呈灰棕色或灰褐色。质坚实，难折断；断面呈棕红色、浅紫红色。根部短小，常分枝，断面浅棕色，可见维管束花纹。气微，味苦涩。图47-9、图47-10。

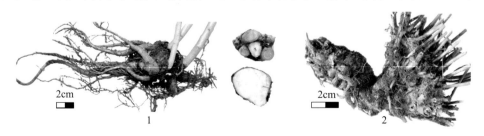

图47-9　狭叶红景天
（甘肃采集，1.鲜品；2.根及根茎）

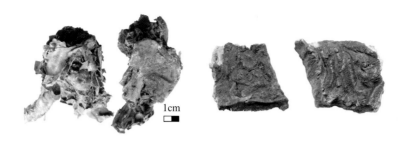

图 47-10　狭叶红景天

（3）高山红景天：呈不规则的圆锥状、条状或似团块状，根茎常具数个分枝，其上有残存的褐棕色鳞叶及茎杆。外表面深褐色至暗棕色；断面可见 1~2 轮环状维管束。根圆锥状，侧根较多，栓皮呈灰褐色卷起；老根中部常呈棕黑色或中空。体轻，质较疏松。具特殊的香气，味微涩。图 47-11。

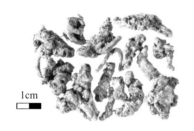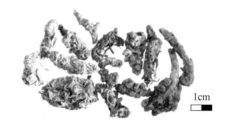

图 47-11　高山红景天（吉林）

（4）圆丛红景天：根茎呈圆柱形，分枝呈圆锥状排列。外表面棕褐色，节间较规则，残留膜质鳞叶，茎基残留较多；体轻，易折断，断面浅棕黄色、浅红色。主根类圆锥形，外表面棕褐色，栓皮呈鳞片状剥落。气弱，味涩。图 47-12。

（5）蔷薇红景天：呈不规则的条块或厚片，顶端少数棕褐色干枯顶芽，残留花茎较少。外表面黄褐色或灰褐色，较光滑，内层栓皮浅黄色，脱落部分显红棕色。

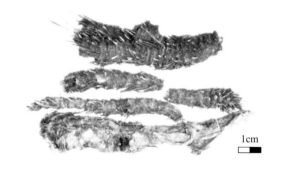

图 47-12　圆丛红景天（甘肃采集）

主根呈圆柱形，扭曲；表面有纵皱纹及少数侧根。体轻，质较坚实。断面浅棕色或黄褐色，可见 1~2 轮环状维管束。气芳香，味微苦、涩。图 47-13。

（6）小丛红景天：常加工成短圆柱形或厚片。直径 0.4~0.8cm。外表面棕褐色或红褐色，具短节间，残留茎基和茎杆，呈浅棕色。断面浅棕色或棕褐色。气弱，味微苦涩。图 47-14。

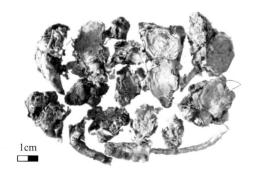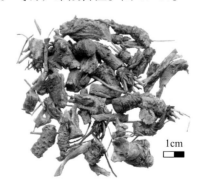

图 47-13　蔷薇红景天（新疆）　　　图 47-14　小丛红景天（甘肃）

（7）长鞭红景天：根茎呈圆柱形，呈分枝的圆锥状排列；外表面棕褐色，节间较规则，节具三角形的膜质鳞叶，残留茎基较多，茎杆棕黑色；体轻，易折断；断面浅棕黄色、棕红色。主根类圆柱形或圆锥形，外表面棕褐色，栓皮呈鳞片状剥落；质疏松；断面呈浅黄棕色或粉白色。气弱，味涩。图47-15、图47-16。

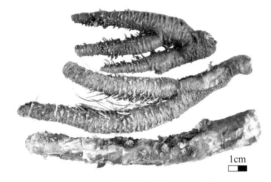

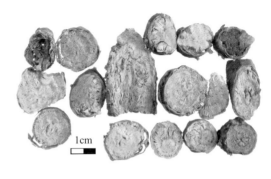

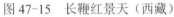

图47-15　长鞭红景天（西藏）　　　　　图47-16　长鞭红景天（疑似品）

（8）唐古特红景天：根茎呈圆柱形，丛生排列呈圆锥状，外表面黑褐色或棕褐色，具三角形的膜质鳞叶，残留茎基痕较多，茎杆棕黑色；体轻，易折断；断面浅棕色、棕红色。主根类圆锥形，外表面棕褐色，栓皮呈鳞片状剥落；质疏松；断面呈浅棕黄色或粉白色。气弱，味涩。图47-17。

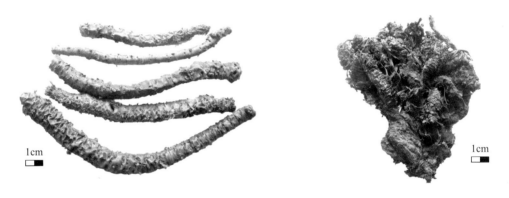

图47-17　唐古特红景天（甘肃采集）

（9）四裂红景天：呈短圆柱形或厚片，直径0.5~1cm。外表面棕褐色或红褐色，具短节间，残留茎基较多，栓皮常脱落，茎杆浅棕色。断面浅粉红色、浅棕色。气弱，味微苦涩。图47-18。

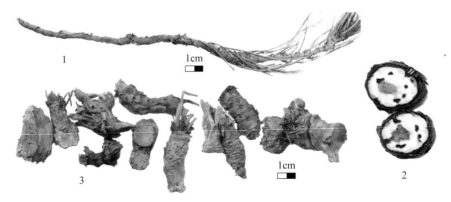

图47-18　四裂红景天
（1.甘肃采集；2.鲜品切面；3.商品）

48. 芦根　PHRAGMITIS RHIZOMA

标准沿革

【来源】1963 年版《中国药典》收载为禾本科植物芦苇 *Phragmites communis*（L.）Trin.。1990 年版《中国药典》中芦苇拉丁学名修订为 *Phragmites communis* Trin.。

【药用部位】1963 年版《中国药典》规定为"新鲜或干燥根茎"。

【采收加工】1963 年版《中国药典》规定为"春、夏、秋三季均可采挖，除去泥土，剪去残茎、芽及节上须根，剥去披在外面的膜质叶，晒干，或埋于湿沙中供鲜用"。1977 年版《中国药典》修订为"全年均可采挖，除去芽、须根及膜状叶，鲜用或晒干"。

【性状】1963 年版《中国药典》描述为"顶端尖形似竹笋，绿色或黄绿色。横切面黄白色，中空似竹筒，周壁厚约半分，有排列成环的小孔。外皮疏松可剥离"。1977 年版《中国药典》修订为"切断面黄白色，中空，壁厚 1~2mm，有小孔排列成环"，删除"顶端尖形似竹笋，绿色或黄绿色"。

商品质量

【商品规格】产地加工为个子统货和选货，产地片分为统片和选片（小片、中片和大片，或不同筛孔的等级）。

【品质论述】药材以个大、色白、质韧，甘味重者为佳。

【产地】主产于山东、河北、河南、天津、江苏、新疆等地，商品来自野生。

【市场点评】近年，芦根的产地片加工中，有分为黄统货（黄色咀子）、白统货（白色咀子）和黑统货（颜色发黑，称为药厂货）的规格，还有特粗与中粗，大货、中货与小货以及不同筛孔等级划分。芦根的商品规格比较混乱，应该进一步研究加以规范，并符合标准规定。

特征识别

【性状鉴定】（1）鲜芦根：[形状]呈长圆柱形，有的略扁。[大小]长短不一，直径 1~2cm。[颜色]黄白色、浅黄色。[纹饰]具光泽，外皮疏松可剥离，节呈环状；有残留须根和芽苞痕。[质地]体轻，质韧，不易折断。[切面]呈黄白色，壁厚 1~2mm，外侧有环状整齐排列紧密的类方形气道，内侧有维管束散在或略排列成数环，中央为宽大的空腔。[气味]气微，味甘。

（2）芦根：[形状]呈扁圆柱形。[颜色]黄白色、浅黄色或浅棕黄色。[纹饰]节间有纵皱纹。[质地]质稍硬。图 48-1。

【鉴别歌诀】

扁圆柱形色黄白　环节皱纹具光泽

气道成环中心空　质韧难断味较甘

【识别要点】芦根的形状、断面和气味特征明显，易于识别。

【性状探微】芦根的陈货多呈淡黄色或浅棕黄色。图 48-2。

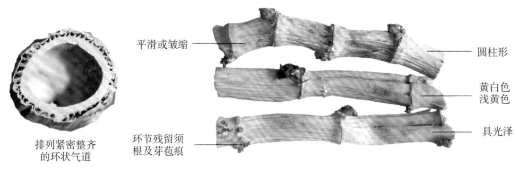

平滑或皱缩

圆柱形

黄白色
浅黄色

具光泽

排列紧密整齐
的环状气道

环节残留须
根及芽苞痕

图 48-1　芦根特征图注

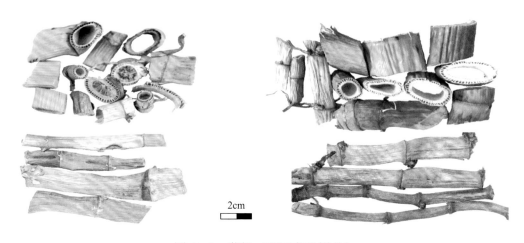

2cm

图 48-2　芦根（不同产地样品）

🌱 本草探源

【混乱品种】本草未记载芦根的混乱品种，《本草经集注》中有"菰根亦如芦根，冷利复甚也"，比喻了两种相近的功效。我国南方确有将菰根视为芦根使用现象，是否在古代亦混淆使用，不得而知。

🌱 品种动态

【品种概述】国内各地称为"芦根"的有禾本科 4 属 6 种植物。市场发现了多种混淆误用品，以芦竹根、菰根为常见。

目前，市场流通的芦根为正品芦根，鲜见混乱品。

【混伪品】（1）芦竹根：为禾本科植物芦竹 *Arundo donax* L. 的干燥或新鲜根茎。四川地方习用药材。产湖南、江苏、浙江、四川等地。近年市场常与芦根混为一谈。

（2）南荻根：为禾本科植物南荻 *Triarrhena lutarioriparia* L. Liu 的干燥根茎。分布于我国长江流域。商品较为少见，市场曾发现冒充芦根。

（3）菰根：为禾本科植物菰 *Zizania latifolia*（Griseb.）Stapf 的干燥根茎。其地上嫩茎为茭白，是华南美味的蔬菜。广东等地代用芦根使用，又称茭白根、苇根。

图文辨析

【性状鉴定】（1）芦竹根：呈类圆柱形。直径1.4~2.5cm，节间长2~7cm。外表面浅黄色，具光泽，节上残留黄白色叶鞘和芽苞，并有须根残留。质坚硬，难折断。断面黄白色或灰黄色，无气道，有众多突起的略似环状的筋脉点（维管束），中央有较小的髓腔。饮片为条形、不规则的厚片，表面黄棕色。气微，味微苦。图48-3。

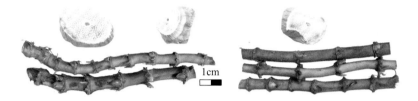

图48-3　芦竹根（鲜芦竹根及断面放大）

（2）菰根：呈扁圆柱形。直径0.5~2cm，节间长2~5cm。外表面浅黄色或浅棕黄色，具纵沟纹理及突起的环节，节上残留须根或芽痕。体轻，质较韧，易折断。断面有不明显气道或无，筋脉点易见。气微，味淡。图48-4。

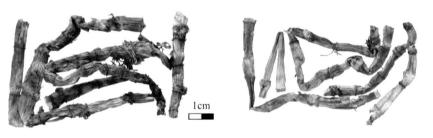

图48-4　菰根药材及断面

【市场速览】伪品芦根（原植物待定）：呈圆柱形。直径0.3~1cm，节间长0.6~2cm。外表面浅黄色、浅棕黄色，多有细纵纹或较光滑，具突起的环节，节上残留须根或芽痕。质较硬。断面浅黄色、黄白色，无气道，散在众多的筋脉点或略排列成数环，中空。气微，味淡。图48-5、图48-6。

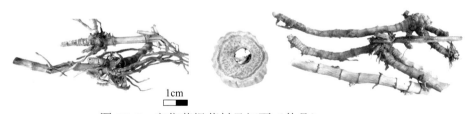

图48-5　市售芦根药材及切面（伪品）

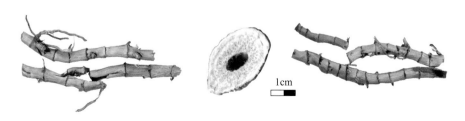

图48-6　市售芦根药材及切面（伪品）

49. 麦冬　OPHIOPOGONIS RADIX

标准沿革

【来源】1963 年版《中国药典》以麦门冬（麦冬）收载，为百合科植物麦冬 *Ophiopogon japonicus* （Thunb.）Ker-Gawl.。1977 年版《中国药典》以麦冬收载。2010 年版《中国药典》中麦冬拉丁学名修订为 *Ophiopogon japonicus* （L. f）Ker-Gawl.。

【药用部位】1963 年版《中国药典》规定为"干燥块根"。

【采收加工】1963 年版《中国药典》规定为"4~7 月采挖整株，剪下块根，洗净泥土，暴晒、堆积使其反潮，摊开再晒干，除去须根即得"。1977 年版《中国药典》修订为"夏季采挖。反复暴晒、堆置，至七八成干，除去须根，干燥"。

【性状】1963 年版《中国药典》描述为"表面黄白色，半透明。断面白色，蜡质状，细腻。中间有细硬心，可以抽出。微有香气，味甜，嚼之发粘"。1977 年版《中国药典》修订为"表面黄白色或淡黄色。断面黄白色，半透明，中柱细小。气微香，味甘、微苦"。2015 年版《中国药典》再次修订表面颜色，为"淡黄色或灰黄色"。

商品质量

【商品规格】产地加工为统货和选货（一级、二级和三级）；亦有商家采用优质、上等、中等和一般统货（药厂货）加工出售麦冬。

【品质论述】南朝《本草经集注》记载"以肥大者为好"。明《本草纲目》记载"古人惟用野生者。后世所用多是种莳而成……浙中来者甚良"。突出家种药材的优质性。药材以个肥大、黄白色、半透明、质柔、嚼之发黏者为佳。

【产地】主产于四川、浙江。商品来自栽培，鲜见野生品。

【质量分析】2013 年全国麦冬专项检验，抽验 125 批，不合格率为 41%，不合格项目是"性状、鉴别"，不合格原因是山麦冬的混淆使用。

【市场热点】麦冬是临床常用中药，医疗单位都有麦冬的药斗，而山麦冬在临床应用中较少。北方的药店诊所一般不会设置山麦冬的药斗，上货时常常是山麦冬的情况多见，造成了山麦冬代替麦冬的混淆情况。近年，山麦冬在国内受到格外重视，种植区域不断扩大，大有取代麦冬之趋势。

麦冬在《七十六种药材商品规格》中是按川麦冬、浙麦冬制定规格标准（每公斤多少粒），以一等、二等和三等称谓。现时麦冬产地的加工规格发生较大变化，以川麦冬为例，有"上等货、中上等货、中等货、药厂货和次等货"，有"一级、二级、三级四级和小米"和"药厂统货、一般统货、中等统货、好统货和特好统货"等不规范的交易，严重脱离行业标准的自律性。对于商品交易中出现新情况，建议修订和统一行业标准。

关于采收时间，标准规定麦冬为"夏季采挖"，实际上川麦冬的采收是在移栽后的第二年 3 月初到 4 月下旬；浙麦冬是 5 月中旬到 6 月中旬。因此，各地因地制宜制定具体的生产加工技术规范尤为重要。

🌿 **特征识别**

【**性状鉴定**】［形状］呈纺锤形，两端略钝或较尖。［大小］长 1.5~3cm，直径 0.3~0.6cm。［颜色］黄白色或淡黄色。［纹饰］不规则细纵纹。［质地］质坚硬或稍柔韧。［断面］黄白色、浅黄色，半透明，中柱明显。［气味］气微香，味微甘，嚼之具黏性。图 49-1。

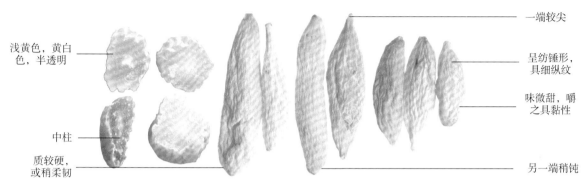

浅黄色，黄白
色，半透明

中柱

质较硬，
或稍柔韧

一端较尖

呈纺锤形，
具细纵纹

味微甜，嚼
之具黏性

另一端稍钝

图 49-1 麦冬特征图注

【**鉴别歌诀**】　　　　纺锤形状寸节长　　表面黄白具皱纹
　　　　　　　　　　　　木心可抽半透明　　质硬味甜有黏性

【**识别要点**】（1）形状：多数两端明显较钝，有的外露中柱部分，有时中部稍缢缩（葫芦腰）。（2）颜色：黄白色或淡黄色。（3）质地：未完全干透或受潮时稍柔韧，商品多数坚硬。（4）气味：味微甘，久嚼稍有黏性。（5）中柱：麦冬的中柱较粗硬，浸润泡软可以抽出。

【**性状探微**】浙麦冬和川麦冬的种植技术、加工方法不尽相同，在形状、色泽、质地和口感存在细微差异。浙麦冬"个体稍长，纵纹明显，不饱满，两端多渐尖，或带细根，外表淡黄色、黄白色；中柱明显且有韧性；味微甜，嚼之有黏性"。川麦冬"体略短粗，纵纹不明显，较饱满，两端常圆钝尖，外表乳白色或有黄白色，略有光泽；中柱细小，质地稍硬；甜味较淡，黏性不明显"。这种个性化的差异不易掌握，更多的经验判断。图 49-2 至图 49-5。

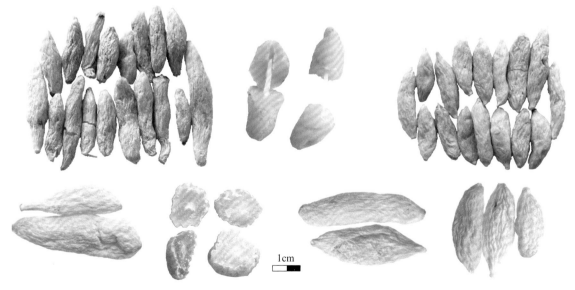

1cm

图 49-2 川麦冬

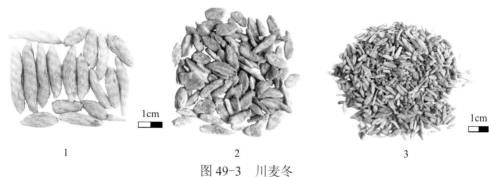

图 49-3　川麦冬
（1. 川麦冬；2. 轧扁川麦冬；3. 川麦冬米）

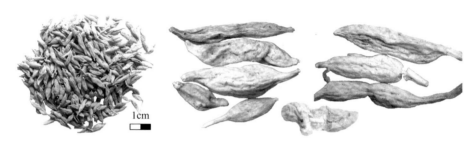

图 49-4　麦冬（湖北，野生麦冬及放大）

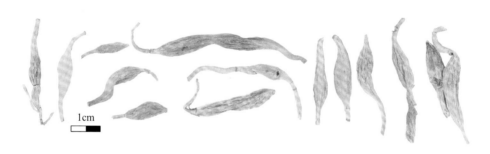

图 49-5　杭麦冬

🌿 本草探源

【混乱品种】自古麦冬不止一种。唐《本草拾遗》记载"大小有三四种，功用相似"。宋《图经本草》记载"叶大者，苗如鹿葱，小者如韭"。古本草记载的麦冬实际包括百合科沿阶草属（Ophiopogon Ker-Gawl.）和山麦冬属（Liriope Lour.）多种植物。清末《伪药条辩》记载"伪品洋麦冬，色极白，味苦不甜。奚容伪物混充，而误人不少乎"。

🌿 品种动态

【品种概述】国内各地称为"麦冬"的共 4 科 20 余种植物，多数为沿阶草属（Ophiopogon Ker-Gawl.）和山麦冬属（Liriope Lour.）的民间药用植物，约 12 种形成商品流通。

目前，主流商品为正品麦冬，而山麦冬常冒充麦冬或掺假麦冬中销售。

【混伪品】（1）山麦冬：为百合科植物湖北麦冬 *Liriope spicata*（Thunb.）Lour. var. *prolifera* Y. T. Ma

或短葶山麦冬 *Liriope muscari*（Decne.）Bailey 干燥块根。前者湖北、河南等地栽培，商品量较大，后者福建等地栽培。

（2）土麦冬：为百合科植物阔叶山麦冬 *Liriope platyphylla* Wang et Tang 或山麦冬 *Liriope spicata*（Thunberg）Lour. 的干燥块根。湖南地方习用药材。

（3）萱草根：为百合科植物小萱草 *Hemerocallis minor* Mill. 或萱草 *Hemerocallis fulva* L. 的干燥块根。过去市场曾经流通的麦冬伪品。

（4）竹叶麦冬：为禾本科植物淡竹叶 *Lophatherum gracile* Brongn. 的干燥块根。该品经加工后其外形颇似麦冬，早年常冒充麦冬，近年鲜有发现。

图文辨析

【**性状鉴定**】（1）山麦冬（湖北麦冬）：呈纺锤形或长椭圆形，较饱满，两端稍圆钝或一端略尖。长 1.2~3.5cm。外表面棕黄色或淡黄色，具不规则细纵纹。质硬脆，回潮质柔韧。断面淡黄色至棕黄色，角质样，中柱很细小，常随根折断，不易抽出。气微，味甘，嚼之发黏。图 49-6、图 49-7。

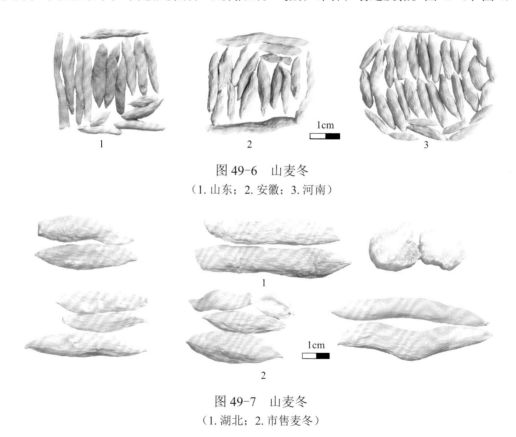

图 49-6 山麦冬
（1. 山东；2. 安徽；3. 河南）

图 49-7 山麦冬
（1. 湖北；2. 市售麦冬）

（2）山麦冬（短葶山麦冬）：呈长纺锤形，稍扁，两端渐尖或一端略尖，有时带细根。长 2~5cm，直径 0.3~0.8cm。外表面黄白色，不饱满，具明显粗纵纹。中柱常随根折断，味甘，微有苦感，嚼之发黏。图 49-8。

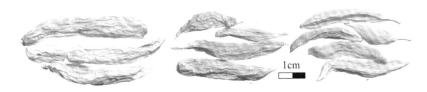

图 49-8 山麦冬（福建）

（3）萱草根：呈纺锤形，两端钝圆。长 2~5cm，直径 2~8mm。外表面灰黄色至淡灰棕色，有不规则的纵沟纹。质脆，疏松。断面黄白色，中央有非术质化的中柱。气微，味微甜，嚼之无黏性。图 49-9。

（4）淡竹叶根：呈细长纺锤形，微弯曲。长 1.5~4cm，直径 2~5mm。外表面黄白色或土黄色，有不规则的沟纹。质硬，稍肉质。断面淡黄白色，有木心。气微，味淡。图 49-10。

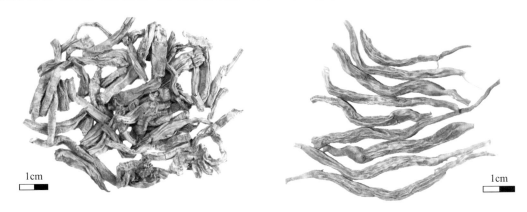

图 49-9 萱草根   图 49-10 淡竹叶根

【PCR 鉴定】采用作者建立的"麦冬药材及饮片中掺混山麦冬的 PCR–RFLP 鉴别方法研究"（《药物分析杂志》2023 年第四期），11 份样品 PCR 电泳图，见图 49-11。

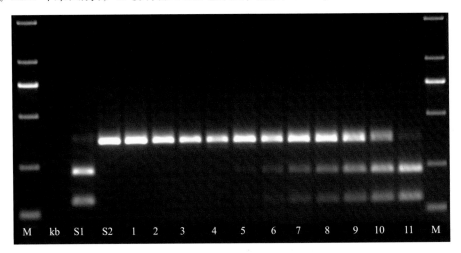

图 49-11 麦冬、山麦冬及麦冬掺伪品的 PCR 电泳图

（kb. 空白，S1. 山麦冬对照药材，S2. 麦冬对照药材，1~11. 麦冬中分别掺假 0、1%、2%、3%、5%、10%、20%、30%、50%、80% 和 100% 的山麦冬样品）

50. 伸筋草 LYCOPODII HERBA

标准沿革

【**来源**】1963 年版《中国药典》收载为石松科植物石松 *Lycopodium clavatum* L.。1990 年版《中国药典》中石松拉丁学名修订为 *Lycopodium japonicum* Thunb.。

【**药用部位**】1963 年版《中国药典》规定为"干燥全草"。

【**采收加工**】1963 年版《中国药典》规定为"夏、秋二季茎叶生长茂盛时采收，连根拔起，晒干，除去泥土及杂质，既得"。1977 年版《中国药典》简化文字描述。

【**性状**】1963 年版《中国药典》描述为"茎弯曲而细长，黄绿色至淡黄棕色，可见须状根，多分枝；黄绿色细长的鳞叶。断面外层黄绿色的薄皮，内为黄白色木心。根上外皮多脱落，露出黄色木心"。1977 年版《中国药典》修订为"匍匐茎弯曲而细长。茎呈二歧分枝。鳞叶皱而弯曲，密生，条状披针形或条形，先端渐渐呈芒状，全缘。断面浅黄色，木部类白色"。1985 年版《中国药典》主要修订了叶的形状，为"线形或条形，先端芒状"。1990 版《中国药典》中再次修订叶形为"线形或针形"。

商品质量

【**商品规格**】产地加工为统货或选货（多以茎叶颜色选择）。

【**品质论述**】药材以茎长、叶密、黄绿色者为佳。

【**产地**】主产于贵州、云南，四川、湖北、浙江等地亦产。商品来自野生。

特征识别

【**性状鉴定**】［茎形状］茎呈细圆柱形，匍匐茎多横向生长，直立茎呈多回二叉状分枝。［叶形状］叶密生茎上，呈螺旋状排列；呈披针形或线状披针形，全缘，常伸展，先端芒状。［大小］茎长可达 2m，直径 1~3mm。叶长 3~7mm，宽 0.3~0.6mm。［颜色］茎、叶呈黄绿色至淡黄棕色。［质地］茎质稍硬。叶较柔软。［断面］茎皮部浅黄色或黄白色，木部淡黄白色。［气味］气微，味淡。图 50-1。

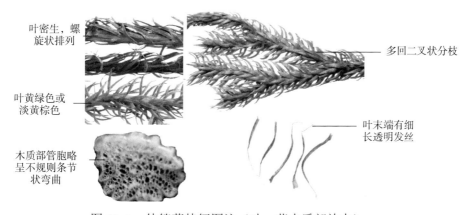

叶密生，螺旋状排列

多回二叉状分枝

叶黄绿色或淡黄棕色

叶末端有细长透明发丝

木质部管胞略呈不规则条节状弯曲

图 50-1 伸筋草特征图注（叶、茎木质部放大）

【鉴别歌诀】　　　　　多回二叉分枝状　表面黄绿呈圆柱
　　　　　　　　　　　　披针形状长尾尖　螺旋排列叶全缘

【识别要点】（1）茎：茎呈多回二叉分枝状。（2）叶：叶密集呈螺旋状排列，常呈伸展状，叶基部楔形，下延部分顶端内隐宿成关节，叶先端具细长透明发丝（先端芒状），在同属植物中较为特殊，常断裂。（3）孢子叶：阔卵形，具芒状长尖头，边缘膜质，呈啮蚀状。（4）茎断面：木部管胞略呈不规则条带状弯曲。图50-2至图50-4。

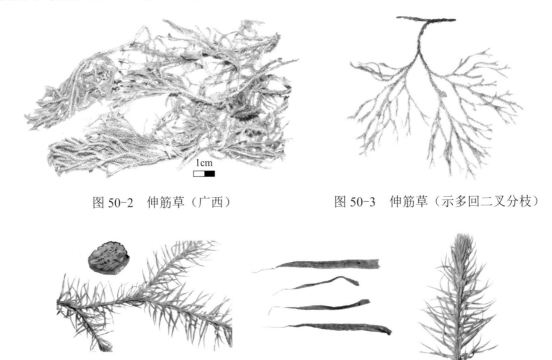

图 50-2　伸筋草（广西）　　　　　图 50-3　伸筋草（示多回二叉分枝）

图 50-4　伸筋草（甘肃采集，茎木质部及叶放大）

【性状探微】关于叶的形状比喻描述有针形、线形、线状披针形或披针形不尽相同，其叶长与叶宽相差近十倍，《中国植物态》采用后两种描述。商品伸筋草有时可见数个孢子穗总状排列于总柄的顶端。

🌿 本草探源

【混乱品种】本草记载了几种与伸筋草相近的民间药。明《滇南本草》记载的过江龙，考证为扁枝石松 *Diphasiastrum complanatum*（L.）Holub.。而清《植物名实图考》记载一种小伸筋草，考证为垂穗石松 *Palhinhaea cernua*。现代商品中发现多作为伸筋草使用。

🌿 品种动态

【品种概述】国内各地称为"伸筋草"的有石松科3属6种植物，均在商品中发现，有时市售品来自石松科多种植物。历史上亦曾发现百合科牛尾菜 *Smilax nipponica* Miq. 的根及根茎冒充伸筋草。

　　目前，主流商品为正品伸筋草，垂穗伸筋草是常见的混淆品种。

【混伪品】（1）大伸筋草：为石松科植物杉蔓石松 *Lycopodium annotinum* L. 的干燥地上部分。甘肃地方习用药材。产于陕西、甘肃等地，产地亦称为小伸筋草药用。

（2）垂穗伸筋草：为石松科植物垂穗石松 *Palhinhaea cernua*（L.）Franco et Vasc.（*Lycopodium cernnum* L.）的干燥全草。四川、湖南、河南地方习用药材，习称伸筋草（垂穗伸筋草、小伸筋），民间习称铺地蜈蚣。

（3）地刷子（过江龙）：为石松科植物扁枝石松 *Diphasiastrum complanatum*（L.）Holub. 的干燥地上部分。贵州、湖南地方习用药材。产于四川、贵州、广西等地，民间习称舒筋草药用。近年商品常冒充伸筋草销售。

（4）舒筋草：为石松科植物藤石松 *Lycopodiastrum casuarinoides*（Spring）Holub ex Dixit 的干燥全草。广西、四川地方习用药材。西南等地民间习称松筋藤、马尾伸筋药用。民间亦混淆为伸筋草。

（5）新锐叶石松：为石松科植物新锐叶石松 *Lycopodium neopungens* H. S. Kung et L. B. Zhang 的干燥全草。近年在市售品中发现称为伸筋草。

图文辨析

【性状鉴定】（1）大伸筋草：茎呈圆柱形，1~3 回叉状分枝。直径 1~3mm。表面黄绿色或淡黄棕色，具突起的棱脊；质柔韧。叶螺旋状排列，披针形，长 4~7mm，宽约 1mm；叶基部略变狭，先端渐尖，有芒刺，边缘有疏细齿。茎中的木质部管胞略呈不规则条带状弯曲。气微，味淡。图 50-5。

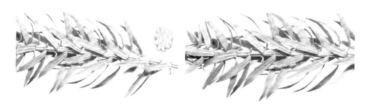

图 50-5　大伸筋草（甘肃，叶、茎中柱放大）

（2）垂穗伸筋草：茎呈多回不等位叉状分枝（重要分类特征）。外表面黄绿色或深绿色，具细纵棱；质较脆。叶呈线状披针形，长 3~4mm，宽约 0.4mm，较稀疏，通常向下弯曲，先端渐尖（先端无透明长丝），全缘。孢子穗单生于末回小茎的顶端，通常下垂；孢子叶卵状菱形，边缘膜质，呈不规则锯齿。木质部管胞呈不规则散在。图 50-6、图 50-7。

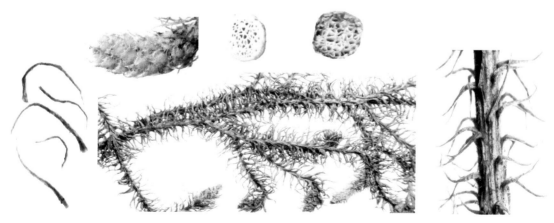

图 50-6　垂穗伸筋草（湖南采集，叶、孢子髓、茎中柱放大）

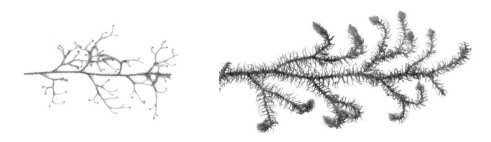

图 50-7　垂穗伸筋草（湖南采集，示多回不等位叉状分枝）

（3）地刷子（过江龙）：茎呈扁圆柱形，有背面与腹面之分。外表面灰绿色，叶近鳞片状，呈三角形，在茎上部交互对生，下部近似螺旋状排列，基部下延，紧贴生于茎上，先端锐尖，叶较稀疏。木质部管胞呈不规则散在。图 50-8。

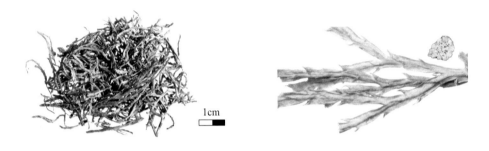

图 50-8　地刷子（贵州采集，药材及叶、茎木质部放大）

（4）舒筋草：茎呈扁圆柱状或圆柱形，多回 2 叉分枝。外表面黄绿色、红棕色。主茎上的叶较疏，钻状披针形，先端渐尖，具膜质，呈螺旋状排列；末回小茎的叶鳞片状，紧贴生。有时小茎可见孢子囊穗。气微，味淡。图 50-9。

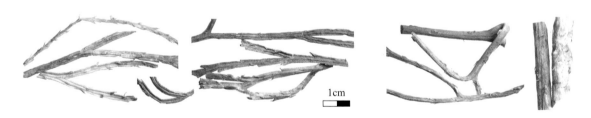

图 50-9　舒筋草（广西）

（5）新锐叶石松：茎呈 1~3 回叉状分枝。叶螺旋状排列，线状披针形，呈上斜开张，长 3~6mm，宽 0.6~1mm；表面黄绿色，叶基楔形，下延，先端渐尖（先端无透明长丝），常弯曲。孢子穗单生于末回小茎的顶端，通常直立；孢子叶阔卵形，边缘具较宽的透明膜质，呈啮蚀状。木质部管饱呈不规则散在。图 50-10。

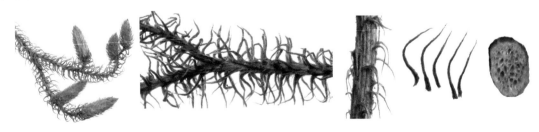

图 50-10　新锐叶石松（叶、孢子髓和茎木质部放大）

51. 何首乌 POLYGONI MULTIFLORI RADIX

标准沿革

【来源】1963 年版《中国药典》收载为蓼科植物何首乌 *Polygonum multiflorum* Thunb.。1977 年版《中国药典》以首乌收载。1985 年版《中国药典》恢复何首乌名称收载。

【药用部位】1963 年版《中国药典》规定为"干燥块根"。

【采收加工】1963 年版《中国药典》规定为"秋季叶枯萎时采挖，洗净泥土，削去两端，晾干，个大的切成块，用微火炕干或晒干既得"。1977 年版《中国药典》修订了采收时间、加工方法，为"秋、冬二季叶枯萎时采挖，削去两端，洗净，个大的切成块，干燥"。

【性状】1963 年版《中国药典》描述为"断面淡红棕色或淡黄棕色，周边有如云朵状的纹理环绕。无臭，味微苦而涩"。1977 年版《中国药典》补充了断面特征，为"断面淡黄棕色或浅红棕色，皮部有 4~11 个类圆形异型维管束环列，形成云锦状花纹，中央木部较大，有的呈木心"，气味修订为"气微，味微苦而甘涩"。

商品质量

【商品规格】产地加工为产地片，包括统片和选片（大片、小片或丁）。

【品质论述】药材以个大、体重、坚实、"云锦花纹"明显、粉性足者为佳。

【产地】主产于贵州、河南、湖北，广东、广西、四川、重庆、云南和甘肃等地亦产。商品来自野生，广东、贵州、云南和广西等已有栽培品。

【市场点评】有报道，人工种植何首乌由于种植环境、生长年份以及加工方式等因素，一些地区家种何首乌中指标成分含量难达到标准要求，应该加快何首乌关键技术的研究，保证人工种植何首乌的质量。何首乌属于产地鲜制加工药材，历史上常加工成厚片或切成块，近年产地直接加工成小方块，从临床调剂等实用角度考虑，应该以发展后者规格为主。图 51-1。

制何首乌是临床常用的调剂规格，经过炮制后失去了鉴别特征，有人借此造假制何首乌。曾发现用红薯片、大黄片和黄独片加黑豆煮后晒干而成，有的经染色而成。市场尚发现以次品何首乌，或掺入一些滕茎加工的劣质品。制何首乌容易出现质量问题，在验货检验时应格外注意。

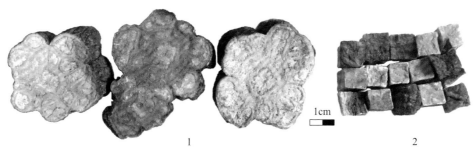

1cm

1　　　　　　　　　　　　　　2

图 51-1　鲜切何首乌

（1. 片；2. 丁）

🌿 **特征识别**

【**性状鉴定**】[形状] 呈团块状或不规则纺锤形，常切成厚片或块状。[大小] 长 6~15cm，直径 4~12cm。[颜色] 红棕色或红褐色。[纹饰] 有钝状的突起纵棱，具横长皮孔突起及细根痕。[质地] 体重，质坚实，不易折断。[断面] 浅黄棕色或浅红棕色，显粉性；皮部有类圆形异型维管束散在或环列，有的中央维管束木质化程度较强，呈木心状。[气味] 气微，味微苦而甘涩。图 51-2。

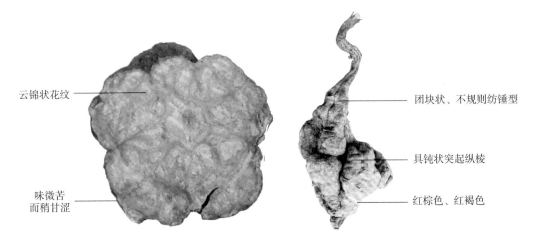

云锦状花纹 ——

团块状、不规则纺锤型
具钝状突起纵棱
红棕色、红褐色

味微苦
而稍甘涩 ——

图 51-2　何首乌特征图注

【**鉴别歌诀**】　　　　纺锤形状或片块　　外表红褐钝状棱
　　　　　　　　　　　　切面肉红质坚实　　云锦花纹味苦涩

【**识别要点**】何首乌断面散在"云锦状花纹"（异型维管束）是其独有的识别特征。20 世纪 60 年代，来自贵州、广西所产何首乌的中央有"木心"，而与其他产区有所不同，曾经引起品种来源的争议，后经过产地调查原植物仍然是何首乌。图 51-3。

【**性状探微**】关于何首乌"中央木部较大，有的呈木心"的描述不甚严谨，应是中央维管束中的木质部木质化程度较强，有的呈木心状。

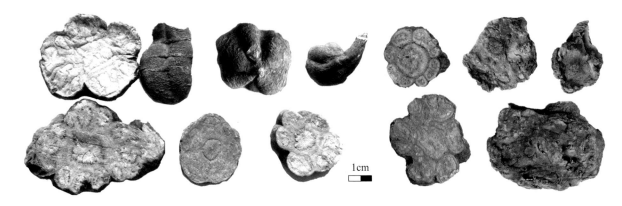

1cm

图 51-3　何首乌（中央维管束木化程度不同）

🌿 本草探源

【混乱品种】本草何首乌有"赤者雄，白者雌"之说。有学者考证认为，现今何首乌、白首乌与古代本草记载的赤、白两种相当，白首乌产于山东、江苏、浙江等地，为萝藦科鹅绒藤属（Cynanchum L.）多种植物的块根。

🌿 品种动态

【品种概述】国内各地称为"何首乌"的有 6 科约 12 种植物，商品中混淆或误用的有 8 种植物。特别是 20 世纪 90 年代之前，毛脉蓼、鬼灯檠和翼蓼是何首乌混乱品种的常客，近年个别地方仍然发现误用；90 年代以来"人形何首乌"盛行。白首乌为山东等地的独特中药材，在流通市场常混淆为何首乌使用。

目前，主流商品为正品何首乌，市场的混乱现象时有发生。

【混伪品】（1）黄独：为薯蓣科植物黄独 *Dioscorea bulbifere* L. 的干燥块茎。市场多次发现冒充何首乌，特别在制何首乌中容易做假。

（2）白首乌：为萝藦科植物白首乌 *Cynanchum bungei* Decne. 的干燥块根。1977 年版《中国药典》以白首乌收载。为山东泰山四大名药之一，当地称为何首乌。市场常发现与何首乌混淆使用。

（3）索骨丹根：为虎耳草科植物鬼灯檠 *Rodgorsia aesculifolia* Batal. 的干燥根茎。1977 年版《中国药典》以索骨丹根收载。早年常发现冒充何首乌。

（4）白首乌（飞来鹤）：为萝藦科植物白首乌 *Cynanchum bungei* Decne. 或飞来鹤 *Cynanchum auriculatum* Royle ex Wight 的干燥块根。山东、辽宁（白首乌）、江苏（飞来鹤）地方习用药材。产地主要加工成"首乌粉"出售。

（5）朱砂七（红药子、雄黄连）：为蓼科植物毛脉蓼 *Polygonum cillinerve*（Nakai）Ohwi 的干燥块根。四川（朱砂七）、内蒙古、北京、云南（红药子）、湖北（雄黄连）地方习用药材。甘肃等地称为黄药子或红药子。早年何首乌常见的混淆品。

（6）红药子（鬼灯檠、岩陀）：为虎耳草科植物鬼灯檠 *Rodgorsia aesculifolia* Batal. 的干燥根茎。甘肃、宁夏（红药子）、湖北（鬼灯檠）、云南（岩陀）地方习用药材。商品多以红药子销售。

（7）红药子：为蓼科植物翼蓼 *Pteroxygohum giraldii* Dammer et Diels. 的干燥块根。内蒙古、山西地方习用药材。早年河北、河南、甘肃等地曾误以为何首乌使用。商品多以红药子销售。

（8）伪造品：20 世纪 80 年代以来，由薯蓣科薯蓣属（Dioscorea L.）植物的根茎在特制模具中生长出"人形何首乌"，也有芭蕉科植物芭蕉 *Musa basjoo* Sieb. et Zucc. 的新鲜根茎雕刻加工成"人形雌雄何首乌"，现在除个别人高价误购外，多数人视为工艺品观赏。1993 年作者检验过一批薯蓣属植物的"人形何首乌"，外形相对含蓄，而现代市场制作的"人形何首乌"造型非常夸张，形状各种各样，大小不一。一般由具头部、四肢和生殖器的男女各一个组成。头部插入何首乌的藤茎，外表棕褐色，具毛状须根，俨然一副人造工艺品。

🌿 图文辨析

【性状鉴定】（1）黄独：呈类圆球形、卵圆形，常温为类圆形、不规则形厚片。外表面赤褐色，残留须根。断面棕黄色或红棕色，粉性，有规则的网状花纹或呈颗粒状。质坚硬。味苦。图51-4。

（2）白首乌：呈长纺锤形、不规则团块状，常为类圆形、条形厚片，长 10~20cm，直径 1~4cm。外表面灰黄色、淡黄棕色或黑褐色，有纵横皱纹及突起皮孔，外皮破裂处露出黄白色木部。质坚硬。断面灰白色，粉质，可见稀疏放射状纹理。气弱，味微甜、后微苦。图51-5。

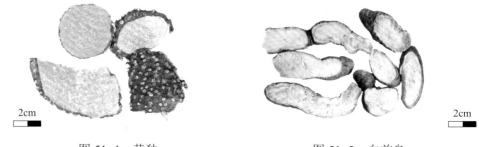

图51-4　黄独　　　　　　　　　　　图51-5　白首乌

（3）毛脉蓼：呈团块状或不规则片块。外表面棕黄色，粗糙，具众多瘤状突起和支根痕。质极硬，难折断。切面土黄色或黄褐色，粗糙，纤维状纵横交错，呈刺状，异型维管束不规则散在。气微，味微苦涩。图51-6。

（4）鬼灯檠：根茎呈圆柱状，商品常加工成圆形厚片。外表面褐色，有不规则皱纹，边缘有点状根痕。切面呈浅棕色、红棕色，边缘有纤维状突起。质硬而脆，断面粉性，可见闪亮的白色结晶。气微，味苦而涩。图51-7。

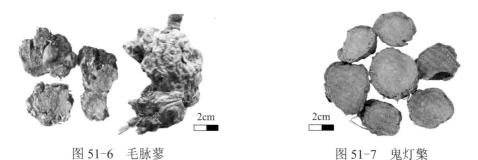

图51-6　毛脉蓼　　　　　　　　　　图51-7　鬼灯檠

（5）翼蓼：呈不规则圆形或片块状，大小不等。外表面棕褐色或紫褐色，粗糙，有须根痕或残留须根。切面棕褐色、深棕色或紫褐色，异型维管束呈点状突起，不规则散在或略放射状排列。质较硬，易折断。折断面粉红色，稍带粉性。味苦涩。图51-8。

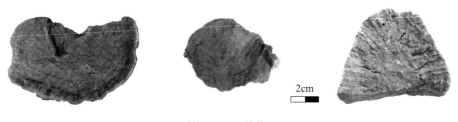

图51-8　翼蓼

🌿 52. 沙苑子 ASTRAGALI COMPLANATI SEMEN

🌿 标准沿革

【来源】1963 年版《中国药典》以沙苑子（潼蒺藜）收载，为豆科植物扁茎黄芪 *Astragalus complanatus* R.Br.。1977 年版《中国药典》以沙苑子收载，删除潼蒺藜副名。

【药用部位】1963 年版《中国药典》规定为"干燥成熟种子"。

【采收加工】1963 年版《中国药典》规定为"秋末冬初种子成熟而果实尚未开裂时连茎割下，晒干后打下种子，去净杂质，再晒干即得"。1977 年版《中国药典》将"连茎割下"修订为"采割植株"，并进行简化和断句调整。

【性状】1963 年版《中国药典》描述为"略呈肾脏形而稍扁。一边微向内凹陷。质坚硬，种仁两瓣，淡黄色"。1977 年版《中国药典》修订为"略呈肾形而稍扁。边缘一侧微凹处具圆形种脐。除去种皮，可见淡黄色子叶 2 片，胚根弯曲"。1990 年版《中国药典》再次修订为"子叶 2，淡黄色"。

🌿 商品质量

【商品规格】产地加工为统货。

【品质论述】民国《增订伪药条辨》评价"色红带黑，形如腰子，饱绽，性糯，味厚气香，有芳香气者为最佳"。兼顾形状、成熟度和气味特征。

药材以粒大、饱满、色绿褐，无杂质者为佳。

【产地】主产于陕西，山东、河南、河北、四川等地亦产。商品来自栽培和野生，以陕西栽培品为主。

🌿 特征识别

【性状鉴定】［形状］呈圆肾形而稍扁，一侧边缘微凹陷，种脐圆形，两端钝圆。［大小］长 2~2.5mm，宽 1.5~2mm，厚约 1mm。［颜色］绿褐色或灰褐色。［纹饰］表面光滑。［质地］质坚硬，不易破碎。［断面］子叶 2，淡黄色，胚根弯曲。［气味］气弱，味淡，嚼之有豆腥味。图 52-1。

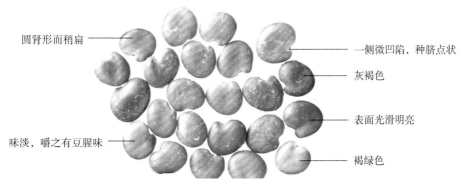

圆肾形而稍扁 ——

—— 一侧微凹陷，种脐点状

—— 灰褐色

—— 表面光滑明亮

味淡，嚼之有豆腥味 ——

—— 褐绿色

图 52-1　沙苑子特征图注

【鉴别歌诀】　　　　　　种子扁平圆肾形　绿褐色泽光又亮
　　　　　　　　　　　　一侧微凹有种脐　豆腥气浓质坚硬

【识别要点】（1）形状：种子的外形轮廓与种脐是关键特征，古人采用"如脂麻""如羊内肾""与蚕种子相类而差大"等进行比喻描述，从实际情况分析，沙苑子的形状以呈圆肾形的描述更贴近实际。（2）种脐：一侧（腹面）微凹陷呈钝角状，种脐圆形。（3）表面：光滑明亮，色调常不均匀。图 52-2。

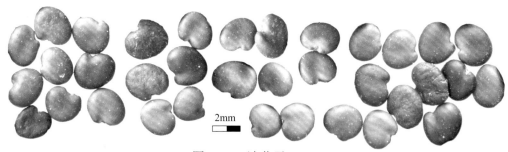

图 52-2　沙苑子

【性状探微】文献普遍以"略呈肾形而稍扁"描述，从实物的长径和短径测量分析，应以呈圆肾形为妥，符合应有的形状特征。

🌿 本草探源

【混乱品种】宋《本草图经》记载"又与马藻子酷相类，但马藻子微大，不堪入药，须细辨之"。马藻子为何物不得而知，宋代已有伪品沙苑子。明《本草原始》记载"一种一头大一头小，有钩，青黄色"。此与紫云英 *Astragalus sinicus* 相仿。《医林正印》直言"卖家多假"。清《本经逢原》记载"若色微绿，虽产秦中，非沙苑也"。所述似与黄芪属（Astragalus Linn.）植物相近。

【掺伪做假】清《本经逢原》又记载"药肆中以一种野田开红花之土蒺藜伪充，咬之亦无豆气，但缺处有尖钩销异耳"。所述为蒺藜 *Tribulus terrestris* L.。《本草从新》记载"花草子……今药肆中以此伪充沙苑蒺藜（沙苑子）"。《本草害利》记载"今肆中所卖者，俱是花草子，真者绝无"。

明、清代市场出现许多伪品沙苑子，令医药学家无所适从，感慨正品难求。

🌿 品种动态

【品种概述】国内各地称为"沙苑子"的有 5 科 20 余种植物，以豆科黄芪属（Astragalus Linn.）植物为常见。上述品种在商品中几乎都有发现，其中，直立黄芪 *Astragalus adsurgens* Pall.、紫云英 *Astragalus sinicus* L.、猪屎豆 *Crotalaria mucrornata* Desv. 在市场上混淆和误用时间较长。

目前，主流商品为正品沙苑子，市场也常发现冒充和误用的情况。

【混伪品】（1）黄芪属植物：为豆科植物直立黄芪 *Astragalus adsurgens* Pall.、华黄芪 *Astragalus chinensis* L.、紫云英 *Astragalus sinicus* L. 或蒙古黄芪 *Astragalus membranaceus*（Fisch.）Bge. var. *mongholicus*（Bge.）Hsiao L. 的干燥成熟种子。是市场常见混淆品，前者为国内大力推广的优良牧草，市场供应较多，更容易掺假。

（2）其他伪品：豆科植物猪屎豆 *Crotalaria mucrornata* Desv.、田皂角 *Aeschynomene indica* L.、

苦马豆 *Swainsonia salsuh* Tauber 或紫苜蓿 *Medicago sativa* Linn. 的干燥成熟种子。锦葵科植物苘麻 *Abutilon theophrasti* Medicus；锦葵 *Malva sinensis* Cavan. 的干燥成熟种子。茄科植物紫花曼陀罗 *Datura stramonium* L. 的干燥成熟种子。多数是在 20 世纪已发现的误采误用，也包括有意的掺伪。

🌿 图文辨析

【**性状鉴定**】（1）紫云英：呈斜长方状的肾形，两侧明显扁平。长 2.5~4mm，宽 1.5~2mm。外表面黄绿色或棕黄色，光滑。一端平截，向下弯成钩状，另一端钝圆或平截。边缘一侧内陷较深而呈锐角状。气弱，味淡。图 52-3。

（2）猪屎豆：呈三角状的肾形，较饱满。长 2.5~3.5mm，宽 1.6~2.5mm。外表面黄绿色或淡黄棕色，有暗色花斑。一端较宽，另一端稍狭而下弯或钩状，或两端呈钝圆或圆截形。一侧边缘内陷较深而呈锐角状。气弱，味淡。图 52-4。

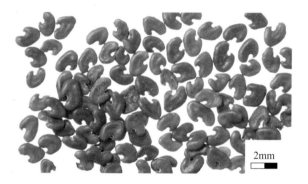

图 52-3　紫云英

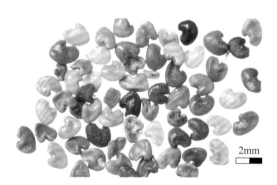

图 52-4　猪屎豆

（3）直立黄芪：呈较规则的肾形而饱满，或略呈扁三角形。长 2~2.5mm，宽 1.5~2mm。外表面深黄色、黄褐色或绿褐色，有时可见褐色斑纹，一侧边缘微呈圆弧形浅凹陷或锐角状浅凹陷。气弱，味淡。图 52-5。

（4）蒙古黄芪：呈肾形或圆状肾形。长 2.5~4mm，宽 2~3mm。外表面棕褐色或浅棕黑色。一侧边缘多呈圆弧形浅凹陷。质较松脆。气微，味淡，嚼之有豆腥气。图 52-6。

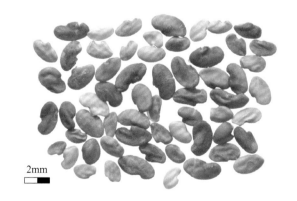

图 52-5　直立黄芪

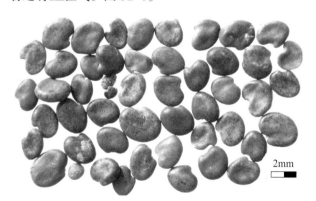

图 52-6　蒙古黄芪

（5）多花黄芪：呈圆状肾形或肾形。直径约 2mm。外表面呈绿褐色或棕褐色，有少量深色斑点。一侧边缘呈圆弧形浅凹陷。气微，味淡。图 52-7。

（6）苦马豆：呈圆状肾形。直径约 2mm。外表面呈绿褐色或棕褐色。一侧边缘微呈圆弧形浅凹陷。气微，味淡。图 52-8。

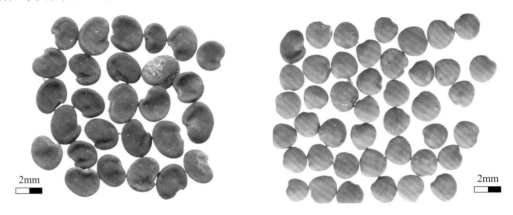

图 52-7 多花黄芪　　　　　　　　图 52-8 苦马豆

（7）紫苜蓿子：呈扁肾形，粒较饱满。长 1~2.5mm。表面黄绿色或黄褐色，光亮。一侧边缘呈圆弧形浅凹陷。嚼之有豆腥味。图 52-9。

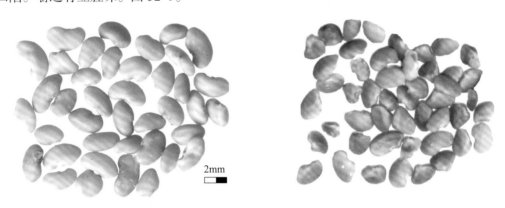

图 52-9 紫苜蓿子（不同成熟度）

（8）锦葵子：呈圆肾形，一侧边缘较薄而另一侧较厚，直径约 1.5mm。外表面呈紫褐色或棕褐色。较薄一侧呈锐角状的凹陷。气微，味淡。图 52-10。

【市场速览】一种市售沙苑子伪品，疑似黄芪属植物的种子，图 52-11。市售沙苑子中掺假一种或数种不同品种、不同比例的伪品较为常见，图 52-12、图 52-13。

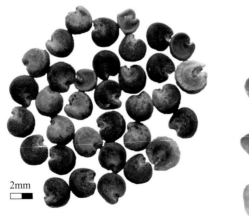

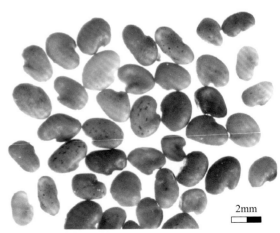

图 52-10 锦葵子　　　　　　　图 52-11 市售沙苑子（黄芪属植物）

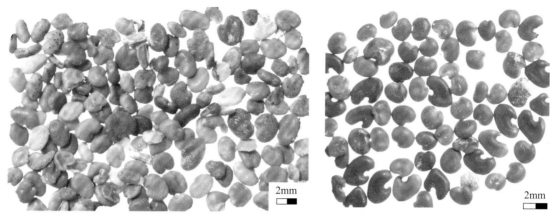

图 52-12　市售沙苑子（掺假）　　　　　　图 52-13　市售沙苑子（掺假）

沙苑子及混伪品的性状检索表

1. 种子一侧边缘深凹或成锐角，种脐三角形或长条形
　2. 种子三角状肾形，饱满，棕褐色，种脐三角形……………………………… 猪屎豆
　2. 种子斜长方状肾形，两侧明显压扁，红棕色至红褐色，种脐长条形……………… 紫云英
1. 种子一侧边缘浅圆弧形或钝角，种脐点状
　　3. 种子长 2.5~4mm，宽 2~3mm ……………………………………… 蒙古黄芪
　　3. 种子较小，通常长不逾 2.5mm，宽不逾 2mm
　　　4. 种子肾形
　　　　5. 种脐部位常锐角，表面常散生暗褐色斑纹………………………… 直立黄芪
　　　　5. 种脐部位常圆弧形，表面无暗褐色斑纹………………………… 紫苜蓿子
　　　4. 种子圆肾形
　　　　6. 种脐部位略圆弧形或不明显……………………………………… 苦马豆
　　　　6. 种脐部位呈钝角或圆弧形
　　　　　7. 种子近肾形，种脐部位多圆弧形…………………………… 多花黄芪
　　　　　7. 种子圆肾形，种脐部位多钝角…………………………… 扁茎黄芪

🌿 53. 沉香 AQUILARIAE LIGNUM RESINATUM

🌿 标准沿革

【来源】1963 年版《中国药典》收载为瑞香科植物沉香 *Aquilaria agallocha* Roxb. 或白木香 *Aquilaria sinensis*（Lout.）Gilg，前者注释为进口沉香，后者注释为国产沉香。1977 年版《中国药典》仅收载白木香 *Aquilaria sinensis*（Lout.）Gilg 一种来源。

【药用部位】1963 年版《中国药典》规定为"含有树脂的木材"。

【采收加工】1963 年版《中国药典》规定为"全年均可采收，割取含有沉香的树干和根部，将不含沉香部分尽可能除去，阴干即得"。1977 年版《中国药典》修订为"割取含树脂的木材，除去不含树脂的部分，阴干"。

【性状】1963 年版《中国药典》描述为"可见黑褐色含油部分与黄色的木质部分相间，形成斑纹。质较轻。大多不沉于水"。1977 年版《中国药典》删除"大多不沉于水"，并修订为"可见黑褐色与黄色相间的斑纹。质较坚实"。

🌿 商品质量

【商品规格】药用沉香的商品规格比较复杂，现时有统货和选货，选货中又有上、中和下等级规格，也有按含油量高低划分等级，还有按产地划分规格等。

【品质论述】沉香的品质可从其称谓中略见一斑。宋《天香传》以"四名十二状"评价沉香优劣，按是否沉水分为沉香（沉水香）、栈香、黄熟香、生结香"四名"，按树脂形成方式和性状分为鸡骨香、小斗笠、青桂、顶盖、虫漏、蚁漏、黄熟结等"十二状"。明《本草纲目》依沉水程度分为沉水香、栈香和黄熟香。

药材以色黑、质重、油润光滑、香气浓烈，能沉水者为佳。

【产地】产于广东、海南、广西等地。商品为人工种植的国产沉香，鲜有野生品；亦从越南、马来西亚等国进口。

【质量分析】2015 年、2017 和 2019 年全国沉香专项检验，分别抽验 423 批、205 批和 269 批，不合格率分别为 56%、41% 和 24%，不合格项目是"性状、显微鉴别、化学鉴别、浸出物"，不合格的主要原因是非药用部位多、劣质品、非法添加松香酸或伪品冒充。

【市场点评】近年，沉香的商品规格成为社会关注的热点，从传统的"辨状论质"发展到化学指标和药理药学的评价方法。张贵君编《中药商品学》根据树脂占整块干货药材的比例将沉香分为 4 个等级。福建省沉香协会从外观、气味、滋味和密度等方面，将天然沉香划分为 4 个等级。中华中医药学会在沉香各规格下，根据色泽、气味等将沉香规格分为 2 个等级。中山市沉香协会依据醇溶性浸出物含量，将沉香划分为 3 个等级。海南省市场监督管理局依据醇溶性浸出物含量及 2-（2- 苯乙基）色酮和 2-［2-（4- 甲氧基）苯乙基］色酮的总含量，将沉香分为为 5 个等级。

药用沉香存在产地、年限、品种和结香方式不同，其规格名目也繁多，价格也相差较大，质量参差不齐。现时次品和低廉货充斥市场。如何建立沉香品质评价的关键技术，制定全国统一的规格等级，发展优质人工沉香药材，仍然是沉香产业的重要研究课题。

✿ 特征识别

【性状鉴定】［形状］呈不规则块、片状或盔帽状，有的为小碎块。［大小］大小不等。［颜色］可见黑褐色韧皮部与黄白色木部相间的斑纹。［纹饰］一面凹凸不平，有刀痕，偶有孔洞，另一面多呈朽木状。［质地］质较坚实。［断面］刺状。［气味］气芳香，味或微苦。图 53-1。

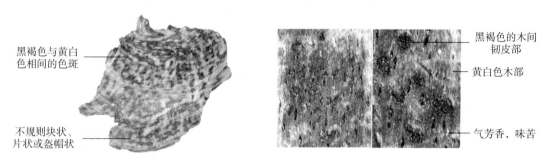

图 53-1 沉香特征图注（广东板头香）

四种常见的规格。（1）沉香（板头香）：呈碟状、不规则片状，薄厚不一。一面有凹凸不平的刀痕，略光滑，可见黑褐色与黄白色相间的斑纹；另一面略平坦，呈深浅凹窝的朽木状，稍显粗糙，呈灰棕色、灰黄色或灰褐色。油痕较明显。图 53-2（2017 年市场价格，下同）。

（2）沉香（为刀砍斧凿法，简称吊口香）：呈不规则块状。一面断面刺状，凹凸不平，有刀痕，可见黑褐色与黄白色相间斑纹，另一面粗糙，呈黄白色。油痕较明显。图 53-3。

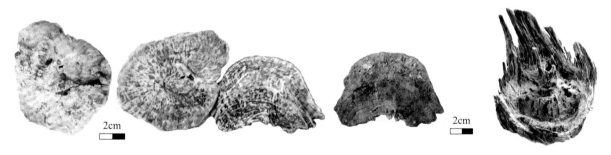

图 53-2 沉香（广东板头香 / 天然结香，2400 元 / 千克）　　　图 53-3 沉香（吊口）

（3）沉香（为打孔结香法，简称打孔香）：呈不规则的条块状、片状，边缘呈不规则刺状。表面凹凸不平，有刀痕，可见黑褐色与黄白色相间的斑纹，有一圆形孔洞贯穿全体。油痕较弱。图 53-4 至图 53-7。

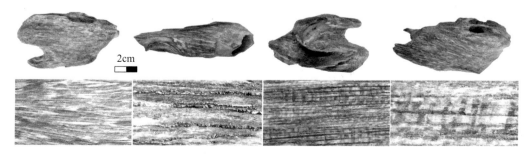

图 53-4 沉香（广东打孔油壳香，药材及对应表面放大，850 元 / 千克）

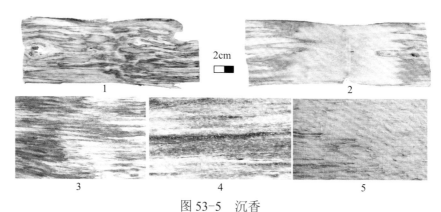

图 53-5　沉香

（海南打孔香 320 元 / 千克，药材及不同表面放大，1-3-4、2-5 呈对应关系）

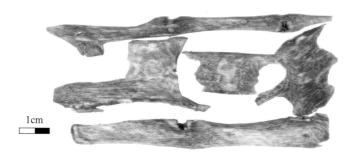

图 53-6　沉香（广东种植打孔香）

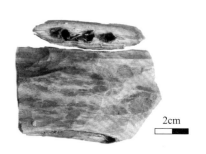

图 53-7　沉香（劣质品）

（4）沉香（将结香液输入白木香树内，简称通体结香）：呈不规则片状、条块状。一面较光滑，有刀痕，可见灰褐色与黄白色相间的斑纹，另一面较粗糙，具纵向纹理。油痕稍明显。图 53-8、图 53-9。

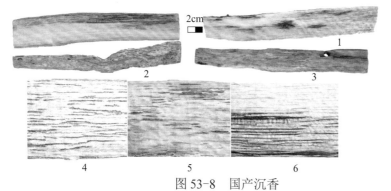

图 53-8　国产沉香

（海南药水香 80 元 / 千克，1-4、2-5、3-6 呈对应关系）

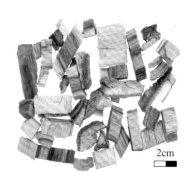

图 53-9　沉香

【鉴别歌诀】　　　　　　长条片块形状多　　凹凸不平虎斑纹
　　　　　　　　　　　　质硬气香味微苦　　燃烧渗油香气浓

【识别要点】沉香的经验鉴别有较强的实用性，就是"一看二闻三烧四水试"。（1）看：表面可见黑褐色（或灰褐色）的木间韧皮部与黄白色木部相间形成的斑纹（油格），习称"虎斑"，亦称为"鹤鸽斑"，伪品没有此特征。（2）闻：直接闻之有特殊香气，用手摩擦香气很浓，口尝味微苦；伪品气微香，或有樟脑、松香气味。（3）火烧：燃烧时腾生青白色烟（不冒浓黑烟），有黑色油状物渗出，并有愉快性芳香气。（4）水试：优质沉香的树脂多，质重入水下沉，次品入水半沉不沉者。目前市售沉香大多数不能沉水，即便是合格品也不一定沉水。

进口沉香（白木香）的规格、价格相差悬殊，商品以越南货为主。今收集部分样品进行性状比较。图 53-10 至图 53-12。

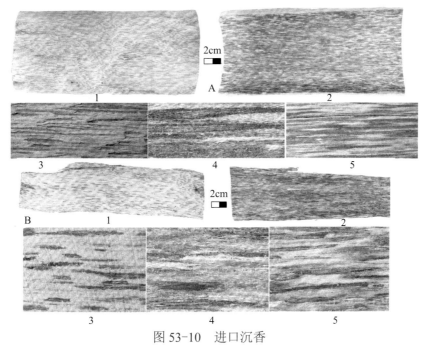

图 53-10　进口沉香

（A.越南药水香 730 元 / 千克；B.越南烟片 360 元 / 千克，1-3、2-4-5 呈对应关系）

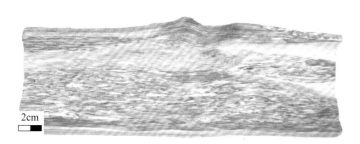

图 53-11　进口沉香（越南种植香）

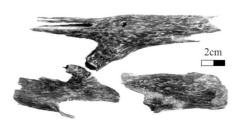

图 53-12　进口沉香（越南天然沉香）

本草探源

【掺伪做假】沉香是传统的名贵药材，自古昂贵，真品难得。宋《宝庆本草折衷》记载"以海柏伪沉香"。明《本草原始》记载"沉香今市家多以夹板沉香充角沉香，虽亦沉水，但劈无正文，内夹秽污如黑土，焚之且不香为异"。清《本草易读》记载"今药肆所用尽伪也"。《药义明辨》记载"又一种纯黑而沉，味酸者亦非"。沉香中以次充好、以假充真，自古亦然。

品种动态

【品种概述】沉香的伪品、高仿品和劣质品一直充斥着市场。伪品主要来自松科、樟科和苦槛蓝科植物；高仿品以不含或少含树脂的白木香木材通过增色、增香、涂黑色油性物或加入沉香提取物后冒充；劣质品以直接以白木香茎木、边材冒充，影响极其恶劣。市场也以国产沉香冒充进口沉香的情况。

目前，商品沉香的主流是国产沉香、进口越南沉香。市场中劣质品较为常见。

【混伪品】（1）进口沉香：为瑞香科植物沉香 *Aquilaria agallocha* Roxb. 含有树脂的木材，《进口药材标准》收载。产于印度尼西亚、马来西亚、柬埔寨及越南等国。过去的商品规格复杂，多属于收藏品，供药用的很少。据报道，进口沉香尚有来自同科或同属的其他植物。

（2）山沉香（羽叶丁香）：为木犀科植物羽叶丁香 *Syringa pinnatifolia* Hemsl. 削去外皮的干燥枝。《卫生部药品标准（蒙药分册）》收载。产于内蒙古、宁夏等地，内蒙古习称贺兰山丁香。

（3）阿卡如：为木犀科植物紫丁香 *Syringa oblata* Lindl. 除去外皮的干燥树干、枝干或根。阿卡如收载于《晶珠本草》，藏医广泛应用，文献亦称为藏沉香，考证为紫丁香或近缘植物。甘肃藏药地方习用药材，产于甘肃等地。

（4）山沉香：为木犀科科植物白花洋丁香 *Syringa vulgaris* L.var.alba West. 或紫丁香 *Syringa oblata* Lindl. 的干燥根茎和枝干。青海地方习用药材。

（5）白木香（加工品）：为瑞香科植物白木香 *Aquilaria sinensis*（Lout.）Gilg，一种是不含树脂木材的加工品，以桂皮酸、香夹兰醛等香料物浸泡以增香增重，浸出物高达 25%~57%；另外一种是通过高压设备将沉香浸膏压入劣质沉香中，市场称为高仿品。

（6）松木：为松科植物马尾松 *Pinus massoniana* Lamb 等同属植物的心材加工品。市场时有发现。

（7）檀香紫檀：为豆科植物檀香紫檀 *Pterocarpus santalinus* L. F 木材加工品。据报道，近年发现同科属其他植物冒充沉香。

（8）香樟：为樟科植物香樟 *Cinnamomum septentrionale* Hand.–Mazz 等同属植物的木材。市场特别是网络平台多冒充沉香销售。

🌿 图文辨析

【性状鉴定】（1）进口沉香：呈不规则片块状、盔帽状或圆柱状。常见凹凸不平刀痕，具沟槽或孔洞。外表面呈黄褐色或黄棕色，放大镜可见棕褐色、黄褐色韧皮部与浅黄色木质部相交的斑纹，较光滑而光润。纵剖面亦有斑纹或斑点，纹理较平直。质坚实而沉重，多能沉于水和半沉于水。香气特异，味微苦。图 53-13 至图 53-17。

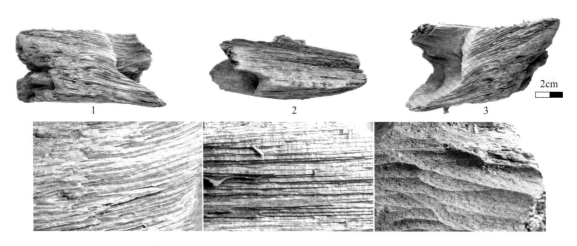

图 53-13　进口沉香

（马来西亚天然香 3400 元/千克，1-4、2-5、3-6 呈对应关系）

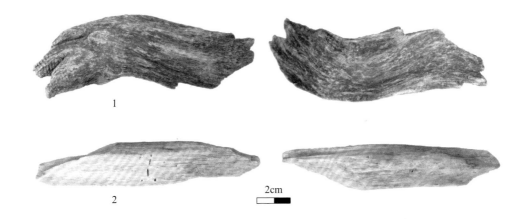

图 53-14　进口沉香
（印度尼西亚天然香，1. 优等货；2. 一般货）

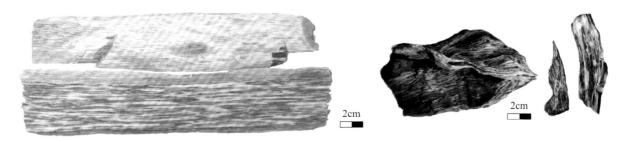

图 53-15　进口沉香（马来西亚种植香）　　　图 53-16　进口沉香（印尼天然香 80000 元 /kg）

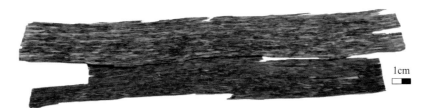

图 53-17　进口沉香（马来西亚天然香 12000 元 / 千克）

（2）山沉香（羽叶丁香）：呈圆柱形，平直或略弯曲。长短不等，直径 2~5cm。外表面黄白色，局部黄棕色，光滑，有刀刮痕和枝痕，具纵向扭曲纹理和裂纹。体重坚硬。断面外侧呈黄白色，向内有数个暗棕色偏心圆。气香，味淡。图 53-18。

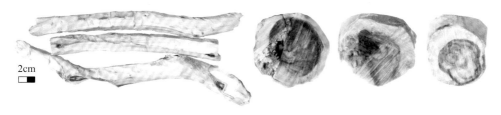

图 53-18　山沉香（内蒙古，药材及切面）

（3）白木香（增色增香）：呈不规则条状、片状或短柱状；外表面灰黄色、灰褐色至黑褐色，纵向纹理明显。质较疏松，断面多呈黄白色，内外色泽不一。几乎无油痕。气微香或香气不明显，有的略具松香气，味微苦或味淡。图 53-19。

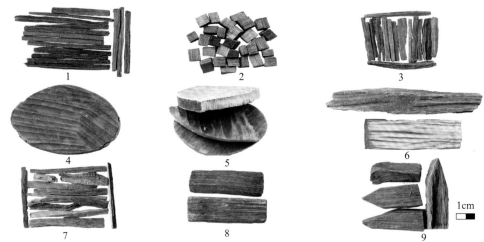

图 53-19　白木香（1-5 增色、6-9 增香加工品）

采用高压技术注入或喷洒松香等香料，表面析出大量白色粉末状物。图 53-20。

（4）白木香（未结香）：呈圆形盘状，不规则条块状、片状。外具灰褐色的栓皮。木材表面灰黄色、浅棕黄色。气微，味淡。图 53-21。

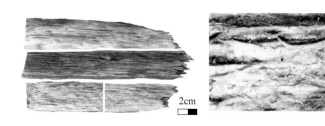

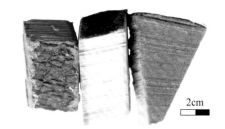

图 53-20　白木香（药材及表面）　　　　　　　　图 53-21　白木香

（5）阿卡如：本品与山沉香（羽叶丁香）基本相近。呈圆柱形，有时弯曲。长短不等，直径 2~9cm。皮部常除去，木部外表面呈浅黄色、黄白色，局部黄棕色。气香，味淡或微苦。图 53-22。

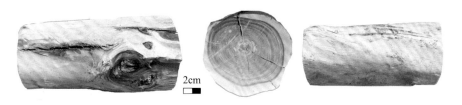

图 53-22　阿卡如（甘肃）

（6）松木（伪品沉香）：呈不规则长条状。外表面及纵剖面为暗棕色，表面粗糙，纵向纹理较粗而整齐。质坚实。略有松香气，味淡。烧之松香气浓郁，冒浓烟，并有棕黑色的油状物渗出。图 53-23。

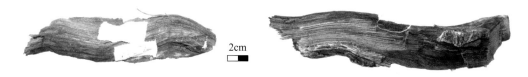

图 53-23　松木（伪品沉香）

（7）檀香紫檀（伪品沉香）：呈不规则块状、条状。外表面紫褐色至黑褐色，光滑。质极坚硬，断面紫褐色。图54-24。

（8）沉香类似品：呈不规则长条状。外表面暗棕色、浅棕色，纵剖面黄棕色，纵向纹理粗。显微镜观察木间韧皮部呈狭带状，与木质部相间排列。质坚实。气微，味苦。图53-25。

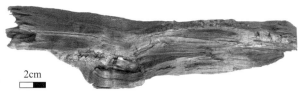
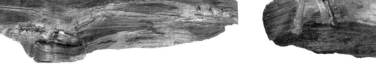

图53-24　檀香紫檀（伪品沉香）　　　　　图53-25　沉香（近缘植物）

（9）香樟：呈不规则块状、条状。外表面棕黄色、黄棕色。木纤维纹理不清晰。具光泽，有的可见浅褐色油点。质坚硬。有樟脑气，味微苦。图53-26。

（10）土沉香：呈不规则块状、条状。外表面呈棕黄色、灰褐色，纵切面的木纤维纹理清晰。质坚硬。断面可见层状环纹。气微。图53-27。

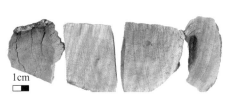
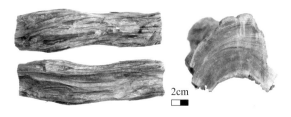

图53-26　香樟（伪品沉香）　　　　　　图53-27　土沉香（待定）

（11）伪品1：呈不规则条状。外表面棕黄色，略具光泽，有的可见红褐色油点，油痕明显。切面红褐色。质坚硬。有浓郁的樟脑气，味苦。图53-28。

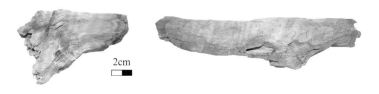

图53-28　市售沉香（伪品1）

（12）伪品2：呈不规则块状。外表面棕褐色，略具光泽，有的可见红褐色油点，油痕明显。切面棕黄色、棕红色。质较硬。微有香气，味苦。图54-29。

（13）沉香片：呈不规则碎片、条或块状。外表面灰褐色，具不规则纵向纹理，表面可见不明显的灰褐色条斑。气微香，味微苦。图53-30。

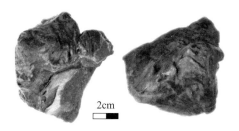
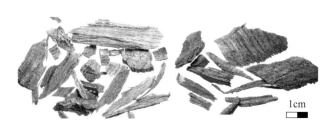

图53-29　市售沉香（伪品2）　　　　　图53-30　市售沉香片（劣质品）

54. 连翘 FORSYTHIAE FRUCTUS

标准沿革

【来源】1963 年版《中国药典》收载为木犀科植物连翘 *Forsythia suspensa* Vahl。1977 年版《中国药典》中连翘拉丁学名修订为 *Forsythia suspense*（Thunb.）Vahl。

【药用部位】1963 年版《中国药典》规定为"干燥成熟果实"。

【采收加工】1963 年版《中国药典》规定为"秋季果实初熟尚带绿色时或已熟透时采收，采下初熟的果实蒸熟，晒干，即青翘；采收熟透的果实，晒干，除去种子及杂质，即为老翘"。1977 年版《中国药典》进行文字调整，修订为"秋季果实初熟尚带绿色时采收，除去杂质，蒸熟，晒干，习称青翘；果实熟透时采收，晒干，除去杂质，习称老翘"。

【性状】1963 年版《中国药典》描述的形状为"呈长卵形"。1977 年版《中国药典》修订为"呈长卵形至卵形"，在老翘中增加"平滑，具一纵隔"，并对描述的顺序上进行了调整。

商品质量

【商品规格】产地加工为统货和选货，结合加工方法分为晒干货和水煮货，还有商家别出心裁，加工成无果柄的优质货和多少有果柄的一般货。

【品质论述】明《炮炙大法》谓"黑而闭口者良"。《本草原始》谓"嚬口者佳，开瓣者不堪用"。古人认为青翘质量为好。

药材青翘以色黑绿、不裂口者为佳。老翘以色棕黄、壳厚者为佳。

【产地】主产于山西，河南、陕西、山东、甘肃、河北、湖北等地亦产。商品来自栽培，野生品鲜见。

【质量分析】2017 年某省进行连翘专项检验，抽验 60 批次，其中青翘 23 批次，老翘 37 批次，不合格 3 批次，不合格率 5%，不合格项目是"性状、浸出物、连翘苷"，不合格的原因是提取过的连翘药渣混作连翘。

【市场点评】连翘栽培于我国北方，连翘采摘时间从 7 月到 9 月不等，因采摘连翘果实成熟度不同，一些产区分为青翘、银翘、黄翘等。近年，抢青采摘曾经盛行一时，其药材干瘪细长、个头较小，表面疣状突起和种子没有完全形成。有报道，抢青连翘的连翘苷、连翘脂苷 A 含量较高，而挥发油、浸出物指标较低或很低，不符合连翘全面质量管理的要求。

同时，我国连翘产业化程度不同，既有各产地的个体加工户，更有以贩运鲜货为业，运往专业加工企业（户）加工，形成直接晒干、水煮烘干和蒸汽烘干的不同加工方法，加工技术的不同导致了各地药材质量差异。

应按照标准规定的要求，制定更为规范、可操作的生产加工技术规程。

🌿 特征识别

【性状鉴定】［形状］呈长卵形至卵形，顶端锐尖，稍向外反曲，基部有小果梗或已脱落；青翘多不开裂，种子披针形，一侧有翅；老翘自顶端开裂或裂成两瓣，内面具一纵隔，种子多已脱落。［大小］长 1.5~2.5cm，直径 0.5~1.3cm。［颜色］青翘绿褐色，种子浅黄色；老翘黄棕色或棕红色，种子浅棕黄色。［纹饰］表面有不规则的纵皱纹及多数疣状突起，两面各有 1 条明显的纵沟。［质地］青翘质硬；老翘质脆。［气味］气微香，味苦。图 54-1。

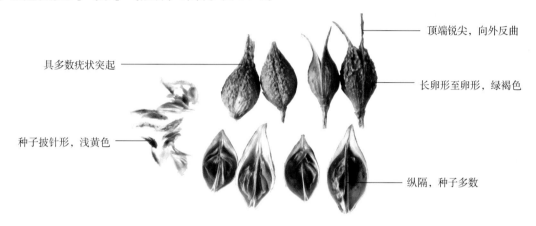

具多数疣状突起

种子披针形，浅黄色

顶端锐尖，向外反曲

长卵形至卵形，绿褐色

纵隔，种子多数

图 54-1　连翘特征图注

【鉴别歌诀】　　　　青翘闭口绿褐色　老翘开口色黄棕
　　　　　　　　　　　顶端渐尖似鸟喙　疣状突起具细纹

【识别要点】（1）形状：果实多呈长卵形，少有卵形。（2）纹饰：表面有明显的不规则的纵皱纹，有较多的细小疣状突起或较稀疏。（3）种子：呈椭圆形或长卵形，一侧具翅。图 54-2。

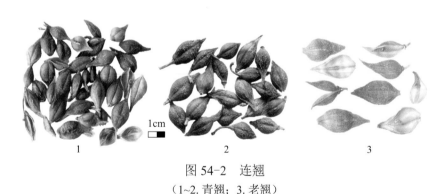

1cm

1　　　　　　　　2　　　　　　　　3

图 54-2　连翘
（1~2. 青翘；3. 老翘）

【标准探微】连翘的药用部位是果实，产地加工时果梗不可能完全除尽，采用"基部有小果梗或已脱落"的描述是权益之计，自带脱落果梗一般按杂质检查。

🌿 本草探源

【混乱品种】本草中连翘就有同名异物的记载，宋《图经本草》所绘制的连翘之一为藤黄科植物黄海棠（湖南连翘）*Hypericum ascyron* Linn。明《救荒本草》记载的连翘也是黄海棠（湖南连翘）。

现代商品未见作为连翘流通使用。

品种动态

【品种概述】国内各地被称为"连翘"的有3科12种植物，主要来自木犀科连翘属（Forsythia Vahl）、丁香属（Syringa Linn）植物，6种形成商品，冒充或掺假连翘。连翘和丁香两个属的多种植物用于城镇绿化，也发现误采误用情况。

目前，主流商品为正品连翘，时有冒充或掺假情况。近年多次发现将提取过的连翘药渣流入市场的现象。

【混伪品】（1）金钟花：为木犀科植物金钟花 *Forsythia viridissima* Lindl. 的干燥成熟果实。分布于华中、华东，本品果实与连翘相似，早年野生连翘商品中常常混入金钟花。

（2）秦连翘：为木犀科植物秦连翘 *Forsythia giraldiana* Lingelsh. 的干燥成熟果实。分布于甘肃、陕西、河南等地，早年多混入野生连翘商品中。

（3）紫丁香：为木犀科植物紫丁香 *Syringa oblate* Lindl. 的干燥成熟果实。商品连翘中常有掺假紫丁香及同属其他植物果实的情况。

图文辨析

【性状鉴定】（1）金钟花：呈长卵形，顶端长渐尖。长 0.8~1.5cm，直径 0.4~0.7cm。表面呈黄棕色、黄褐色，外表面有细微的不规则皱纹，有少数细小疣状突起，主要分布在中部至顶部附近。种子呈圆锥形的三棱状。气微香，味苦。图 54-3。

（2）秦连翘：呈卵形，顶端短尖。长 0.5~1.2cm，直径 0.3~0.8cm。表面黄棕色或浅棕色，外表面有细皱纹，有稀疏的细小疣状突起或不明显。种子呈椭圆形的三棱状，多脱落。气微香，味苦。图 54-4。

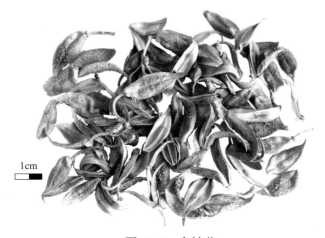

图 54-3　金钟花

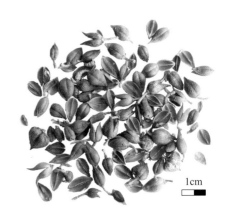

图 54-4　秦连翘

（3）紫丁香：呈长椭圆形，顶端短尖或长渐尖，开裂时向外反折。长 1~2cm，直径 0.3~0.5cm。外表面黄棕色或浅棕色，有明显突起的纵皱纹，稀少疣状突起，有 1 条纵沟。种子呈扁平的长椭圆形。气微香，味苦。图 54-5 至图 54-7。

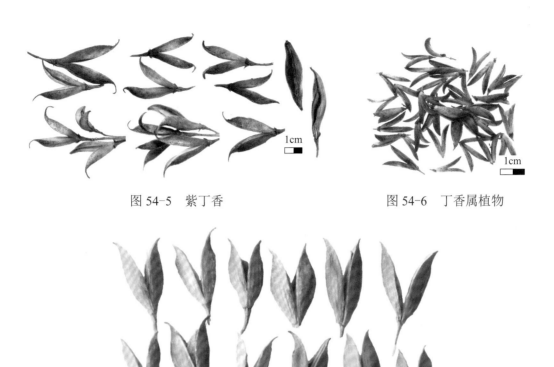

图 54-5　紫丁香　　　　　　　　　图 54-6　丁香属植物

图 54-7　暴马丁香

（4）劣质品：为抢青采摘的连翘，图 55-8。青翘提取物，呈褐绿色、棕褐色或黄棕色，多有果柄、嫩枝。图 54-9。

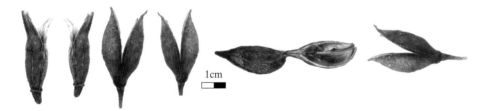

图 54-8　连翘（未成熟果实）

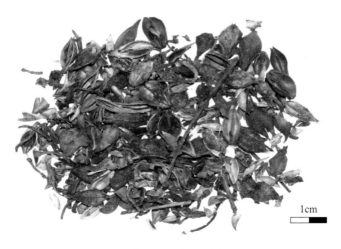

图 54-9　提取连翘

55. 皂角刺 GLEDITSIAE SPINA

标准沿革

【来源】1963 年版《中国药典》收载为豆科植物皂荚 *Gleditsia sinensis* Lam.。

【药用部位】1963 年版《中国药典》规定为"茎上的干燥棘刺"。1977 年版《中国药典》修订为"干燥棘刺"。

【采收加工】1963 年版《中国药典》规定为"全年均可采收，将刺剁下，纵切成斜薄片，晒干即得"。1977 年版《中国药典》修订为"全年均可采收，干燥，或趁鲜切片，干燥"。

【性状】1963 年版《中国药典》描述"完整的棘刺有多数分枝。主干圆柱形。分枝刺一般长 0.5~2 寸，有时再分成小刺"。1977 年版《中国药典》修订为"为主刺及 1~2 次分枝的棘刺。主刺长 3~15cm 或更长，分枝刺长 1~6cm，由下向上逐渐细小，刺端锐尖"。1985 年版《中国药典》删除"由下向上逐渐细小"的描述。

商品质量

【商品规格】产地加工为个子统货、选货（大刺、中刺和小刺）、产地片统片和选片（特大刺片、大刺片、中刺片和小刺片）。

【品质论述】药材以个大、整齐、色紫棕、质坚、髓红色者为佳。

【产地】主产于河南、陕西、山东、辽宁、湖北、江苏、甘肃、四川和贵州等地亦产。商品来自野生和栽培，河南、陕西、山东、四川等地多为栽培品。

【质量分析】2013 年、2014 年、2015 年、2016 年和 2017 年全国皂角刺专项检验，分别抽验 270 批、403 批、487 批、501 批和 429 批，不合格率分别为 73%、65%、55%、43% 和 18%，不合格项目是"性状、显微、薄层鉴别"，不合格原因是掺假野皂角刺、蔷薇属茎枝等或直接冒充皂角刺。

【市场点评】21 世纪初，陕西、贵州、云南等地推广皂角树为生态造林树种，发展药用皂角刺产业，现在人工栽培皂角刺进入采收期，成为皂角刺商品的主要来源。同时，在华北、西北一些地方将野皂荚 *Gleditsia heterophylla* 和山皂荚 *Gleditsia japonica* 误以为皂角刺推广种植，发现没有经济价值后砍树销毁，给农户造成重大经济损失。再一次说明中药材不是花草树木，相关部门在推广时应对种子种苗严格鉴定，以免给中药材行业造成混乱。

特征识别

【性状鉴定】［形状］主刺和 1~2 次分枝的棘刺，主刺长圆锥形，分刺呈圆锥形，刺端锐尖。［大小］主刺长 3~30cm，直径 0.3~1cm，分刺长 1~6cm。［颜色］棕褐色、紫棕色或浅棕色。［纹饰］光滑；分刺的基部内侧常呈小阜状隆起。［质地］体轻，质坚硬，不易折断。［断面］木部黄白色，髓部疏松，浅红棕色、浅红色或灰黄色。［气味］气微，味淡。图 55-1。

【鉴别歌诀】　　　　　　棘刺肥胖长锥形　小刺多数呈互生
　　　　　　　　　　　　表面棕褐髓浅红　阜状隆起是特征

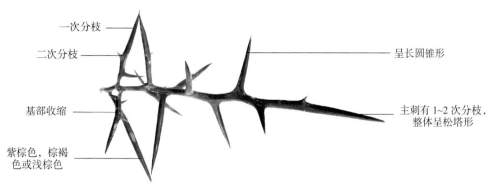

一次分枝

二次分枝

基部收缩

紫棕色，棕褐色或浅棕色

呈长圆锥形

主刺有 1~2 次分枝，整体呈松塔形

图 55-1 皂角刺特征图注

【识别要点】（1）排列方式：主刺呈长圆锥形，主刺有 1~2 次分枝的棘刺，整体呈互生的螺旋状排列呈圆锥形，形似松树的树冠（松塔），有时可见近对生的刺，幼刺多为一次分枝，具 1~2 个小刺。（2）体态：主刺和分刺显肥胖；主刺和下端分刺的基部常成收缩状，上部刺基部增粗，有时刺基部略扁形；光滑，放大可见细微不连续线纹和微小疣状物。（3）阜状隆起：分刺的基部内侧有明显小阜状隆起，常向两侧下延。为皂角刺主要鉴别特征。图 55-2 至图 55-4。

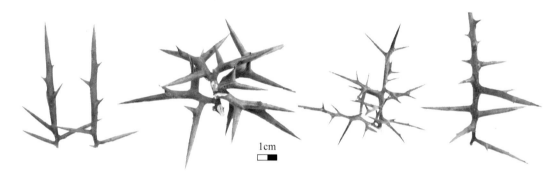

1cm

图 55-2 皂角刺（示 1~2 分枝刺排列方式）

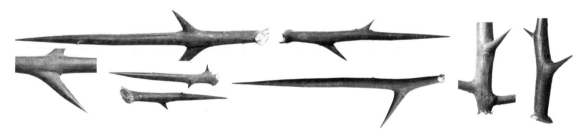

图 55-3 皂角刺（甘肃，示小刺排列方式）

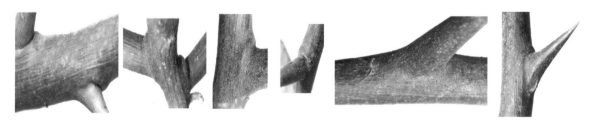

图 55-4 皂角刺（甘肃，示表面纹理及阜状隆起）

【性状探微】皂角刺受到生长环境、树龄和采集部位等方面的影响，棘刺的大小、分枝数、外表面颜色和粗细等个体形态存在差异。图 55-5。

目前，市场流通的皂角刺饮片以纵切片、切段为主，而不是厚片。枯朽老死的棘刺，外表面呈灰黑色，髓部多呈空心，质次。

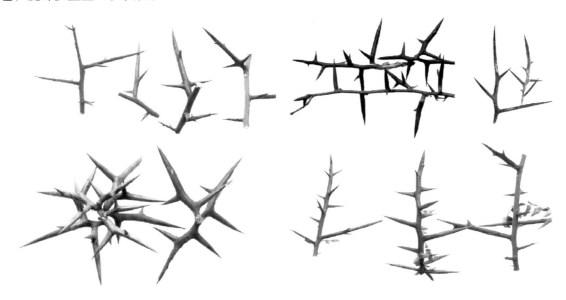

图 55-5　皂角刺（甘肃，不同部位棘刺形状）

品种动态

【品种概述】国内各地称为"皂角刺"的有 9 科 15 种植物。21 世纪以来，在野生资源日益减少情况下，市场出现皂角刺的混乱品，以假乱真和掺假掺伪现象非常普遍，成为中药材混乱品种的重灾区，先后发现 14 种植物在商品流通中冒充或掺假。

目前，商品主流为正品皂角刺，市场中掺假和伪品时有发现。

【混伪品】（1）野皂荚刺：为豆科植物野皂荚 *Gleditsia heterophylla* Bunget. 带茎枝的干燥棘刺。市场流通量较大，为皂角刺常见伪品。

（2）山皂荚刺：为豆科植物山皂荚 *Gleditsia japonica* Miq. 带茎枝的干燥棘刺。又名日本皂荚。《中华本草》列为皂角刺来源之一，分布于东北、华北等地，习称皂荚刺、皂荚树。市场流通中较少见。

（3）其他皂荚刺：为豆科植物滇皂荚刺 *Gleditsia japonica* Miq. var. *delavayi*（Franch.）L. C. Li 、绒毛皂荚刺 *Gleditsia japonica* Miq.var. *velutina* L. C. Li、小果皂荚刺 *Gleditsia australis* Hemsl. 的干燥棘刺。植物分布范围较窄，商品情况不详。

（4）蔷薇属植物茎：为蔷薇科蔷薇属（Rosa L.）植物干燥带刺的茎。近年皂角刺饮片中常发现月季 *R. chinensis* Jacq. 等茎枝掺假或冒充。

（5）悬钩子属植物茎：为蔷薇科悬钩子属（Rubus L.）多种植物干燥带刺的茎。报道的插田泡 *R.coreanus* Miq.、红树莓（山莓 *R.corchorifolius* L.）茎杆切片在皂角刺饮片中掺假或冒充。

（6）酸枣刺：为鼠李科植物酸枣 *Ziziphus jujuba* Mill. var.*spinosa*（Bunge）Hu ex H.F.Chou 干燥带刺的茎。宋《本草衍义》记载药用"白刺"之一就是酸枣的棘刺。近年商品中曾发现的掺伪品。

（7）沙棘刺：为胡颓子科植物中国沙棘 *Hippophae rhamnoides* Linn. *subsp. sinensis* Rousi 干燥带刺的茎。早年商品中曾发现的掺伪品。

图文辨析

【**性状鉴别**】（1）野皂荚刺：主刺呈细长圆锥形，刺长 2~19cm。有 1 次分刺，常为 1~3 个短小刺，多在中下部相对而生，无明显小阜状隆起。外表面紫红色或暗棕色，有微小疣状物。质坚硬。髓部浅棕色、粉红色。茎呈灰褐色、灰白色，表面具皱纹及圆形皮孔，髓多为黄白色。气弱，味淡。图 55-6、图 55-7。

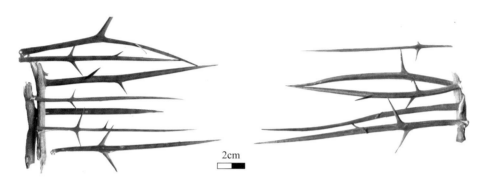

图 55-6 野皂荚刺（甘肃）

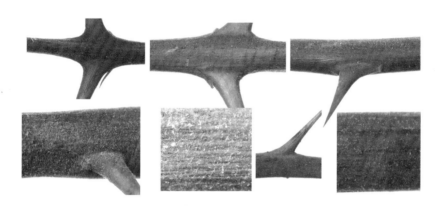

图 55-7 野皂荚刺（甘肃，局部放大）

（2）山皂荚刺：主刺多呈扁圆锥形，以基部最明显。有 1~2 次分刺，互生，呈扁圆锥形或接近扁条状。外表面紫褐色或暗棕色，微具光泽，具有细微纵向纹理，刺基部叶柄"U"形痕迹明显。气弱，味淡。图 55-8。

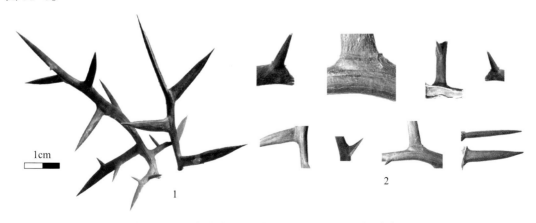

图 55-8 山皂荚刺（湖南；1. 形状；2. 局部放大）

（3）绒毛皂荚刺：主刺呈圆锥形，长 5~15cm，有 1~2 次分刺，有时刺稍扁。小刺互生，少有对生，有较明显小阜状隆起。外表面紫褐色或暗棕色，光亮度差，具不明显的细纵纹。气弱，味淡。图 55-9。

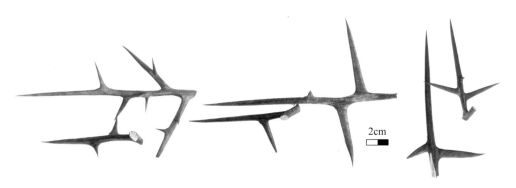

图 55-9　绒毛皂荚刺（湖南）

（4）滇皂荚刺：主刺呈圆锥形，长 5~13cm。有 1~2 次分刺，互生或近对生，呈短圆锥形，无明显小阜状隆起。外表面棕褐色或暗棕色，较光滑。气弱，味淡。图 55-10。

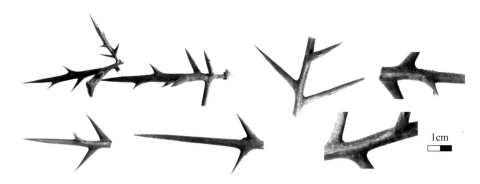

图 55-10　滇皂荚刺（云南）

（5）小果皂荚刺：主刺呈长圆锥形，长 5~16cm。有 1（2）次分刺，互生或近对生，呈细长圆锥形，无明显小阜状隆起。外表面暗棕色或棕黑色，较光滑。气弱，味淡。图 55-11。

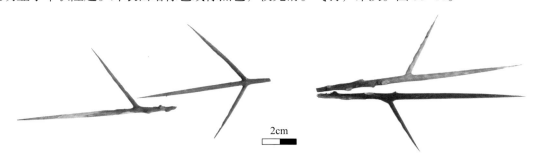

图 55-11　小果皂荚刺（广东）

（6）酸枣刺：为带刺的茎枝。刺呈细长圆锥形，互生，直形。外表面灰褐色、灰棕色。枝常呈折状走向，灰褐色，具长圆形皮孔。图 55-12。

（7）沙棘刺：为带刺的茎枝。刺呈长圆锥形，稍粗糙，具一对弯曲小刺，呈棕褐色或灰褐色，同一刺的上下色泽不同，常有突出疤痕。枝灰褐色、紫褐色。斜切为小段，木部呈黄白色，髓部类白色。气微，微淡。图 55-13。

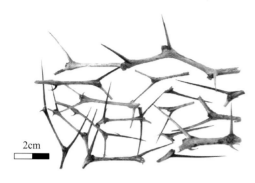

图 55-12 酸枣刺（甘肃）

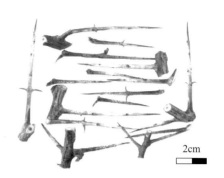

图 55-13 沙棘刺（甘肃）

【**市场速览**】近几年，市售皂角刺的伪品和掺假非常普遍，有野皂角刺直接冒充（图 55-14），皂角刺中掺假未知植物的茎（图 56-15），皂角刺中分别掺假野皂角刺、蔷薇属和悬钩子属植物茎（图 55-16）。

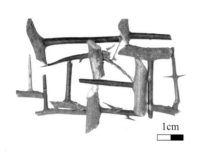

图 55-14 市售皂角刺（伪品）

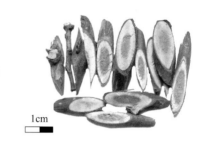

图 55-15 市售皂角刺（伪品）

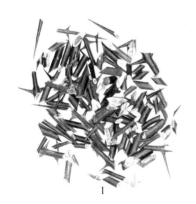

1

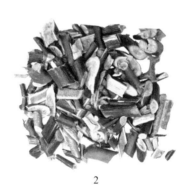

2

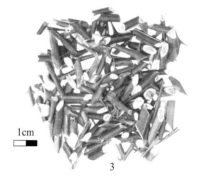

3

图 55-16 市售皂角刺
（1. 野皂角刺；2. 蔷薇属植物茎；3. 悬钩子属植物茎）

56. 灵芝 GANODERMA

标准沿革

【来源】灵芝收载于《卫生部药品标准·中药成方制剂》第二册（1990 年版），为多孔菌科真菌赤芝 Ganoderma lucidum（Leyss.ex Fr.）Karst.。2000 年版《中国药典》收载为赤芝 Ganoderma lucidum（Leyss.ex Fr.）Karst. 或紫芝 Ganoderma sinense Zhao.Xu et Zhang。

【药用部位】2000 年版《中国药典》规定为"干燥子实体"。

【采收加工】2000 年版《中国药典》规定为"全年采收，除去杂质，剪除附有朽木、泥沙或培养基质的下端菌柄，阴干或在 40~50℃烘干"。

【性状】2000 年版《中国药典》分别以赤芝和紫芝描述，同时单列栽培灵芝。后各版药典未修订。

商品质量

【商品规格】野生商品分为统货（红灵芝、紫灵芝），栽培灵芝分为统货（大统、中统和小统）、产地片（大片、中片和小片）。

【品质论述】药材以个大、完整、肥厚、色紫红、有漆样光泽者为佳；赤芝优于紫芝。

【产地】野生灵芝主产于云南、广西、福建、海南、西藏、四川、黑龙江等地；栽培灵芝主产于山东、安徽，福建、黑龙江、湖南、浙江、江西、陕西等地亦产。商品来自野生和栽培品，以栽培灵芝为主。

【市场点评】随着人们对灵芝关注度的增加，各种野生"灵芝"因收购而流入市场，大量发掘使用对其野生资源构成严重破坏，相关部门应该出台政策或制定野生真菌资源保护名录，可以说"灵芝"世界里的辉煌应是短暂的，终究野生资源是有限和受保护的，这些珍贵的资源必将各归其位。商家为了推广和扩大销售野生"灵芝"，还配备了有关功效和临床适应症说明书，如何规范使用和强化管理是值得思考的问题。

我国已实现了仿野生栽培和大棚栽培灵芝的产业化，成为灵芝生产大国。然而，栽培灵芝受到栽培模式（段木栽培、代料栽培和仿野生栽培）、采摘方式（芽子货、头茬货和二茬货）和菌种（栽培品种）等的影响，灵芝的栽培技术差异较大，灵芝子实体大小、质地、色泽和孢子粉等方面差异明显，其质量良莠不齐。应加强菌种培育、栽培技术和加工技术规程的标准化研究，提升灵芝质量水平。

据悉，2018 年国际标准化组织 / 中医药技术委员会发布《ISO 21315: 2018 中医药—灵芝》，灵芝成为我国第三个由 ISO 国际质量标准收载的中药材。

特征识别

【性状鉴定】（1）野生赤芝：[形状] 外形呈伞状，菌盖肾形、半圆形或近圆形；边缘锐或稍钝，常稍内卷，有时呈平截；菌柄略扁圆柱形，侧生，少偏生或中生。[大小] 菌盖直径 10~18cm，厚

1~2cm；菌柄长 7~15cm，直径 1~3.5cm。［颜色］菌盖上表面黄褐色至红褐色，有时边缘渐淡，有似漆样光泽，下表面呈黄白色至淡棕色；菌肉呈淡黄色至淡褐色；菌柄红褐色至紫褐色，常粗细不等或近念珠状，光亮；孢子黄褐色。［纹饰］菌盖上表面具环状棱纹和不明显的辐射状纹理，下表面放大可见具细小针眼（菌管孔）。［质地］菌盖坚硬。［断面］菌管丝状排列。［气味］气微香，味苦涩。图56-1、图56-2。

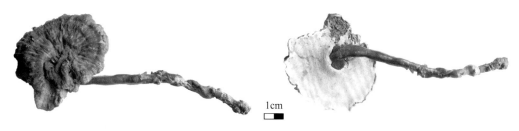

图 56-1　赤芝（甘肃野生）

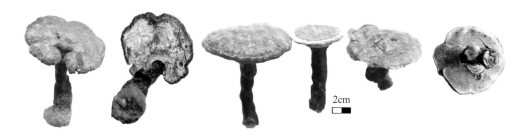

图 56-2　赤芝（云南野生）

（2）野生紫芝：［颜色］菌盖表面呈紫黑色、紫褐色或深紫红色，有漆样光泽更明显；菌肉呈浅褐色或深褐色。［大小］菌柄长 17~23cm。图 56-3。

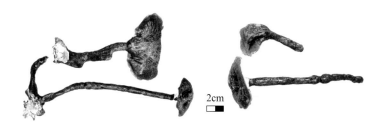

图 56-3　紫芝（野生）

（3）栽培灵芝：［形状］形态匀称，菌盖肥厚；菌柄较粗壮或无，菌柄侧生、偏生或中生。［大小］菌盖直径 10~25cm，厚 1.5~4cm。［颜色］菌盖上表面呈暗红色、红褐色或紫黑色，有的外被黄褐色孢子粉。图 56-4、图 56-5。

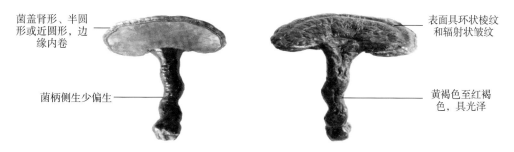

图 56-4　栽培灵芝特征图注

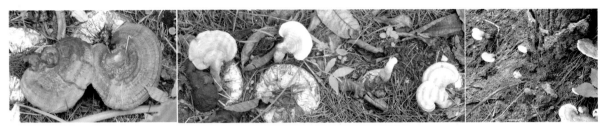

图 56-5 栽培灵芝（甘肃康县）

【鉴别歌诀】
　　　　　　　　赤芝　菌盖肾形近圆形　　外表红褐具光泽
　　　　　　　　　　　纹理环状又放射　　菌柄侧生少偏生
　　　　　　　　紫芝　菌盖形状同赤芝　　全体色深紫黑色

【识别要点】 灵芝分类依靠菌盖、菌柄和菌肉的宏观形态学特征，并结合皮壳构造、孢子和菌丝微观显微特征，对有些未成熟子实体或变异子实体的识别，后者更具有鉴别意义。赤芝与紫芝形态相同，主要区别在于菌盖表面、断面的颜色和色泽方面。图 56-6、图 56-7。

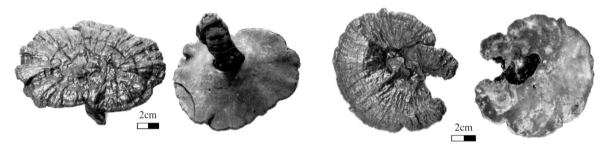

图 56-6 紫芝（山东，市售黑灵芝）　　　　　图 56-7 紫芝（商品黑灵芝）

【性状探微】 野生灵芝的菌盖和菌柄形态、颜色和大小变化较大，形状不规则，畸形灵芝的形状多种多样，菌盖膨大呈碗状、浅盆状、扇形甚至掌状，菌盖多个相互叠生；菌柄为侧生，也有多个互并列、瘤状膨大或粗短；色泽较鲜艳，光泽较自然，子实体下方常有虫眼。图 56-8。

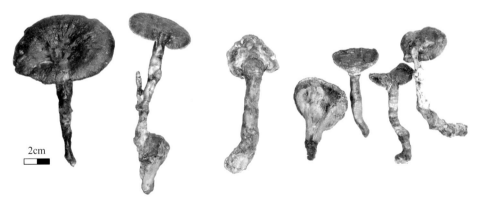

图 56-8 紫芝（野生）

　　灵芝在相同栽培条件下形状较规则、大小较统一，而不同条件下的性状也存在差异；栽培灵芝的菌柄着生方式也逐渐由侧生变为偏生或中生。图 56-9、图 56-10。

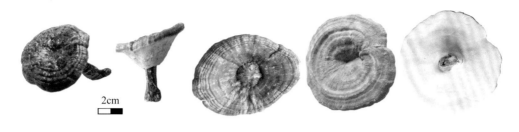

图 56-9 灵芝（栽培）

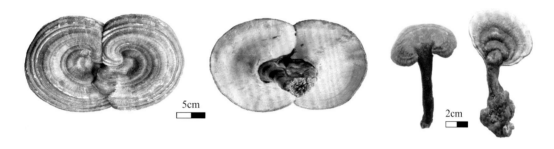

图 56-10 灵芝（栽培）

　　栽培灵芝有两种类型，一类是孢子粉产量低，不能收集商品性孢子粉，只采收子实体的品种；另一类是孢子粉产量高，主要收集孢子粉的品种，子实体作为副产品采收。图 56-11。

　　鹿角灵芝为赤芝的栽培变种，形似鹿角，分枝顶端呈杆状，无菌盖或有小菌盖。外表面红揭色至紫褐，顶端色泽较浅。菌柄长，多个分枝。图 56-12。

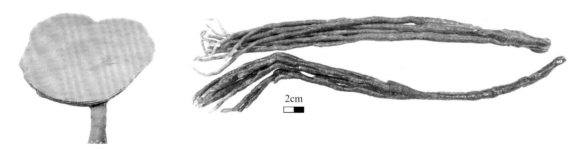

图 56-11 收集孢子粉的灵芝　　　　　　　　　图 56-12 鹿角灵芝

　　此外，生产中根据灵芝菌棒和成熟期不同，分为芽子货、头茬货和二茬货，以头茬货质量最佳。

🌱 本草探源

　　【混乱品种】灵芝《神农本草经》列为上品，古代灵芝分为赤芝（丹芝）、青芝（龙芝）、白芝（玉芝）、黄芝（金芝）、黑芝（玄芝）和紫芝（木芝）六类。古籍对灵芝形态的描述各有不同，记载的地域分布也不同，故其植物来源不止一种，这与现代民间将灵芝属（Ganoderma）多种植物称为"灵芝"一脉相承，其中赤芝、紫芝深受古人推崇，其原植物是《中国药典》收载的灵芝。

🌿 品种动态

【品种概述】中国灵芝科有 98 种药用真菌，不少品种民间有"灵芝"的称谓，仅灵芝属（Ganoderma）20 余种在民间民族药用，传统或狭义灵芝是指赤芝 *G. lucidum* 和紫芝 *G. sinense* 而言，灵芝的同名异物非常普遍。目前，流通于市场的"灵芝"约有 30 余种，作者收集鉴定出 18 种"灵芝"样品，品种非常复杂。

目前，商品灵芝以人工栽培的赤芝 *G. lucidum* 为主，少数为紫芝 *G. sinense*。市场上"灵芝"的同名异物较为普遍。

【混伪品】（1）树舌：为灵芝科真菌树舌灵芝 *G. applanatum*（Pers. Ex Wallr）Pat. 干燥子实体。《卫生部药品标准·中药材》第一册（1992 年版）收载。市场有称为平盖灵芝、树舌灵芝，常误以为灵芝。

（2）硬孔灵芝：为灵芝科真菌硬孔灵芝 *G. duroppora* Lloyd 的干燥子实体。分布于福建、广东、广西、海南、云南等地，民间药常称为紫芝。福建等地已培育形成商品，市场流通量较大，是灵芝常见混淆品种。

（3）拟热带灵芝：为灵芝科真菌拟热带灵芝 *G. ahmadii* Steyaert 的干燥子实体。分布于海南、云南、贵州等地，民间药。市场有流通商品，

（4）拱状灵芝：为灵芝科真菌洪形灵芝 *G. fornicatum*（Fr.）Pat. 的干燥子实体。分布于西藏、云南等地。市场有流通商品，又称白灵芝、拱形灵芝。

（5）松杉灵芝：为灵芝科真菌松杉灵芝 *G. tsugae* Murrill 的干燥子实体。分布于东北、内蒙古、山西、甘肃、四川等地，民间药习称为野灵芝、木灵芝。东北、内蒙古等地人工培育形成商品，市场流通量较大。

（6）黄褐灵芝：为灵芝科真菌黄褐灵芝 *G. fulvellum* Bres 的干燥子实体。分布于福建、海南、云南、贵州、四川等地，民间药。市场有流通商品，又称黑灵芝，

（7）弯柄灵芝：为灵芝科真菌弯柄灵芝 *G. flexipes* Pat. 的干燥子实体。分布于云南、海南等地，东南亚国亦有分布。商品有称为竹灵芝。

（8）竹灵芝：为灵芝科真菌竹灵芝 *G. subflexipes* B.K. Cui, J.H. Xing & Y.F. Sun 的干燥子实体。

（9）白肉灵芝：为灵芝科真菌白肉灵芝 *G. leucocontextum* T.H. Li, W.Q. Deng, Sheng H. Wu, Dong M. Wang & H.P. Hu 的干燥子实体。主产于西藏、云南、贵州等地，又称藏灵芝、白灵芝。西藏、云南等地已人工培养。

（10）黑紫灵芝：为灵芝科真菌黑紫灵芝 *G. neojaponicum* Imazeki. 的干燥子实体。分布北京、山东、广西、海南等地。原发现于日本，又称新日本灵芝。

（11）四川灵芝：为灵芝科真菌四川灵芝 *G. sichuanense* J.D. Zhao & X.Q. Zhang 的干燥子实体。分布四川、贵州、海南等地。

（12）薄盖灵芝：为灵芝科真菌薄盖灵芝 *G. capense*（Lloyd.）Teng. 的干燥子实体。分布于海南、四川、云南等地。市场流通商品，又称薄树灵芝、白灵芝。

（13）重伞灵芝：为灵芝科真菌重伞灵芝 *G. multipileum* Ding Hou 的干燥子实体。分布海南等地。

（14）无柄紫灵芝：为灵芝科真菌无柄紫灵芝 *G. orbiforme*（Fr.）Ryvarden 的干燥子实体。分布海南等地，民间药习称无柄灵芝。

（15）广西灵芝：为灵芝科真菌广西灵芝 *G. guangxiense* B.K. Cui, J.H. Xing & Y.F. Sun 的干燥子实体。分布广西、广东等地，民间药习称无柄灵芝。

（16）树脂大孢芝：为灵芝科真菌树脂大孢芝 *Magoderna subresinosum*（Murrill）Steyaert 的干燥子实体。分布于西藏、云南、海南、广东等地。市场有流通商品，又称野灵芝。

（17）东方栓孔菌：为多孔菌科东方栓孔菌 *Trametes orientalis*（Yasuda）Imaz. 的干燥子实体。又称东方云芝。分布于东北、西南等地。市场有流通商品。

（18）海绵皮孔菌：为多孔菌科真菌海绵皮孔菌 *Spongipellis spumeus*（Sow. ex Fr.）Pat. 的干燥子实体。市场有商品流通，又称白泡灵芝。

（19）桦剥管菌：为拟层孔菌科真菌桦剥管菌 *Piptoporus betulinus*（Bull.Fr.）
Karst 的干燥子实体。东北、西北市场流通的白灵芝。

此外，多孔菌科真菌苦白蹄拟层孔菌 *Fomitopsis officinalis*（Vill. Fr.）Bond. et Sing、红缘层孔 *Fomes pinicola*（Swartz ex. Fr.）Cke.、木蹄层孔菌 *Fomes fomentarius*（Leyss. ex Fr.）Fr.（商品称为木蹄芝）、云芝 *Trametes versicolor*（Leyss. ex Fr.）Pilat、肉色栓菌 *Trametes dickinsii* Berk.；锈革孔菌科真菌桦褐孔菌 *Fuscoporia oblique*（Ach. ex Pers.）Aoshi.（商品称为桦褐芝）的干燥子实体，在市场有流通商品，亦常误以为灵芝。

图文辨析

【性状鉴定】（1）树舌：菌盖半圆形至近扇形，直径 20~50cm，厚 2~6cm。外表面灰棕色、黄褐色、灰褐色或灰白色，有明显的同心环状棱纹，中心至边缘渐薄，或有大小不一的瘤状突起；无菌柄或稍有短柄。菌肉黄褐色，有时靠外侧较浅，近菌管多层，浅褐色。质硬而韧。气微，味微苦。图56-13。

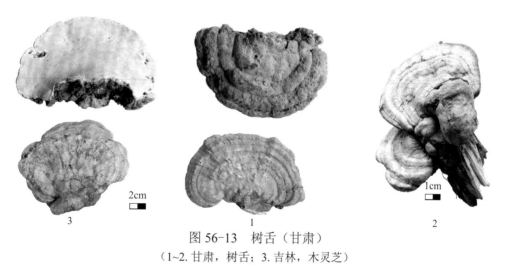

图 56-13　树舌（甘肃）

（1~2. 甘肃，树舌；3. 吉林，木灵芝）

（2）硬孔灵芝：菌盖呈近圆形，中央下凹似漏斗，边缘啮齿状，略向上内卷。外表面紫黑色或深褐色，有似漆样的光泽，具明显的环棱和显著的放射状纵皱或皱榴；边缘稍薄或锐，略向内卷。菌肉呈深褐色。菌柄中生，长 10~15cm，圆柱形，色泽同菌盖。图56-14。

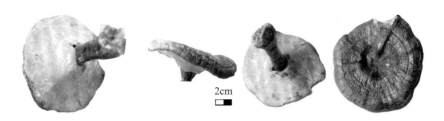

图 56-14　硬孔灵芝（四川）

（3）拟热带灵芝：菌盖近圆形或近扇形，表面紫褐色、棕褐色，中央稍下凹或近漏斗状，有微皱，具微弱光泽；边缘色淡呈黄白色到淡黄褐色。菌肉淡褐色或褐色。菌柄侧生、偏生或近中生，单一或基部相连。图 56-15。

（4）拱状灵芝：菌盖近圆形或近肾形。表面紫褐色、深褐色或紫黑色，稍有光泽，有明显同心环带，边缘钝；菌肉呈褐色。菌柄背侧生，与菌盖同色，菌柄菌盖略呈有光泽。图 56-16。

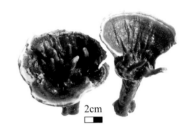

图 56-15　拟热带灵芝（四川）

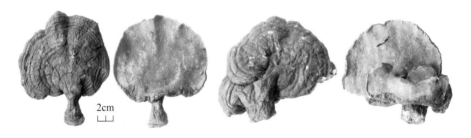

图 56-16　拱状灵芝

（5）松杉灵芝：菌盖半圆形、肾形至近圆形。表面红褐色至紫褐色，菌盖中央呈贝壳状拱起（环纹），表面皱缩而呈凸凹不平的不规则，边缘薄或钝，无反曲；孔面灰白至淡棕色。菌柄粗短而扁平，背侧生。菌管淡黄褐色。图 56-17。

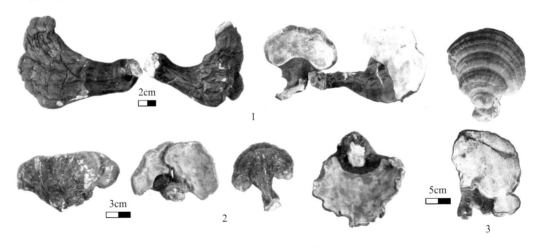

图 56-17　松杉灵芝
（1~2.吉林，野生灵芝；3.市售灵芝）

（6）黄褐灵芝：菌盖半圆形、扇形或贝壳形，大小菌盖之间可能形成覆瓦状或连结在一起。表面红褐色到黑褐色，略有光泽，具不明显同心环纹，边缘薄或钝，呈淡黄褐色到黄褐色。菌肉呈褐色、棕褐色。无菌柄或有时具短柄。图 56-18。

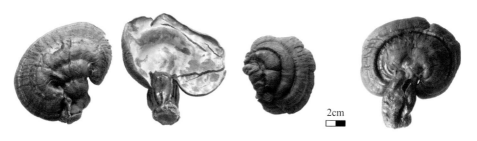

图 56-18　黄褐灵芝

（7）弯柄灵芝：菌盖近圆形、半圆形或近扇形。表面红褐色或黄褐色，有时呈黑褐色，有似漆样光泽，有同心环沟，并有纵皱，边缘钝或呈截形。菌肉上层木材色到淡褐色，近菌管处呈褐色到暗褐色。菌柄背侧生或背生，通常呈紫褐色或红褐色，有光泽，粗细不等，多弯曲。图 56-19。

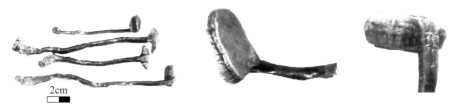

图 56-19　弯柄灵芝（海南）

（8）竹灵芝：菌盖半圆形、扇形至近圆形，扁平。外表面赤褐色、紫红褐色或近黑褐色，表面具光泽，具同心环棱纹或放射状条纹，边缘薄或钝，内卷。菌柄背生，有时侧生，柄较长，圆柱形，呈黑褐色，具光泽。图 56-20。

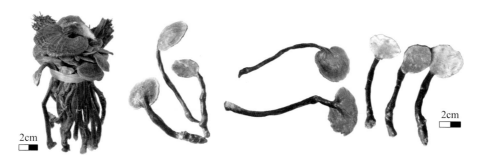

图 56-20　竹灵芝（海南）

（9）白肉灵芝：菌盖近圆形、半圆形或扇形。外表面红褐色，具漆样光泽，具同心环纹，常具浅放射状皱纹；初期菌盖边缘白色，后逐渐变为浅黄色、菌盖边缘薄，往往内卷。菌肉白色至淡棕色，管孔面白色。菌柄侧生或偏生，长短不等，呈紫褐色，有光泽。图 56-21。

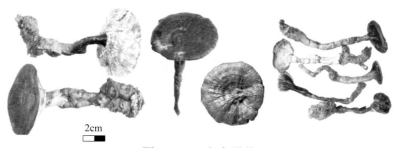

图 56-21　白肉灵芝

（10）黑紫灵芝：菌盖半圆形、肾脏形至近圆形，扁平。表面赤褐色、紫红褐色或近黑褐色，表面光滑，具明显的同心环棱纹及放射状凹凸不平的条纹，边缘薄或钝，内卷。菌柄侧生，有时偏生或中生，黑褐色，具光泽。图56-22。

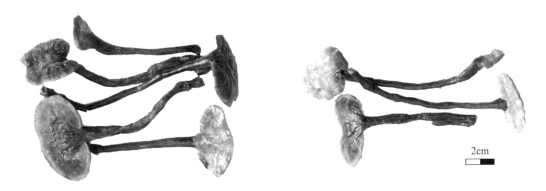

图56-22　黑紫灵芝（海南）

（11）四川灵芝：菌盖半圆形、扇形或贝壳形。外表面红褐色到黑褐色，略有光泽，具不明显同心环纹，具明显的纵皱、瘤或疣状突起。边缘钝，不整齐。菌肉呈棕褐色、褐色到深褐色。菌柄侧生。图56-23。

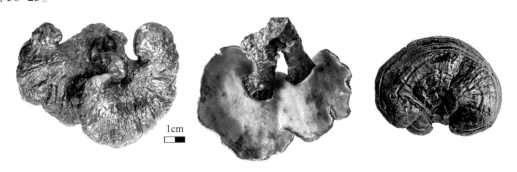

图56-23　四川灵芝

（12）薄盖灵芝：菌盖扇形、半圆形，直径5~13cm，厚0.7~1.5cm。外表面红褐色、紫红色或紫黑色，微有光泽，有同心环纹，纵褶极多，皱缩明显，边缘渐薄，常内卷或呈瓣裂。菌肉呈锈褐色，外层色淡，有较明显轮纹，厚0.2~0.5cm；管口污白色、淡黄褐色。具短柄，侧生并下延，红褐色、棕红色，具光泽，或无柄。图56-24。

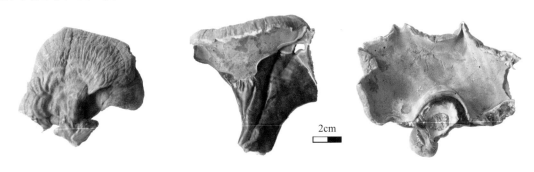

图56-24　薄盖灵芝

（13）重伞灵芝：菌盖呈扇形、半圆形。外表面栗褐色到棕褐色，有似漆样光泽，具明显同心环纹和纵皱纹、瘤状突起纹理。菌肉呈黄褐色，菌管褐色。菌柄侧生或只有一个柄基。图56-25。

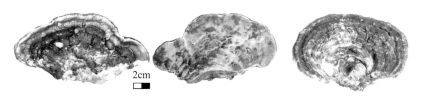

图 56-25　重伞灵芝（海南）

（14）无柄紫灵芝：菌盖近圆形、近扇形或贝壳状。表面红褐色、紫褐色或黑色，有时部分土褐色，有稠密的较明显的同心环纹，放射状纵皱明显，略有似漆样光泽；边缘较薄。无柄或有短而粗柄，有光泽，黑褐色。图 56-26。

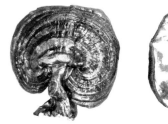
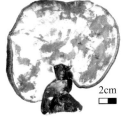
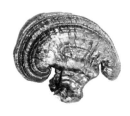

图 56-26　无柄紫灵芝（海南）

（15）广西灵芝：菌盖近圆形、近扇形。表面不平坦，呈红褐色、紫褐色。有明显的沟状环纹，放射状纵皱明显，略有似漆样光泽；边缘较薄，多呈波浪状。无柄或有及短柄。图 56-27。

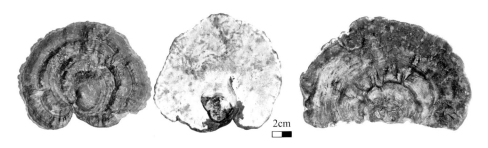

图 56-27　广西灵芝（海南）

（16）树脂大孢芝：菌盖略圆形、近扇形或贝壳状，直径 3~10cm。外表面紫褐色或黑褐色，具有稠密的较明显的同心环纹，放射状纵皱不明显，具较弱的似漆样光泽，边缘钝。无菌柄或仅有侧生的短柄。图 56-28。

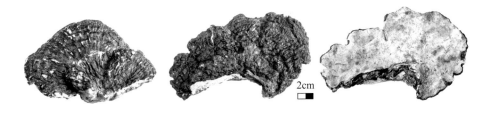

图 57-28　树脂大孢芝（市售黑灵芝）

（17）东方栓孔菌：菌盖近圆形或呈扇形。表面黄褐色、红褐色，有时被有锈色粉状物，有似漆样光泽，具同心环棱和放射状纵皱纹，盖边缘锐或钝，全缘或波状。菌肉呈灰白色或灰黄色。菌柄侧生或只有柄基，无光泽。图 56-29。

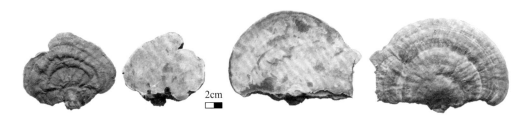

图 56-29　东方栓孔菌

（18）海绵皮孔菌：子实体较大，海绵质，表面盖白色干后米黄色，具有一层疏松的粗毛，呈淡褐色，后期近光滑。菌肉浅土黄色，菌管浅黄色。无柄。图 56-30。

（19）桦剥管菌：菌盖扁半球形，扁平，靠基部着生部分常凸起，近肉质至木栓质。表面灰褐、棕褐色，光滑，有一层薄的表皮，可剥离露出白色菌肉，边缘内卷。菌肉很厚。无柄或几无柄。图56-31。

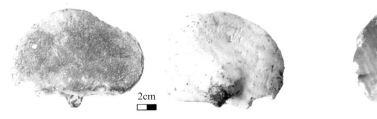

图 56-30　海绵皮孔菌

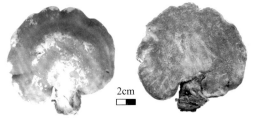

图 56-31　桦剥管菌

（20）木蹄层孔菌类：菌盖半圆形至近扇形，直径 20~50cm，厚 2~6cm。外表面棕褐色或灰褐色，有明显同心环状棱纹，中心最厚，至边缘渐薄。菌肉黄褐色，有的外侧较浅，近菌管层色浅。无菌柄。图 56-32。

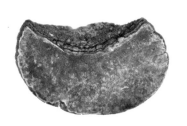
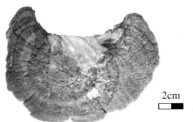
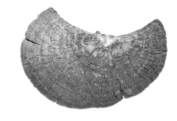

图 56-32　木蹄层孔菌类

57.青葙子 *CELOSIAE SEMEN*

标准沿革

【来源】1963年版《中国药典》收载为苋科植物青葙 *Celosia argentea* L.。

【药用部位】1963年版《中国药典》规定为"干燥成熟种子"。

【采收加工】1963年版《中国药典》规定为"秋季种子成熟时割下全株或剪下花穗，晒干，搓出种子，除去杂质，晒干即得"。1977年版《中国药典》修订为"采割植株或摘取果穗，收集种子"。

【性状】1963年版《中国药典》描述为"呈扁圆形，中心较边缘稍厚。表面黑色，平滑光亮，用扩大镜观察，可见表面有细密网纹和一个小凹点。用手捏之种子易粘存手上。无臭，味淡"。1977年版《中国药典》中删除"用扩大镜……粘存手上"，修订为"呈扁圆形，少数圆肾形，中心较边缘稍厚。表面黑色或红黑色。中间微隆起，侧边微凹处有种脐。无臭，无味"。2010年版《中国药典》修订为"气微，味淡"。

商品质量

【商品规格】产地加工为统货。

【品质论述】药材以颗粒饱满、色黑、光亮者为佳。

【产地】主产于河南、山东、安徽、山西、辽宁等地。商品来自野生。

【质量分析】2015年和2019年全国青葙子专项检验，分别抽验110批和133批，不合格率分别为49%和30%，不合格项目是"性状、鉴别、杂质"，不合格的主要原因是伪品冒充使用。

特征识别

【性状鉴定】［形状］呈扁圆形，中间微隆起，边缘微凹处有一个斜向的小钝状突起（种脐）。［大小］直径1~1.5mm。［颜色］黑色或红黑色，具光亮。［纹饰］表面有细密的较为规则排列的网格状纹理。［质地］种皮薄而脆。［气味］气微，味淡。图57-1、图57-2。

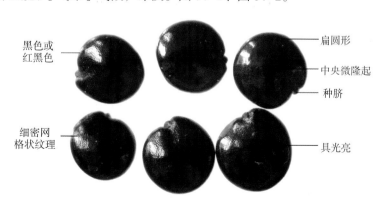

黑色或红黑色

扁圆形

中央微隆起

种脐

细密网格状纹理

具光亮

图57-1 青葙子特征图注

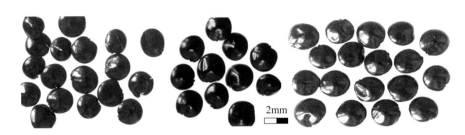

图 57-2　青葙子

【鉴别歌诀】　　　　　两面微凸扁圆形　　外表黑色显光亮
　　　　　　　　　　　　网格纹理较整齐　　种脐钝尖易压碎

【识别要点】（1）形状：呈类圆形而扁，两面中央呈隆起，边缘有一微凹处，种脐呈斜向的小钝尖突起。（2）纹饰：表面可见细密呈半径方向延长的网格状纹理，略呈同心环状排列。（3）质地：种皮较薄而脆，稍压即碎。

【性状探微】在放大镜下青葙子表面可见细密呈半径方向延长的网格状纹理。图 57-3。

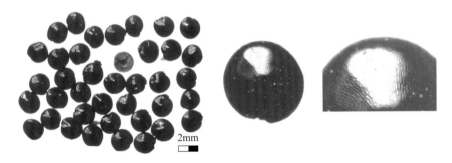

图 57-3　青葙子（甘肃采集，表面放大）

🌿 本草探源

【混乱品种】青葙子在南朝时期已有混乱品种，《雷公炮炙论》记载"凡用勿使思蕡子并鼠细子，其二件真似青葙子，只是味不同"。明《本草纲目》记载"青箱子，状如兔尾，红色，亦有黄白色者，子在穗中，与鸡冠子及苋子一样难辨"，进一步指出"苋子与青葙子，同类异种"，三种同类植物并不应该混淆。

清代明确记载了青葙子混淆现象，《本草求真》有"青葙子，即鸡冠花子是也"，实际将两者混为一谈。

🌿 品种动态

【品种概述】国内称为"青葙子"的有 4 科 10 种植物，在商品中均有发现，来自苋科苋属（Amaranthus L.）植物达到 7 种之多。市售青葙子掺假少则 1 种，多则可达到 3 种，更有甚者是 2 种伪品勾兑而成。

目前，主流商品为正品青葙子，反枝苋、鸡冠花种子的掺假和冒充时有发现。

【混伪品】（1）鸡冠花子：为苋科植物鸡冠花 Celosia cristata L. 的干燥成熟种子。明《滇南本草》有"青葙子既鸡冠子"的记载，鸡冠花子被视为青箱子由来已久，常发现掺假或冒充情况。

（2）反枝苋：为苋科植物反枝苋 *Amaranthus retroflexus* L. 的干燥成熟种子。

本品资源丰富，历史上就冒充或掺假青葙子，为市场常见的青葙子伪品。

（3）尾穗苋：为苋科植物尾穗苋 *Amaranthus caudatus* L. 的干燥成熟种子。本品为常见的绿化观赏植物，种子形状似青葙子，过去曾经多次发现掺假。

（4）苋菜：为苋科植物苋菜 *Amaranthus tricolor* L. 的干燥成熟种子。2018 年以来我们收集了 4 批"青葙子"商品，种植后长出来的却是苋菜。

（5）繁穗苋：为苋科植物繁穗苋 *Amaranthus paniculatus* L. 的干燥成熟种子。本品为常见的绿化观赏植物，种子形状与青葙子相似，早年多次发现掺假。

🌿 图文辨析

【性状鉴定】（1）鸡冠花：呈不规则扁圆形，中间微隆起。外表面黑色，光亮度较强，在放大镜下检视，有网格状纹理。种脐处明显凹陷，呈鸟喙状的显著突起。质较硬而难压碎。图 57-4。

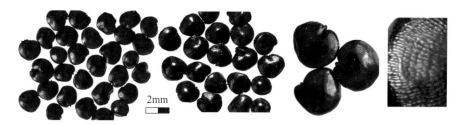

图 57-4　鸡冠花

（2）反枝苋：呈扁平的宽卵形或类圆形，靠种脐部位的一端较窄，两面中央隆起。外表面红褐色或棕褐色，有光亮，可见不明显的多边形纹理。种脐处平滑，呈锐状的显著突起。图 57-5。

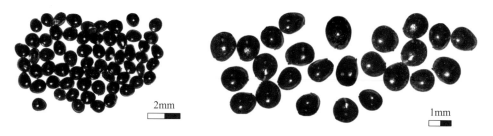

图 57-5　反枝苋

（3）尾穗苋：呈扁平的圆形，两面中央隆起，周边溢缩呈平坦的环形圈（形似"草帽"）。外表面红棕色或棕褐色，光亮度较强，隐见网格状纹理。种脐处平滑，呈鸟喙状突出。质较硬。图 57-6。

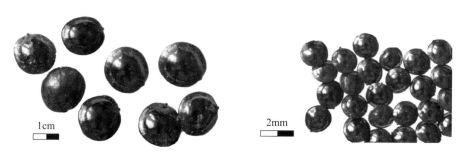

图 57-6　尾穗苋

（4）苋菜：呈扁平的圆形或卵圆形，两面隆起，无环形的薄边。直径 0.8~1.2mm。外表面黑色，有细微网格状纹理。种脐处凹陷，突出不明显。图 57-7。

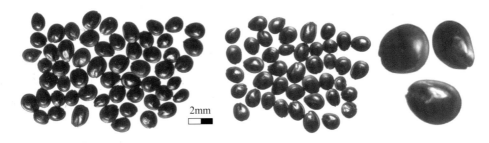

图 57-7　苋菜（市售青葙子）

（5）繁穗苋：呈扁平的卵圆形，两面中央隆起。外表面棕褐色或黑褐色，隐见网格状纹理，种脐呈小钝状突出。光亮度较强。图 57-8。

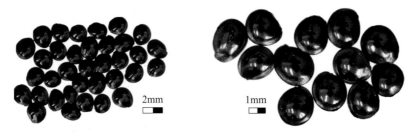

图 57-8　繁穗苋（甘肃）

【市场速览】苋属（Amaranthus L.）多种植物的种子冒充青葙子或在青葙子中掺假。图 57-9。

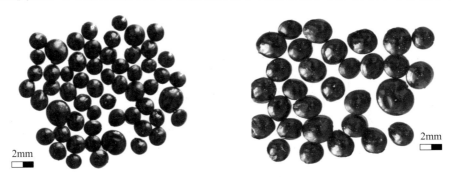

图 57-9　市售青箱子（伪品）

青葙子及伪品比较。图 57-10。

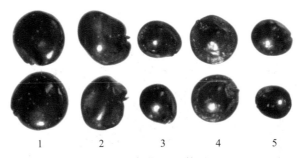

图 57-10　青葙子及伪品
（1.青葙子；2.鸡冠花；3.反枝苋；4.尾穗花；5.苋菜）

58. 鸡血藤　SPATHOLOBI CAULIS

标准沿革

【来源】1977年版《中国药典》收载为豆科植物密花豆 *Spatholobus suberectus* Dunn。

【药用部位】1977年版《中国药典》规定为"干燥藤茎"。

【采收加工】1977年版《中国药典》规定为"秋、冬二季采收，除去枝叶，切片，晒干"。

【性状】1977年版《中国药典》描述为"切面有多数小孔，树脂状分泌物呈红棕色至黑棕色"。1985年版《中国药典》修订为"切面导管孔多数，韧皮部有树脂状分泌物呈红棕色至黑棕色，与木部相间排列呈3~8个偏心性半圆形环"。2015年版《中国药典》又修订为"与木部相间排列呈数个同心性椭圆形环或偏心性半圆形环"。

商品质量

【商品规格】产地加工成产地片，分为统片和选片（大片、中片和小片）。

【品质论述】鸡血藤生长年限越长者，其黑棕色偏心环数越多，老藤茎质量优于细藤茎。

药材以偏心环数多、韧皮部棕褐色、木质部红棕色者为佳。

【产地】主产于广西、广东、云南等地，近年从越南、缅甸、老挝等国进口。商品主要来自野生资源，广东、广西进行了引种栽培，建立了示范种植基地。

【市场点评】有关鸡血藤的质量是行业内的热门话题。进口鸡血藤以老藤茎为主，年限长、切片大、偏心环多、树脂多，而国产鸡血藤以细藤茎较多，切片多为同心性，而偏心环少见，鸡血藤的形状差异较大，市场普遍认为进口货优于国产货。有研究认为，同一植株的环纹数与醇溶性浸出物及芒柄花素等5种成分之间无显著相关性，提出环纹数的多少不可以作为评判药材质量优劣的直观依据；另有报道，鸡血藤环数与所含黄酮、酚酸类成分含量具有一定的正相关性。有关鸡血藤品质现代化学指标的研究，应完善研究方案，更应建立符合中医药理论的评价体系，以指导生产销售和使用。

我国西南、华南地区有各种各样的"血藤""风藤"类的民间、民族药，虽然与中药鸡血藤来源不同，而有相似的功效，近年产地不断开发利用，在药材市场上流通，特别是网络上常以"鸡血藤"销售，对中药鸡血藤产业造成一定的冲击，导致混淆或冒充现象，采购和使用时应该严格区别。

特征识别

【性状鉴定】[形状]为椭圆形、长矩圆形、弯月形或不规则分枝形的厚片，常有朝着一个或多个方向生长的棱角。[大小]大小不等，厚0.3~1cm。[颜色]表面灰棕色，有的可见灰白色斑，栓皮脱落处显红棕色。[纹饰]具扭曲的粗棱纹及皮孔疤痕。[质地]质坚硬。[断面]切面木部红棕色或棕色，韧皮部呈红褐色、棕褐色；韧皮部与木质部相间排列呈数个同心性椭圆形环或偏心性半圆形环，髓部偏向一侧。[气味]气微，味涩。图58-1。

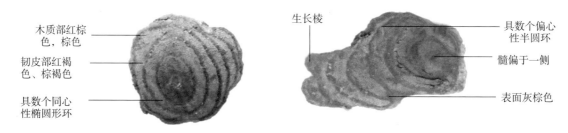

木质部红红棕色，棕色
韧皮部红褐色、棕褐色
具数个同心性椭圆形环
生长棱
具数个偏心性半圆环
髓偏于一侧
表面灰棕色

图 58-1　鸡血藤特征图注

【鉴别歌诀】　　　　外皮灰棕片形多　韧皮木部相交错
　　　　　　　　　　同心偏心环数个　髓部常偏味苦涩

【识别要点】据调查，鸡血藤性状及环数与生长特性有关，年限长者的老藤往往朝着一个或多个方向生长，藤茎会出现多个纵棱，形成了数个偏心性半圆形环；年限较低时同心性环具多，细藤茎（直径5cm以下）为1~3个同心性圆形、椭圆形环。鸡血藤的生长特性形成了不同片型，老藤的片型同时具备数个同心性椭圆形环和偏心性半圆形环。图58-2。

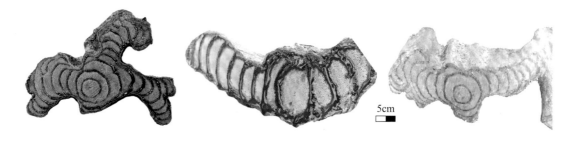

5cm

图 58-2　鸡血藤（藤茎生长方式与不同环型）

商品常有经砸、切、撕断的不规则片块、条块或碎片，有些样品具1~2个同心性环，这类质量存在可疑时，应结合显微、薄层鉴定方法进一步确定其真伪性。

【性状探微】传统经验是以野生品的环数多、树脂多的质量为好，也成为行业真伪鉴别的重要指标。有报道，栽培三年的鸡血藤有1~3环数（直径2~5cm），含有的树脂较少，质量较次。鸡血藤药材没有规定直径大小，放宽了对环数的限制，有利于资源的利用和发展栽培品。图58-3。

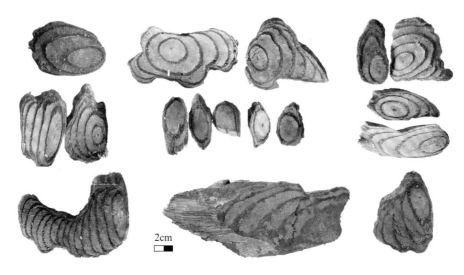

2cm

图 58-3　不同形状的鸡血藤药材

🌿 本草探源

【**混乱品种**】古代鸡血藤的同名异物较多。清《顺宁府志》首次记载鸡血藤膏，其原植物考证为五味子科内南五味子 *Kadsura interior* 等近缘植物。《植物名实图考》收载的"昆明鸡血藤"，为香花崖豆藤 *Miliiettia dielsiana* 等近缘植物。清《本草纲目拾遗》在云南鸡血藤中提到"吾杭龚太守官滇，带有鸡血藤回里，予亲见之，其藤皮细洁，作淡黄色，切开中心起六角棱，如菊花样，色红，四周仍白色，干之，其红处辄突出二三分许，竟成红菊花一朵，亦奇物也"，所述与今大血藤 *Sarentodoxa cuneata* 相似。历史上的药用习惯延续至今。

🌿 品种动态

【**品种概述**】国内各地称为"鸡血藤"有6科30余种植物，来源非常复杂。这类植物藤茎都含有红棕色树脂，功效相近，大多数是民间民族药，或被视为"鸡血藤"替代品，也有不少属于误称误用。商品中先后发现14种植物充当"鸡血藤"销售和使用。

目前，主流商品为正品鸡血藤，市场上的混淆误用或掺假时有发现。

【**混伪品**】（1）滇鸡血藤：为木兰科植物凤庆南五味子 *Kadsura interior* A.C. Smith 的干燥藤茎。产于云南。《植物名实图考》收载的顺宁鸡血藤、《本草纲目拾遗》收载的鸡血藤为本品。市场也称鸡血藤销售。

（2）大血藤：为木通科植物大血藤 *Sarentodoxa cuneata*（Oliv）的干燥藤茎。本草称为血藤、大血藤。是历史上早已形成，并延续至今的鸡血藤混淆品。

（3）丁公藤：为旋花科植物丁公藤 *Erycibe obtusifolia* Benth. 或光叶丁公藤 *E.schmidtii* Craib 的干燥藤茎。一些地方误以为鸡血藤。

（4）过岗龙：为豆科植物榼藤 *Entada phaseoloides*（Linn.）Merr. 干燥藤茎。1977 年版《中国药典》收载。分布于广东、广西、福建、云南等地，习称大青龙、过江龙。市场多次发现以鸡血藤销售。

（5）山鸡血藤（血风藤）：为豆科植物香花崖豆藤 *Millettia dielsiana* Harms 干燥藤茎。四川（山鸡血藤）、湖南（血风藤）地方习用药材，产于四川、福建、云南和湖南等地。广东、广西、福建等地民间称为鸡血藤、山鸡血藤，市场常见的鸡血藤混淆品种。

（6）丰城鸡血藤：为豆科植物丰城崖豆藤 *Millettia nitida* Benth. var. *hirsutissima* Z.Wei 干燥藤茎。江西、湖南地方习用药材，是江西比较著名的地方药材。有红血藤、白血藤、小鸡血藤等称谓。市场常以鸡血藤流通。

（7）血风藤：为鼠李科植物翼核果 *Ventilago leiocarpa* Benth. 干燥藤茎或根及根茎。广西（根及根茎）、广东（藤茎）地方习用药材，有血风根、穿破石称谓。

（8）九龙藤：为豆科植物龙须藤 *Bauhinia championii*（Benth.）Benth. 干燥藤茎。广西、贵州地方习用药材。广东市场称为五花血藤。

（9）五香鸡血藤：为木兰科植物南五味子 *Kadsura longipedunculata* Finet et Gagnep. 的干燥根或藤。贵州（根）、云南（藤）地方习用药材。华中、西南等地民间称为大血藤、钻骨风、小血藤等。市场多以五香血藤、五味子根销售。

（10）白花油麻藤：为豆科植物白花油麻藤 *Mucuna birdwoodiana* Tutch. 干燥藤茎。为湖南地方习用药材。湖南、广西、广东习称为鸡血藤，并有商品流通。

（11）常春油麻藤：为豆科植物常春油麻藤 *Mucuna sempervirens* Hemsl. 等同属部分植物的干燥藤茎。主要在西南、华南和华东部分省区使用。常春油麻藤主产于福建，市场有一定的商品流通。

（12）鱼藤：为豆科植物鱼藤 *Derris trifoliata* Lour. 干燥藤茎。分布于广东、广西和福建等地，产地以鱼藤销售，有毒植物，多用于毒鱼、杀虫。部分地方误以为血藤、鸡血藤。

🌱 图文辨析

【性状鉴定】（1）滇鸡血藤：呈类圆形或不规则的斜切片。直径 1.8~6.5cm。外表面灰棕色，栓皮剥落处呈暗红紫色，老栓皮呈龟裂状，细者具纵沟。质坚硬。切面皮部呈红棕色或棕褐色一环，木部宽广，浅棕黄色，有多数细孔。髓部小而居中，黑褐色或空洞状。气香，味苦而涩。图58-4。

（2）大血藤：呈类圆形厚片。直径 1~3cm。外表面灰棕色，栓皮常呈鳞片状剥落，剥落处显暗红棕色。断面皮部红棕色，有数处向内嵌入木部，木部黄白色，有多数细孔，木射线呈放射状排列。气微，味微涩。图58-5。

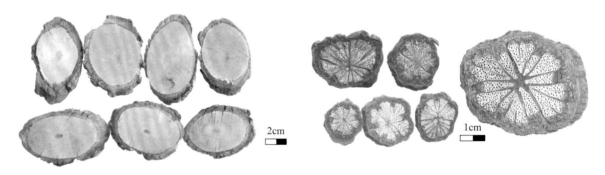

图 58-4　滇鸡血藤（云南）　　　　　　　　　　　　　　图 58-5　大血藤

（3）丁公藤：呈类圆形、椭圆形厚片。外表面灰色、灰褐色，可见数条浅纵沟或龟裂纹，皮孔黄白色呈细点状。质坚硬，不易折断。切面黄褐色或浅黄棕色皮部，与黄白色木部形成不规则花纹（异型维管束），具多数小孔。中央有髓或不明显。气微，味淡。图58-6。

（4）过岗龙：呈不规则形厚片。外表面棕褐色或淡棕色，具纵皱纹或沟纹，常有 1 条棱脊状突起。切面可见浅棕色或黄棕色皮部与黄白色木部交错的数个至十余个偏心环纹，小孔细而密。髓部较小，偏于有棱脊的一侧。质坚硬，不易折断。气微，味微涩。图58-7。

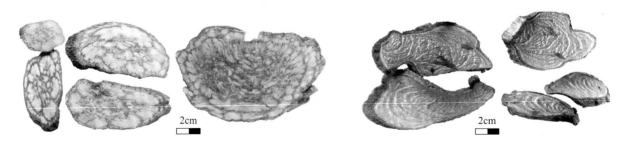

图 58-6　丁公藤（广西）　　　　　　　　　　　　　　　图58-7　过岗龙（广西）

（5）山鸡血藤（血风藤）：呈类圆形、椭圆形斜切厚片，少有圆柱形。外表面灰褐色、棕褐色，有突起纵纹和皮孔。皮部较窄，约占横切面的1/4，呈暗棕色（1个环纹），木部黄白色或淡黄色，有多数细孔,有时近似环状排列。髓居中而细小。质坚实。气微,味微苦、涩。图58-8。

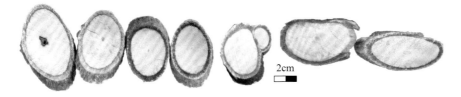

图 58-8 山鸡血藤(广东)

(6)丰城鸡血藤:呈长椭圆形的斜切片。外表面灰棕色、棕褐色,有皮孔。切面韧皮部呈棕褐色,木部黄白色、浅黄色,两者相间呈1(2)同心环,有多数细小孔。髓部小。气微,味微苦涩。图58-9。

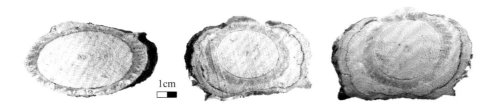

图 58-9 丰城鸡血藤

(7)五香鸡血藤:根呈圆柱形或短柱形。外表面灰棕色至棕紫色,具横裂纹,栓皮脱落露出棕色皮部。断面皮部暗棕色,木部黄白色或浅棕色,细孔明显;质坚硬。气微香,味微甜、微辛。藤呈不规则的斜切或横切厚片,髓居中。图58-10。

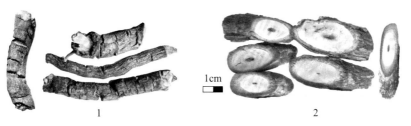

图 58-10 五香鸡血藤
(1.1978 年样品,根;2.2021 年样品,藤茎)

(8)九龙藤:呈类圆形、不规则斜切或横切厚片。外表面灰棕色或灰褐色。切断面皮部棕红色、暗棕色,木部浅红棕、浅黄棕色,3~15 个放射状形排列的花纹,有的中央亦有数个花纹,小孔细而密。质坚实。气微,味微涩。图58-11。

(9)白花油麻藤:呈类圆柱形,或椭圆形、类圆形厚片。外表面灰棕或灰褐色,具横向及纵沟纹,皮孔易见。切面韧皮部黑褐色、棕褐色,木部浅棕黄色,两者形成2~4 个偏心的同心环,髓部偏向一侧。质坚实。气微,味涩。图58-12。

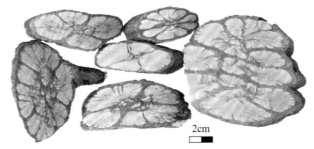

图 58-11 九龙藤

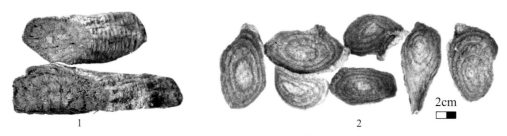

图 58-12　白花油麻藤

（1.1984 年鸡血藤；2.2022 年广西白花油麻藤）

（10）常春油麻藤：外观与白花油麻藤相近。图 58-13。

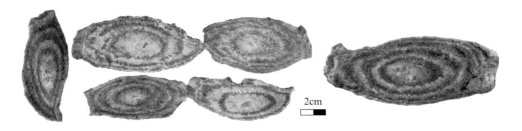

图 58-13　常春油麻藤（福建）

【市场速览】西南市场销售的多种"血藤、风藤"类民间民族药，有时也混淆为"鸡血藤"（图 58-14 至图 58-16）。市场多次发现提取鸡血藤（图 58-17）。

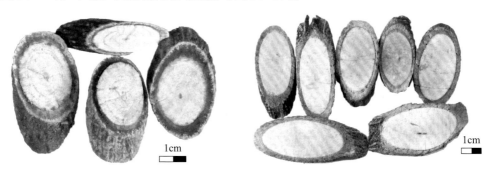

图 58-14　岩豆藤

（贵州，疑似崖豆藤属植物）

图 58-15　毒鱼藤（广西）

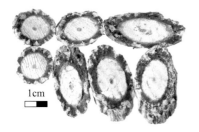

图 58-16　猪腰豆藤

（广东，疑似猪腰豆属植物）

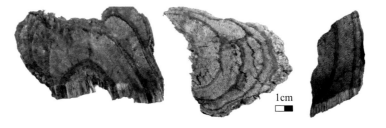

图 58-17　劣质鸡血藤（提取过）

59. 玫瑰花 ROSAE RUGOSAE FLOS

标准沿革

【来源】1963 年版《中国药典》收载为蔷薇科植物玫瑰 *Rosa rugosa* Thunb.。

【药用部位】1963 年版《中国药典》规定为"干燥花"。1977 年版《中国药典》修订为"干燥花蕾"。

【采收加工】1963 年版《中国药典》规定为"4~6 月间当花蕾将开放时分批采摘，用微火迅速烘干即得"。1977 年版《中国药典》修订为"春末夏初花将开放时分批采收，及时低温干燥"。

【性状】1963 年版《中国药典》描述为"花瓣密集，短而圆，色紫红而鲜艳。中央为黄色花蕊，下部有绿色花萼，其先端分裂成 5 片。下端有膨大呈球形的花托。气芳香浓郁，味微苦"。1977 年版《中国药典》采用植物分类学描述，为"花托半球形""萼片 5，披针形，黄绿色或棕绿色，被有细柔毛""花瓣宽卵形，多皱缩，紫红色，有的黄棕色"，气味修订为"气芳香浓郁，味微苦涩"。1990 年版《中国药典》突出花瓣特征，修订为"花瓣多皱缩，展开后宽卵形，呈覆瓦状排列"。

商品质量

【商品规格】产地分为统货、选货和无硫优质货。

【品质论述】药材以花朵大、完整、不露蕊、色紫红、香气浓郁者为佳。

【产地】主产于山东、甘肃，江苏、安徽、浙江、北京、河南等地亦引种。商品来自栽培。

【市场点评】近代以来，随着玫瑰经济价值的不断发现，玫瑰产业化加快发展，各类玫瑰品种不断被引种和培育，形成以山东平阴玫瑰和甘肃苦水玫瑰为主的药用玫瑰花。此外，国内不少地区引进墨红玫瑰、滇红玫瑰、大马士革玫瑰、千叶玫瑰、金边玫瑰等境外品种，作为生产香精油、食品原料或绿化观赏，多数误作"玫瑰花"销售，这些不属于我国传统玫瑰花。

关于玫瑰花的产地加工，一些农户仍有使用煤炭炕房的土法干燥方法，这会造成二氧化硫残留，产地应大力推广热风循环烘等先进的干燥技术。

特征识别

【性状鉴定】［花蕾形状］呈卵球形或不规则团状。［花托形状］半球形或近球形。［花形状］花萼片 5，披针形；花瓣展平后倒卵形，呈覆瓦状排列；雄蕊深黄色；花柱比雄蕊短。［大小］直径 0.7~1.8cm。［颜色］花瓣紫红色，有的黄棕色；萼片黄绿色或棕绿色。［纹饰］萼片及残留花梗上被短柔毛和腺毛。［质地］体轻，质脆。［气味］气芳香浓郁，味微苦涩。图 59–1。

【鉴别歌诀】　　　　　花蕾紫红卵球形　花托球形半球形
　　　　　　　　　　　花瓣排列覆瓦状　香气特异真玫瑰

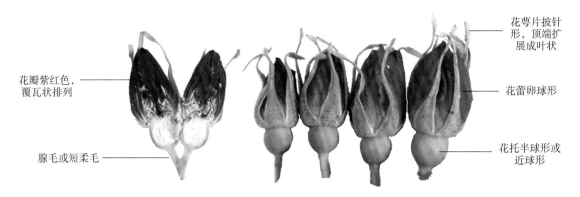

花瓣紫红色，覆瓦状排列

腺毛或短柔毛

花萼片披针形，顶端扩展成叶状

花蕾卵球形

花托半球形或近球形

图 59-1 玫瑰花特征图注

【识别要点】（1）花托：膨大的花托呈半球形或近球形，花托上部呈收口状，表面几乎无毛。（2）花柱：花柱多数呈离生，不伸出或稍伸出花托口，明显比雄蕊短。（3）被毛：花梗被柔毛和腺毛，萼片有稀疏柔毛。（4）气味：具特有的浓郁玫瑰花香气。图 59-2、图 59-3。

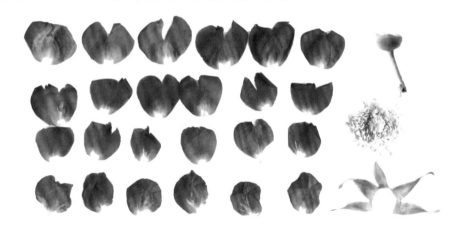

图 59-2 玫瑰花解剖图

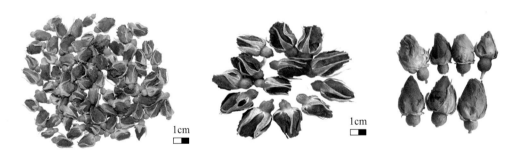

图 59-3 玫瑰花

【性状探微】玫瑰花的药用部位是花蕾，形状以卵球形为主，少数近似团块状，半球形很少。

🌱 本草探源

【混乱品种】西汉《西京杂记》记载"乐游园中有自生玫瑰"。古代观赏玫瑰的产地比较宽泛，形态特征也存在差异，可能品种不止一种。清《伪药条辨》记载"近有本地所货之土玫瑰及月季花阴干混售，不可不知"。

🌿 品种动态

【品种概述】国内各地称为"玫瑰花"的有蔷薇属（Rosa L.）10 余种植物，一些品种在东北、华北部分地方属民间误用品或误称。国内各地引进各种洋玫瑰，在商品中也常常混淆为玫瑰花。月季花冒充玫瑰花由来已久，近年发现月季的杂交种的干燥花蕾亦有冒充玫瑰花。

目前，主流商品为正品玫瑰花，同属其他植物时有混淆误用。

【混伪品】（1）月季花：为蔷薇科植物月季 *Rosa chinensis* Jacq. 的干燥花蕾。月季花的药用部位是干燥花蕾，有关干燥花的记载值得商榷。药用月季花主产于河南等地。月季药材外观与玫瑰花相似，冒充或混淆为玫瑰花由来已久。

（2）苦水玫瑰花：为蔷薇科植物玫瑰 *Rosa rugosa* Thunb. 的品系之一，即紫花重瓣玫瑰 *Rosa rugosa* plena（*Rosa rugosa* f. plena）的干燥花蕾。甘肃产量曾达到全国产量的 60%，是我国玫瑰花主产地之一，先后引种到全国多数地方。因花蕾略小于山东玫瑰花，特收载于《甘肃省中药材标准》（2020 年版），以往的拉丁学名有待商榷，甘肃地方标准修订为紫花重瓣玫瑰 *Rosa rugosa* plena。

（3）大马士革玫瑰：为蔷薇科植物大马士革玫瑰 *Rosa damascena* 的干燥花蕾。原产于叙利亚，主要栽培于陕西、新疆等地。

（4）金边玫瑰：为蔷薇科植物金边玫瑰 *Rosa jingbian* 的干燥花蕾。又称刺香玫瑰，主要栽培于云南，作为鲜切花卉、食用玫瑰品种。

（5）墨红玫瑰：为蔷薇科植物墨红玫瑰 *Rosa chinensis* 'Crimson Glory' 的干燥花蕾。是香水月季与长春花月季的杂交品种，主要栽培于云南。香气较浓，用于提取精油、制酱、插花等。

🌿 图文辨析

【性状鉴定】（1）月季花：花蕾呈卵球形。花托较长呈花瓶状或长圆形。萼片披针形，灰绿色或暗绿色，外表面无毛，内表面常被毛，先端尾尖，边缘多羽状分裂，先端常断裂。花瓣长圆形，呈覆瓦状排列，淡紫红色或暗红色。花柱伸出花托口，等长或短于雄蕊。气清香，味淡、微苦。图 59-4。

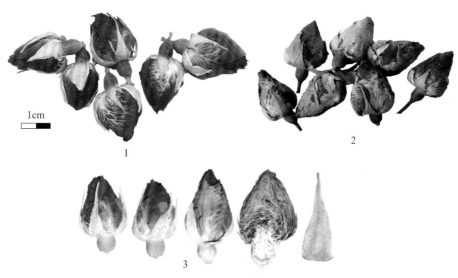

图 59-4　月季花

（1. 河南；2. 河北；3. 市售，花蕾纵切面及花萼内表面）

（2）苦水玫瑰花：花蕾呈卵球形。直径 0.7~1.2cm。花托半球形，被稀疏毛。萼片卵状披针形，黄绿色至棕绿色。花瓣上部紫红色，下部色淡；中央为深黄色雄蕊。体轻，质脆。气芳香，味微苦涩。图 59-5。

苦水玫瑰花相对山东平阴玫瑰花个体偏小，色泽较深，花托常有毛。图 59-6。

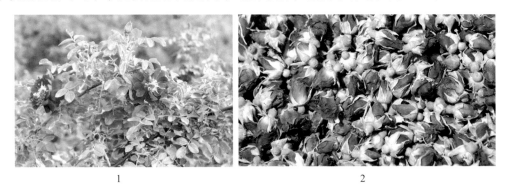

1　　　　　　　　　　　　　　　　2

图 59-5　苦水玫瑰花（甘肃，原植物及商品）

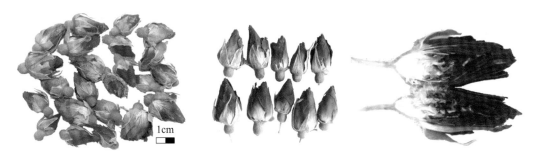

图 59-6　苦水玫瑰花（甘肃）

（3）大马士革玫瑰：呈长卵球形近球形。直径 0.5~1cm。花托呈椭圆形或长梨形。花托、花萼有刺毛和疏腺毛。花瓣紫红色、深红色，基部色淡。花柱伸出花托口，长于雄蕊。气香，味微苦涩。图 59-7。

（4）金边玫瑰：呈卵球形。直径 0.5~1cm。花托呈倒卵形，花托、花萼被疏腺毛。花萼中央绿褐色，外缘呈明显的白色边带。花瓣深红色。花柱伸出花托口，长于雄蕊。气香，味微苦涩。图 59-8。

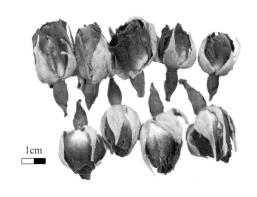

图 59-7　大马士革玫瑰（新疆）

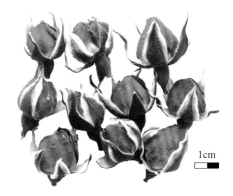

图 59-8　金边玫瑰（云南）

（5）墨红玫瑰：花蕾呈不规则球形。直径 2~6cm。花托半球形，被稀疏毛。花萼浅黄绿色，卵状披针形，具稀疏毛，常反折。花瓣暗红色、深红色，边缘有缺刻；中央为深黄色雄蕊。体轻，质脆。气芳香浓郁，味微苦涩。图 59-9。

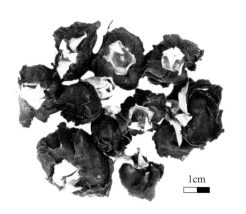

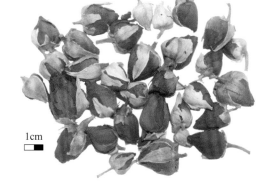

图 59-9　墨红玫瑰　　　　　　　　　图 59-10　变异月季花

【**市场速览**】近年，市场尚流通变异月季花（无膨大的花托），有时会被误以为玫瑰花，图59-10。

我国各地均有引进玫瑰，今采集了部分引进玫瑰品种，图59-11。

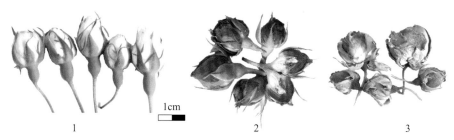

图 59-11　引进玫瑰（甘肃）
（1.保加利亚白玫瑰；2.大马士革玫瑰；3.香水玫瑰）

今收集到产于黑龙江的野生玫瑰，为正品玫瑰，图59-12。甘肃引种山车平阴玫瑰，图59-13。

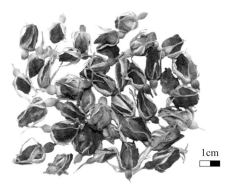

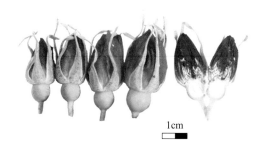

图 59-12　玫瑰（黑龙江）　　　　　　图 59-13　引种玫瑰（甘肃）

60. 罗布麻叶 APOCYNI VENETI FOLIUM

标准沿革

【来源】1977 年版《中国药典》收载为夹竹桃科植物罗布麻 *Apocynum venetum* L.。

【药用部位】1977 年版《中国药典》规定为"干燥叶"。

【采收加工】1977 年版《中国药典》规定为"夏季采收，除去杂质，干燥"。

【性状】1977 年版《中国药典》描述为"完整叶片展平后呈椭圆形或长圆披针形"。1990 年版《中国药典》修订为"完整叶片展平后呈椭圆状披针形或卵圆状披针形"。

商品质量

【商品规格】产地加工为统货和选货。

【品质论述】药材以色绿、完整者为佳。

【产地】主产于新疆、河北，天津、内蒙古、甘肃、青海等地亦产。商品来自野生，新疆、甘肃、内蒙古等地已有栽培。

特征识别

【性状鉴定】[形状]叶多皱缩卷曲，有的破碎；完整叶片展平后呈椭圆状披针形或卵圆状披针形；先端钝，有小芒尖，基部钝圆或楔形，叶脉延续至叶缘形成细小疣状突起。[大小]叶长 2~5cm，宽 0.5~1（2）cm；叶柄长约 4mm。[颜色]淡绿色或深绿色，放久呈灰绿色。[纹饰]叶脉羽状，在叶下表面突起。[质地]较薄而脆。[气味]气弱，味淡。图 60-1。

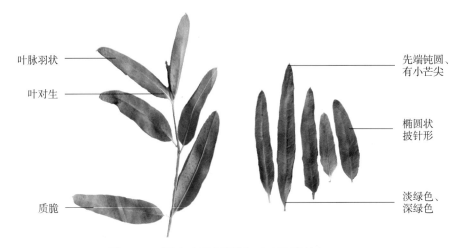

叶脉羽状

叶对生

质脆

先端钝圆、有小芒尖

椭圆状披针形

淡绿色、深绿色

图 60-1 罗布麻特征图注（叶及嫩枝）

【鉴别歌诀】　　　椭圆状的披针形　先端圆钝有芒尖
　　　　　　　　　叶脉羽状常反卷　色绿质脆味较淡

【识别要点】（1）叶片排列：叶片对生（偶见互生）是罗布麻的重要形态特征，在残留嫩枝中很容易找到对生痕迹。（2）叶形与叶脉：叶呈椭圆状披针形或卵圆状披针形，先端圆钝，有小芒尖，叶脉羽状，叶两面均可看到。（3）质地：叶较薄，常呈卷曲状，质脆而容易破碎。图60-2至图60-4。

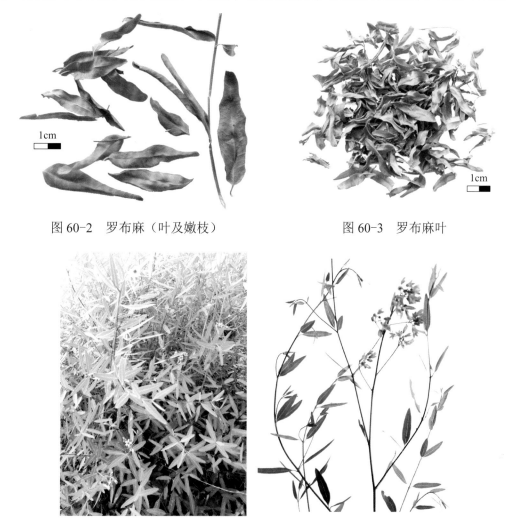

图60-2　罗布麻（叶及嫩枝）　　　　图60-3　罗布麻叶

60-4　罗布麻原植物（甘肃）

【性状探微】罗布麻叶的羽状叶脉延续至叶缘形成细小疣状突起，形成了"边缘具细齿"。

🌱 本草探源

【混乱品种】有文献考证，明《救荒本草》记载的"泽漆"即现代的罗布麻 *Apocynum venetum*。此系同物异名。

🌱 品种动态

【品种概述】文献记载的罗布麻有两类，红麻为罗布麻 *Apocynum venetum*，《中国药典》收载的罗布麻叶为该品种，为传统的罗布麻。白麻为大花白麻 *Poacynum hendersonii* 和白麻 *Poacynum pictum*，仅分布于新疆、青海和甘肃等省区，我国民间亦作为药用。

目前，主流商品为正品罗布麻叶，市场中白麻常以"罗布麻叶"销售。

【混伪品】（1）大花罗布麻叶：为夹竹桃科植物大花白麻 *Poacynum hendersonii*（Hook. f.）Wodson 的干燥叶。新疆地方习用药材。分布新疆、甘肃、青海等地。罗布麻叶常见的混淆品，习称大花罗布麻，亦称白麻。

（2）白麻叶：为夹竹桃科植物白麻 *Poacynum pictum*（Schrenk）Baill. 的干燥叶。罗布麻叶常见的混淆品，叶形更像罗布麻叶，商品中有时与大叶白麻混在一起销售。

🌿 图文辨析

【性状鉴定】（1）大花罗布麻叶：呈椭圆形或卵圆状椭圆形。长 2~5（12）cm，宽 0.7~2（3）cm。外表面灰绿色或淡绿色，残留嫩枝可见叶片呈互生。叶先端渐尖或圆钝，具短渐尖，基部楔形或钝圆，叶缘较平展；羽状叶脉或侧脉不明显。质地较厚，而稍硬。气弱，味微咸。图 60-5。

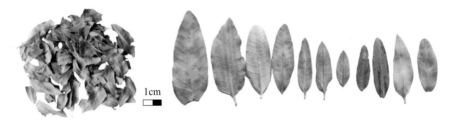

图 60-5　大叶白麻

（2）白麻叶：叶呈椭圆状披针形至线状披针形。长 1.5~3cm，宽 0.3~0.7cm。外表面灰绿色或淡绿色，残留嫩枝可见叶片呈互生。叶先端渐尖，狭成急尖头，基部楔形；表面有微细的疣状突起，主脉明显突出，侧脉多不明显；叶缘具细小疣状突起（有的称为骨质环）。质地稍厚，较脆。气弱，味淡或微咸。图 60-6。

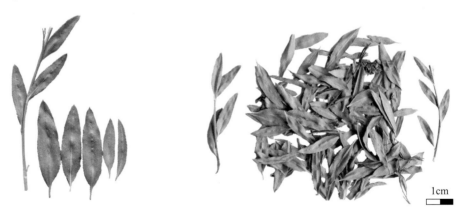

图 60-6　白麻（甘肃）

61. 侧柏叶　*PLATYCLADI CACUMEN*

标准沿革

【**来源**】1963 年版《中国药典》收载为柏科植物侧柏 *Biota orientalis*（L.）Enda.。1990 年版《中国药典》中侧柏拉丁学名修订为 *Platycladus orientalis*（L.）Franco。

【**药用部位**】1963 年版《中国药典》规定为"干燥嫩枝与叶"。1977 年版《中国药典》修订"干燥枝梢及叶"。2015 年版《中国药典》修订为"干燥枝梢和叶"。

【**采收加工**】1963 年版《中国药典》规定为"夏、秋二季均可采收，剪下小枝，晾干即得"。1977 年版《中国药典》修订为"多在夏、秋二季采收，阴干"。

【**性状**】1963 年版《中国药典》描述为"带叶枝梢，分枝稠密。叶为鳞片状，贴伏扁平的枝上交互对生。表面呈青绿色。微有清香气，味微苦，微辛"。1977 年版《中国药典》修订为"小枝扁平。叶细小鳞片状，交互对生，贴伏于枝上，深绿色或黄绿色。断面黄白色。气清香，味苦涩、微辛"。1990 年版《中国药典》删除"断面黄白色"的描述。

商品质量

【**商品规格**】产地加工为统货和选货。

【**品质论述**】药材以枝嫩、深绿色、无碎末者为佳。

【**产地**】主产于山东、安徽、河南、山西、陕西等地。商品来自野生或栽培。

特征识别

【**性状鉴定**】［枝形状］小枝扁平，排成一平面，多分枝；鳞叶交互对生，贴伏于枝上。［叶形状］鳞叶细小，先端圆钝；两面之叶的露出部分呈卵状菱形或斜方形。［大小］鳞叶长 1~3mm。［颜色］深绿色或黄绿色。［纹饰］鳞叶背有条状的腺槽。［质地］枝质脆，易折断。［气味］气清香，味苦涩、微辛。图 61-1、图 61-2。

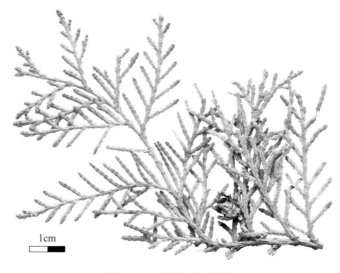

1cm

图 61-1　侧柏叶（甘肃）

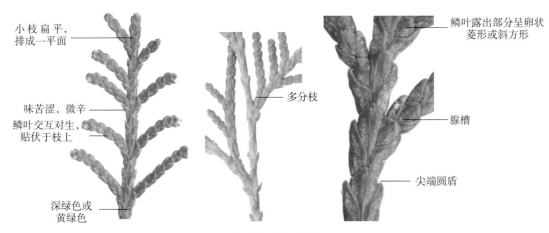

小枝扁平，排成一平面

味苦涩，微辛

鳞叶交互对生，贴伏于枝上

深绿色或黄绿色

多分枝

鳞叶露出部分呈卵状菱形或斜方形

腺槽

尖端圆盾

图 61-2　侧柏叶特征图注

【鉴别歌诀】
枝叶扁平深绿色　鳞叶密集贴枝生
中央凹陷是腺槽　交互对生是特征

【识别要点】（1）形状：小枝呈扁平、伸展状；叶呈鳞片状，鳞叶一型，剥落后呈卵状椭圆形，两面鳞叶先端钝，背面有条状的腺槽；两侧的叶呈船形，背部有钝脊。（2）排列：鳞叶有两侧和两面之分，两面鳞叶贴伏于枝上，而两侧鳞叶覆盖两面鳞叶的中下部，形成了紧密的交互对生。由于生境的原因，有些产地的鳞叶显得比较稀疏，鉴别时应注意这种差异。图 61-3。

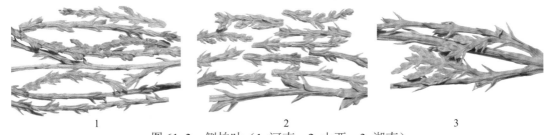

1　　　　　　　　　　　2　　　　　　　　　　　3

图 61-3　侧柏叶（1. 河南；2. 山西；3. 湖南）

【性状探微】鳞叶是柏科植物的重要分类依据，侧柏的鳞叶排列、形状、腺槽等特征具有鉴别价值，应予描述以突出性状特征。

🌿 本草探源

【混乱品种】侧柏叶早期本草收载于柏（或柏实）名下。宋《图经本草》记载"柏有数种，入药惟取叶扁而侧生者，故曰侧柏"，可见古人对侧柏叶的基原是明确的，古代并未记载混乱情况。

🌿 品种动态

【品种概述】国内各地称为"侧柏叶"的有柏科 6 属 7 种植物，大多数植物属民间药用，其中，约 5 种误以侧柏叶采购而流通和使用。

目前，主流商品为正品侧柏叶，市场中亦存在混淆品种。

【混伪品】（1）刺柏：为柏科植物刺柏 *Juniperus formosana* Hayata 的带叶的嫩枝。刺柏叶、刺柏（带叶嫩枝和果实）分别收载于《卫生部药品标准蒙药分册、藏药分册附录》。一些产地常误以为侧柏叶。

（2）圆柏：为柏科植物圆柏 *Sabina chinensis*（Linn.）Ant. 干燥嫩枝和叶。圆柏国内分布广泛，资源丰富。市场多次发现误作侧柏叶。

（3）垂枝圆柏：为柏科植垂枝圆柏 *Sabina pingii*（Cheng ex Ferre）Cheng et W. T. Wang 干燥嫩枝和叶。我国的特有树种。早年曾误以为侧柏叶使用，近年湖南等地尚误以为侧柏叶采购。

（4）柏木：为柏科植物柏木 *Cupressus funebris* Endl. 的干燥枝梢及叶。我国特有树种，国内作为重要的木材资源广为栽培。其枝叶、果、根和杆均可药用。早年湖北、广西等地误以为侧柏叶收购，近年网络销售侧柏叶多来自柏木。

（5）日本花柏：为柏科植物日本花柏 *Chamaecyparis pisifera*（Sieb. et Zucc.）Endl. 干燥嫩枝和叶。原产日本，我国华东、华北等地引种栽培，作庭园树栽培。山西、河南等个别地方误以为侧柏叶采购。

🌿 图文辨析

【**性状鉴定**】（1）刺柏：叶三枚轮生，呈条形或条状刺形，先端锐尖，叶基有关节，不下延生长。长 10~20mm，宽 1~3mm。外表面淡黄绿色或淡绿色，背面有 1 明显的纵脊。质较硬。气微香，味淡。图 61-4。

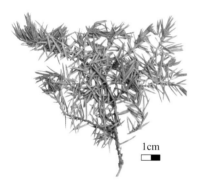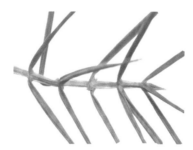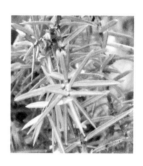

图 61-4　刺柏（嫩枝和叶及局部放大）

（2）圆柏：小枝近圆柱形或近四棱形。有刺叶与鳞叶二型。鳞叶三轮生，近披针形，直伸而紧密，背面近中部有微凹的腺体；刺叶三枚交互轮生，披针形，斜展而疏松，有两条白粉带。图 61-5。

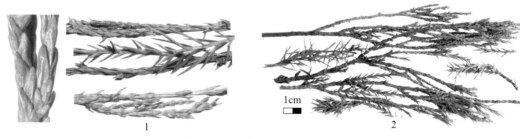

图 61-5　圆柏（1. 四川；2. 湖南）

（3）柏木：小枝扁，常呈下垂状。鳞叶长 1~1.5mm，先端锐尖。小枝的鳞叶排成一平面，两面同形；较老枝的鳞叶二型，中央之叶的背部有条状腺点，两侧叶对折，背部有棱脊。图 61-6。

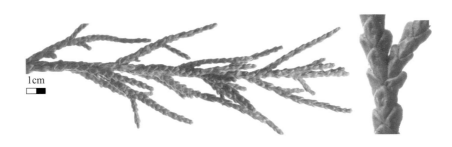

图 61-6　柏木（福建）

（4）日本花柏：鳞叶先端锐尖，两面之鳞叶贴生于枝上，而侧之鳞叶较两面之鳞叶稍长，叶尖向外生长，不紧贴生于枝上。呈灰绿色至绿色，有的鳞叶有明显的白粉。图 61-7。

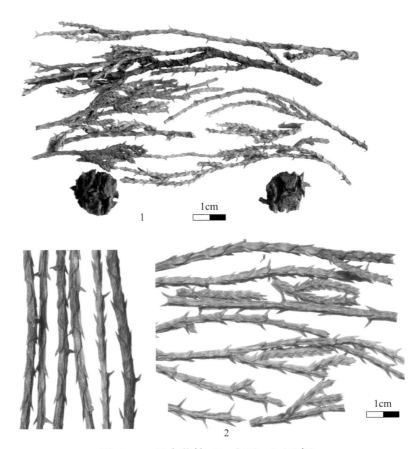

图 61-7　日本花柏（1. 山西；2. 河南）

62. 细辛 ASARI RADIX ET RHIZOMA

标准沿革

【来源】1963 年版《中国药典》收载为马兜铃科植物辽细辛 *Asarum heterotropoides* Fr. Schmidt var. *mandshuricum*（Maxim.）Kitag. 或华细辛 *Asarum sieboldii* Miq.。1977 年版《中国药典》中辽细辛的中文名称修订为北细辛。1985 年版《中国药典》又增加了汉城细辛 *Asarum sieboldii* Miq. var. *seoulense* Nakai。

【药用部位】1963 年版《中国药典》规定为"干燥带根全草"。2005 年版《中国药典》恢复传统药用部位，修订为"干燥根及根茎"。

【采收加工】1963 年版《中国药典》规定为"5~6 月间连根挖起，除净泥土，置阴凉通风处晾干即得"。1977 年版《中国药典》修订为"夏季果熟期采挖，除去泥土，阴干"。1985 年版《中国药典》采收时间修订为"夏季果熟期时或初秋采挖"。2005 年版《中国药典》将加工方法修订为"除净地上部分和泥沙，阴干"。

【性状】1963 年版《中国药典》描述全草特征，其中"地下根茎呈不规则的圆柱形，细长而弯曲，表面灰白色，粗糙，有环形的节，其上生有许多灰黄色的细根。"1977 年版《中国药典》修订为"根茎横生，表面灰棕色，具短分枝。根细长，密生节上"，同时，增加北细辛栽培品描述。1985 年版《中国药典》增加了汉城细辛描述。2005 年版《中国药典》按根及根茎描述，删除了北细辛栽培品的描述。

商品质量

【商品规格】产地加工为统货。

【品质论述】以根茎粗状、根密集而细长、气辛香、味辛辣、麻舌者为佳。

【产地】北细辛主产于辽宁、吉林和黑龙江；华细辛主产于陕西、河南、湖北等地。商品来自栽培和野生，以辽宁、吉林栽培的北细辛为主。

【质量分析】2015 年和 2017 年全国细辛专项检验，分别抽验 252 批和 170 批，不合格率分别为 48% 和 44%，不合格项目是"性状、浸出物、杂质、水分"，不合格的主要原因是非药用部分较多。

【市场点评】2020 年版《中国药典》中细辛的检验指标包括水分、总灰分、酸不溶性灰分、马兜铃酸 I 限量、浸出物、挥发油和细辛脂素含量，质量标准要求很高，如何保证人工种植细辛符合现行标准要求，生产技术和加工过程控制尤为重要。

　　有报道，人工种植北细辛的栽培技术、生长年限和加工方法直接影响药材质量。北细辛从育苗到大田生长需要 5~7 年，市场价格的波动很难保证药农不会提前采挖；而产地采挖后常用水洗除去泥土，多采用高温烘干技术加快干燥，有些还采用了硫黄熏蒸。生产加工的不规范导致质量参差不齐，难以达到国家标准的要求，市场由此衍生出一般统货、过检统货和精品货的"质量告知书"商品分类现象，值得引起重视并应加以规范管理。

❧ 特征识别

【性状鉴定】（1）北细辛：[形状] 根茎呈圆柱状，直立或横生，具短分枝，分枝顶端有碗状的茎痕；根密集或较疏，生于节上，有须根及须根痕。[大小] 根茎长 1~10cm，直径 0.2~0.4cm，节间长 0.2~0.3cm；根长 10~20cm，直径约 0.1cm。[颜色] 根茎呈灰棕色；根呈灰黄色或灰褐色。[纹饰] 根茎有环形的节；根平滑或具纵皱纹。[质地] 质脆，易折断。[断面] 黄白色或类白色。[气味] 气辛香，味辛辣、麻舌。图 62-1。

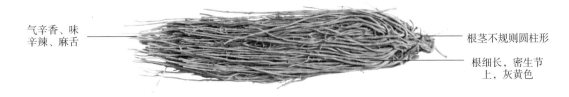

气辛香、味 ——　　　　　　　　　　　　　　　　　　　　—— 根茎不规则圆柱形
辛辣、麻舌　　　　　　　　　　　　　　　　　　　　　　—— 根细长，密生节
　　　　　　　　　　　　　　　　　　　　　　　　　　　　　上，灰黄色

图 62-1　北细辛特征图注

（2）汉城细辛：[大小] 根茎常粗短。直径 0.1~0.5cm，节间长 0.1~1cm；根较密集或较疏。

（3）华细辛：[大小] 根茎常横长或粗短直立。长 5~20cm，直径 0.1~0.3cm，节间长 0.4~1.5cm；根较疏，丛生于节上。[气味] 气味较弱。图 62-2。

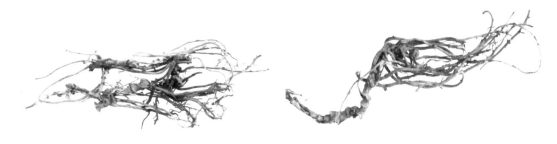

图 62-2　华细辛（湖北）

【鉴别歌诀】　　　　　　根茎粗短有环节　根似马尾或较疏
　　　　　　　　　　　　　根色灰黄有须根　味辛麻舌辛香气

【识别要点】细辛的识别要从其命名入手，概括为"其细如发，辛香触鼻"。明《本草原始》在辽细辛药材图旁备注"气香色黄白，味极辛"。（1）形状：根数条丛生或百余条簇生于根茎，后者密集又细又长，形似马尾。（2）大小：一般根直径不超过 1mm 或更细，具支根断痕。（3）气味：味极辛辣，舌尖上有烧灼感，《本草衍义》称"味极辛，嚼之习习如椒"，气甚芳香，鲜有与之相比的药材。（4）断面：木部占比很小，皮部放大可见细小孔腔散在。图 62-3 至图 62-5。

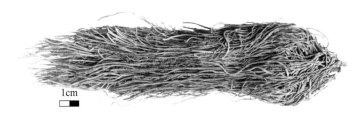

1cm

图 62-3　北细辛（野生）

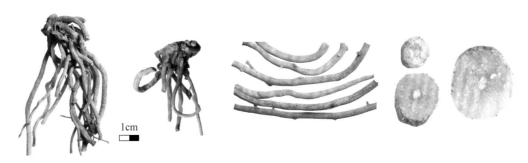

图 62-4　北细辛（栽培，根表面及断面）

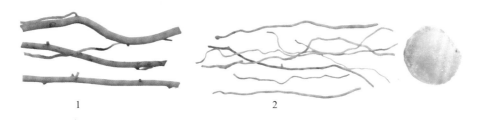

1　　　　　　　　　　　　2

图 65-5　北细辛（栽培，不同粗细根表面及断面）

【性状探微】北细辛栽培后的根茎粗短而多分枝，呈横生或直立，根的疏密程度也不一样。因产地水洗或硫熏加工，常呈黄白色、浅黄色，与直接干燥品稍有不同。图 62-6。

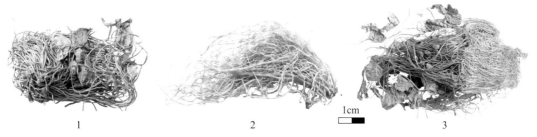

1　　　　　　　　　　　　2　　　　　　　　　　　　3

图 62-6　北细辛栽培
（1、3.全草；2.根及根茎硫熏）

🌱 本草探源

【混乱品种】细辛的混乱品种贯穿于历史的各个时期。《博物志》记载"杜衡乱细辛"。宋《梦溪笔谈》记载"东方、南方所用细辛皆杜衡也，又谓之马蹄香"。明《本草纲目》记载"杜衡之乱细辛，则根苗，功用偕仿佛"。清《本经逢原》记载"（杜衡）与细辛相似，故药肆以之代充细辛"。《医学真传》记载"苟细不如发，香不触鼻，便为杜衡"。自西晋以来，马兜铃科植物杜衡 *Asarum forbesii* 是细辛的主要混乱品种。

宋《梦溪笔谈》所记载的伪品"鬼督邮"，有学者考证为报春花科植物重楼排草 *Lysimachia paridiformis* Franch.。明《本草原始》记载的伪品分别是萝摩科植物徐长卿 *Cynanchum paniculatum* 和白薇 *Cynanchum atratum*；此外，该书在西细辛药材图注"根粗色黑，味微辛微苦"，是何种伪品不得而知。另据考证，明《滇南本草》记载细辛为堇菜科堇菜属（*Viola* L.）植物。清《本草便方今释》记载细辛为伞形科植物积雪草 *Centella asiatica*。历史上，细辛的混乱情况不堪回首。

🌱 品种动态

【品种概述】国内各地称为"细辛"的原植物非常复杂，有 17 科 23 属近 50 种植物。细辛属（Asarum L.）20 种植物在产地作为细辛药用，有 9 种形成商品；其他植物是民间误称或商品中的误用。细辛的不少混乱品种是历史延续，讹传至今。

目前，人工种植的北细辛已成为主流商品。西北、西南地区的地方习用品种亦在商品中流通，存在混淆现象。

【混伪品】（1）徐长卿：为萝藦科植物徐长卿 Cynanchum paniculatum（Bge.）Kitag. 的干燥根及根茎。徐长卿外观与细辛相似，近年常切成饮片掺假或冒充细辛。

（2）毛细辛（南坪细辛）：为马铃科植物单叶细辛 Asarum himalaicum Hook. f. et Thoms.ex Klotzsch 干燥全草。甘肃、宁夏、四川习用药材。是目前除正品细辛外，商品量较大的品种。

（3）湘细辛：为马铃科植物小叶马蹄香 Asarum ichangense C. Y. Cheng & C. S.Yang、五岭细辛 A. wulingense C. F. Liang 或杜衡 A. forbesii Maxim. 的干燥根及根茎。湖南习用药材。

（4）苕叶细辛：为马兜铃科植物双叶细辛 Asarum caulescens Maxim.、短尾细辛 Asarum caudigerellum C.Y.Cheng et C.S.Yang、尾花细辛 Asarum caudigerum Hance 或青城细辛 Asarum splendens（Maekawa）C.Y.cheng et C.S.Yang 干燥全草。四川（前两种植物）、贵州（四种植物）习用药材。

（5）大叶马蹄香：为马兜铃科植物大叶马蹄香 Asarum maximum Hemsl. 的干燥全草。早年常常当作细辛外销。

（6）金耳环：为马兜铃科植物金耳环 Asarum insigne Diels 的干燥全草。广东、广西民间习称马蹄细辛。

（7）细辛属其他植物：为马兜铃科植物五岭细辛 Asarum wulingense C. F. Liang、铜钱细辛 Asarum debile Franch. 或灯笼细辛 Asarum inflatum C. Y. Cheng et C. S. Yang 的干燥全草。为民间药，早年产地以"细辛"外销。

（8）老君须：为萝藦科植物七层楼 Tylophora floribunda Miq. 的干燥根及根茎。华南和江西民间药，习称老君须、土细辛。过去曾冒充细辛。

（9）其他：早年商品中，发现菊科橐吾（Ligularia）、款冬花 Tussilago farfara L. 和堇菜科球果堇菜 Viola collina Bess 等植物的全草冒充细辛。

🌱 图文辨析

【性状鉴定】（1）徐长卿：根茎呈不规则圆柱状，有盘节。根密生于节，根呈细长圆柱形，直径 1~1.5mm。外表面淡黄白色、淡棕黄色，略显颗粒状，少有须根。根断面皮部宽窄不一，放大可见细小孔腔呈环排列，木部细小或稍大。根脆，易折断。气香，味微辛凉。口嚼有明显的香味，是其重要的鉴别特征。图 62-7、图 62-8。

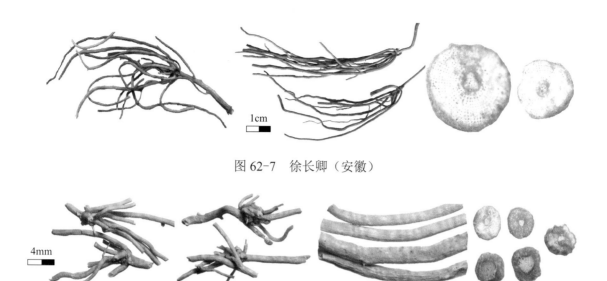

图 62-7　徐长卿（安徽）

图 62-8　徐长卿（山东，根表面及断面放大）

（2）单叶细辛：根茎呈细长的圆柱形，直径 0.1~0.2cm，节间长 1~3cm。节上疏生纤细的根，直径 0.2~0.8 mm，外表面浅棕色。叶单生于节上，叶片心形，顶端多渐尖，基部心形，全缘；叶上表面被短毛，下表面毛较长；叶柄长。残留类球形的蒴果。气微香，味微辛辣。图 62-9、图 62-10。

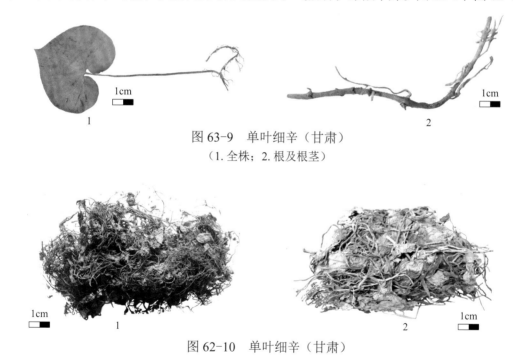

图 63-9　单叶细辛（甘肃）
（1. 全株；2. 根及根茎）

图 62-10　单叶细辛（甘肃）
（1. 叶；2. 全草）

（3）杜衡：根茎粗短，淡黄色或浅棕色，根丛生，长 8~14cm，直径 1~3mm；表面灰白色或淡棕色。叶纸质，呈黄绿色或灰绿色，近无毛，完整叶片宽心形，先端圆或钝，基部心形。气香，味辛辣，后略有麻舌感。图 62-11。

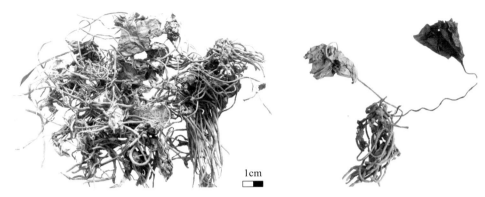

图 62-11　杜衡（河北）

（4）小叶马蹄香：根茎较粗而横长；根丛生，直径 1~2mm；外表面黄褐色。叶呈卵形，先端圆急尖或钝，基部心形，叶面暗绿色，疏被柔毛，脉上较密，叶背黄褐色，光滑无毛或仅脉上有毛。气微弱，味苦，后有麻舌感。图 62-12。

（5）金耳环：根茎粗短，横向或直立；根丛生，直径 1~3 mm；外表面棕黄色。叶卵形、长卵形，先端急尖或渐尖，基部耳状深裂；叶面绿褐色，常灰色斑，叶背灰绿色。气香，味微辛辣，稍有麻舌感。图 62-13。

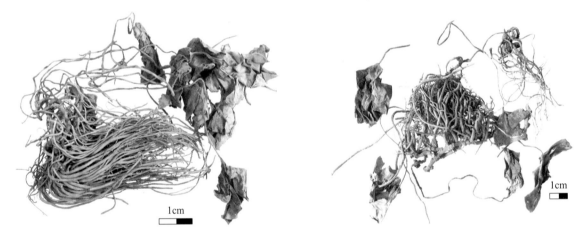

图 62-12　小叶马蹄香（安徽）　　　　　　　　图 62-13　金耳环（广西）

（6）灯笼细辛：根茎较长，直立。根多数丛生于根茎基部，呈马尾状，直径 2~4 mm，外表面棕黄色。气香，味微辛辣，稍有麻舌感。图 62-14。

（7）铜钱细辛：根茎细长，直立，环节明显。根生于整个根茎部，直径 1~2mm，外表面棕黄色。气香，味微辛辣，稍有麻舌感。图 62-15。

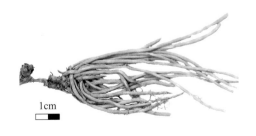

图 62-14　灯笼细辛（甘肃）

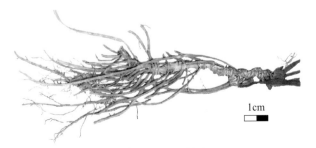

图 62-15　铜钱细辛（甘肃）

（8）五岭细辛：根茎较粗，根生于根茎部。叶片长卵形或卵状椭圆形，先端急尖至短渐尖，基部耳形或耳状心形，叶面绿色，偶有白色云斑，无毛，或侧脉和近叶缘处被短毛，叶背被棕黄色柔毛。图 62-16。

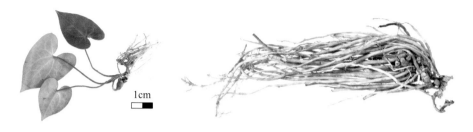

图 62-16　五岭细辛（湖南）

（9）老君须：根茎短小。根众多簇生，根呈细长圆柱形，直径约 1mm。外表面淡黄白色、淡棕黄色；并有纤细的须根。根较硬，断黄白色，木部细小。气微，味微辛。图 62-17。

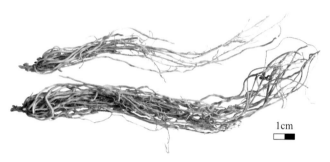

图 62-17　老君须（福建）

（10）橐吾属植物：根茎呈不规则块状，残留茎基。根密集而簇生，长 6~14cm，直径 1~3mm。外表面灰棕色或棕褐色。体轻而脆，断面中央有小木心。气微，味微苦辛。图 62-18。

（11）款冬花根：根茎呈团块状，残留茎基。根众多簇生，长 3~16cm，直径 1~2mm。外表面棕褐色。质脆。气微，味微苦辛。图 62-19。

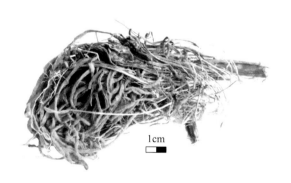

图 62-18　橐吾属植物

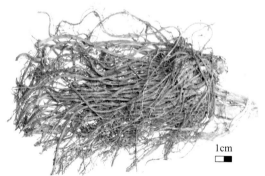

图 62-19　款冬花根（商品红细辛）

63. 金樱子 ROSAE LAEVIGATAE FRUCTUS

🌿 标准沿革

【来源】1963 年版《中国药典》收载为蔷薇科植物金樱子 *Rosa laevigata* Michx.。

【药用部位】1963 年版《中国药典》规定为"干燥成熟果实"。

【采收加工】1963 年版《中国药典》规定为"10~11 月果实成熟变红时采收，干燥，除去毛刺即得"。

【性状】1963 年版《中国药典》描述为"呈倒卵形，略似花瓶"。1977 年版《中国药典》修订为"呈倒卵形"。1990 年版《中国药典》再次修订为"花托发育而成的假果，呈倒卵形"；并在花萼残基后补充"中央有黄色柱基"描述。

🌿 商品质量

【商品规格】产地加工为统货。

【品质论述】药材以个大、色红棕、肉厚、去净毛刺者为佳。

【产地】主产于江西、湖北、湖南，安徽、浙江、广东、广西、四川、陕西等地亦产。商品来自野生或栽培。

【市场点评】金樱子资源分布较广，果期较长，加之天气、劳动力等影响，实际采收的时间跨度较大，各地质量存在差异。因成熟度不同而分为早期和晚期货，前者呈黄棕色或红棕色，多供药用，后者呈红棕色或紫红色，多供保健品、食品应用。应按规定要求进行采收加工，以保证药材质量。

金樱子产地的地域跨度较大，各地果实成熟时间稍有差别，采收时期应以果实成熟变红时采收为要求，即便在同一个产地，由于大规模种植，采收比较集中，果实的成熟度也存在差异，往往是黄绿色，浅黄色和红色都一同采摘。

传统加工是采摘成熟的果实后，剪去残留的萼片和果柄，沸水锅中略烫 10~15 分钟，捞起摊放在竹席上晒至半干，再放入竹编的榄形撞笼内，加适量碎瓷片，来回推拉冲撞磨擦，除掉果实表面毛刺（也有放入桶内，以棍棒搅动，擦去毛刺），然后倒出晒至足干即得"金樱果"。金樱子炮制方法是去毛、核，费工费时，一些产区采用趁鲜加工，将其用刀剖开成两半，挖出果实内的种子，除净长在内壁的绒毛，摊开晒干即成配方用的"金樱肉"。

种植大户和企业采用热风循环烘箱干燥方法加工金樱子，提高了效率。图 63-1。

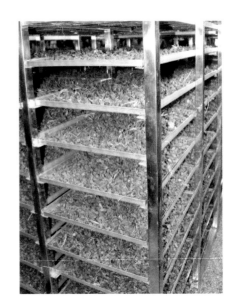

图 63-1 热风循环烘箱加工
（江西企业）

🍃 特征识别

【性状鉴定】［形状］呈倒卵形，顶端有盘状花萼残基，中央有黄色花柱基，基部渐尖。［大小］长 2~3.5cm，直径 1~2cm。［颜色］红黄色或红棕色。［纹饰］表面有毛刺脱落后的小突点；花托内壁及瘦果均有淡黄色绒毛。［质地］花托质硬。［断面］内有多数坚硬的小瘦果。［气味］气微，味甘、酸涩。图 63-2。

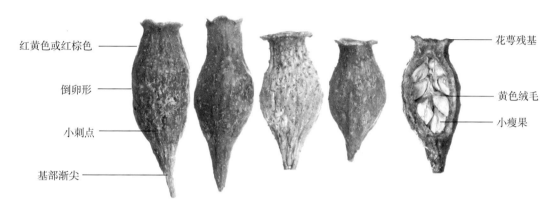

红黄色或红棕色 ——

倒卵形 ——

小刺点 ——

基部渐尖 ——

—— 花萼残基

—— 黄色绒毛

—— 小瘦果

图 63-2　金樱子特征图注

【鉴别歌诀】　　　　形似花瓶色红棕　花托质硬具刺痕
　　　　　　　　　　　花萼盘形基部尖　内藏瘦果有黄绒

【识别要点】（1）形状：花托呈倒卵形，略似花瓶，很少呈卵球形；常残留果柄。（2）表面：有毛刺脱落后突起的刺状小点，略显光泽。（3）断面：花托内壁有淡黄色绒毛；有 20~40 粒小瘦果，呈不规则扁卵形。图 63-3。

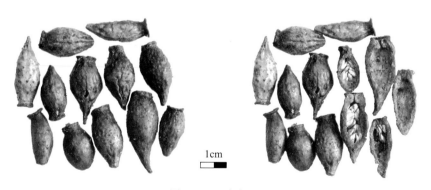

1cm

图 63-3　金樱子

【性状探微】因成熟度不同，颜色从红黄色、黄棕色、红棕色到紫红色。

🍃 本草探源

【混乱品种】本草中未见金樱子混乱品种的明确记载。从宋《本草图经》描述及附图中，有关金樱子枝、花和果实特征存在差异。明、清代本草也存在类似的记载。推测古代的金樱子尚有同科属的植物，属非主流品种。

🌱 品种动态

【品种概述】国内各地称为"金樱子"有蔷薇属（Rosa L.）12 种植物，大多数是民间用药和民间称谓，先后发现 4 种植物存在商品，并在市场冒充金樱子。

目前，主流商品为正品金樱子，现时市场鲜有混淆品种。

【混伪品】（1）西北蔷薇：为蔷薇科植物西北蔷薇 *Rosa davidii* Crep. 的干燥成熟果实。甘肃、宁夏等地民间习称为金樱子。

（2）美蔷薇：为蔷薇科植物美蔷薇 *Rosa bella* Rehd. et Wils. 的干燥成熟果实。河北、山西曾代用金樱子。

（3）红花蔷薇：为蔷薇科植物红花蔷薇 *Rosa moyesii* Hemsl et Wils. 的干燥成熟果实。西北部分省区习称金樱子药用。

（4）山刺玫：为蔷薇科植物山刺玫 *Rosa davurica* Pall. 的干燥成熟果实。华北省区习称金樱子药用。

（5）峨眉蔷薇：为蔷薇科植物峨眉蔷薇 *Rosa omeiensis* Rolfe 的干燥成熟果实。甘肃等地民间习称金樱子药用。

🌱 图文辨析

【性状鉴定】（1）西北蔷薇：呈长椭圆形、倒卵球形，顶端收缩，整体形似瓶状。长 1.5~2.6cm。外表面暗红色、浅棕红色，有稀疏刺毛或腺毛。气微，味酸涩。图 63-4。

（2）美蔷薇：呈长卵状的椭圆形、卵球形，顶端收缩，整体形似瓶状。长 1~2cm。外表面暗红色，有毛刺脱落后的刺状小点。气微，味酸涩。图 63-5。

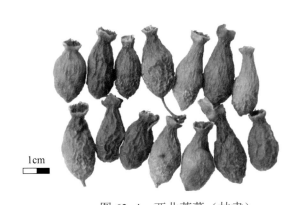

图 63-4　西北蔷薇（甘肃）

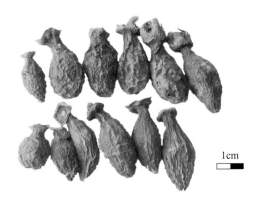

图 63-5　美蔷薇

（3）红花蔷薇：呈卵球形、椭圆形，顶端收缩呈瓶状。长 1~2.3cm。外表面紫红色、浅棕红色或黄棕色。气微，味酸涩。图 63-6。

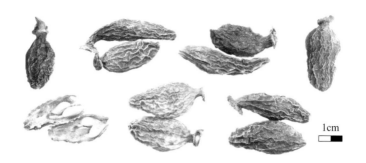

图 63-6　红花蔷薇

（4）山刺玫：呈类球形。直径 1~1.4cm。外表面棕红色，光滑，顶端有盘状花萼残基，其中央稍隆起，有灰褐色绒毛，果柄常残留。纵剖花托筒内壁密生浅黄色绒毛，瘦果淡黄色。气微，味酸、微苦涩。图 63-7。

【市场速览】新近市场发现两种伪品，均来自蔷薇科蔷薇属（Rosa L.）植物的干燥成熟果实。

呈类球形、卵球形。直径 0.5~1.3cm。外表面黄绿色、棕红色或紫褐色，光滑，常皱缩呈网状突起纹理，顶端有花萼残基，其中央稍隆起。纵剖花托筒内壁疏生浅黄色绒毛，瘦果淡黄色。气微，味酸、微苦涩。图 63-8、图 63-9。

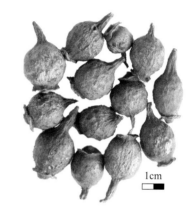

图 63-7　山刺玫

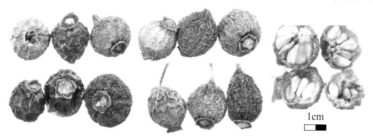

图 63-8　市售金樱子（蔷薇属果实）

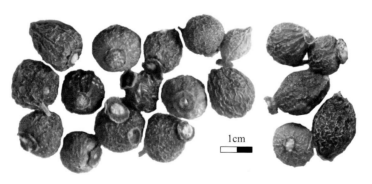

图 63-9　市售金樱子（蔷薇属果实）

64. 刺五加 ACANTHOPANACIS SENTICOSI RADIX ET RHIZOMA SEU CAULIS

标准沿革

【来源】1977 年版《中国药典》收载为五加科植物刺五加 *Acanthopanax senticosus*（Rupr. & Maxim.）Harms。

【药用部位】1977 年版《中国药典》规定"干燥根和根茎"。2000 年版《中国药典》增加茎药用部位，规定"干燥根和根茎或茎"。

【采收加工】1977 年版《中国药典》规定"春、秋二季采收，洗净，干燥"。

【性状】1977 年版《中国药典》收载后未修订，2000 年版《中国药典》增加茎特征描述。

商品质量

【商品规格】产地加工为刺五加段（杆、根）、产地片（枝片、根片）。

【品质论述】药材以条粗、质硬、根皮厚、茎枝皮色深、气清香者为佳。

【产地】主产于吉林、黑龙江、辽宁，河北、山西和甘肃等地分布，间有收购。商品来自野生，鲜有人工栽培商品。

【质量分析】2009—2014 年某省共检验 117 批刺五加，不合格率为 56%，其中含量测定不合格率为 54%，不合格项目为"含量测定、性状"，不合格的主要原因是含量不达标以及伪品冒充。

【市场点评】自 20 世纪 60 年代以来，以刺五加为原料陆续开发中药制剂、保健品和食品，市场需求大幅增加。长期过度采挖，野生资源严重枯竭，刺五加在《中国植物红皮书—稀有濒危植物（1992 年第一册）》中被列为渐危物种，严禁采挖。黑龙江、辽宁等地开展了刺五加的野生驯化工作，并建立人工种植基地。研究发现，刺五加不同生长环境、栽培技术、生长年限和药用部位等所含的活性成分存在较大的差异，如何形成质量稳定商品化的刺五加有待时日。刺五加的开发潜力巨大，大力发展人工刺五加资源是保持刺五加产业可持续发展的当务之急。

刺五加资源的紧缺导致药材市场出现了替代品，国内一些地方把五加属（Acanthoganax Miq.）不少植物当作"刺五加"资源开发，市场甚至出现伪品的流通。

特征识别

【性状鉴定】（1）根及根茎：[形状]根茎呈结节状圆柱形，根呈圆锥形或圆柱形，有分枝，呈扭曲或平直，残留地上茎；商品多斜切呈不规则厚片或小段。[大小]根茎直径 1.2~4cm；根直径 0.4~1.7cm。[颜色]外表面灰褐色或黑褐色，栓皮剥落处呈灰黄色。[纹饰]外表面有纵沟纹，弯曲处常有横皱纹；皮孔横长，微突起。[质地]质硬，不易折断。[断面]黄白色，纤维性；中央具小髓。[气味]有特异香气，味微辛，稍苦、涩。图 64-1。

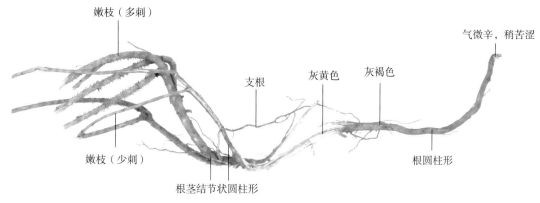

图 64-1　刺五加特征图注（吉林，根及根茎与茎）

（2）茎：［形状］呈长圆柱形；不规则厚片或小段。［大小］长短不一，直径 0.5~2cm。［颜色］老茎浅灰褐色、深灰色，嫩茎浅棕黄色、灰黄色。［纹饰］具浅纵棱，有许多点状突起的皮孔；老茎栓皮具纵裂或横裂纹而少刺，嫩茎细刺较多，呈针状，老茎具刺痕。［质地］质坚硬，不易折断。［断面］皮部黄白色，髓类白色，占直径的 1/4（老茎）或 3/5（嫩茎）。［气味］气微，味微辛，略有刺舌感。图 64-2。

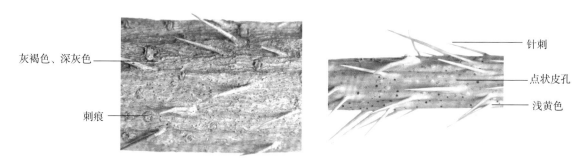

图 64-2　刺五加（茎）特征图注

【鉴别歌诀】　　　　　根茎结节根粗长　　外表灰褐纵沟纹
　　　　　　　　　　　茎枝常有针状刺　　味微辛苦气特异

【识别要点】刺五加的药用部位包括根及根茎或茎，加工成饮片后性状识别方面有一定难度。

刺五加茎的特征主要反映在刺形状及分布情况，一年生茎密生刺，二年生茎疏生刺或近无刺；刺直而细长，针状，基部略增粗或不增粗，老茎脱落后遗留圆形疤痕。另外，气味较为特殊。图 64-3 至图 64-6。

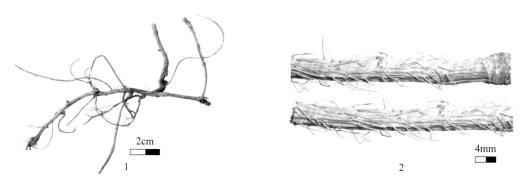

图 64-3　刺五加（吉林）
（1. 根及根茎；2. 一年生茎放大）

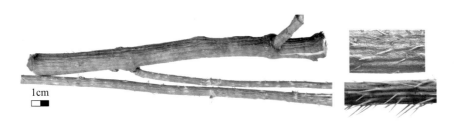

图 64-4　刺五加（黑龙江，不同粗细茎及表面放大）

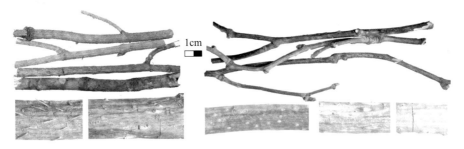

图 64-5　刺五加（黑龙江，不同粗细茎及对应表面放大）

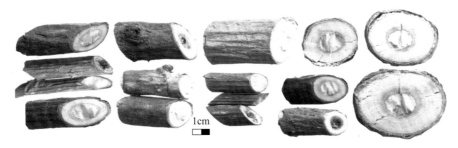

图 64-6　刺五加（黑龙江，0.5~2cm 茎自切片，表面及切面放大）

【标准探微】刺五加为小灌木，地下根茎常横走，根粗长，地上茎发达，产地采挖和加工时，包括根和根茎部位及残留地上茎。近年商品刺五加多来自茎枝部位，也有单独销售根及根茎部位。

笔者采集了甘肃刺五加全株，观察了各部位性状特征。图 64-7。

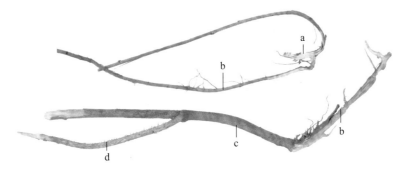

图 64-7　刺五加（甘肃）
（a 根；b 根茎；c 老茎；d 嫩茎）

🌿 本草探源

【混乱品种】五加皮始出《神农本草经》，古代（特别是明代之前）五加皮中是否包括了现代的刺五加植物，学术界结论并不一致，有趣的是明《本草纲目》在五加皮项下记载的"宁得一把五加，不用金玉满车，"现代普遍认为是指刺五加。刺五加名称出自民国《中国树木分类学》，现代文献记载的刺五加不止一种。

🌿 品种动态

【品种概述】国内各地称为"刺五加"的有 9 种植物，五加科五加属（Acanthoganax Miq.）药用植物在民间多有"刺五加"称谓。20 世纪 70 年代，短梗五加和辽东楤木常误作"刺五加"被收购和流通。

目前，商品刺五加较为复杂，混淆或误用品时有发生。

【混伪品】（1）甘肃刺五加：为五加科植物短柄五加 Acanthopanax brachypus Harms 或藤五加 Acanthopanax leucorrhizus（Oliv.）Harms 的干燥根及根茎或茎。甘肃地方习用药材。早年多以"五加皮"收购，民间普遍视为"刺五加"。

（2）龙牙楤木：为五加科植物辽东楤木 Aralia elata（Miq.）Seem.（龙牙楤木 Aralia mandshurica Rupr et. Maxim）的干燥根皮及枝皮。黑龙江、吉林和湖南地方习用药材，东北习称"刺老鸦、刺龙牙"，近年市场发现根部以"刺五加"销售。

（3）楤木：为五加科植物楤木 Aralia chinensis Linn. 的干燥根皮或枝皮。陕西、贵州、湖南地方习用药材。民间药有刺龙包、老虎刺、鹊不踏、鸟不宿等称谓。新鲜嫩芽被视为蔬菜珍品，国内广为种植。近年市场有称"刺五加"销售。

（4）红毛五加皮：为五加科植物红毛五加 Acanthopanax giraldii Harms 及毛梗红毛五加 A.giraldii var. hispidus Hoo 的干燥枝皮（密生刺的茎皮）。四川、甘肃、重庆地方习用药材。四川产地商品中也以"红毛刺五加"流通。

（5）无梗五加：为五加科植物无梗五加（短梗五加）Acanthopanax sessiliflorus（Rupr. & Maxim.）Seem. 干燥根或枝。分布于东北、山西、河北等地。无梗五加与刺五加的分布区域一致、植物形态相似，历史上被当作"刺五加"使用，也是早年东北"五加皮"来源之一。产地以大刺五加收购和外销。

（6）细柱五加：为五加科植物细柱五加 Acanthopanax gracilistylus W. W. Smith 干燥枝。近年，南方一些产区药农称为"刺五加"收集外销。

（7）白簕：为五加科植物白簕 Acanthopanax trifoliatus（Linn.）Merr. 枝。近年，南方一些产区药农称为"刺五加"收集外销。

🌿 图文辨析

【性状鉴定】（1）短柄五加：茎呈圆柱形，有分枝。外表面灰褐色、灰棕色或浅黄色，皮孔点状，不明显；老茎的栓皮呈鳞片状裂纹，嫩茎具横向裂纹；老枝无刺，嫩茎具针刺，呈弯曲的角状，刺脱落痕迹呈圆形或椭圆形。髓类白色，约占直径 1/3。微具香气，味微辛。图 64-8。

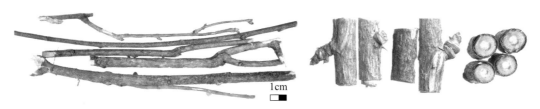

图 64-8 短柄五加（甘肃，茎及表面、切面放大）

根茎呈圆柱形，稍弯曲。直径 0.5~2cm，长短不等。外表面灰黄色或灰棕色，有细纵纹及侧根痕，点状皮孔明显。质坚硬。断面黄白色，纤维性，髓部灰白色。微具香气，味微辛。图 64-9。

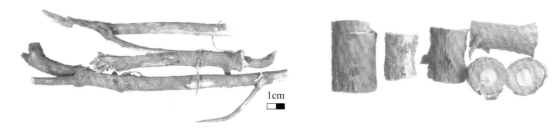

图 64-9　短柄五加（甘肃，根茎部）

（2）藤五加：茎呈圆柱形。外表面灰棕色或灰褐色，栓皮多具裂纹或呈鳞片状脱落，具突起的圆形皮孔，有纵沟纹，老茎无刺，嫩茎有稀疏的皮刺，呈弯曲的扁角状，刺脱落痕迹呈条状形，可见分枝断痕。髓类白色，约占直径 1/3（老茎）或 4/5（嫩茎）。微具香气，味微辛。图 64-10。

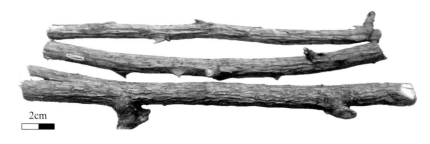

图 64-10　藤五加（甘肃，老茎及嫩茎刺放大）

（3）龙牙楤木：根皮及根茎呈不规则短柱状、厚片状，长短不等。外表面灰棕色、灰褐色，栓皮较粗糙，可见细密纹理；断面木质部宽广，木射线放射状。根茎具髓。气微，味苦微涩。图 64-11、图 64-12（2）。

近根的地上茎具纵向裂纹，无刺，有脱落的刺痕；切面黄白色，木质部宽广，具髓。图 64-12（1）。

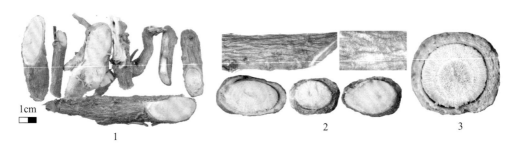

图 64-11　龙牙楤木（吉林）
（1.根及根茎；2.根表面；3.根切面）

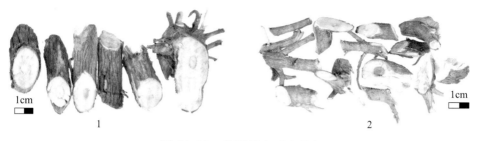

图 64-12　龙牙楤木（吉林）
（1. 近根的地上茎；2. 根及根茎）

茎呈圆柱形。外表面浅棕黄色、灰黄色或灰褐色。具明显的粗壮锥状针刺，还有细小针刺，老茎几无刺，具有圆形疤痕。图 64-13。

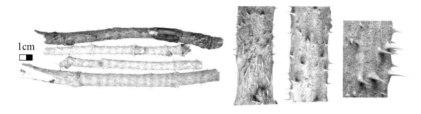

图 64-13　龙牙楤木（吉林，茎及表面放大）

（4）楤木：根呈短柱形、斜切厚片。外表面灰褐色，粗糙，皮部易剥落。断面皮部灰棕色或棕黄色，占比较小，木部宽广，细密小孔略呈环状排列。气微香，味淡，久嚼微苦。图 64-14。

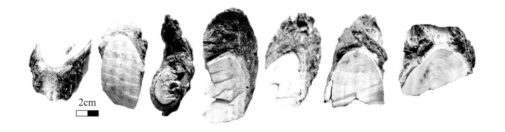

图 64-14　楤木（江西，根）

除去根皮的木部呈不规则片状、条块状，大小不等，薄厚不一。外表面呈淡黄色、黄白色或浅棕黄色。质坚硬。切面可见细密小孔略呈环状排列。图 64-15。

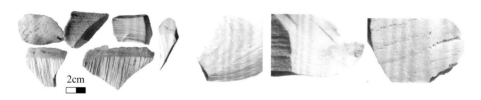

图 64-15　楤木（江西，木部及放大图）

（5）红毛五加：根及根茎呈圆柱形、不规则段，长短不等。根外表面棕黄色，有纵纹及侧根痕，少见椭圆形皮孔，断面黄白色。茎呈灰棕色、浅黄棕色，老茎栓皮纵裂状，嫩茎多刺，较疏松。具髓。微具香气，味淡后微辛。图 64-16。

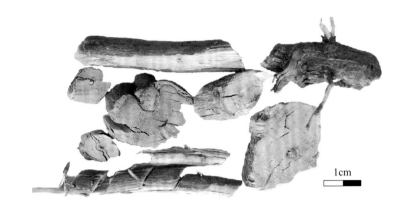

图 64-16　红毛五加（甘肃）

（6）细柱五加：茎呈圆柱形。外表面灰棕色、浅棕黄色，有纵纹及枝断痕，点状突起皮孔多见；茎有弯曲的扁角状刺，基部脱落痕迹呈条形。质坚硬。髓类白色，约占直径 1/2。微具香气，味微辛。图 64-17。

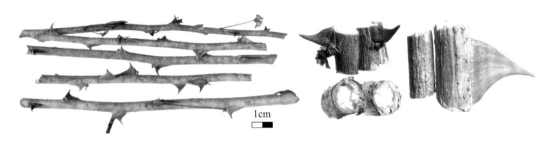

图 64-17　细柱五加（福建，茎）

（7）白簕：根及根茎呈不规则圆锥形，根头具数个残茎，具多数支根。外表面棕黄色或灰黄色，有纵皱纹、根痕及形皮孔。质坚硬。断面纤维性。图 64-18。

【市场速览】早年市场发现 2 种未知物的树皮冒充刺五加（图 64-19）。五加科楤木属（Aralia Linn.）植物藤茎（图 64-20 至图 64-22）、五加属（Acanthoganax Miq）植物藤茎（图 64-23）常以"刺五加"销售。

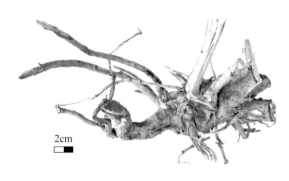

图 64-18 白簕（广西）

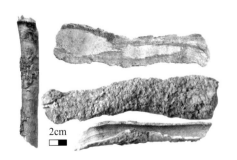

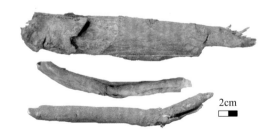

图 64-19　市售刺五加（伪品）

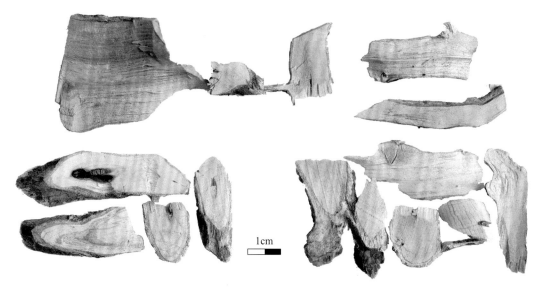

图 64-20　市售刺五加（2 批疑似楤木类，为根及根茎饮片）

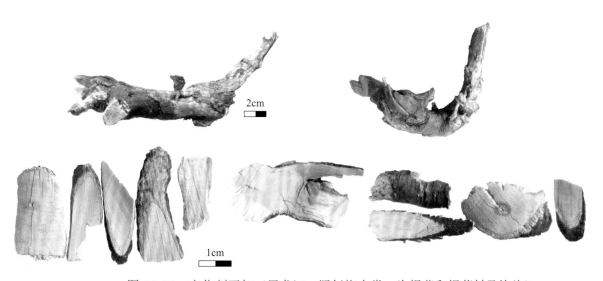

图 64-21　市售刺五加（黑龙江，疑似楤木类，为根茎和根药材及饮片）

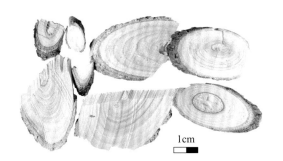

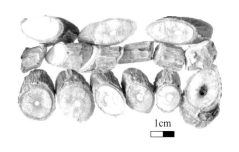

图 64-22　市售刺五加（楤木类茎枝）　　　　图 64-23　市售刺五加（五加属非正品）

🌿 65. 茜草　RUBIAE RADIX ET RHIZOMA

🌿 标准沿革

【来源】1963 年版《中国药典》收载为茜草科植物茜草 *Rubia cordifolia* L.。

【药用部位】1963 年版《中国药典》规定为"干燥根"。1977 年版《中国药典》修订为"干燥根及根茎"。

【采收加工】1963 年版《中国药典》规定为"春、秋二季采挖，除去茎苗，去净泥土（不宜水洗）及细须根，干燥即得"。1977 年版《中国药典》修订为"春、秋二季采挖，除去泥沙，干燥"。

【性状】1963 年版《中国药典》描述为"无明显的主根，自根头部丛生支根。断面平坦，棕红色。味微苦"。 1977 年版《中国药典》增加了根茎描述，修订了根断面、气味特征，为"根茎呈结节状，丛生粗细不等的根。断面平坦，皮部狭，紫红色，木部宽广，浅黄红色，可见多数小孔。味微苦，久嚼刺舌"。 1985 年版《中国药典》又将断面"多数小孔"修订为"导管孔多数"。

🌿 商品质量

【商品规格】产地加工为统货和选货（小选货与大选货、一般货与优等货）。

【品质论述】药材以根条粗长、外表红棕色、断面黄红色者为佳。

【产地】主产于陕西、河南、山西、甘肃，河北、山东、湖北、安徽等地亦产。商品来自野生，有报道，陕西、河南开展了野生驯化研究。

【质量分析】2013 年、2015 年和 2019 年全国茜草专项检验，分布抽验 60 批、80 批和 357 批，不合格率分别为 90%、65% 和 21%，不合格项目是"性状、显微、杂质、总灰分、浸出物、含量测定"，不合格的主要原因是掺假大叶茜草等同属植物或非药用部分较多。

【市场点评】茜草仍然以野生资源供应市场的药材，长期采挖导致野生资源面临枯竭，恢复生长能力十分缓慢，过去市场流通的茜草芦头较大、根部发达较粗，现在带苗的细根商品较多，质量明显下降，出现"一般货、合格货和优质货"以价定供货的销售怪圈，市价相差 6~7 倍。商品茜草存在"伪品多、掺假多、非药部位多"的三多现象，在现有的野生资源状况下，茜草质量难以根本上得到改善，不利于茜草的临床应用，应尽快开展茜草的野生驯化，发展人工资源。

茜草中含有羟基蒽醌类化合物，用水洗、浸润不当都会使成分流失，药材加工时规定"除去泥沙"，饮片加工时又规定"洗净，润透"，最终还是二次加工造成质量的较低，建议开展产地加工方法的研究，以图一逸永劳。

近年，中药检验中发现，一些中药饮片企业加工的茜草饮片多以粗根为主（直径 0.4cm 以上），细根弃之不用，国家标准对茜草药材大小有规定，须知饮片是由合格的药材加工。也需要制定茜草的规格等级标准，指导生产和使用，杜绝资源浪费。

特征识别

【**性状鉴定**】［形状］根茎呈团块状、结节状，粗短，中小孔；粗细不等的根丛生，根呈圆柱形，略弯曲。［大小］根长 10~25cm，直径 0.2~1cm。［颜色］红棕色或暗棕色，皮部脱落处呈黄红色。［纹饰］细皱纹及少数根痕。［质地］质脆，易折断。［断面］茬口较平坦；皮部狭窄，紫红色、红棕色；木部宽广，微红色，导管孔密集呈散在状。［气味］气微，味微苦，久嚼略有刺舌感。图 65-1。

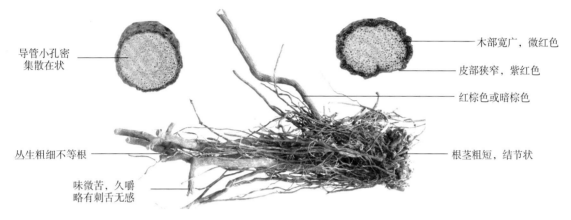

导管小孔密集散在状

丛生粗细不等根

味微苦，久嚼略有刺舌无感

木部宽广，微红色

皮部狭窄，紫红色

红棕色或暗棕色

根茎粗短，结节状

图 65-1　茜草特征图注

【**鉴别歌诀**】　　　根茎粗短根簇生　质脆易断皮红棕

木部微红小孔密　久嚼刺舌味微苦

【**识别要点**】（1）根系：茜草的根茎粗短（俗称根头），根以"须根"型为主，丛生粗细不等的根，大多数情况有一至数条粗根；由于生长环境影响，也有根茎较为发达（不呈匍匐根茎）和根普遍较粗壮的情况。（2）断面：木部微红色，导管孔密集呈散在状，木质部占直径的比例为 1/2~2/3。（3）气味：味微苦，久嚼之唾液变红（采用热水浸泡，水呈淡红色），有刺舌感。图 65-2、图 65-3。

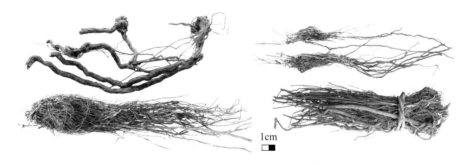

1cm

图 65-2　茜草（不同形状的药材）

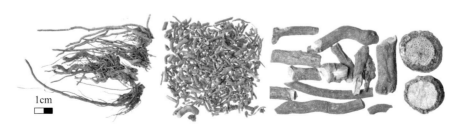

1cm

图 65-3　茜草（不同形状的药材及饮片）

【性状探微】流通的茜草药材有根茎、根（主根及细根）及部分残茎，后者产地加工时除去，也有残留情况。图65-4。

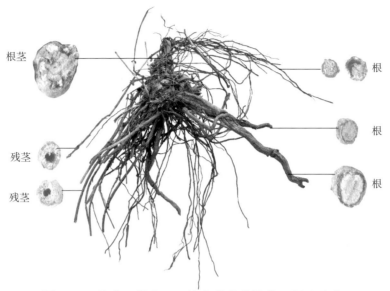

图65-4　茜草（甘肃，一株完整茜草根茎、根及残茎）

茜草的根茎大多数呈团块状、结节状，无明显的节，也有少数情况下可见呈圆柱形，图65-5、图65-6。此与伪品根茎横长发达和具节不同。文献记载的茜草饮片中没有根茎的描述，建议补充完善。

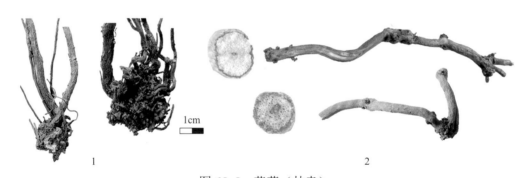

图65-5　茜草（甘肃）

（1.团块状根茎；2.圆柱形根茎）

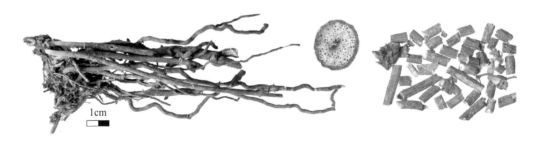

图65-6　茜草（甘肃，圆柱形根茎及切片）

商品茜草中根茎较少，一株完整的茜草中根茎占比一般不超过12%。

此外，在产地加工后，茜草加工成饮片仍然残留地上茎，有必要限度非药用部位比例。

本草探源

【混乱品种】有考证，明《本草纲目》所绘制的茜草图无叶柄，每节五叶，在茜草属中无叶柄的植物分布在新疆，显然不是茜草 *Rubia cordifolia* L. 或是绘制疏漏。《救荒本草》记载"土茜草，西土出者佳，今北土处处有之"，所述正是茜草的主产区。清《植物名实图考》记载"一种叶圆稍大，谓之金钱草，南安（今陕西）谓之红丝草，二种通用"，所述与卵叶茜草 *Rubia ovatifolia* 相似，在甘肃、陕西等地民间药用。

品种动态

【品种概述】国内各地称为"茜草"的有 5 科 18 种植物，仅茜草属（Rubia Linn.）有 12 种植物，在民间称为"茜草、土茜草、小茜草、血茜草"药用或仅有称谓，约 8 种形成商品，其中大叶茜草、藏茜草商品量较大，是茜草主要的混淆品。近年，陆续报道了丹参、赤芍、紫金牛等植物的细根掺假情况。

为了进一步调查市场流通的茜草品种，2021 年作者采集了国内部分地方的茜草标本，经鉴定为茜草科植物金线草 *Rubia membranacea* Diels、金剑草 *Rubia alata* Roxb、柄花茜草 *Rubia podantha* Diels 和大叶茜草 *Rubia schumanniana* Pritzel，这些植物产地视为"茜草"采收。

目前，主流商品为正品茜草，同科属品种冒充茜草或掺入茜草饮片中销售较为常见。

【混伪品】（1）小红参：为茜草科植物紫参 *Rubia yunnanensis* Diels 的干燥根及根茎。1977 年版《中国药典》收载，云南、贵州和湖南地方习用药材。产于云南、四川。明《滇南本草》收载，有滇紫参、云南茜草、红根称谓。

（2）藏茜草：为茜草科植物光茎茜草 *Rubia wallichiana* Decne. 和西藏茜草 *Rubia tibetica* Hook. f. 及同属数种植物的干燥根及根茎。《卫生部药品标准藏药分册 1995 年版》收载，青海地方习用药材。产于西藏、四川、云南等地或进口，除称呼藏茜草外，普遍称为茜草销售。市场流通的藏茜草的药用部位主要为匍匐茎，原植物有待进一步调查。

（3）小茜草：为茜草科植物金剑草 *Rubia alata* Roxb. 或卵叶茜草 *Rubia ovatifolia* Z.R. Zhang. 的干燥根及根茎。甘肃地方习用药材。产于甘肃、陕西、四川和贵州等地。

（4）大叶茜草：为茜草科植物大叶茜草 *Rubia schumanniana* Pritzel 的干燥根茎。四川、重庆地方习用药材。产于四川、云南等地，称为西南茜草。药用部位主要为横长根茎和匍匐茎，商品量较大，冒充或掺入茜草饮片，为茜草的主要混淆品。

（5）小血藤：为茜草科植物金剑草 *Rubia alata* Roxb.、大叶茜草 *Rubia schumanniana* Pritzel 或钩毛茜草 *Rubia oncotricha* Hand.–Mazz. 的干燥根及根茎。贵州地方习用药材。钩毛茜草在云南称小茜草入药，有商品流通。

（6）东南茜草：为茜草科植物东南茜草 *Rubia argyi*（Levl. et Vant）Hare ex L. A.Lauener et D. K. Ferguson 的干燥根及根茎。华中、华南民间用药。近年市场发现商品流通。

（7）蓬子菜：为茜草科植物蓬子菜 *Galium verum* L. 的干燥根及根茎。全草是黑龙江习用药材。20 世纪 60 年代形成商品，江苏等地称土茜草药用，过去商品中发现冒充茜草使用。

（8）葎草根：为桑科植物葎草 *Humulus scandens*（Lour.）Merr. 的干燥根及根茎。地上部分是福建、上海、四川、河南等地的习用药材。市场曾发现其干燥根及根茎加工成饮片冒充茜草。

（9）丹参：为唇形科植物丹参 *Savia miltiorrhiza* Bge 干燥细跟。市场曾发现以丹参的细根切片后掺入茜草。

🌿 图文辨析

【**性状鉴定**】（1）小红参：根茎呈不规则的结节状，根呈圆柱形，数条丛生（不成须根状），微弯曲。长 4~12cm，直径 0.1~0.4cm。外表面灰棕色至棕褐色，有纵皱纹。质脆，易折断。断面皮部棕红色，木部黄红色或浅红色。气微，味苦、涩，微甜。图 65-7。

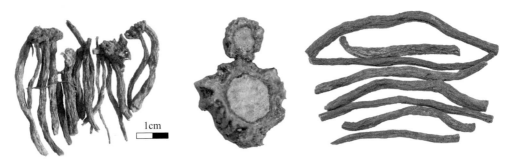

图 65-7　小红参（药材及断面放大）

（2）藏茜草：商品为发达的匍匐茎，根茎及根部很少。匍匐茎呈圆柱形，直径 0.4~1cm，长短不等。外表面灰棕色、灰黄色或浅红色，有纵向裂纹，老茎栓皮较厚而粗糙，易剥离，嫩茎有灰色栓皮。节上有对生的茎痕或须根。质脆，折断面平坦。皮部菲薄，近栓皮内层呈棕红色环，木部呈浅黄色或淡红色，导管孔多数而散在或略呈环状，中央髓部呈空洞状。气弱，味淡（口嚼唾液呈浅红色）。图 65-8。

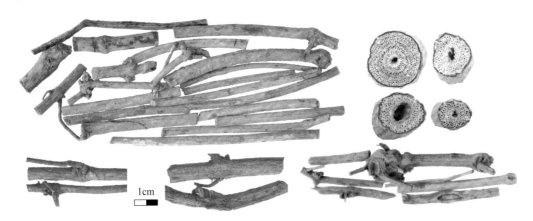

图 65-8　藏茜草（四川，药材及断面放大）

（3）金剑草：根茎呈短结节状或横走节状，丛生的粗细不等的根。外表面红棕色或棕褐色，略有细皱纹及细根痕。断面皮部较宽，约占根直径比例的 2/3，紫红色，木部呈浅红色或黄红色。图 65-9。

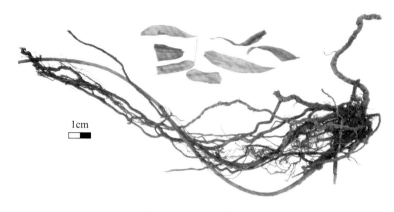

图 65-9　金剑草（贵州）

（4）大叶茜草：根茎呈细长圆柱形，常弯曲。长 4~15cm 或更长，直径 0.1~0.4cm；节间明显，长 1~2.5cm。外表面红棕色、暗棕色，有浅纵纹，中空，节上生须根。根质较柔韧，皮部与木部易分离。商品带有较多的匍匐茎，残留对生茎痕。气微，味微苦。图 65-10、图 65-11。

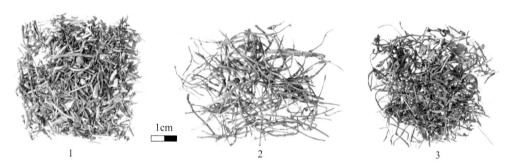

图 65-10　大叶茜草（1.贵州；2.四川；3.云南）

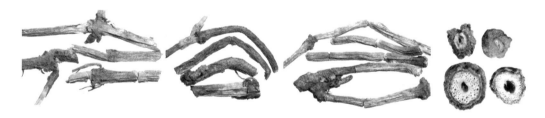

图 65-11　大叶茜草（药材及断面放大）

（5）钩毛茜草：根茎结节状，根长圆柱形，丛生于根茎，长短不等。直径 0.2~1cm。外表面红棕色或暗棕色，略显粗糙，或呈糟朽深裂，具少数根痕，皮部脱落处黄红色。质脆。断面皮部狭窄，紫红色，木部宽广，浅黄红色，可见多数小孔。图 67-12、图 67-13。

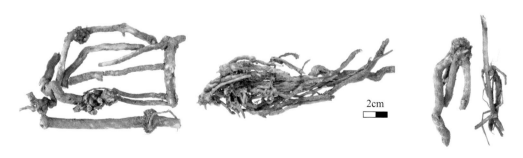

图 65-12　钩毛茜草（贵州）

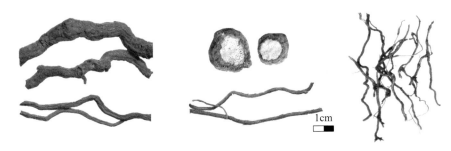

图 65-13　钩毛茜草（贵州，药材及断面放大）

【**市场速览**】市售茜草同名异物较多，品种十分混乱，作者委托云南、湖北等产地采集茜草，网络平台销售的多数不是正品茜草。图 65-14 至图 65-16。

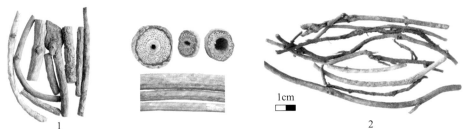

图 65-14　市售茜草（藏茜草药材及断面放大）

（1. 云南；2. 贵州）

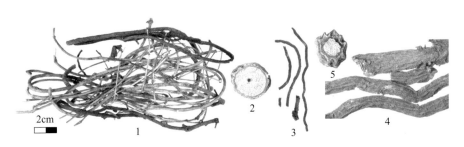

图 65-15　茜草（云南，柄花茜草）

（1. 全株；2. 根茎断面；3. 根；4. 根放大；5. 根断面）

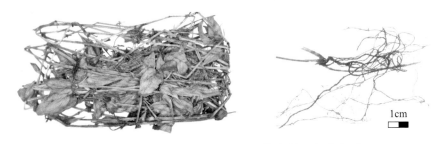

图 65-16　茜草（湖北，东南茜草全株及根与根茎）

早年市场发现一种伪造茜草，为多种植物根染色加工而成，味微苦。图 65-17。

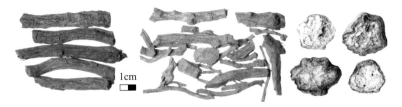

图 65-17　市售茜草（伪品）

66. 草豆蔻 ALPINIAE KATSUMADAI SEMEN

标准沿革

【来源】1963 年版《中国药典》收载为姜科植物草豆蔻 *Alpinia katsumadai* Hay.。

【药用部位】1963 年版《中国药典》规定为"干燥成熟种子团"。1977 年版《中国药典》修订"干燥近成熟种子"。

【采收加工】1963 年版《中国药典》规定为"秋季果实略变黄色时采收，晒至九成干，剥去果皮，将种子团晒干，或先将整个果实用水略烫，晒至半干，再剥皮取种子，晒干即得"。1977 年版《中国药典》修订了采收季节为"夏、秋二季"。

【性状】1963 年版《中国药典》描述为"呈圆球形或椭圆形，有一条纵沟，一端有脐点，破开后里面灰白色。臭微，味辛辣"。1977 年版《中国药典》修订为"种子团呈圆球形，种子外被淡棕色膜质的假种皮，种脊为 1 条纵沟。气香，味辛，微苦"。1990 年版《中国药典》增加了种子的纵面观特征。

商品质量

【商品规格】产地加工为统货。

【品质论述】药材以个大、完整、饱满、香气浓者为佳。

【产地】产于海南、广西、广东等地，亦从国外进口。商品来自野生，广东、海南、广西有栽培品。

特征识别

【性状鉴定】[形状]种子团呈类球形，分成 3 瓣，每瓣有 25~100 粒种子；种子排列紧密，为卵圆状多面体。[大小]种子团直径 1.5~3.2cm；种子长 3~5mm，直径约 3mm。[颜色]浅黄棕色、灰绿色；种子外被膜质假种皮。[纹饰]表面较光滑；种脊为一条纵沟，一端有种脐。[质地]质较硬。[断面]将种子沿种脊纵剖两瓣，纵断面观呈斜心形，种皮沿种脊向内伸入部分约占整个表面积的 1/2；胚乳灰白色。[气味]气香，味辛、微苦。图 66-1。

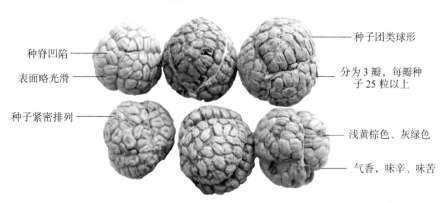

种脊凹陷
表面略光滑
种子紧密排列
种子团类球形
分为 3 瓣，每瓣种子 25 粒以上
浅黄棕色、灰绿色
气香，味辛、味苦

图 66-1 草豆蔻特征图注

【鉴别歌诀】 种子团呈类球形 浅黄棕色分三瓣
种子紧密多面体 表面光滑味辛苦

【识别要点】（1）形状：种子团呈类球形，个体较大，商品称为"大粒豆蔻"。（2）种子：每瓣有25~100粒种子，呈卵圆状多面体，排列紧密，表面较光滑。（3）气味：味辛、后微苦。图66-2。

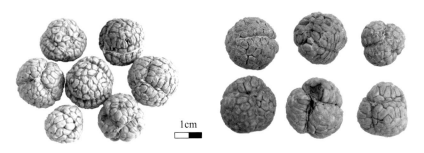

图66-2 草豆蔻

【性状探微】由于果实采收期、产地加工方法的不同，草豆蔻的颜色有明显的色差，呈浅黄棕色和灰绿色，鲜见呈灰褐色的商品。

🌿 本草探源

【掺伪做假】明《本草蒙筌》记载"草豆蔻鲜有得其真者，市家多以草仁假代"，所述为姜科植物艳山姜 Alpinia zerumbet。明《本草纲目》有记载"南人复用一种火杨梅伪充草豆蔻"，今考证，火杨梅为姜科植物蘘荷 Zingiber migua。

🌿 品种动态

【品种概述】国内各地称为"草豆蔻"的有9种姜科山姜属（Alpinia Roxb.）植物，这些品种在当地民间有代用草豆蔻的习惯，其中有6种形成商品。

目前，主流商品为正品草豆蔻，山姜属其他植物时有混淆误用。

【混伪品】（1）小草蔻：为姜科植物云南草蔻 Alpinia blepharocalyx K.Schum. 的干燥成熟种子。产于云南。云南地方习用药材，习称草蔻（滇草蔻）、小草蔻。商品流通量较大，为草豆蔻常见的混淆品种。

（2）长柄山姜：为姜科植物长柄山姜 Alpinia kwangsiensis T. L. Wu et Senjen 的干燥成熟种子团。产于广西、云南等地，习称草蔻药用。近年市场流通量较大。

（3）华山姜：为姜科植物华山姜 Alpinia chinensis Rosc. 的干燥成熟种子团。分布华南、西南等地。为早年草豆蔻的常见误用品。

（4）光叶云南草蔻：为姜科植物光叶云南草蔻 Alpinia blepharocalyx K.Schum. var. glabrior（Hand. –Mazz.）T. L. Wu 的干燥成熟种子。产于云南。越南进口草豆蔻也为该品种。

（5）毛瓣山姜：为姜科植物毛瓣山姜 Alpinia malaccensis（Burm.）Rosc. 的干燥成熟种子团。近年市场发现冒充草豆蔻。

🌿 **图文辨析**

【**性状鉴定**】（1）长柄山姜：种子团呈类圆球形。直径 1~1.6cm。外表面灰棕色、浅棕色，略显粗糙。种子团呈 3 瓣，每瓣种子 5~18 粒，种子呈锥状四面体。气微，味涩、微辛。图 66-3。

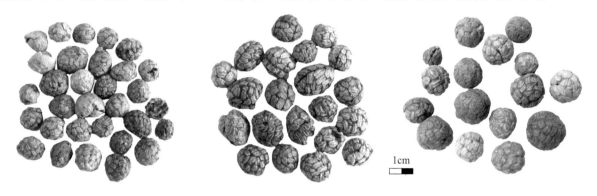

图 66-3　长柄山姜

（2）毛瓣山姜：种子团呈圆球形。直径 1~1.5cm。外表面灰褐色或黄棕色，略显粗糙。种子团成 3 瓣，每瓣种子 8~16 粒，种脊为一条深沟。气微，味微辛。图 66-4。

（3）华山姜：种子团类圆形。直径 0.5~0.8cm。外表面浅灰黄色或灰棕色。每瓣种子 2~5 粒，种子表面显粗糙。气微香，味微辛。图 66-5。

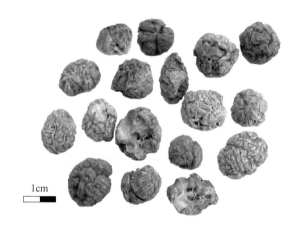

图 66-4　毛瓣山姜（近似品）

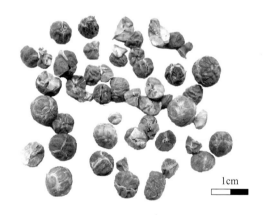

图 66-5　华山姜

🌿 67. 砂仁 AMOMI FRUCTUS

🌿 标准沿革

【来源】1963 年版《中国药典》收载为姜科植物阳春砂 *Amomum villosum* Lour 或缩砂 *Amomum xanthioides*.Wall，后者标注为进口。1977 年《进口药材质量标准》收载缩砂。1977 年版《中国药典》保留阳春砂 *Amomum villosum* Lour，增加海南砂 *Amomum longiligulare* T.L.Wu，删除缩砂。1990 年版《中国药典》又增加绿壳砂 *Amomum villosum* Lour. var. *xanthioides* T.L.Wu et Senjen（即 1963 年版《中国药典》的缩砂）。

【药用部位】1963 年版《中国药典》规定为"干燥成熟果实"。

【采收加工】1963 年版《中国药典》规定为"果实成熟时采收，晒干或微火焙干或剥去果皮，取出种子团，晒干即得"。1977 年版《中国药典》修订为"夏、秋间果实成熟时采收，晒干或低温干燥"。

【性状】1963 年版《中国药典》中阳春砂描述为"每瓣有种子 6~15 粒。种子破开后，内部灰白色。气芳香。"1977 年版《中国药典》修订为"种子外被淡棕色膜质的假种皮，破开后可见灰白色种仁。气芳香而浓烈。"1990 年版《中国药典》再次修订为"每瓣有种子 5~26 粒"。1963 年版《中国药典》中缩砂描述为"密生刺片状突起，气味较阳春砂稍淡"。1990 年版《中国药典》中绿壳砂与阳春砂合并描述。1977 年版《中国药典》描述海南砂为"每瓣有种子 5~17 粒"。1990 年版《中国药典》修订为"每瓣有种子 3~24 粒"。

🌿 商品质量

【商品规格】产地加工为统货和选货，统货又分为带壳统货和去壳统货。

【品质论述】药材以个大、种仁饱满、气味浓者为佳。

【产地】阳春砂主产于云南，广东、广西和福建亦产，商品主要来自云南栽培品，从老挝、越南、缅甸等国进口。绿壳砂产于云南，广东和广西亦有分布，商品来自野生或栽培，商品主要从缅甸、老挝等国进口。海南砂产于海南，广东和云南有栽培，商品量很少。

【质量分析】2014 年、2015 年、2017 年和 2019 年全国砂仁专项检验，分别抽验 212 批、171 批、360 批和 488 批，不合格率分别是 58%、35%、33% 和 26%，不合格项目"性状、含量测定"，不合格的主要原因是掺假、霉变、虫蛀等。

【市场点评】砂仁是常用中药材，也是关注度很高的品种之一。砂仁的热点涉及来源、采收时间、加工方式、商品规格、产地以及市场销售行为等众多方面。砂仁药材质量的差异显而易见，广东阳春市为砂仁道地产区，20 世纪 60 年代，云南、广西、福建等地陆续引种，云南现成为商品阳春砂仁的主产区，占市场总量的 80% 以上。据有关研究，砂仁品系、生态环境和加工方法不同，对其形状、毛刺、颜色、质地、气味和指标成分含量等都有一定的影响。

进口砂仁名目繁多，以产地分为缅甸砂仁、越南砂仁和老挝砂仁；以形状分为长果砂仁、圆果砂仁；以品种分为进口阳春砂、绿砂仁（缩砂）等；以药用部位分为原砂仁、砂米、壳砂和砂壳。进口砂仁品种混杂，而且多个品种勾兑，质量不容乐观。

在市场销售方面，不同产地的阳春砂价格相差较大，而伪品的差价更大，一些不法药商铤而走险，把不同产地种植的阳春砂（包括劣质品）混合勾兑后冒充原产地砂仁或合格品；更有甚者，以进口砂仁、伪品砂仁冒充、掺进阳春砂的高仿商品，特别是在砂仁米（种子团）商品中更容易掺假掺伪，以牟取暴利。

自 20 世纪 60 年代以来，商品砂仁的品种混乱有增无减，质量参差不齐，应予高度的重视。

特征识别

【性状鉴定】（1）阳春砂仁、绿壳砂仁：[形状] 呈类圆形、卵圆形或椭圆形，有不明显的 3 棱；种子团由白色隔膜分成 3 瓣，每瓣有种子 5~26 粒，2~3 行排列，种子为不规则多面体。[大小] 果实长 1~2cm，直径 1~1.5cm；种子直径 2~3mm。[颜色] 果皮呈黄棕色、浅红棕色或棕褐色，有时略带紫红色或灰绿色；种子棕红色或暗褐色，外被淡棕色膜质假种皮。[纹饰] 果实表面密被弯曲的刺状突起。种子表面有波状纹理。[质地] 果皮薄而软。种子质硬。[气味] 阳春砂气芳香而浓烈，味辛凉、微苦。绿壳砂气味稍淡薄。图 67-1、图 67-2。

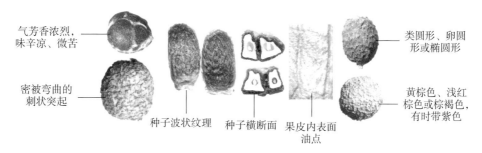

图 67-1　砂仁特征图注

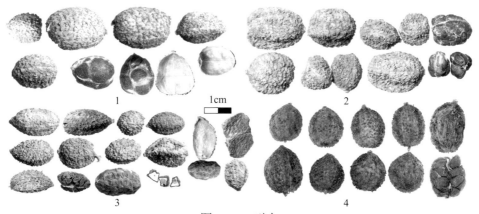

图 67-2　砂仁

（1~2. 云南阳春砂；3. 云南绿壳砂；4. 广东阳春砂）

（2）海南砂仁：[形状] 呈卵圆形、长椭圆形或长梨形，有明显的三棱；种子团每瓣有种子 3~24 粒。[大小] 果实长 1.5~2cm，直径 0.8~1.2cm。[颜色] 果皮棕褐色、灰棕色；子棕褐色或紫褐色。[纹饰] 果皮表面被片状、分枝的软刺；子表面有不规则突起。[质地] 果皮较厚而硬。[气味] 气微香，味辛凉、微苦。图 67-3。

【鉴别歌诀】　　　　　阳春砂仁　果实类圆卵圆形　果皮薄脆具单刺

　　　　　　　　　　种子红棕显细纹　气味芳香味辛凉

海南砂仁　长椭圆形钝三棱　果皮较厚色棕褐
肉刺片状有分枝　气味淡薄质稍次

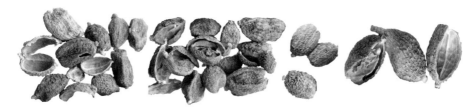

图 67-3　海南砂仁（1986 年）

【识别要点】（1）果实：从形状、软刺、果皮质地和颜色比较，微性状特征受产地及加工技术的影响会有差别。（2）种子：从种子团的饱满程度、颜色和种子表面纹饰比较。（3）气味：阳春砂具气芳香、味辛辣微苦，有浓烈的樟脑气味，而绿壳砂气味稍淡薄；海南砂气微香、味辛凉微苦。（4）果皮：内表面具密集的棕色油点。图 67-4。

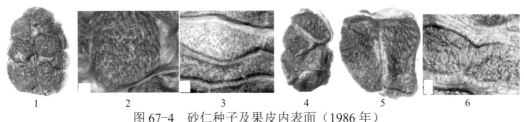

图 67-4　砂仁种子及果皮内表面（1986 年）
（1~3.阳春砂仁；4~6.海南砂仁）

【性状探微】阳春砂与绿壳砂的形状、颜色、软刺和气味各有不同。前者软刺密集，后者较稀疏；前者气味浓烈，后者稍淡；后者的果皮颜色有灰绿色。

🌿 本草探源

【掺伪做假】清《本草易读》记载"今市肆所货砂仁米，多用草蔻米充之，不可不知"。清《古今医统》记载"山栀染黑作砂仁"。《植物名实图考》记载"今阳江产者，形状殊异，俗呼草砂仁"。清代砂仁已有冒充品种，甚至伪造品。

🌿 品种动态

【品种概述】国内各地称为"砂仁"的有姜科 4 属 38 种之多，民间冠名"砂仁"的品种层出不穷，加之市场需求和商业化推演，"砂仁"的概念不断扩大，导致砂仁基原非常复杂，在商品流通中约 15 种误用或掺假。

目前，阳春砂国内大面积种植，成为主流商品。进口砂仁除来自绿壳砂、阳春砂外，近缘植物的冒充或掺假时有发生，成为最大的质量隐患。

【混伪品】（1）益智仁：为姜科植物益智 *Alpinia oxyphylla* Miq. 的干燥成熟果实。早年市场多次发现冒充砂仁或误用。

（2）湘砂仁：为姜科植物山姜 *Alpinia japonica*（Thunb.）Miq. 的干燥成熟果实。湖南地方习用药材。20 世纪常见的砂仁伪品，果皮已除去。商品又称"建砂仁"。

（3）红壳砂仁：为姜科植物红壳砂仁 *Amomum aurantiacum* H.T.Tsai et S.W.Zhao 的干燥成熟果实。分布于云南，为民间药，野生或栽培。近年从老挝、泰国等国进口，常掺入正品砂仁中。

（4）长序砂仁：为姜科植物长序砂仁 *Amomum thyrsoideum* Gapnep. 的干燥成熟果实。分布于广西，为民间药。多见于从缅甸等国进口，早年常见的混乱品。

（5）海南假砂仁：为姜科植物海南假砂仁 *Amomum chinensis* Chun ex T.L.Wu 的干燥成熟果实。产于海南，俗称土荔枝、亦称土砂仁，至今仍有商品流通。从老挝、越南进口砂仁中也有该品种。

（6）牛牯砂仁：为姜科植物牛牯砂仁 *Amomum muricapum* Elm. 的干燥成熟果实。分布于广东、广西，为民间药，又称大砂仁、土砂仁。多于从缅甸等国进口。

（7）印度砂仁：为姜科植物印度砂仁 *Amomum subulatum* Roxb. 的干燥成熟果实。为云南、广西的民间药。印度、尼泊尔进口砂仁中多见，多掺假砂仁米中。

（8）华山姜：为姜科植物华山姜 *Alpinia chinensis* Rosc. 的干成熟种子团，果皮已除去。20 世纪常见的砂仁伪品，又称"建砂仁"。

（9）艳山姜：为姜科植物艳山姜 *Alpinia zerumbet*（Pres.）Burtt. et Smith. 的干燥成熟种子团。20世纪常见的砂仁伪品，又称土砂仁、香砂仁。

（10）未知品：为姜科豆蔻属（Amomum Roxb.）多种植物的干成熟种子团。近年从老挝、缅甸等国进口的未知品种，市场多以称为缅甸砂和老挝巴色砂，商品量较大，是中药砂仁的主要伪品。

（11）光叶云南草蔻：为姜科植物光叶云南草蔻 *Alpinia blepharocalyx* K.Schum. var. *glabrior*（Hand.–Mazz.）T. L. Wu 的干燥成熟种子。产于云南或从越南进口。

🌿 图文辨析

【**性状鉴定**】（1）红壳砂仁：呈类圆形，少有卵圆形。外表面橘红色或红棕色，表面有较少的刺状突起，纵向细棱线明显。果皮较薄。种子团呈圆球形、卵圆形，每室有种子 5~9 粒，呈红褐色。气微香，味微辛苦。图 67-5。

（2）长序砂仁：呈长椭圆形、长圆形。外表面灰棕色或黄褐色，柔刺尖细而弯曲，基部增厚而硬，纵向细棱线明显。果壳薄而韧。种子团呈椭圆形、长圆形，直径 0.7~1.7cm，直径 0.6~1cm，每室种子 6~15 粒，呈棕褐色、暗棕色，表面有不规则条纹或平滑无纹理。气香，味微辛。图 69-6。

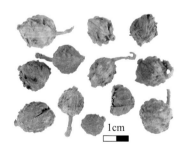

图 67-5　红壳砂仁

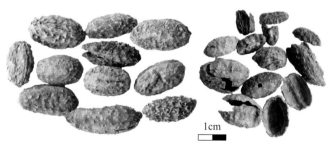

图 67-6　长序砂仁（1986 年）

（3）海南假砂仁：呈椭圆形或卵形，较明显钝三棱。外表面呈灰棕色或暗褐色，具疏而长的扁状刺突起，纵向细棱线较明显，果皮较厚而硬。种子团钝三棱，每室种子 4~10（15）粒，种子常瘦瘪，表面有不规则条纹。气微香，味微辛。图 67-7。

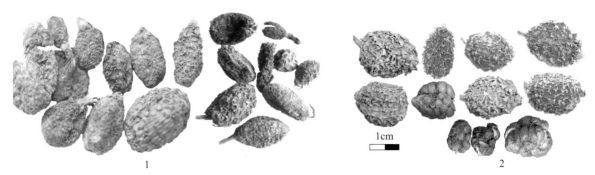

图 67-7　海南假砂仁

（1.1986 年广东样品；2.2021 年海南样品）

（4）牛牯砂仁：呈卵圆形、类球形或楔形。外表面暗棕色或棕褐色，表面具片状、基部增粗、疏而长的软刺，刺多有分枝。果壳厚而韧，种子团呈长圆形、长卵圆形，每室种子 10~15 粒。气香，味微辛。图 67-8。

（5）印度砂仁：呈长卵圆形，基部饱满粗圆，顶端干瘪扁平。外表面灰棕色，有多数明显隆起的呈翅状突起纵线纹。种子团长椭圆形，表面有不规则条纹。气微香，味微辛、涩。图 67-9。

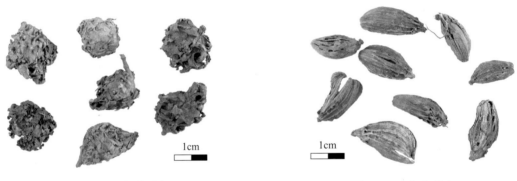

图 67-8　牛牯砂仁　　　　　　　　　图 67-9　印度砂仁

（6）华山姜：呈团类圆形。直径 0.5~0.8cm。外表面浅灰黄色或灰棕色。每室有 2~4 粒，种子表面粗糙。气微香，味微辛。图 67-10。

（7）山姜：呈团卵圆形或纺锤形。外表面浅灰黄色或灰棕色。每室种子 5~7 粒，种子表面粗糙。气微，味微苦辛，而涩。图 67-11。

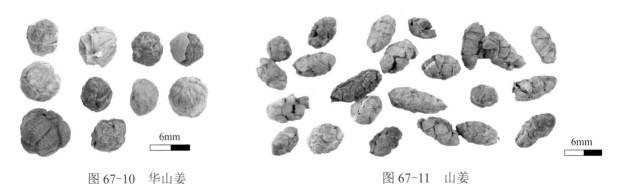

图 67-10　华山姜　　　　　　　　　图 67-11　山姜

（8）艳山姜：呈卵圆形或扁圆形。长 1.5~3cm，直径 1~2cm。果皮革质，表面橙黄色、黄棕色，具明显条棱。种子团松散状，种子表面外被灰白色假种皮，呈棕褐色。气微香，味微辛、涩。图 67-12、图 67-13。

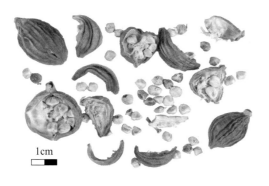

图 67-12　艳山姜

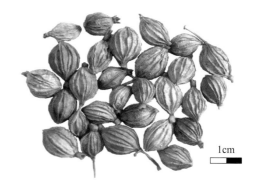

图 67-13　艳山姜（网购香砂仁）

【**市场速览**】历史上，我国一直从东南亚进口砂仁，近年进口砂仁的品种更趋复杂，商品量更大，原植物有待进一步调查。图 67-14 至图 67-18。

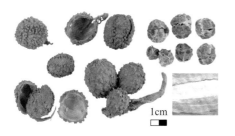

图 67-14　市售进口砂仁（1986 年广东）

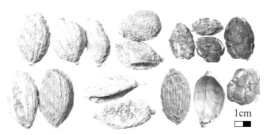

图 67-15　市售进口砂仁（缅甸、越南）非正品

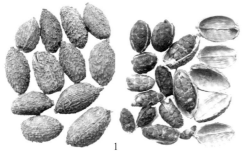

图 67-16　市售进口砂仁

（1.缅甸砂；2.老挝巴色砂）非正品

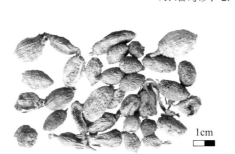

图 67-17　市售砂仁（多种混合品）

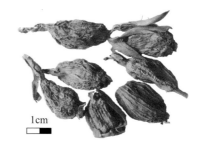

图 67-18　市售砂仁（挑出的掺假品）

（1）缅甸砂：呈长椭圆形或椭圆形。外表面灰褐色或棕褐色，柔刺稀疏，有较密的纵棱线。厚皮较硬，不易撕裂。种子团紧贴果皮，种子 42~65 粒。气香，味微辛。

（2）老挝砂：呈卵圆形或长圆形，顶端长渐尖。外表面棕褐色或灰褐色，柔刺稀疏，纵棱线明显较宽。厚批较厚而硬，不易撕裂。种子团紧贴果皮，种子 35~60 粒。气香，味微苦涩，辛凉感较弱。

68. 威灵仙 CLEMATIDIS RADIX ET RHIZOMA

标准沿革

【来源】1963 年版《中国药典》收载为毛茛科植物威灵仙 Clematis chinensis Osbeck。1977 年版《中国药典》增加了棉团铁线莲 Clematis hexapetala Pall. 和东北铁线莲 Clematis manshurica Rupr. r.［辣蓼铁线莲 C. terniflora var. mandshurica（Rupr.）Ohwi］。

【药用部位】1963 年版《中国药典》规定为"干燥根部"。1977 年版《中国药典》修订为"干燥根及根茎"。

【采收加工】1963 年版《中国药典》规定为"秋季采挖，除去茎叶、须根及泥土，晒干即得"。1977 年版《中国药典》修订为"秋季采挖，除去泥沙，晒干"。

【性状】1963 年版《中国药典》中根部描述为"表面棕褐色至棕黑色。横断面圆形，周边灰黄色，中央木心黄白色"。1977 年版《中国药典》修订为"表面黑褐色。断面皮部较广，木部淡黄色，略呈方形，皮部与木部间常有裂隙"。

商品质量

【商品规格】产地加工为统货（水洗）和选货（去芦头货）。

【品质论述】药材以根粗长、皮黑、肉白、质坚实、不带地上残茎者为佳。

【产地】威灵仙产于安徽、江苏、湖南、湖北、浙江、江西、四川、广西等地；棉团铁线莲和东北铁线莲产于辽宁、吉林、黑龙江、河北等地。商品主要来自野生，辽宁、河北、广西等地亦有栽培品；近年从朝鲜进口的威灵仙品种不详。

【质量分析】2013 年全国威灵仙专项检验，抽验 41 批，不合格率为 71%，不合格项目是"性状、鉴别"，不合格主要原因是掺伪。2019 年某省进行的威灵仙专项检验，不合格率是 17%，不合格原因是浸出物不达标。

【市场点评】商品威灵仙的含量指标难于达标，存在多种原因，其一，威灵仙的三种植物来源所含常春藤皂苷元和齐墩果酸差异较大，威灵仙 Clematis chinensis 含量指标易于达标，其他两种药材中常春藤皂苷元和齐墩果酸含量较低；其二，威灵仙已在东北引种栽培，由于生长周期长，商品化推广成本较高，采收期早的人工种植威灵仙中含量指标也难于达标。

近年市场流通的威灵仙饮片有的是根和根茎，有的仅为根，一些单位进货要求也不同。有观点认为饮片中没有根茎，后者属于非药用部位，实不可取。

特征识别

【性状鉴定】（1）威灵仙：［形状］根茎呈柱状，顶端残留茎基；细根众多，呈圆柱形，稍弯曲。［大小］根茎长 0.5~10cm；根长 7~20cm，直径 0.1~0.3cm。［颜色］根茎淡棕黄色；根棕黄色或棕褐色。［纹饰］根茎具隆起环节，根有细纵纹，有的皮部脱落，露出黄白色木部。［质地］根茎质较坚韧，断面纤维性；根质硬脆，易折断。[断面]根的皮部较广，木部黄白色，略呈类方形、类圆形。[气味]气微，味微苦。图68-1。

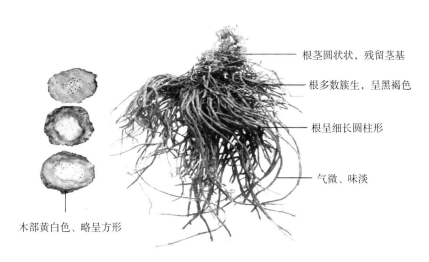

根茎圆状状，残留茎基

根多数簇生，呈黑褐色

根呈细长圆柱形

气微、味淡

木部黄白色、略呈方形

图68-1　威灵仙特征图注

（2）棉团铁线莲：[形状]细根较多，细长。[颜色]根棕褐色。[断面]木部呈类方形、类圆形或椭圆形。[气味]味微咸。图68-2、图68-3。

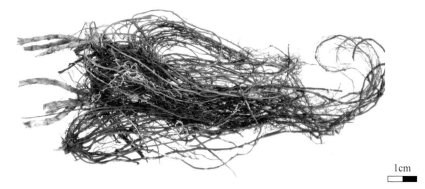

1cm

图68-2　棉团铁线莲（吉林采集）

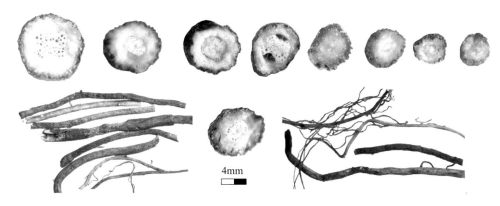

4mm

图68-3　棉团铁线莲（吉林采集）

（3）东北铁线莲：[形状]根茎较发达，细根众多，细长如马尾。[颜色]根棕褐色、棕黑色，常弯曲。[断面]木部类方形或中间缢缩长条状，导管孔较明显。[气味]味微辛辣。图68-4。

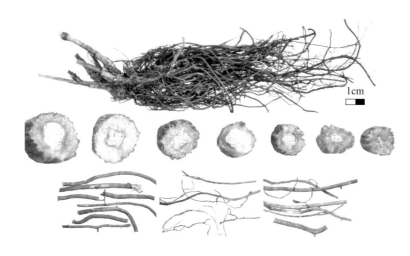

图 68-4　东北铁线莲（吉林采集，辣蓼铁线莲）

【鉴别歌诀】　　　　　根茎扭曲圆柱状　细根多数呈丛生

　　　　　　　　　　　　黑褐棕褐有细纹　木心气味呈多样

【识别要点】（1）颜色：威灵仙多呈淡棕黄色，棉团铁线莲多呈棕褐色，东北铁线莲多呈黑褐色。（2）气味：威灵仙味淡（有时微苦），棉团铁线莲有较明显的咸味，东北铁线莲味辛辣感重。（3）根茎及根系：威灵仙的根茎短柱状，细根较少，较平直；东北铁线莲的根茎多横生，细根较多；棉团铁线莲是唯一的草本植物，残留地上茎木化较弱，细根较少。图 68-5 至图 68-8。

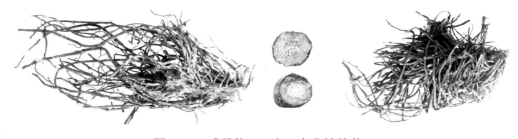

图 68-5　威灵仙（辽宁，东北铁线莲）

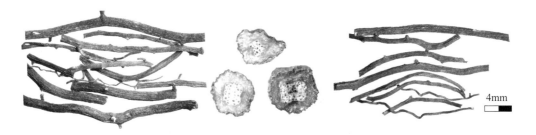

图 68-6　威灵仙（安徽，威灵仙）

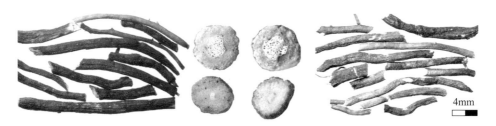

图 68-7　威灵仙（四川）

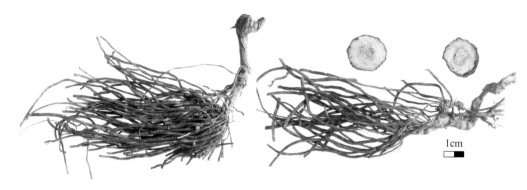

图68-8　威灵仙

三种威灵仙木部轮廓因根粗细本身存在变化，较粗根中以类方形为主，而木质部中导管的大小与木质部形状在品种间差异不明显。

本草探源

【混乱品种】自古以来，威灵仙植物来源复杂。宋《图经本草》绘制"并州威灵仙""晋州威灵仙"，已考证为玄参科植物草本威灵仙 *Veronicastrum sibiricum*（L.）Penell；同时记载"亦有似菊花头者"，有考证为菊科佩兰属（Eupatorium）植物。明《救荒本草》《滇南本草》所载威灵仙为菊科植物。可见明代，威灵仙已非常混乱，据报道，我国唐代输入日本的威灵仙为百合科菝葜属（Smilax L.）植物的根，而我国故宫博物院藏保存清代御药房使用的威灵仙也是该品种，菝葜属植物作为威灵仙药用由来已久。

唐、宋代以来威灵仙品种复杂，原因是多方面的，而唐代《威灵仙转》对其神奇功效的介绍引发了各地发掘威灵仙资源，由此品种混乱。

【掺伪做假】明《本草纲目》记载"别有数种，根须一样，但色或黄或白，皆不可用"，又载"威灵仙难得卖者，俗医用乃藁本细者尔"，说明威灵仙出现了伪品，甚至发展到以藁本细根冒充的地步。

品种动态

【品种概述】国内各地称为"威灵仙"的有9科近70种植物，主要来自毛茛科铁线莲属（Clematis）和百合科植物菝葜属（Smilax L.）植物，同名异物现象非常普遍。铁线莲属（Clematis L.）习称铁脚威灵仙，有10余种植物形成商品；菝葜属（Smilax L.）习称铁丝威灵仙，约6种植物形成商品。

目前，威灵仙的商品依然复杂，商品以威灵仙（*C.chinensis*）和东北铁线莲（棉团铁线莲量较少，常混杂在东北铁线莲中，统称黑薇）为主，在西南、华东等地来自铁线莲属（Clematis L.）品种较多。近几年威灵仙饮片中掺假情况应引起重视。

【混伪品】（1）铁丝威灵仙：为百合科植物鞘柄菝葜 *Smilax stans* Maxim.、黑叶菝葜 *S. nigrescens* Wang et Tang、短梗菝葜 *Smilax scobinicaulis* C. H. Wright. 或小叶菝葜 *Smilax microphylla* C. H. Wright 的干燥根茎及根。产于西北、华北、华东地区，甘肃、宁夏（鞘柄菝葜、黑叶菝葜）、河南、北京（短梗菝葜、鞘柄菝葜）和陕西（短梗菝葜、小叶菝葜）地方习用药材。商品流通量较大。

（2）威灵仙（浙威灵仙）：为毛茛科植物山木通 *Clematis finetiana* H. Lév. et Vant 的干燥根茎及根。

湖南、浙江地方习用药材。分布于广西、江西、湖南、浙江、贵州等地，有一定的商品流通，市场习称铁皮威灵仙。

（3）威灵仙（铁灵仙）：为百合科植物华东菝葜 *Smilax sieboldii* Miq. 的干燥根茎及根。山东地方习用药材。分布于华东、华北等地，药材习称钻鱼须。

（4）威灵仙：为毛茛科植物威灵仙 *Clematis chinensis* Osbeck 的干燥地上部分。四川地方习用药材。

（5）云灵仙：为菊科植物显脉旋覆花 *Inula nervosa* wall. ex DC 的干燥根茎及根。明《滇南本草》收载的威灵仙即为本种。云南地方习用药材，云南、贵州、四川等地民间普遍视为威灵仙药用，称为小黑药、黑威灵或草威灵，农户自采自销，有一定商品流通。

（6）柱果铁线莲：为毛茛科植物柱果铁线莲 *Clematis uncinata* Champ. 干燥根茎及根。分布于贵州、广西、广东、江西、福建、陕西等地，为贵州地产威灵仙的主流商品，在西南市场商品量较大。

（7）草珊瑚：为金粟兰科植物草珊瑚 *Sarcandra glabra*（Thunb.）Nakai 的干燥全株。分布于华东、华南。为民间药和制剂原料，四川、贵州称"铜灵仙"。

（8）小灵仙：为毛茛科铁线莲属（Clematis L.）干燥根及根茎。市场流通的商品量较大。

（9）桃儿七：为小檗科植物桃儿七 *Sinopodophyllum emodii*（Wall.）Ying 的干燥根及根茎。本品是著名的抗癌民间药，发掘收购后往往被张冠李戴。20 世纪 80~90 年代，本品冒充威灵仙，而出现数多起中毒事件。

（10）紫金牛：为紫金牛科植物紫金牛 *Ardisia japonica*（Thunb.）Bl. 的干燥根和根茎。近年发现在威灵仙饮片中掺假现象，市场亦称为矮地茶。

（11）麦冬须根：为百合科植物麦冬 *Ophiopogon japonicus*（L.f）Ker-Gawl. 的干燥须根染色品。近年发现在威灵仙饮片中掺假现象。

（12）升麻须根：为毛茛科植物大三叶升麻 *Cimicifuga heracleifolia* Kom. 等同属植物的干燥须根。升麻须根酷似威灵仙，近年多次发现市售威灵仙饮片中掺假。

（13）赤芍须根：为毛茛科植物芍药 *Paeonia lactlflora* Pal1. 的干燥须根。早年发现在威灵仙饮片中掺假现象。

🌿 图文辨析

【性状鉴定】（1）鞘柄菝葜：根茎呈不规则块状，断面粉红色（本品根茎发达，根疏密程度不一，少时仅有数支根，故商品主为根茎而带少量的根）。根直径 0.1~0.3cm，外表面灰黑色成灰褐色，具稀疏细小钩刺及少数纤细须根。根质坚韧，难折断。断面中央类白色，外圈为灰棕色环。气弱，味淡。图 68-9。

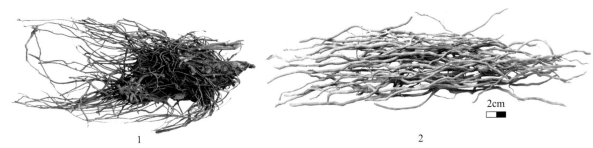

图 68-9　鞘柄菝葜（1. 甘肃采集；2. 商品）

（2）黑叶菝葜：残留茎呈黑褐色。根茎断面微粉红色（本品根发达，长度达 1m，为铁丝威灵仙的主要来源）。根直径 0.1~0.5cm，外表面浅灰棕色至灰褐色，外皮易剥落，剥落后露出黄色坚硬的木部。质硬而坚韧，对折易断。断面中央黄白色。图 68-10。

（3）华东菝葜：残留地上茎疏生细刺或近于无刺，茎外表面呈灰黄色、黄褐色。根呈圆柱形，稀少，直径 0.1~0.2cm；外表面黄棕色或灰棕色，有较短的细刺；根质韧，不易折断。图 68-11。

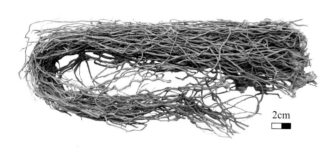

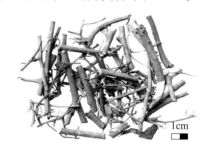

图 68-10　黑叶菝葜　　　　　　　　　　图 68-11　华东菝葜（威灵仙钻鱼须）

（4）山木通：根茎类圆柱形或疙瘩状，外表面灰褐色或棕黄色，上部常留有残茎，侧面及下方着生多数细长的根。根长 10~30cm，直径 0.2~0.5cm；外表面棕黑色或黄棕色，有细纵纹。质脆硬。断面皮部灰白色，略显粉性，木部近圆形、类方形。气微，味淡，后微苦。图 68-12。

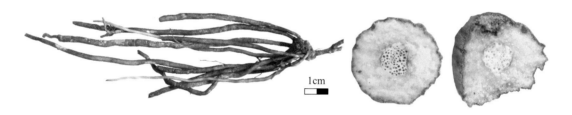

图 68-12　山木通（湖南，根横断面）

（5）柱果铁线莲：圆柱形。直径 1~2.5mm。表面棕褐色、暗棕色，表面稍有细纵纹，具支根痕，有时皮部呈断裂，露出浅黄色木部，木质部类圆形、多边形，约占断面的 1/2~2/3。味淡，久嚼微辛。图 68-13。

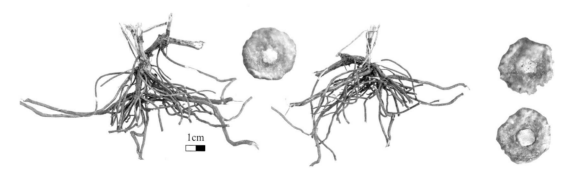

图 68-13　柱果铁线莲（陕西）

（6）显脉旋覆花：根茎粗短，残留茎基，并着生众多的黄棕色茸毛。须根数条至十余条丛生。外表面黑褐色或灰褐色，具纵皱纹或纵棱。质硬脆易折断。断面皮部类白色，木部淡黄色。皮部与木部易分离。有特殊臭气，味微涩后辛。图 68-14。

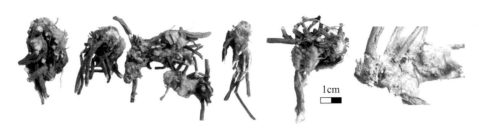

图 68-14　显脉旋覆花（云南威灵仙）

（7）草珊瑚：茎呈圆柱形，有膨大的节，呈暗棕色或棕褐色。叶革质，呈暗棕色或灰棕色，完整叶呈椭圆形、卵形至卵状披针形，顶端渐尖，基部尖或楔形，边缘具粗锐锯齿，齿尖有一腺体；叶柄基部合生成鞘状。图 68-15。

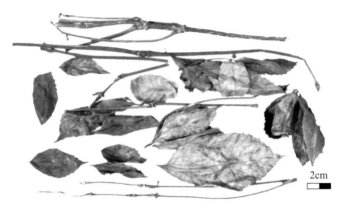

图 68-15　草珊瑚

（8）小灵仙：根茎呈结节状的圆柱状，外表面淡棕黄色。根外表面黑褐色、棕褐色，有细纵纹。质脆。断面稍平坦，皮部灰白色、灰黄色，木部淡黄色，呈类圆形。气微，味微辛（水泡皮部容易变软脱落）。图 68-16。

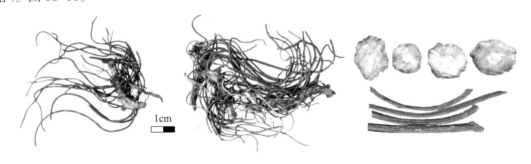

图 68-16　小灵仙

（9）桃儿七：根茎粗壮，上端可见数个凹陷的茎痕。根簇生于根茎，呈圆柱形，直径 2~3mm，外表面浅棕色、棕褐色，略显纵皱纹。质硬而脆，易折断，断面显粉性，白色，木心黄色。气微而味苦。图 68-17。

（10）紫金牛：根呈圆柱形，直径 1~2mm，有的具细分枝；外表面棕褐色，具突起的细纵棱线；质硬而脆，易折断；断面木心圆柱形、扁长方形，占根的比例较大。茎枝圆柱形，直径约 1mm，外表面棕褐色，具分枝和或叶痕。气微而味苦。图 68-18。

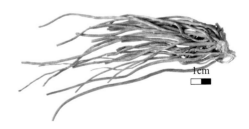

图 68-17　桃儿七

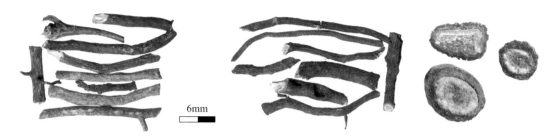

图 68-18　紫金牛（市售威灵仙）

（11）麦冬须根：须根呈圆柱形，直径 1~2mm。外表面黑褐色、棕褐色，表面显浅沟纹或具根痕，具横裂纹或呈断裂状。质韧而脆，不易折断。断面类白色，木心灰黄色。气微，味淡，后有不适感。图 68-19。

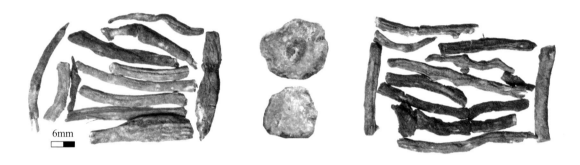

图 68-19　麦冬须根（市售威灵仙；基因测序）

【市场速览】（1）百合科菝葜属（Smilax L.）植物的根茎在西北做威灵仙（灵仙）较为普遍，收集了甘肃、四川的样品（图 68-20）。

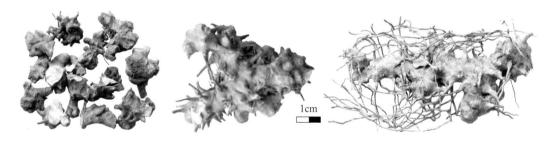

图 68-20　菝葜属植物（商品威灵仙、灵仙）

（2）毛茛科铁线莲属（Clematis L.）植物的根茎及根在华中、西南作威灵仙使用比较普遍，如红威灵仙（图 68-21）、黄威灵仙（图 68-22）。

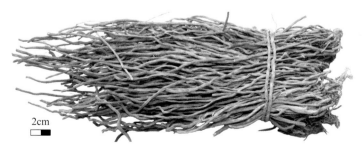

图 68-21　红威灵仙

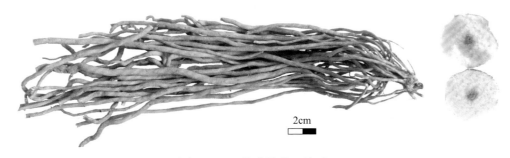

图 68-22 黄威灵仙（湖南）

（3）早年发现多种伪品威灵仙和掺假威灵仙（图 68-23）。

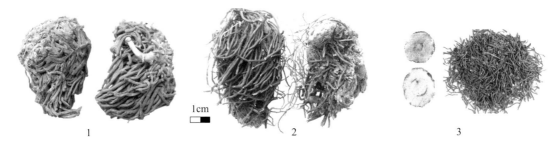

图 68-23 市售威灵仙
（1. 紫菀；2. 橐吾属植物；3. 掺假威灵仙）

（4）近年发现染色伪品威灵仙（图 68-24）、掺假威灵仙（图 68-25）。

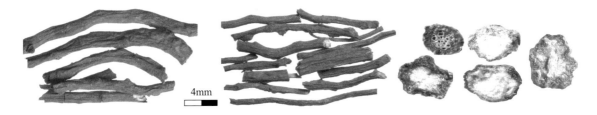

图 68-24 市售威灵仙（伪品威灵仙，疑似紫金牛）

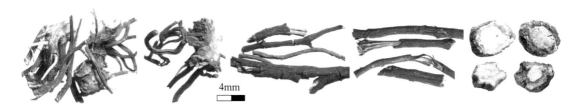

图 68-25 市售威灵仙（威灵仙中掺假一种伪品）

🌾 69.重楼 PARIDIS RHIZOMA

🌿 标准沿革

【来源】1977 年版《中国药典》收载为百合科植物云南重楼 *Paris yunnanensis* Franch. 或七叶一枝花 *Paris chinensis* Franch.。1990 年版《中国药典》采用了我国重楼属分类专家李恒（1986 年）的分类系统，拉丁学名修订为云南重楼 *Paris polyphylla* Smith var. *yunnanensis*（Franch.）Hand-Mazz. 或七叶一枝花 *Paris polyphylla* Smith var. *chinensis*（Franch.）Hara。

【药用部位】1977 年版《中国药典》规定为"干燥根茎"。

【采收加工】1977 年版《中国药典》规定为"秋季采挖，除去须根，洗净，晒干"。

【性状】1977 年版《中国药典》描述根茎表面有"密生层状突起的粗环纹。断面白色至黄白色，有粉性"。1985 年版《中国药典》将"有粉性"修订为"粉性"。1990 年版《中国药典》将断面再次修订为"粉性或胶质"。2000 年版《中国药典》将之前的"密生"修订为"密具"，将"胶质"修订为"角质"；断面修订为"白色至浅棕色，粉性或角质"。2010 年版《中国药典》将之前的"无臭"修订为"气微"。

🌿 商品质量

【商品规格】产地加工为个子统货和选货（以头数划分），也直接加工产地片。

【品质论述】药材以粗壮、质坚实、断面色白、粉性足者为佳。

【产地】主产于云南、贵州、四川，湖北、江西、浙江、广西、陕西、甘肃等地亦产。商品来自野生和栽培，贵州、云南和四川等地栽培，商品量较大。

【质量分析】2018 年全国重楼专项抽验 55 批，检验发现部分样品的薄层色谱异常，重楼皂苷含量不达标，认为是样品中掺假伪品和掺有疑似被提取后的重楼饮片所致。

【市场点评】重楼长期过度的采挖，野生资源不断萎缩，引发 2008 年价格快速攀升，催生近 20 个省（市区）引种栽培，遍及大半个中国。由于自然条件、种植技术、生长周期等原因，各地质量差异较大，市场的优胜劣汰使不少投资者血本无归，生存下来的产区才是今后适宜发展区。近年，一些地方发掘利用本地的重楼资源，不少品种就地野生驯化或引种栽培，有报道，重楼属（Paris L.）植物所含皂苷类组分差异较大，云南等地种植的重楼包括云南重楼、黑籽重楼、狭叶重楼等多个品种，导致流入市场的品种复杂化。2020 年作者检测了引种的狭叶重楼中重楼皂苷（Ⅰ、Ⅱ和Ⅶ）含量很低。应加强品种选育、种植技术和产地加工、栽培年限等规范化研究，以保证药材质量。

重楼存在"粉质"和"角质"两种质地，传统认为粉质重楼（断面粉性，呈类白色或黄白色，质地较脆）优于角质重楼（断面角质或半透明状，多呈浅黄棕色，质地较坚），前者更受药厂投料的青睐。据报道，植物来源、生境条件和加工方法是重楼形成不同质地的重要原因，甚至同一根茎前后端显示粉质与角质的交叉情况。近年对"角质"与"粉质"的化学成分和药效药理研究，以期评估"角质"与"粉质"的品质问题受到广泛重视。

🌿 特征识别

【性状鉴定】[形状] 呈结节状的类圆锥形、类圆柱形，弯曲或较平直；残留须根痕；顶端有残茎基和残留的鳞叶。[大小] 长 4~12cm，直径 1~4.5cm。[颜色] 黄棕色或棕褐色，外皮脱落处呈白色。[纹饰] 半圆形或椭圆形凹陷的茎痕外突呈斜向环节，略交错排列，具层状突起的疏密不等的粗环纹。[质地] 质坚实，断面平坦。[断面] 粉白色至浅黄棕色，显粉性或角质。[气味] 气微，味微苦、辛。图 69-1。

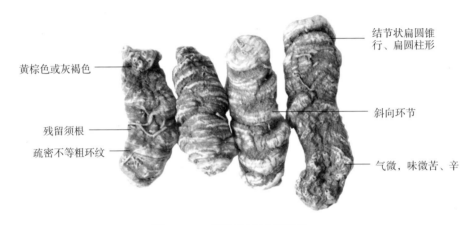

黄棕色或灰褐色

残留须根

疏密不等粗环纹

结节状扁圆锥行、扁圆柱形

斜向环节

气微，味微苦、辛

图 69-1　重楼药材特征图注

【鉴别歌诀】
扁圆锥形圆柱形　斜向环节粗环纹
外表黄褐质坚实　角质粉质微苦辛

【识别要点】重楼属（南重楼组 Sect. Euthya）植物的根茎呈结节状的类圆锥形或类圆柱形，有斜向环节（半圆形或椭圆形凹陷的茎痕相互挤压而外突），不同品种的形状、大小、斜向环节、颜色和质地方面存在差异，而同一个品种的个体差异也较大，故在性状方面一些重楼类药材很难有效区别，例如七叶一枝花 *Paris polyphylla* Smith 几个变种的性状相同。

云南重楼（滇重楼）多数呈类圆柱形、多平直、较粗。图 69-2。

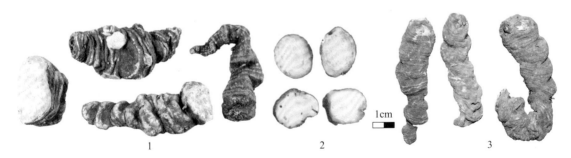

1cm

1　　　　　　　2　　　　　　　3

图 69-2　重楼
（1~2. 云南栽培；3. 野生七叶一枝花）

七叶一枝花多数呈类圆锥形、中上部膨大，尾端收缩变细，常弯曲。图 69-3。

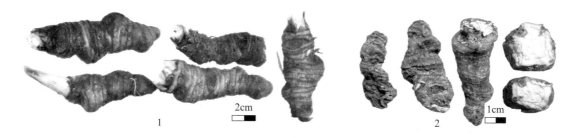

图69-3　七叶一枝花（四川栽培）

（1. 鲜品；2. 干品）

【性状探微】文献中有关重楼性状的描述大相径庭，所谓"呈结节状的扁圆柱形，略弯曲，密具层状突起的粗环纹"是对重楼形状的基本描述。对照大量样品不难发现，在自然条件下生长的重楼形状、大小存在差异。图69-4。

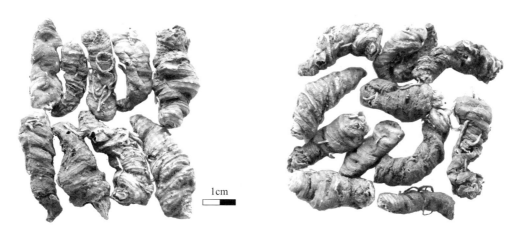

图69-4　重楼

🌿 本草探源

【混乱品种】重楼原名"蚤休"，始载于《神农本草经》。本草中记载的重楼产地包括长江流域及以南地区，以及山东、河南、陕西和甘肃等地，来源于百合科重楼属（Paris L.）中"根状茎粗壮的类型"，原植物包括多叶重楼 *P.polyohylla*、七叶一枝花 *P.polyohylla* var. *chinensis*，狭叶重楼 *P.polyohylla* var. *stenophylla* 为主的多种近缘植物。《滇南本草》记载的重楼为滇重楼 *P.polyohylla* var. *yunnanensis* 等同属其他植物。

此外，东北、华北等地民间习惯将蓼科蓼属拳参组植物称为"重楼"。

🌿 品种动态

【品种概述】我国重楼属（Paris L.）植物有39种（包括变种、变型），其中药用植物18种（含变种），在西南地区多以"重楼"药用，该属植物形态相近，在野生资源的开发利用中，不少品种因收购而形成商品。市场发现延龄草等非重楼属植物冒充和误用，甚至是切片后掺假情况。此外，从越南、尼泊尔、缅甸等国进口的重楼来源不清，对国内重楼市场冲击不小。

目前，主流商品为人工栽培品的云南重楼；而来自同科属的国产和进口重楼的混淆使用时有发生。

【混伪品】（1）拳参：为蓼科植物拳参 *Polygonum bistorta* L. 的干燥根茎。本品外观与重楼相似，20 世纪 60 年代就有混淆现象，目前仍然有混淆误用情况。

（2）灯台七（蚤休）：为百合科植物狭叶重楼 *Paris polyphylla* Smith var. *stnophylla* Franch. 或宽叶重楼 *Paris polyphylla* Sm. var. *latifolia* Wang et Chang 的干燥根茎。甘肃地方习用药材，有一定的商品量，市场多以重楼购销。

（3）浙重楼：为百合科植物狭叶重楼 *Paris polyphylla* Smith var. *stnophylla* Franch. 的干燥根茎。浙江地方习用药材。

（4）球药隔重楼：为百合科植物球药隔重楼 *Paris fargesii* Franch. 的干燥根茎。四川地方习用药材。分布于云南、广西、贵州、四川、湖北等地。

（5）黑籽重楼：为百合科植物黑籽重楼 *Paris thibetica* Franch. 的干燥根茎。四川地方习用药材。分布西藏、云南、四川、甘肃等地。

（6）白河车：为百合科植物万年青 *Rohdea japonica*（Thunb.）Roth 的干燥根茎。上海、江苏地方习用药材。早年市场多次发现冒充重楼销售。

（7）芋儿七（延龄草）：为百合科植物延龄草 *Trillium tschonoskii* Maxim 的干燥根茎及根。陕西地方习用药材，民间称为狮子七。吉林延龄草 T. *kamtschaticum* Pall. ex Pursh，民间称为高丽瓜。近年，在市售重楼饮片中发现掺假该属植物，有人冠以"三叶重楼""三叶一枝花"新名词用于销售宣传。

（8）五指莲：为百合科植物五指莲 *Paris axialis* H.Li. 的干燥根茎。分布于云南、贵州、四川等地。民间药。有报道市场流通或以重楼销售。

（9）金钱重楼：为百合科植物金钱重楼 *Paris delavayi* Franch. 的干燥根茎。分布于云南、贵州、广西、四川等地，民间药。有报道市场流通或以重楼销售。

🌿 图文辨析

【性状鉴定】（1）拳参：呈类圆形、不规则形厚片，常呈缢缩状弯曲。外表面紫褐色，有残留褐色鳞片或根痕。质脆。切面浅棕色或黄棕色，有呈黄白色点状的维管束排列成环。气微，味苦涩。图 69-5。

（2）狭叶重楼：呈类圆锥形或类圆柱形，多弯曲。长 1.2~7cm，直径 1~1.8cm。外表面黄棕色，略皱缩，突起的环节较疏，茎痕半圆形或扁圆形，略交错排列，须根残留。质较硬。断面类白色，粉质。气微，味微苦、麻。图 69-6。

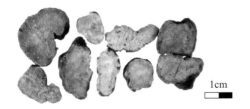

图 69-5　拳参

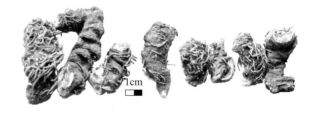

图 69-6　狭叶重楼（甘肃）

（3）黑籽重楼：呈类圆柱形，常弯曲。直径 3~9cm，直径 0.5~1.3cm，常两头略收缩而中间粗。

外表面黄棕色或棕褐色，具明显皱纹，突起环节较疏，茎痕半圆形。质较硬。断面黄白色或浅棕黄色，多呈角质或有粉质。图 69-7。

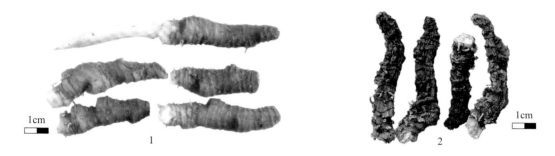

图 69-7　黑籽重楼（四川栽培）
（1. 鲜品；2. 干品）

（4）延龄草：呈卵球形、近球形。直径 1~2cm。外表面黄棕色或棕褐色，顶端有茎痕和残留鳞叶，有须根或点状须根痕，具不明显环节。质较硬。断面黄白色，粉质。气微，味微苦、辛辣而刺喉。图 69-8。

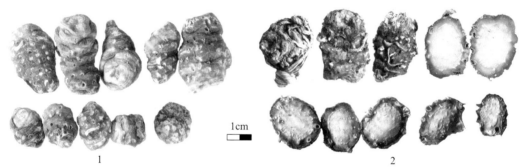

图 69-8　延龄草（1. 吉林；2. 安徽）

（5）五指莲：呈类圆柱形，常弯曲，少数有分枝。长 2.4~5cm，直径 0.5~1.2cm。外表面黄棕色，具皱纹，突起的环节较密集，茎痕较少，呈扁圆形而凹陷。质脆，断面黄白色，角质。图 69-9。

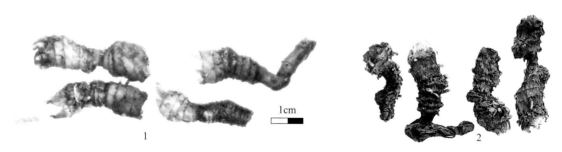

图 69-9　五指莲（四川栽培）
（1. 鲜品；2. 干品）

（6）金钱重楼：基本同黑籽重楼。根茎常粗细较均匀。图 69-10。

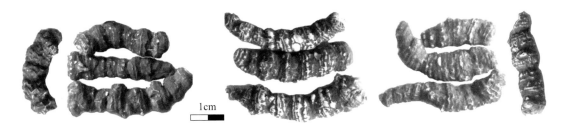

图 69-10　金钱重楼（疑似品）

【市场速览】近年，进口重楼在国内市场销售，品种来源不详。图 69-11。

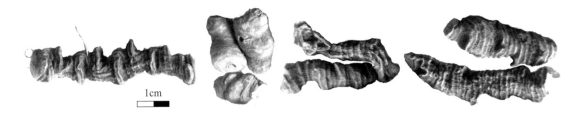

图 69-11　市售重楼（尼泊尔商品）

狭叶重楼已有人工种植，商品量不大，药材与野生品相近。图 69-12。

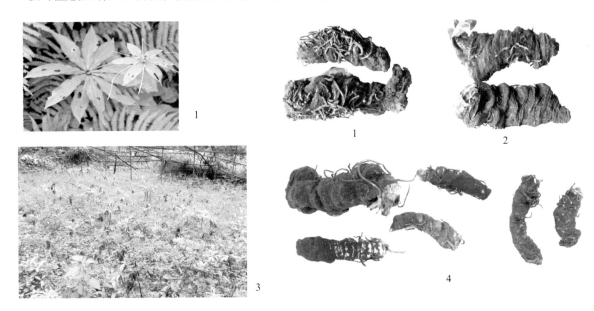

图 69-12　狭叶重楼
（1. 野生；2. 野生药材；3. 种植；4. 种植药材）

🌿 70. 厚朴　MAGNOLIAE OFFICINALIS CORTEX

🌿 标准沿革

【来源】1963 年版《中国药典》收载为木兰科植物厚朴 *Magnolia officinalis* Rehd. et Wils. 或凹叶厚朴 *Magnolia officinalis* var. *biloba* Rehd. et Wils.。

【药用部位】1963 年版《中国药典》规定为"干燥的干皮、根皮"。1977 年版《中国药典》修订"干燥干皮、根皮及枝皮"。

【采收加工】1963 年版《中国药典》规定为"4~6 月剥取干皮及根皮，阴干；或入沸水中微煮烫，取出，堆置使发汗，待水分自内部渗出后，晒干，再蒸使其变软，卷成筒状，阴干即得"。1977 年版《中国药典》修订为现行版《中国药典》的加工方式。

【性状】1963 年版《中国药典》描述为"断面外层为灰棕色，中层紫棕色，颗粒性，显油性，有亮银星，内层有毛状的纤维"。1977 年版《中国药典》修订为"断面颗粒性，外层灰棕色，内层紫棕色或棕色，有油性，有的可见多数小亮星"。

🌿 商品质量

【商品规格】产地加工为统货（原皮、刮皮）、产地片（统丝、选丝）。

【品质论述】宋《图经本草》谓"紫色多润者佳，薄面白着不堪"。明《本草原始》谓"皮鳞皱而厚，紫色油润者，俗呼为紫油厚朴，入剂最佳"。这是古人质量优劣评价标准。优质厚朴的断面和内表面会有肉眼可见的"小亮星"，是所含的厚朴酚与和厚朴酚等成分会析出的结晶。

药材以皮厚肉细、油性大、断面紫棕色、有小亮星、气味浓厚者为佳。

【产地】主产于四川，浙江、湖南、湖北、云南、重庆、陕西等地亦产。商品来自栽培和野生，以栽培品为主。

【质量分析】2018 年全国厚朴专项检验，抽验 176 批，不合格率为 5%，不合格项目是"含量测定、鉴别"，不合格主要原因是掺伪和劣质品。

【市场点评】中药行业的"发汗"是古代传承下来的药材加工技术，也是古人判别厚朴质量优劣的标志，南北朝《雷公炮炙论》认为"要用紫色、辛味为好"。近年，厚朴作为重要经济价值的植物资源，全国 15 个省份引种栽培，厚朴的产地加工发生了变化，传统的"发汗"加工逐渐边缘化，多数新产地的药农不知此工序，采收厚朴后多数以晾晒为主，以降低加工成本；在阴雨天气，采用炕干方式加工；市场出现断面不紫、油性不足的劣质品。趁鲜切丝后的炕干成为主产区厚朴的主要加工方法，应该进行规范性研究，制定生产技术规范。厚朴的产区较多，由于各地质量参差不齐，价格相差价较大，市场存在不同产地勾兑的厚朴。

厚朴饮片加工要刮去粗皮，较费工费力，建议刮去粗皮前移到产地加工环节。

🌿 特征识别

【性状鉴定】（1）干皮：[形状]呈双卷筒状或单卷筒状；近根部的干皮一端展开如喇叭口。[大小]长13~35cm，厚0.2~0.8cm。[颜色]外表面灰棕色或灰褐色；内表面紫棕色或深紫褐色。[纹饰]外表面粗糙，有时呈鳞片状，有突起的椭圆形皮孔和纵皱纹；内表面较平滑，具细密纵纹，划之显油痕。[质地]质坚硬，不易折断。[断面]外层灰棕色，颗粒性，内层紫褐色或棕色，有油性并显纤维性，可见多数小亮星。[气味]气香，味辛辣、微苦。图70-1、图70-2。

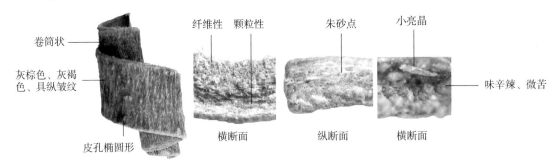

图70-1　厚朴特征图注

（2）枝皮：[形状]呈单卷筒状、双卷筒状或不规则片状。[大小]厚0.1~0.2cm。[纹饰]可见长圆形的皮孔、枝痕。[质地]质较脆。图70-3。

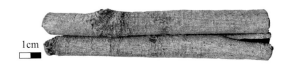
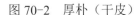
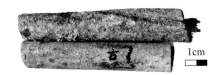

图70-2　厚朴（干皮）　　　　图70-3　凹叶厚朴（干皮）

（3）根皮：[形状]呈单卷筒状，弯曲似鸡肠。[质地]质坚韧。[断面]纤维性。

【鉴别歌诀】　　　　　单卷双卷呈筒状　外表灰棕内紫褐
　　　　　　　　　　　断面颗粒显亮晶　气香微苦后味辛

【识别要点】（1）断面：外层灰棕色，颗粒性，内层紫褐色或棕色，略显纤维性，富油性，新剥离层可见朱砂点（油细胞）。（2）小亮晶：为厚朴酚类成分结晶，在断面或新剥离层可见，质量越好越明显。（3）气味：香气明显，微苦，后辛辣味，质量好的甚至有刺舌感。图70-4。

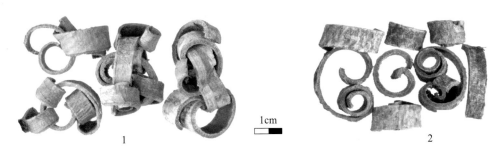

图70-4　厚朴饮片
（1.刮皮；2.未刮皮）

【**性状探微**】厚朴的干皮"发汗"和直接晒干加工方法的药材断面颜色、油性、气味方面存在差异。现在"发汗"商品较少，应引起重视。

本草探源

【**混乱品种**】古代记载的厚朴原植物不止一种。宋《图经本草》记载了一种开红花的厚朴，考证为武当玉兰 *Magnolia sprengeri*，是甘肃、陕西和四川等地产商品厚朴来源之一。清《本草易读》记载"近世一种，其貌颇似之，全失气味，未知何木皮也"。

品种动态

【**品种概述**】国内各地称为"厚朴"的有9科40余种植物，其中，木兰科木兰属（Magnolia Linn.）和木莲属（Manglietia Bl.）不少植物在西南作为厚朴代用品或属民间药，先后有23种植物形成商品。20世纪70年代以来，随着野生厚朴资源减少，供需矛盾日益突出，发现胡桃科、樟科、豆科、大戟科、山茶科和五加科等8科近16种植物的树皮冒充厚朴，伪品曾经盛行一时。

目前，主流商品为正品厚朴，"姜朴、川姜朴"等仍然流通，市场代用或掺假情况时有发生。

【**混伪品**】（1）大叶木兰（腾冲厚朴）：为木兰科植物大叶木兰 *Magnolia rostrata* W. W. Smith. 的干燥树皮、枝皮和根皮。为部颁标准收载的品种，云南地方习用药材，又称滇缅木兰。商品时有冒充或代替厚朴现象。

（2）柴厚朴：为木兰科植物桂南木莲 *Manglietia chingii* Dandy 的干燥树皮。贵州地方习用药材，广西、云南等地曾作为厚朴使用，又称木莲皮。

（3）姜朴：为木兰科植物武当玉兰 *Magnolia sprengeri* Pamp. 和望春玉兰 *Magnolia biondii* Pamp. 的干燥树皮。陕西、甘肃等地习称姜朴，历史上的厚朴代用品。产地仍然有收购外销，是厚朴的主要混淆品。

（4）川姜朴：为木兰科植物凹叶玉兰 *Magnolia sargentiana* Rehd. et Wils.、西康玉兰 *Magnolia wilsonii*（Finet et Gagnep.）Rehd. 和武当玉兰 *Magnolia sprengeri* Pamp. 等同属植物的干燥树皮。四川等地习称川姜朴，至今在商品中混淆为厚朴。

（5）土厚朴：为木兰科植物四川木莲 *Manglietia szechuanica* Hu、红花木莲 *Manglietia insignis*（Wall.）Bl. 等同属植物的干燥树皮。早年在四川、浙江等地发现误以为厚朴收购。

（6）黄杞皮：为胡桃科植物黄杞 *Engelhardia roxburghiana* Wall. 的干燥树皮。20世纪80年代广西、贵州等地误以厚朴收购外销。

（7）野胡桃皮：为胡桃科植物野胡桃 *Juglans cathayensis* Dode 的干燥树皮。20世纪80年代陕西、甘肃误以厚朴收购外销，现时使用不详。

（8）鸭脚木：为五加科植物鹅掌柴 *Schefflera octophylla*（Lour.）Harms 的干燥树皮及根皮。为华南地区民间药，过去曾报道冒充厚朴使用。

图文辨析

【**性状鉴定**】（1）大叶木兰（腾冲厚朴）：呈卷筒状、片状。厚0.5~1.4cm。外表面灰白色或灰棕色，摸之具柔软感。皮孔呈菱形、类圆形或椭圆形；内表面褐色，划之稍显油痕。断面纤维性，少有小亮晶。气香，味微苦、辛。图70-5。

（2）柴厚朴：呈卷筒状或板状。厚3~5mm。外表面暗灰棕或灰黄色，具细短纵裂纹及横向突起的圆形或椭圆形皮孔；内表面黄色至紫褐色，有细纵纹。质硬脆。折断纤维性强，外侧颗粒状，内侧纤维性。气弱，味微苦。图70-6。

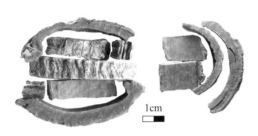

图70-5　大叶木兰（云南，腾冲厚朴）

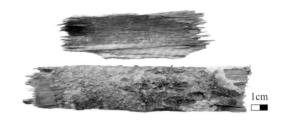

图70-6　柴厚朴（广西）

（3）姜朴：呈单卷状或双卷筒状。长30~65cm，厚0.4~0.8cm。外表面灰棕色或灰褐色，皮孔呈椭圆形或菱形；内表面棕黄色。断面淡黄棕色，纤维性，呈层状分离。气香，味微苦，具姜辣味。图70-7。

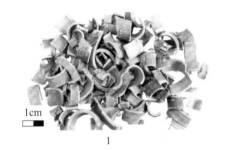

1

2

图70-7　姜朴（1. 四川；2. 甘肃）

（4）黄杞皮：呈卷筒状、双卷筒状或槽状，厚薄不一。外表面灰棕色或灰褐色，粗糙。皮孔淡黄色，长椭圆形纵向排列，具纵沟纹；内表面暗棕色，具粗纹理。折断面纤维性，易层状剥离。气微，味微苦、涩，稍有麻舌。图70-8。

（5）野核桃皮：呈不规则的条状、片状。外表面浅灰棕色，栓皮剥落处呈棕褐色，具纵向皱裂纹；内表面暗棕色，可见较细纹理。质坚韧。折断时易纵裂，纤维性强。气微，味微苦。图70-9。

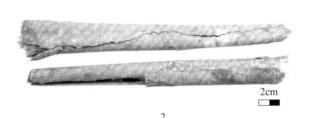

图70-8　黄杞皮

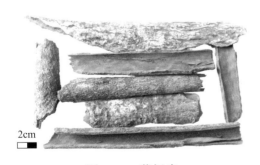

图70-9　野核桃皮

（6）鸭脚木：呈卷筒状或片状。外表面呈灰暗色、灰棕色，具横向皮孔。内表面灰棕色，较光滑。质地疏松，横切面强纤维性。气微香，味苦涩。图70-10。

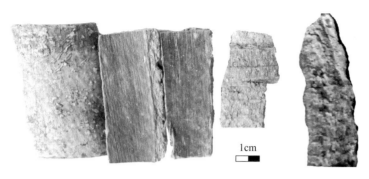

图 70-10 鸭脚木皮

【市场速览】市场多次发现"土厚朴"冒充厚朴。图 70-11。

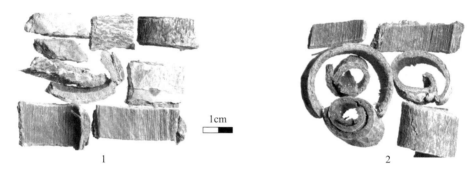

1 2

图 70-11 市售厚朴（2 批疑似木莲属植物）

市场流通的厚朴中尚有望春玉兰，图 70-12；紫玉兰，图 70-13。

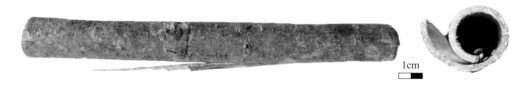

图 70-12 望春玉兰（干皮）

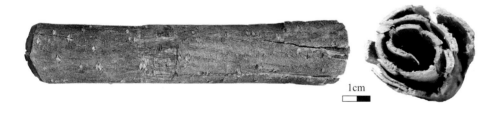

图 70-13 紫玉兰（干皮）

71. 骨碎补 DRYNARIAE RHIZOMA

标准沿革

【来源】1963 年版《中国药典》收载为水龙骨科植物槲蕨 *Drynaria fortune*（Kunze）J. Sm.。1977 年版《中国药典》增加中华槲蕨 *Drynaria baronii*（Ghrist）Diels。1995 年版《中国药典》删除中华槲蕨，保留槲蕨一种来源。

【药用部位】1963 年版《中国药典》规定为"干燥根状茎"。1977 年版《中国药典》修订为"干燥根茎"。

【采收加工】1963 年版《中国药典》描述为"冬、春二季采挖，除去杂质，晒干后火燎即得"。1977 年版《中国药典》修订为"全年均可采挖，除去泥沙，干燥，或再燎去茸毛（鳞片）"。

【性状】1963 年版《中国药典》描述为"经过火燎者呈扁片状，显棕色或暗棕色。断面红棕色或淡红棕色，有小黄点呈圆圈状排列"。1977 年版《中国药典》修订为"经过火燎者呈棕褐色或暗褐色。断面红棕色，维管束呈黄色点状，排列成环"。

商品质量

【商品规格】产地加工为统货和选货、产地片（纵切片、统条）。

【品质论述】药材以条粗大、色棕者为佳。

【产地】主产于贵州、云南、四川、湖南、湖北、广东等地。商品来自野生。

【质量分析】2013 年、2015 年、2016 年、2017 年和 2019 年全国骨碎补专项检验，分别抽验 95 批、281 批、221 批、247 批和 382 批，不合格率分别为 71%、30%、45%、32% 和 23%，不合格项目是"性状、鉴别、含量测定、浸出物"，不合格的主要原因是中华槲蕨混淆使用，部分为次品。

2014 年某省骨碎补专项检验，抽验 63 批次，其中 23 批正品骨碎补、18 批毛姜和 22 批大叶骨碎补。

【市场点评】历史上，骨碎补产地加工方法是用火燎去茸毛后晒干。目前产地鲜制加工较多，商品称为骨碎补片，专业加工户采用滚筒式脱毛机脱毛，洗净后再切片，采用烘干方法加快形成商品；个体加工多数直接纵向或斜向鲜切。近年产地加工方法对性状改变是显而易见的，市场流通的骨碎补药材断面颜色明显变深，甚至呈黑褐色，形状多为纵切的条状或不规则片状，不利于临床调剂，应根据趁鲜切制的技术要求进行生产工艺研究，制定技术规程，以保证质量。

特征识别

【性状鉴定】［形状］扁平长条状或近片状，多弯曲，有分枝；具突起或凹下的圆形叶痕，与叶痕相对一面残留须根痕。［大小］长 5~15cm，宽 0.5~1cm，厚 0.2~0.5cm。［颜色］密被棕色至红棕色的小鳞叶，柔软如毛；经火燎者呈棕褐色或暗褐色。［鳞叶］二型；披针形的直伸松软，边缘具睫毛，近基部着生；盾状着生的紧贴根茎表面。［质地］体轻，质脆，易折断。［断面］红棕色，黄白色点状维管束（16~25 个）排列成扁圆形环。[气味]气微，味淡、微涩。图 71-1。

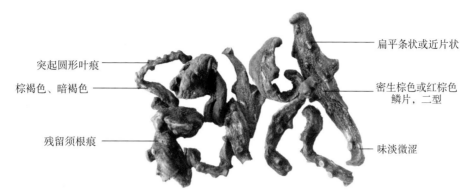

突起圆形叶痕

棕褐色、暗褐色

残留须根痕

扁平条状或近片状

密生棕色或红棕色
鳞片，二型

味淡微涩

图 71-1　骨碎补特征图注

【鉴别歌诀】　　　　　根茎扁平长条状　　叶痕残留分枝多
　　　　　　　　　　　　鳞叶二型黄棕色　　断面红棕点状环

【识别要点】（1）形状：呈背腹面扁平的条状或近似片状，多分枝，在分枝处两侧常有缢缩。
（2）断面：呈红棕色，黄白色点状维管束排列成扁圆形环。（3）鳞叶：一般文献记载鳞叶为披针形一
种，事实上骨碎补鳞叶呈二型，一种披针形的直伸而松软，近基部着生，另一种紧贴根茎表面（盾状
着生），后者常常不易发现。在放大镜下观察，鳞叶两侧有针形锯齿，且锯齿基部几乎接近垂直状为
特征。图 71-2、图 71-3。

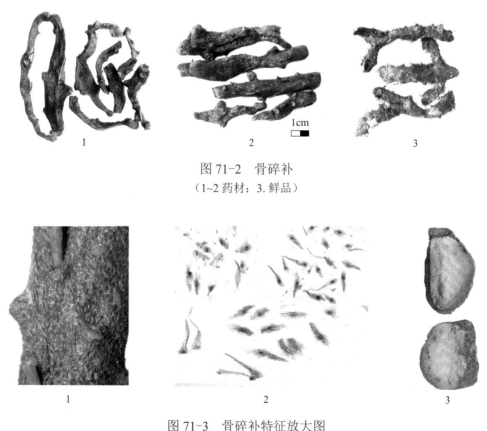

1cm

1　　　　　　　　　　　2　　　　　　　　　　　3

图 71-2　骨碎补
（1~2 药材；3.鲜品）

1　　　　　　　　　　　2　　　　　　　　　　　3

图 71-3　骨碎补特征放大图
（1.根茎表面；2.两种鳞叶；3.断面）

【性状探微】现时骨碎补鲜制加工为纵切的条状和不规则片状，与原药材和饮片的形状规定存在

出入，如何执行标准，是迫切需要解决的问题。骨碎补鳞叶类型和针形锯齿特征在混淆品鉴别方面具有实用价值。

本草探源

【混乱品种】本草记载的骨碎补为多种来源。宋《图经本草》所绘"秦州骨碎补为百合科植物；所绘"海州骨碎补"与光叶槲蕨 *Drynaria propinqua*（Wall .ex Mett.）J. Sm. ex Bedd. 相当。据清代甘肃地方志，中华槲蕨 *Drynaria baronii* 是甘肃地产骨碎补来源。这些品种做为骨碎补药用延续至今。

品种动态

【品种概述】国内各地称为"骨碎补"的有 3 科 26 种植物，多数为西南、华南等地的民间药或称谓，由于"骨碎补"来自野生资源，植物形态相近，误采误收在所难免，导致品种日渐复杂。在产地农贸市场、药市上流通的骨碎补品种更为复杂。

目前，主流商品为正品骨碎补，混淆品种时有发现。

【混伪品】（1）毛姜（陕骨碎补）：为水龙骨科植物中华槲蕨 *Drynaria baronii*（Christ）Diels. 的干燥根茎。甘肃、陕西习用药材，习称为猴姜。亦为藏药、蒙药和维药。产地多以骨碎补外销，为骨碎补的常见混淆品种。

（2）大叶骨碎补：为骨碎补科植物大叶骨碎补 *Davallia formosana* Hayata. 的干燥根茎。广西习用药材。市场流通量大，为骨碎补的主要混淆品种。

（3）石连姜槲蕨：为水龙骨科植物石连姜槲蕨 *Drynaria propinqua*（Wall. ex Mett.）J. Sm. ex Bedd. 的干燥根茎。云南、贵州、四川等地民间用药，在产地药市自产自销。

（4）崖姜蕨：为水龙骨科植物崖姜蕨 *Pseudodrynaria coronans*（Wall.ex Mett.）

Ching 的干燥根茎。云南、贵州等地民间用药，习称大碎补、肉碎补，在产地农村集贸市场以骨碎补销售。

（5）硬叶槲蕨：为水龙骨科植物硬叶槲蕨 *Drynaria rigidula*（Sw.）Bedd. 的干燥

根茎。云南、贵州等地民间用药，在产地农村集贸市场习称毛姜、猴姜销售。

（6）光亮瘤蕨：为水龙骨科植物光亮瘤蕨 *Phynatosorus cuspidatus*（D. Don）Pichi Sermolli 干燥根茎。云南、贵州等地民间用药，习称猪毛姜，在产地农村集贸市场有销售。

（7）川滇槲蕨：为水龙骨科植物川滇槲蕨 *Drynaria delavayi* Christ 的干燥根茎。在云南、贵州等地产骨碎补商品中发现流通。

图文辨析

【性状鉴定】（1）毛姜（陕骨碎补）：呈不规则的圆柱状，少有扁圆柱形，常有分枝，表面棱脊明显。直径 0.5~1cm。鳞叶一型，密被，呈黄棕色的披针形，柔软如毛，着生于表面凸处。脱去鳞片后呈棕褐色、棕黄色或浅黄色，须根残基呈刺状突起，叶柄基显著突出。质较硬。断面棕黄色或灰黄色，黄白色点状维管束成环排列。气弱，味淡、涩。图 71-4。

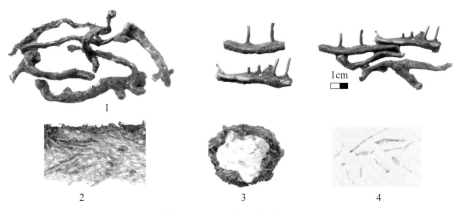

图 71-4 毛姜（甘肃）

（1. 药材；2. 根茎表面及断面；3. 鳞叶）

（2）大叶骨碎补：呈圆柱形，多弯曲。鳞叶一型，呈红棕色的披针形，着生于表皮凹处。脱去鳞片后呈红棕色，有纵向沟脊。叶柄基显著突出。质坚硬。断面棕红色，浅黄色点状维管束（10~15个）排列成环，其中两个较大，呈新月形。气微，味微辛、涩。图 71-5。

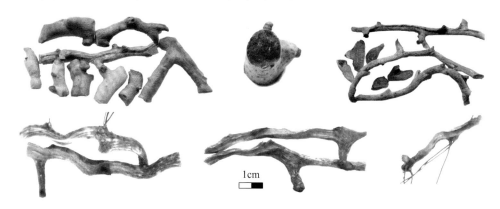

图 71-5 大叶骨碎补

（1~2 烫制；3. 药材）

（3）石连姜槲蕨：呈扁圆柱形或扁三棱形，常加成不规则条状。直径 0.5~1.2cm。密被暗棕色、黄棕色长三角形鳞叶（二型），着生于表面凸处，呈覆瓦状排列。断面黄棕色，灰棕色点状维管束排列成环。表面有突起的叶痕。气弱，味涩。图 71-6。

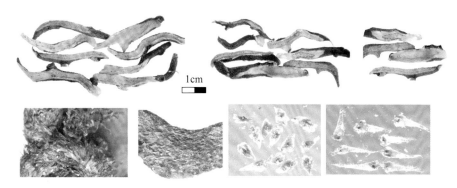

图 71-6 石连姜槲蕨（云南，药材及鳞叶放大）

（4）光亮瘤蕨：呈圆柱形，具趾状分歧。直径 1.4~2.6cm。外表面灰棕色，断面灰黄色，紫褐色分体中柱散在。质坚硬，不易折断。气微，味微甜、涩。图 71-7。

（5）崖姜蕨：呈圆柱形，有时弯曲成大块垫状物，常呈类圆形厚片或不规则条块状。直径1.7~3.5cm。断面黄褐色，黄白色分体中柱呈环。质坚硬，不易折断。气微，味涩。图71-8。

（6）硬叶槲蕨：呈圆柱形，稍弯曲，常分枝。直径0.5~1.2cm。常加工成不规则条状或片块状，鳞叶二型。断面黄白色，黑色分体中柱散在。质硬，易折断。气微，味微涩。图71-9。

【市场速览】西南市场的骨碎补来源复杂，今收集的多种骨碎补样品来自水龙骨科槲蕨属Drynaria（Bory）J.Sm.未知植物。图71-10至图71-14。

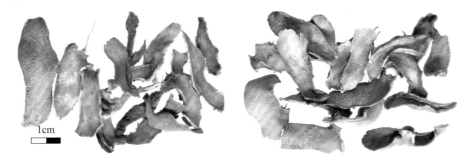

图71-7　光亮槲蕨（云南）

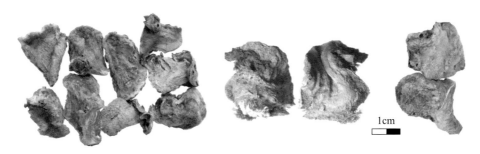

图71-8　崖姜蕨（云南）

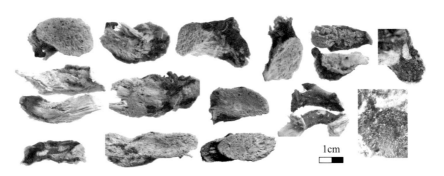

图71-9　硬叶槲蕨（云南）

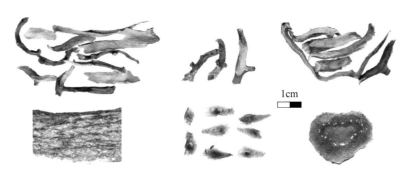

图71-10　市售骨碎补（伪品；贵州，鳞叶及断面放大）

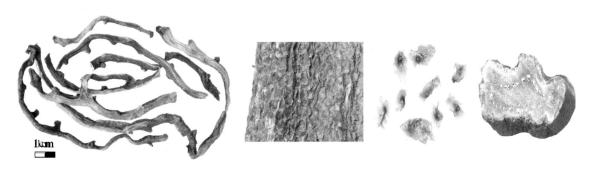

图 71-11 市售骨碎补（伪品；广西，鳞叶及断面放大）

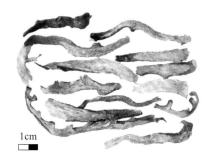

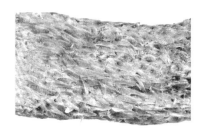

图 71-12 市售骨碎补（伪品：广东，放大两种鳞叶）

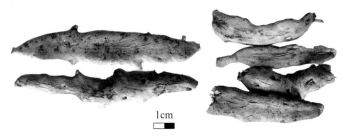

图 71-13 烫骨碎补

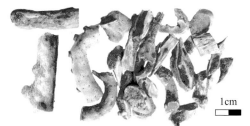

图 71-14 市售烫骨碎补（为烫毛姜）

72. 独活 ANGELICAE PUBESCENTIS RADIX

标准沿革

【来源】1963 年版《中国药典》收载为伞形科当归属（Angelica）植物独活。1977 年版《中国药典》明确为重齿毛当归 *Angelica pubescens* Maxim. f. *biserrata* Shan et Yuan。

【药用部位】1963 年版《中国药典》规定为"干燥根"。

【采收加工】1963 年版《中国药典》规定为"秋末茎叶枯萎后或春初苗刚发芽时采挖，除去须根及泥沙，阴干或烘干即得"。1977 年版《中国药典》调整采挖的时间，修订了加工方法，为"烘至半干，堆置 2~3 天，发软后再烘至全干"。

【性状】1963 年版《中国药典》描述为"断面可见多数黄棕色的油点散在或略成环状排列，周边呈白色，其内有棕色环中心为灰棕色"。1977 年版《中国药典》修订为"有 1 棕色环，皮部灰白色可见有多数散在的油点，木部灰黄色至黄棕色"。1990 年版《中国药典》再次修订断面特征，为"皮部灰白色，有多数散在的棕色油点，木部灰黄色至黄棕色，形成层环棕色"。

商品质量

【商品规格】产地加工为个子统货和选货、产地片（统片和选片）。

【品质论述】药材以主根粗壮、支根少、质坚实、香味浓者为佳。

【产地】主产于四川、湖北、甘肃、浙江，重庆、安徽、陕西、江西等地亦产。商品来自栽培，鲜见野生品。

【质量分析】2015 年全国独活专项检验，抽验 102 批，不合格率为 27%，不合格项目是"含量测定、性状、薄层鉴别、水分"，不合格的主要原因是掺假欧当归，部分虫蛀。

【市场点评】由于各地栽培技术、加工方法不同，市售独活的质量参差不一。四大产区的药材表现为主根明显与否，表面灰棕色至棕褐色，质地较硬还是疏松，是否烟熏。加工成饮片后有的质地较充实、显油润、气味较浓，有的轻虚泡、多裂隙、茬口泛白，饮片形状多样化，气味淡。图 72-1。

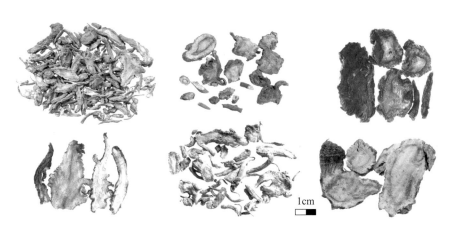

图 72-1 独活（6 批不同形状、色泽饮片）

🌿 特征识别

【性状鉴定】［形状］根略呈圆锥状，下部2~3分枝或更多，根头部膨大，多横皱纹；顶端茎痕凹陷或微突，并有叶柄残基。［大小］长10~30cm，直径0.5~3cm。［颜色］灰褐色或棕褐色。［纹饰］具纵皱纹，有横长皮孔样突起及稍突起的根痕。［质地］质较硬，受潮则变软。［断面］皮部灰白色，散在多数棕色油室，木部灰黄色、黄白色或浅棕黄色，形成层环浅棕色；常具裂隙。［气味］气香特异而浊，味微苦、辛。图72-2。

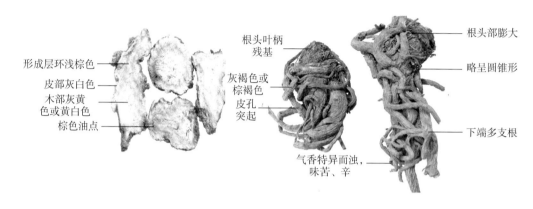

图72-2　独活特征图注

【鉴别歌诀】

根似圆锥常分枝　外表棕褐纵沟深
断面皮白心浅黄　味苦麻舌香气浊

【识别要点】（1）形状：呈圆锥形，下部多分枝，根头部膨大。（2）断面：皮部灰白色，散在棕色油室，木部灰黄色至黄棕色，多有裂隙。（3）气味：有浊气感的特异气，味苦、辛、微麻舌。

【性状探微】独活采用圆锥形描述形状更符合实际情况。独活的气特异而不香，时有浊气感。不同产地的表面和断面颜色存在一定差异。图72-3。

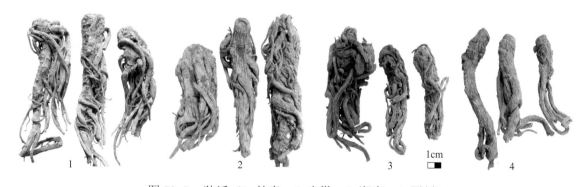

图72-3　独活（1.甘肃；2.安徽；3.湖南；4.四川）

🌿 本草探源

【混乱品种】本草记载的独活来源复杂，包括伞形科当归属（Angelica L.）、独活属（Heracleum L.）和五加科楤木属（Aralia Linn.）多种植物。明《本草纲目》记载"近时江淮中出一种土当归，肉白皮黄，气极岁恶，山人呼为香白芷，用充独活"。

🌿 品种动态

【品种概述】国内各地称为"独活"的有 2 科 20 余种植物，主要有当归属（Angelica L.）、独活属（Heracleum L.）和五加科楤木属（Aralia Linn.）植物，对应的商品分别是独活、牛尾独活和九眼独活，有 8 种在市场混淆或误用，欧当归在市场上冒充或掺假现象非常突出。

目前，主流商品为正品独活，市场中混淆和误用时有发生。

【混伪品】（1）牛尾独活：为伞形科植物短毛独活 Heracleum moellendorffii Hance、牛尾独活 Heracleum hemsleyanium Diels 或渐尖叶独活 Heracleum acuminatum Franch 的干燥根。四川（短毛独活、牛尾独活和渐尖叶独活）、甘肃（短毛独活、牛尾独活）、贵州（短毛独活）地方习用药材。商品流通中常混淆为独活。

（2）九眼独活：为五加科植物甘肃土当归 Aralia kansuensis Hoo.、食用土当归 Aralia cordata Thunb. 或柔毛龙眼独活 Aralia henryi Harms 的干燥根及根茎。甘肃（甘肃土当归、食用土当归）、四川（食用土当归、柔毛龙眼独活）地方习用药材。

（3）北独活：为伞形科植物兴安白芷 Angelica dahurica（Fisch.）Benth. et Hook. f. 的干燥根。吉林、黑龙江地方习用药材。

（4）白亮独活：为伞形科植物白亮独活 Heracleum candicans Wall. ex DC. Prodr. 的干燥根。四川地方习用药材。

（5）新疆独活：为伞形科植物短茎古当归 Archangelica brevicaulis（Rupr.）Rchb. 的干燥根。新疆地方习用药材。

（6）永宁独活：为伞形科植物永宁独活 Heracleum yungningense Hand. –Mazz. 的干燥根。为西南民间药，产地长期作独活（牛尾独活）使用。

（7）欧当归：为伞形科植物欧当归 Levisticum officinale Koch 的干燥根。是 20 世纪 50 年代引进的欧洲草药，西北、华北部分地方种植，有称为"香独活、肉独活"。商品市场上欧当归无处不在，独活价高时假冒独活，当归价高时又假冒当归，行业素有"双面谍药"称谓。

🌿 图文辨析

【性状鉴定】（1）牛尾独活：牛尾独活呈长圆锥形，上粗下细，形如牛尾。短毛独活和渐尖叶独活较小多分枝。长 15~40cm，直径 0.6~2.5cm。外表灰黄色。顶端残留茎基，有不规则的纵皱纹及横长皮孔。质坚硬。断面皮部黄白色或淡棕色，可见棕色油点，中部浅黄色。气微香，味微甘、辛。图 72-4。

永宁独活呈圆锥形，扭曲。表面棕黄色至棕褐色，具不规则的纵皱纹、稀疏皮孔及根痕。易折断，断面不平整，有一棕色环。皮部棕褐色，木部黄白色、黄色，纵切面皮部与木部形成花纹。香气较浓，味苦、辛。图 72-4。

（2）九眼独活：根茎呈稍扁的圆柱形。长 10~40cm，直径（1）3~6cm，有 2~10 个交错衔接的凹窝状茎痕，形似"鬼脸"，凹窝直径 1~2.5cm。外表黄棕色或棕褐色。根呈圆柱形，长短不等；外表淡黄棕色，有纵皱纹；质轻坚脆，断面皮部灰黄色，有多数裂隙和油点。气微香，味淡、微辛。图 72-5、图 72-6。

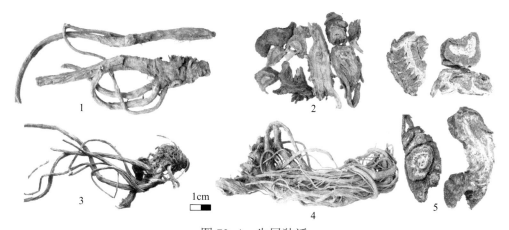

图 72-4　牛尾独活

（1.甘肃，牛尾独活；2.牛尾独活饮片；3~4.四川，短毛独活；5.永宁独活）

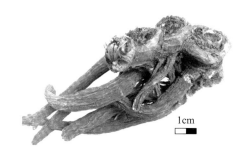

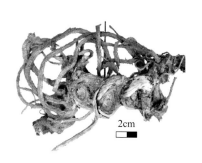

图 74-5　九眼独活　　　　　　图 74-6　食用土当归（湖北）

（3）欧当归：根呈圆锥形，头部常数个茎残基，侧根多数从根头生出，主根多单一。外表黄棕色、棕褐色，有粗纵沟皱。质地轻而疏松。饮片皮部黄棕色或红棕色，木部黄白色或黄棕色。气香特异，味辛而麻舌、或后微甜。图 72-7。

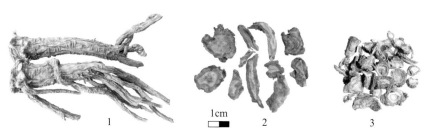

图 72-7　欧当归（甘肃）

（1.药材；2~3.饮片）

【市场速览】市售独活饮片中常掺假欧当归。图 72-8。

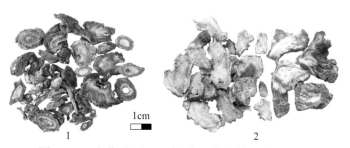

图 72-8　市售独活（两批独活中均掺假欧当归）

🌿 73. 前胡　PEUCEDANI RADIX

🌿 标准沿革

【来源】1963 年版《中国药典》收载为伞形科植物白花前胡 *Peucedanum praeruptorum* Dunn 或紫花前胡 *Peucedanum decursivum*（Miq.）Maxim.。2010 年版《中国药典》将白花前胡与紫花前胡分列收载，前胡的植物来源为白花前胡。

【药用部位】1963 年版《中国药典》规定为"干燥根部"。1977 年版《中国药典》修订为"干燥根"。

【采收加工】1963 年版《中国药典》规定为"秋、冬二季地上部分枯萎时采挖，除去茎叶、须根及泥土，晒干或炕干即得"。1977 年版《中国药典》修订为"冬季至次春枯萎或未抽花茎时采挖，除去须根，洗净，晒干或低温干燥"。

【性状】1963 年版《中国药典》将两种来源合并描述，为"质坚硬，不易折断。（断面）周边乳白色，内层有黄棕色圈，中心有淡黄白色的菊花纹"。1977 年版《中国药典》分别描述，白花前胡修订为"质较柔软，干者质硬。可见 1 棕色环（形成层）及放射状纹理，皮部散有多数棕黄色油点"。1985 年版《中国药典》将断面修订为"形成层环纹棕色"。

🌿 商品质量

【商品规格】产地分为野生货与家种货、统货与选货。

【品质论述】药材以条整齐、质坚实、香气浓者为佳。

【产地】主产于浙江、安徽、江苏、江西，湖南、四川、重庆、广西、贵州和福建等地亦产。商品来自野生和栽培，安徽、浙江、湖北、重庆、贵州和江西等地栽培，已成为商品的主要来源。

【质量分析】2015 年和 2019 年全国前胡专项检验，分别抽验 198 批和 300 批，不合格率分别为 59% 和 33%，不合格项目是"含量测定、性状、鉴别、总灰分"，不合格的主要原因是栽培引起的质量变异、含量不达标等次品使用。

【市场点评】目前，前胡在安徽、浙江等地大面积种植，尚有贵州等十余个省区也引种栽培，由于栽培技术、环境条件、生产年限和产地加工方法等原因，各地质量差异较大，人工种植前胡饮片的含量不合格率高达 70%，成为市售前胡质量的主要隐患。

据《中国植物志》记载，白花前胡 *Peucedanum praeruptorum* Dunn 分布于华东、西南；分布于西北、华北的前胡认为其叶和花序被毛较多，花萼齿明显而与白花前胡不同，确定为华北前胡 *Peucedanum harry-smithii* Fedde ex Wolff 等多个近缘植物，这样盛产于华北、西北的华北前胡无缘于正品前胡。

正品前胡的产地较为广泛，质量差异较大，地方习用品种混淆误用时有发生，以及市售掺伪掺假和人为勾兑等违背质量底线的行为应予高度重视，建立快速识别真伪优劣的补充检验方法尤其重要。

🌿 特征识别

【性状鉴定】（1）野生品：［形状］呈圆柱形、圆锥形或纺锤形；上部常有分枝，根头有叶鞘纤维残基。［大小］长 3~15cm，直径 1~2cm。［颜色］棕褐色、黄褐色或灰黄色。［纹饰］根头有少数细环纹，根部有纵沟及横向突起皮孔。［质地］质稍硬，折断面不整齐。［断面］皮部黄白色，散在棕黄色油点，形成层纹浅棕色，木部浅黄色或黄白色。［气味］气芳香，味微苦、辛。图 73-1。

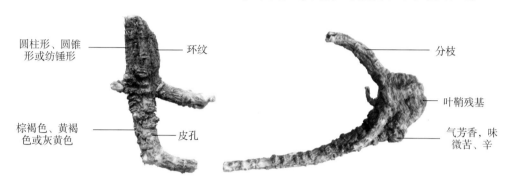

图 73-1　前胡特征图注

（2）栽培品：［形状］呈不规则的圆柱形、圆锥形，多见分枝。［颜色］灰黄色或浅棕黄色。［纹饰］上端有稀疏的环纹或无。［断面］呈黄白色。图 73-2。

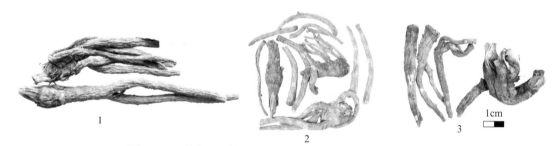

图 73-2　前胡（种植商品；1.浙江；2.江西；3.安徽）

【鉴别歌诀】

形状多样常分枝　外表棕褐蚯蚓头
棕色油点菊花纹　味微苦辛气芳香

【识别要点】（1）形状：野生前胡在中、上部多有分枝，形如"人"字形；根头部有纤维状叶鞘残基，上端有较密集的细环纹，习称"蚯蚓头"。有的商品在分枝断裂，形成"前胡头"。（2）断面：多数呈黄白色，木部或呈浅黄色，略显放射状纹理；饮片的皮部颜色更深。（3）气味：气芳香，味微苦、辛。图 73-3。

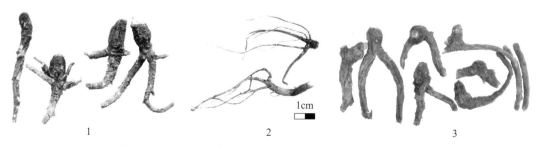

图 73-3　前胡（野生；1.贵州；2.浙江幼苗；3.湖南）

🌿 本草探源

【混乱品种】南朝《雷公炮炙论》记载"凡使，勿用野蒿根，缘真似前胡，只是味酸"。宋《图经本草》附有五幅前胡植物图，后世学者考证略有不同，比较一致的观点是淄州前胡与现代白花前胡相符，建州前胡为隔山香 *Angelica citriodora* Hance，江宁府前胡为柴胡属（Bupleurum L.）植物；对成州前胡、绛州前胡考证分歧较大，从附图植物形态和前胡属植物地理分布，作者更认为是华北前胡 *Peucedanum harry-smithii* Fedde ex Wolff。此外，宋《图经本草》尚记载"江东乃有三四种，然皆非前胡也"。宋代的前胡品种已经非常混乱。

明《本草纲目》记载"前胡有数种，其根皮黑肉白，有香气为真"。综上可见，前胡自古以来品种复杂，不少品种的药用习惯延续至今。

🌿 品种动态

【品种概述】国内各地称为"前胡"的有伞形科 15 属 40 余种植物，品种混乱，多数为民间药或民间称谓，约 15 种在商品流通中混淆或误用。尤以前胡属（Peucedanum L.）、藁本属（Ligusticum L.）植物为常见。

目前，市场销售的前胡来源复杂，包括正品前胡（含栽培品）、地方习用品，个别误用品也流通于市场。

【混伪品】（1）紫花前胡：为伞形科植物紫花前胡 *Peucedanum decursivum*（Miq.）Maxim. 的干燥根。2010 年版《中国药典》从前胡中分出，单列为紫花前胡。产于浙江、江西、江苏等地。宋《图经本草》收载"滁州当归"为紫花前胡，本品在民间一直以"土当归"药用，形成商品后多作前胡使用，近年鲜见商品。

（2）硬前胡：为伞形科植物华北前胡 *Peucedanum harry-smithii* Fedde ex Wolff 或少毛北前胡 *Peucedanum harry-smithii* Fedd.ex Wolff var.*subglabrum*（Shan et.Sheb）Shan et.Sheb 的干燥根，分布于西北、华北。甘肃、陕西地方习用药材。中药前胡就有"雄前胡""雌前胡"之说，西北部分地产前胡根部木质化强烈，商品称为"硬前胡"，为此作者进行实际调查，在春季采挖未抽茎的根部木质化不明显，秋季抽茎开花时期采挖的根部明显木化，后者为商品硬前胡的主要来源。

（3）光前胡：为伞形科植物华中前胡 *Peucedanum medium* Dunn 的干燥根。分布于湖北、湖南、四川、贵州、江西等地。四川地方习用药材，习称鸡脚前胡、光头前胡，产地作为前胡使用，自产自销或外销。

（4）云前胡：为伞形科植物红前胡 *Peucedanum rubricaucle* Shan et Sheh 的干燥根。分布于西南地区。四川地方习用药材，因根皮新鲜时呈红棕，故名红前胡，又因早期云南药用，又名云前胡。

（5）毛前胡：为伞形科植物短片藁本 *Ligusticum barchylobum* Franch. 的干燥根。分布于云南、贵州、广西等地。四川地方习用药材，因其根头部残存较多的叶鞘纤维，故名毛前胡，产地长期作为前胡使用。据考证，《滇南本草》所载的滇前胡为本品。

（6）长前胡：为伞形科植物长前胡 *Peucedanum turgeniifolium* Wolff 的干燥全草。分布于西南地区。四川地方习用药材，鲜见商品。

（7）旱前胡：为伞形科植物羽苞藁本 *Ligusticum daucoides*（Franch.）Franch. 的干燥根。分布于云

南、四川等地。云南地方习用药材，商品又称红前胡。

（8）石防风：为伞形科植物石防风 *Peucedauum terebiuthaceum*（Fisch.）Fisch. ex Turcz. 的干燥根。分布东北、内蒙古、河北等地，为民间药。20 世纪中期就形成商品流通，在药材市场冒充前胡或防风使用。

近年，在人工种植前胡饮片发现掺假白芷 *Angelica dahurica*（Fisch.ex Hoffm.）Benth. et Hook. F. 和欧当归 *Levisticum dofficinalie* Koch 支根的现象。

🌿 图文辨析

【性状鉴定】（1）硬前胡：根略呈圆锥形，或中下部有 1~4 条支根。长 3~16cm，直径 0.4~1.3cm。外表面棕褐色、黄褐色或灰黄色，根头可见稀疏的环纹或无环纹；顶端残留坚硬茎基及纤维状叶鞘。质坚硬，难折断，折断面皮部较薄，木部宽广，强烈木化（秋季抽薹采集）或木化不明显（春季采集），呈黄白色或浅黄色。气微香，味淡，久嚼微苦、辛。图 73-4 至图 73-6。

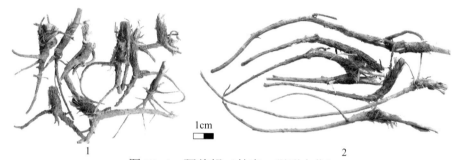

图 73-4　硬前胡（甘肃，强烈木化）

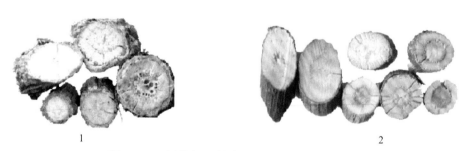

图 73-5　硬前胡（甘肃，1. 强烈木化；2. 地上茎）

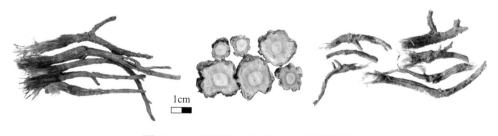

图 73-6　硬前胡（甘肃，木化不明显）

（2）光前胡：根呈圆柱形，根头较粗，常有分枝，下部亦有分枝。长 10~25cm，直径 1.5~3cm。外表灰棕色或棕黑色，上端有细密的环纹，下端有深纵皱纹及突起的皮孔。质坚而脆。断面黄白色，形成层环呈浅棕色。气微香，味微苦。图 73-7。

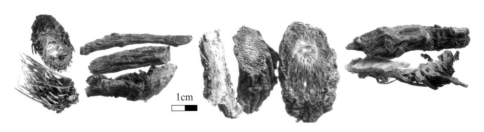

图 73-7　光前胡（贵州）

（3）毛前胡：根呈短圆锥形，多分枝，根头部环纹明显，叶鞘残基较密集。常切为厚片或不规则小段。外表黑褐色或灰黄色。质硬。断面皮部有棕色油点，木部浅黄色。气微香，味微辛。图 73-8。

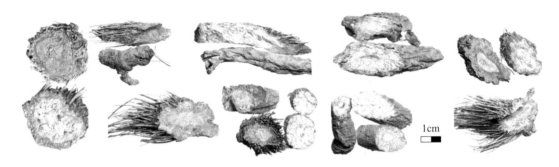

图 73-8　毛前胡（四川）

（4）紫花前胡：根呈圆柱形或圆锥形，中、下部有分枝。根头部有茎痕及叶鞘残基。外表黑褐色或灰黄色，具皮孔和须根痕。皮部较窄，散生棕黄色油点，木质部放射状纹理不明显。气香，味微苦、辛。图 73-9。

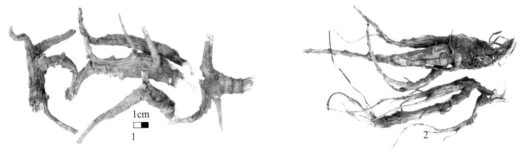

图 73-9　紫花前胡
（1. 广东野生品；2. 安徽采集）

（5）石防风：呈圆柱形或长圆形，根头部多有纤维状叶鞘残基。外表棕褐色或灰黄色，在根上部可见横环纹，具纵沟纹及突起的点状皮孔。切面皮部窄，浅黄色或浅黄白色，木部宽阔广，具裂隙，木射线放射状，形成层环浅棕色。质稍硬。气特异，味微苦、辛。图 73-10。

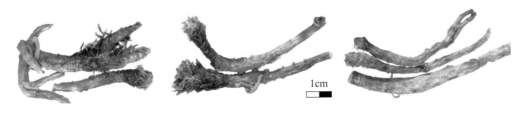

图 73-10　石防风（市售石防风之一）

【**市场速览**】早年，前胡的植物来源非常复杂。伞形科岩风属（Libanotis Hill）植物的根民间称为前胡药用，图 73-11。田葛缕子 *Carum buriaticum* Turcz. 的根冒充前胡，图 73-12。3 种伞形科植物的根冒充前胡，图 73-13。

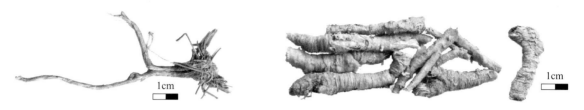

图 73-11　岩风属植物（伪品前胡）　　　　图 73-12　田葛缕子（伪品前胡）

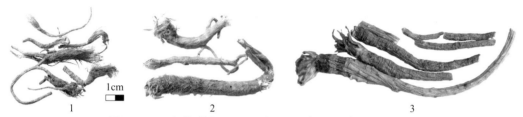

1　　　　　　　　　　　2　　　　　　　　　　　3

图 73-13　市售前胡（1~2. 为 1994 年；3. 为 2018 年）

新近在前胡商品中发现掺假伞形科植物破子草 *Torilis japonica*（Houtt.）DC. 的根，图 73-14。近年，发现人工种植前胡饮片中掺假白芷，图 73-15。

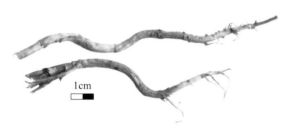

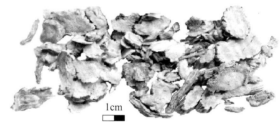

图 73-14　破子草伪品前胡　　　　　　　图 73-15　前胡饮片（掺假白芷）

74. 鬼针草 BIDENTIS HERBA

标准沿革

【来源】鬼针草收载于地方药材标准，为菊科婆婆针 *Bidens bipinnata* L.、金盏银盘 *Bidens biternata*（Lour.）Merr et Sherff.、鬼针草 *Bidens pilosa* L. 或白花鬼针草 *Bidens pilosa* L.var *radiata* Sch.-Bip。

【药用部位】湖南、广西、湖北和福建为"干燥全草"。甘肃、陕西、山东、贵州为"干燥地上部分"。

【采收加工】广西、贵州、湖南、甘肃、陕西和山东为"夏、秋二季采收"。湖北、福建为"夏季采收"。

【性状】各地方标准的描述参差不齐，药用部位及鉴别特征不清晰，不再赘述。

商品质量

【商品规格】产地鲜制加工成段，分为统货和选货。

【品质论述】药材以茎叶俱全、色绿、有花者为佳。

【产地】产于广西、湖北、四川、广东、河南、山东、甘肃等地。商品来自野生。

【市场点评】我国鬼针草属（Bidens L.）植物分布广泛，野生资源丰富。该属有鬼针草、金盏银盘和狼把草三种中草药，分别有 4 种、3 种和 2 种植物来源，其中鬼针草与金盏银盘之间就有 3 种植物来源相同。鬼针草、金盏银盘和狼把草属于少常用药材，市场称为冷背品种，分别有 9 个、5 个和 3 个省（市、区）地方标准收载。金盏银盘、狼把草基本没有临床调剂使用，作为中药制剂的原料，该属药用植物在药材市场多数冠名"鬼针草"销售。

鬼针草属药用植物存在同名异物和同物异名现象，商品市场混淆混用非常普遍。

特征识别

【性状鉴定】鬼针草（*Bidens pilosa* L.）：[茎形状]略呈四棱形或圆柱形，具细纵棱。[叶形状]叶常破碎，叶缘具齿；完整叶为 3（5）出复叶。[苞形状]总苞杯形，苞片 7~8 枚，呈长匙形，先端增宽。[果形状]瘦果条形，先端渐尖，具棱，顶端有 3~4 条芒刺，具刺毛。[大小]茎长 20~100cm，直径 0.2~0.6cm。[颜色]茎呈黄绿色、黄棕色或带紫色。[纹饰]嫩茎被短毛；叶近无毛；苞片基部被短毛。[质地]茎质稍硬。[断面]髓部类白色。[气味]气微香，味微苦。图 74-1 至图 74-3。

【鉴别歌诀】　　　　　茎呈方形或圆柱　外表黄棕微被毛
　　　　　　　　　　　茎有分枝具细棱　瘦果苞片是特征

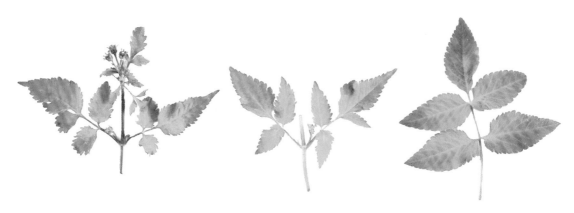

图 74-1　鬼针草（甘肃，植株、叶形及花序）

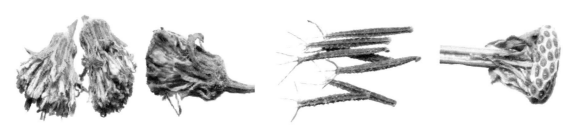

图 74-2　鬼针草（甘肃，头状花序、瘦果及花托）

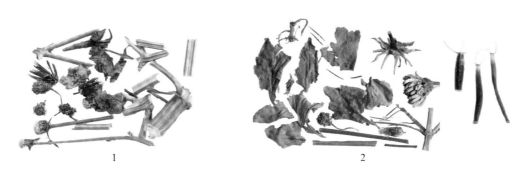

图 74-3　鬼针草（1. 安徽；2. 云南）

【识别要点】（1）果实：是商品中易见到具有鉴别意义的植物器官，除狼把草外，上述四种植物为鬼针草属裸果组，果实形状基本相同。（2）苞片：苞片形状和数量可用于同属植物的区别。（3）残留叶片：同属植物的叶形及叶缘不同，具有辅助鉴别价值。

🌿 品种动态

【品种概述】我国鬼针草属（Bidens L.）11 种植物中 6 种为药用植物，民间以鬼针草（鬼刺、鬼叉、锅叉草、一包针）、金盏银盘和狼把草应用。我们收集了全国 17 份鬼针草样品进行鉴定，发现 5 种存在商品流通，鬼针草类药材的来源比较复杂，普遍存在同名异物和同物异名现象。

【混伪品】（1）狼把草：1977 年版《中国药典》收载。为菊科植物狼把草 *Bidens tripartita* L . 辽宁地方标准亦收载。商品中多混淆为鬼针草。

（2）鬼针草（金盏银盘）：为菊科植物鬼针草 *Bidens pilosa* L . 的干燥全草。本品以金盏银盘收载于《卫生部药品标准中药成方制剂第六册》。湖南、湖北、广西、贵州、云南、福建和陕西地方标准以鬼针草收载；山东、河南、广东地方标准以金盏银盘收载。又称三叶鬼针草，为商品鬼针草的主要来源。

（3）鬼针草：为菊科植物白花鬼针草 *Bidens pilosa* L.var *radiata* Sch.–Bip 的干燥全草。广西、贵州、云南的地方习用药材。

（4）鬼针草（金盏银盘）：为菊科植物婆婆针 *Bidens bipinnata* L. 干燥地上部分，甘肃、山东、宁夏、陕西和湖北地方标准以鬼针草收载；河南地方标准以金盏银盘收载。

（5）鬼针草（金盏银盘）：为菊科植物金盏银盘 *Bidens biternata*（Lour.）Merr et Sherff. 的干燥全草。贵州地方标准以鬼针草收载；山东、河南、湖南、吉林和广东地方标准以金盏银盘收载。

（6）小花鬼针草：为菊科植物小花鬼针草 *Bidens parviflora* Willd.. 的干燥全草。国内分布较广，全草民间药用，有小鬼叉、一包针称谓。近年发现以鬼针草流通和销售。

🌿 图文辨析

【**性状鉴定**】（1）狼把草（为原植物名称，下同）：完整叶不分裂或 3~5 深裂，呈披针形，无毛。头状花序外层苞片 5~9 枚，呈条形或匙状倒披针形。瘦果呈扁平的楔形或倒卵状楔形，芒刺 2 枚，有倒刺毛。图 74-4、图 74-5。

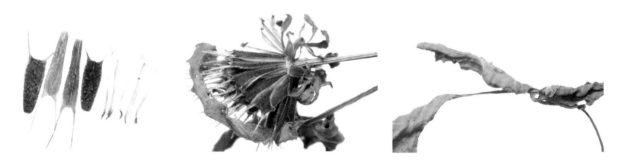

图 74-4 狼把草（甘肃）

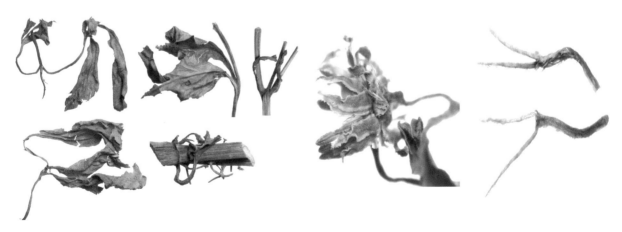

图 74-5 狼把草（广西鬼针草）

（2）白花鬼针草：同鬼针草，可见残留白色舌状花。图 74-6、图 74-7。

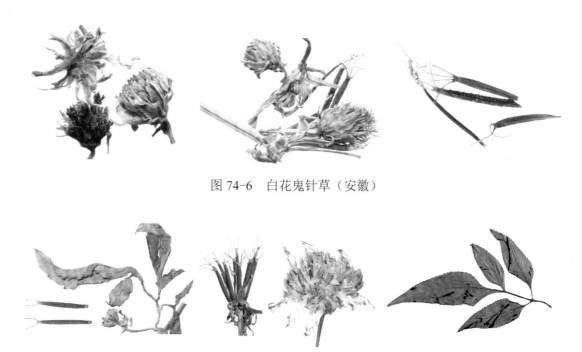

图 74-6 白花鬼针草（安徽）

图 74-7 白花鬼针草（广东）

（3）金盏银盘：叶羽状分裂，叶缘呈均匀的锯齿，被短柔毛。苞片 8~10 枚，呈披针形，先端不增宽。瘦果条形，略具四棱，顶端芒刺 3~4 枚。图 76-8。

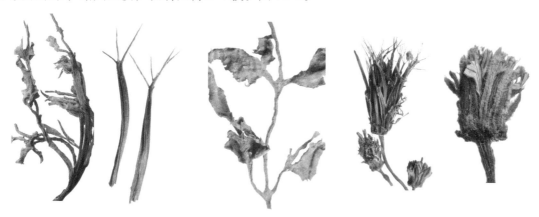

图 74-8 金盏银盘（甘肃）

（4）小花鬼针草：叶羽状分裂状，上面被短柔毛，下面无毛或沿叶脉被稀疏柔毛。外层苞片 4~5 枚，条状披针形，边缘被疏柔毛。瘦果条形，先端渐狭，芒刺 2（3）枚，有倒刺毛。图 76-9。

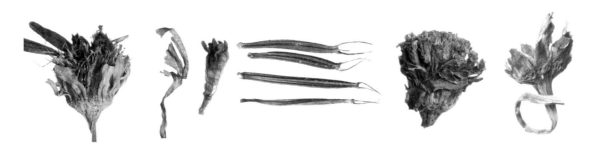

图 74-9 小花鬼针草（广东）

75. 柴胡 BUPLEURI RADIX

标准沿革

【来源】1963 年版《中国药典》收载为伞形科植物柴胡 *Bupleurum chinense* DC. 或狭叶柴胡 *Bupleurum scorzonerifolium* Willd.。1977 年版《中国药典》修订来源，在原标准的基础上增加"或同属数种植物"。1990 年版《中国药典》删除"或同属数种植物"。

【药用部位】1963 年版《中国药典》规定为"干燥根"。

【采收加工】1963 年版《中国药典》规定为"春、秋二季采挖。除去茎叶及泥沙，干燥"。

【性状】1963 年版《中国药典》描述北柴胡为"为根并带少许茎的基部，根呈圆锥形，外皮灰褐色或灰棕色，顶部有残茎。断面纤维性，黄白色。微有香气，味微苦、辛"。1977 年版《中国药典》删除"为根并带少许茎的基部"，对表面颜色、断面和气味进行修订，为"表面黑褐色或浅棕色。断面皮部黄白色，木部黄白色。气微香，味微苦"。

商品质量

【商品规格】产地加工为药材统货，也有产地片（厚片和段）规格。

【品质论述】明《本草原始》在山柴胡图注"色紫或黑色长大者佳"。

药材以身干、条粗长、整齐，无残留茎、叶及须根者为佳。

【产地】北柴胡主产于甘肃、山西、陕西，河北、宁夏、河南等地亦产；商品来自野生和栽培，以栽培品为主。南柴胡产于江苏、湖北、四川等地，现时商品较少，黑龙江等地亦有栽培品。

【质量分析】2014 年、2017 年和 2019 年全国柴胡专项检验，分别抽验 535 批、653 批和 905 批，不合格率分别为 51%、17% 和 18%，不合格项目是"性状、鉴别、杂质、水分、含量测定、浸出物"，不合格的主要原因是杂质超标、掺有锥叶柴胡、藏柴胡等情况。

【市场点评】柴胡是来源中最为复杂的中药材品种。一是药用品种多，我国柴胡属有 60 种植物，其中药用植物 23 种，野生柴胡在许多地区仍然收购使用，绝大多数已形成商品，野生品来源非常混乱。二是种子销售渠道多，市售柴胡种子既有专业公司培育，也有个体就地取材自己繁育，这些"柴胡"种子大多数缺乏权威机构的鉴定，以"柴胡、北柴胡、红柴胡、黑柴胡"等名出售，柴胡种子的复杂性和缺乏有效管理成为家种柴胡最大的质量隐患。三是引种柴胡品种问题，脱离了国家标准的要求，像藏柴胡、三岛柴胡等随意引种而推向市场。四是已发现部分北柴胡饮片中，掺有 10%~60% 柴胡地上茎；近几年，陆续发现以当归抽薹根、欧当归、川芎、防风、瞿麦、淫羊藿、款冬花和北豆根等非柴胡属植物的根、根茎掺假。五是产地加工的原药材中，按芦头的长短分为 0.5、1、2 和 3cm 商品规格，这与产地加工的规定相悖。六是一些饮片企业加工成段（长 1~2cm）、纵劈的异型片规格，随意加工是不适宜的。

柴胡作为中药制剂、临床调剂的大品种，甘肃、陕西、山西等大面积栽培，商品能够满足社会需求。一方面继续引导以正品和优质为主的生产基地建设，另一方面强化从种子种苗、种植加工和市场流通全产业链的质量监管。

🌿 特征识别

【性状鉴定】（1）北柴胡（野生品）：［形状］呈圆锥形，根头膨大，顶端残留 3~10 个茎基，下部常有分枝。［大小］长 6~15cm，直径 0.3~0.8cm。［颜色］浅棕色或棕褐色。［纹饰］具纵皱纹、支根痕及皮孔。［质地］质硬而韧，不易折断。［断面］强纤维性，折断时碴口呈裂片状；皮部狭窄，呈浅棕色，木部宽广，呈黄白色，常有 1（2）环状裂隙排列。［气味］气微香，味微苦。图 75-1、图 75-2。

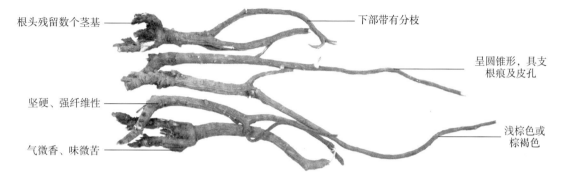

根头残留数个茎基

下部带有分枝

呈圆锥形，具支根痕及皮孔

坚硬、强纤维性

气微香、味微苦

浅棕色或棕褐色

图 75-1　北柴胡（野生）特征图注

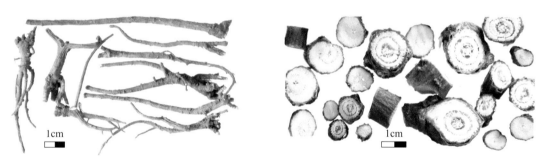

图 75-2　北柴胡（甘肃，药材及切片）

（2）北柴胡（栽培品）：［形状］呈长圆锥形，根头部膨大不明显，不分枝或下部少见分枝。［颜色］浅灰棕色或浅棕色。［断面］木质部环状裂隙不明显。图 75-3。

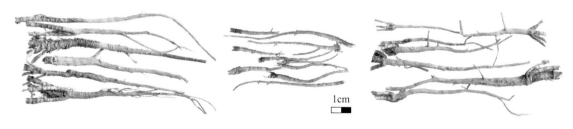

图 75-3　北柴胡（甘肃三个地区栽培商品）

（3）南柴胡：［形状］呈圆锥形，顶端有多数毛刷状叶鞘纤维，根常单一，少数有分枝。［大小］长 4~10cm，直径 0.3~0.6cm。［颜色］红褐色或黑棕色。［纹饰］靠近根头处多具细密环纹。［质地］质松脆，易折断。［断面］皮部显棕色，木部黄白色，木质束放射状，不显纤维性。［气味］具败油气、味微苦、辛。图 75-4。

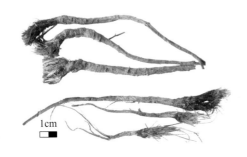
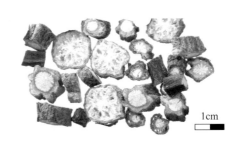

图 75-4　南柴胡（黑龙江，药材及切片）

【鉴别歌诀】　　　北柴胡　圆锥形状常分枝　根头膨大皮棕褐
　　　　　　　　　　　　　　木部宽广裂隙环　质地坚硬味微苦
　　　　　　　　　南柴胡　根常单一扫帚头　外皮红褐具环纹
　　　　　　　　　　　　　　皮部色棕质松脆　气似败油微苦辛

【识别要点】柴胡类药材的识别在于形状、颜色、质地、断面和气味特征的综合判断。（1）形状：北柴胡根头部膨大，有数个茎残基，无或少有毛状叶残基，木质部有裂隙环；南柴胡根头部有多数毛状叶鞘残基，根头部多数有环纹，根多不分枝。（2）质地：北柴胡质较坚硬，南柴胡松脆。（3）气味：北柴胡味微苦或后微辛，南柴胡具败油气，味微苦、辛。图 75-5、图 75-6。

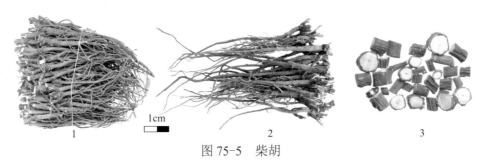

图 75-5　柴胡

（甘肃栽培，1.1986 年药材；2.2017 年药材；3.2017 年饮片）

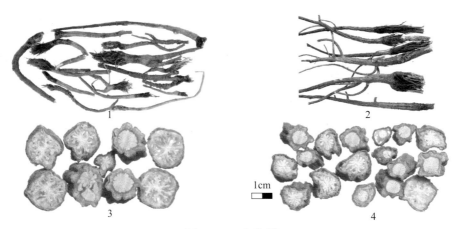

图 75-6　南柴胡

（1、3.甘肃野生药材及切片；2、4.黑龙江栽培药材及切片）

【性状探微】北柴胡的形状以圆锥形描述较为妥当。南柴胡质地松脆，而不是质稍软。柴胡产地加工规定为除去茎叶，性状描述为"顶端残留 3~15 个茎基或短纤维状的叶基"，调查发现，一些药商据此特意保留地上茎，一些企业购进不做处理直接加工饮片，残留成为必须留的误区。

　　栽培柴胡已成为商品的主要来源，其性状特征与野生品有一定的区别，建议增加栽培品的性状描述。

🌿 本草探源

　　【混乱品种】 本草记载的柴胡较为复杂，是以柴胡 *Bupleurum chinense* 为主的同属多种植物。唐《新修本草》谓"若以芸蒿根为之，大谬矣"，这种伪品来源不详。宋《本草图经》所绘制的"寿州柴胡"形似石竹科植物。清代《植物名实图考》收载了大柴胡、小柴胡和信州柴胡三种均非伞形科植物。

　　清末《伪药条辩》记载"市肆中一种伪品，不知何物所制，殊可恨也"。

🌿 品种动态

　　【品种概述】 国内各地称为"柴胡"的有5科80余种植物，来源非常复杂，同名异物现象很普遍。已发现柴胡属（Bupleurum L.）18种植物形成商品；而市场上冒充、掺假的非柴胡属（Bupleurum）植物亦有10种之多。近年市场上藏柴胡、锥叶柴胡和黑柴胡的商品量较大，常常掺假柴胡饮片中或冒充柴胡。

　　目前，商品柴胡以人工种植正品北柴胡为主流；柴胡饮片中掺假、掺杂和非药用部位超标现象比较突出。

　　【混伪品】（1）黑柴胡：为伞形科植物小叶黑柴胡 *Bupleurum smithii* Walff var. *parvifolia* Shan et Y. Li 或黑柴胡 *Bupleurum smithii* Walff. 的干燥根。甘肃、山西、宁夏地方习用药材。主产于西北地区，习称黑柴胡，早年在西北有大量商品流通，近年商品逐步减少。

　　（2）竹叶柴胡：为伞形科植物竹叶柴胡 *Bupleurum marginatum* Wallich ex de Candolle、窄竹叶柴胡 *Bupleurum marginatum* Wall. ex DC. var. *stenophyllum*（Wolff）Shan et Y. Li、马尾柴胡 *Bupleurum microcephalum* Diels 或马尔康柴胡 *Bupleurum malconense* Shan et Y. Li 的干燥全草。为国内多个地方标准收载，湖南、湖北来源为竹叶柴胡，四川来源为竹叶柴胡、马尾柴胡和马尔康柴胡，贵州来源为竹叶柴胡、窄竹叶柴胡。而竹叶柴胡的根为甘肃中药制剂原料。

　　（3）红柴胡（银州柴胡）：为伞形科植物银州柴胡 *Bupleurum yinchowense* Shan. et Y.Li 的干燥根。甘肃、陕西地方习用药材。甘肃、宁夏等地曾有种植。

　　（4）烟台柴胡：为伞形科植物烟台柴胡 *Bupleurum chinense* DC. f. *vanheurckii*（Muell. –Arg.）Shan et Y. Li 的干燥根。山东地方习用药材。

　　（5）金柴胡：为伞形科植物秦岭柴胡 *Bupleurum longicaule* Wall. ex DC. var. *giraldii* Wolff 的干燥根。陕西地方习用药材。

　　（6）兴安柴胡：为伞形科植物锥叶柴胡 *Bupleurum bicaule* Helm. 和兴安柴胡 *Bupleurum sibiricum* Vest. var. *jeholense*（Nakai）Chu 的干燥根。内蒙古地方习用药材。商品量较大。锥叶柴胡称为海拉尔柴胡、黑柴胡，药材性状与南柴胡相近。近年常发现掺入南柴胡饮片或直接以柴胡销售。

　　（7）藏柴胡：为伞形科植物阿尔泰柴胡 *Bupleurum*［一说窄竹叶柴胡 *Bupleurum marginatum* Wall. ex DC. var. *stenophyllum*（Wolff）Shan et Y. Li］的干燥根，2007年甘肃个别药农引进种植，近年其他省区也有种植。甘肃早年已进行专项整治，取得了一定的效果。

（8）大叶柴胡：为伞形科植物大叶柴胡 *Bupleurum longiradiatum* Turcz. 的干燥根茎及根。分布于黑龙江、吉林、辽宁和内蒙古等地区。过去黑龙江等地误以柴胡收购，现时商品中仍有发现。本品有毒，《中国药典》明确规定不可作柴胡药用。

（9）三岛柴胡：为伞形科植物三岛柴胡 *Bupleurum falcatum* Linneus 的干燥根。20 世纪 80 年代从日本引进，河北、黑龙江、北京、湖北等地栽培，专销日本，近年国内市场以"柴胡"流通。

（10）梅子刺：为蔷薇科植物黄果悬钩子 *Rubus xanthocarpus* 的干燥根茎。20 纪 90 年代甘肃发现的伪品，曾经一度收购外销。

（11）鹤草：为石竹科植物鹤草 *Silene fortunei* Vis. 的干燥根。为民间药，习称山银柴胡、蝇子草、蚊子草。过去北方地区曾发现误作柴胡药用。

（12）山蚂蚱草：为石竹科植物山蚂蚱草 *Silene jenisseensis* willd. 的干燥根。为民间药，习称旱麦瓶草、金柴胡。过去西北地区曾发现误作柴胡药用。

（13）瞿麦：为石竹科植物瞿麦 *Dianthus superbus* L. 的干燥根。过去曾发现误作柴胡药用。

✿ 图文辨析

【**性状鉴定**】（1）黑柴胡：根呈短圆锥形，少有分枝。根头膨大，残留数个茎基。外表面灰褐色、黑褐色或灰棕色，粗糙，有较多的支根痕及皮孔突起。质松，折断时皮部与木部易分离。气微，味微苦。图 75-7、图 75-8。

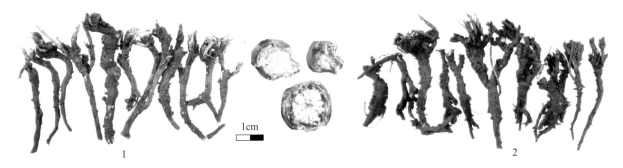

1cm

图 75-7　黑柴胡（甘肃，1. 小叶黑柴胡；2. 黑柴胡）

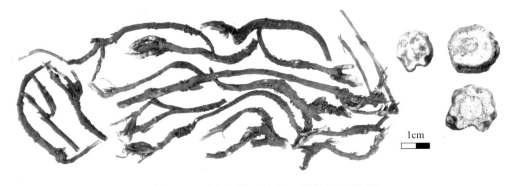

1cm

图 75-8　黑柴胡（甘肃，黄花鸭趾柴胡）

（2）银州柴胡：主根发达，呈长圆锥形，根头膨大不明显，无支根或稀有支根。外表面淡红棕色或黄棕色，较平滑，具少数短横纹状皮孔突起，有较细密纹理。质地坚硬，折断面强纤维性。气微，味微苦。图 75-9。

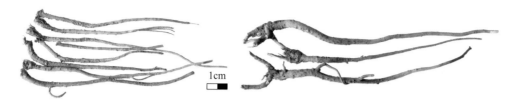

图 75-9　银州柴胡（甘肃，1986 年药材）

（3）竹叶柴胡：根呈圆锥形或纺缍形，稍弯曲。长 4~14cm，直径 0.3~0.8cm。外表面暗棕色或浅棕红色，具细密纵纹及少数细小横向突起皮孔，顶端残留数个茎基，下部有支根。质坚硬。折断面纤维性。气微，味淡。图 75-10。

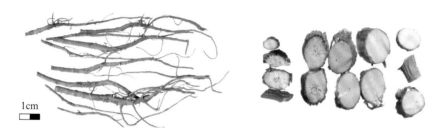

图 75-10　竹叶柴胡（四川栽培竹叶柴胡，药材及切片）

野生的竹叶柴胡、马尔康柴胡是商品竹叶柴胡主要来源。图 75-11。

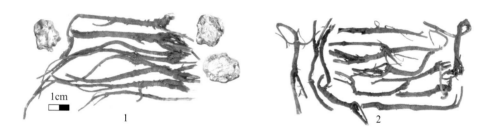

图 75-11　竹叶柴胡（甘肃）
（1. 竹叶柴胡；2. 马尔康柴胡）

（4）锥叶柴胡：根呈长圆锥形，头部具数个或十余个根茎丛生及分枝，残留毛刷状的枯叶纤维。商品为厚片或小段。外表面灰褐色或棕褐色，栓皮层容易剥落，皮孔多而明显突起。质松脆易折断。皮部淡棕色，木部黄白色，形成层呈齿轮状，常具裂隙。气特异，味微苦。图 75-12。

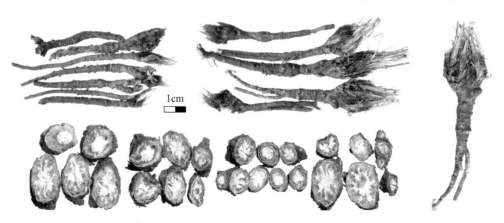

图 75-12　锥叶柴胡（内蒙古，药材及切片）

（5）藏柴胡：根呈细长圆柱形，少有分枝；根茎具明显环节；或切为长短不等的段。外表面浅棕色或灰棕色。具细纵纹和根痕。质硬，折断面纤维性。皮部呈褐色，习称"黑眼圈"，木部黄白色。气稍特异，味微辛辣，久嚼有刺喉感。图75-13。

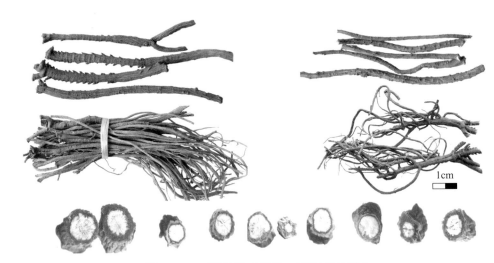

图75-13 藏柴胡（甘肃，药材及饮片）

（6）大叶柴胡：根茎呈长圆锥形，略弯曲，长3~10cm，直径3~8mm。外表面棕色至暗棕色，有明显的节和节间；顶端有残茎，粗糙皱缩，着生少数细根。根呈圆锥形，质较硬，断面平整。根茎断面中心为空洞。稍有特异气味，有麻舌感。图75-14。

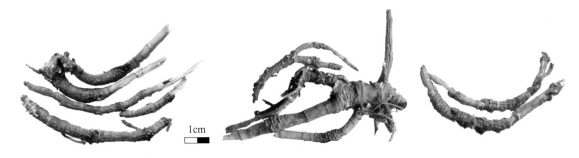

图75-14 大叶柴胡（黑龙江，药材）

（7）三岛柴胡：根呈长圆锥形，常有细小分枝。长7~16cm，直径0.5~1.2cm。外表面淡黄色或淡黄棕色，有不规则细皱纹，可见皮孔和细根痕。质坚韧，断面纤维性。皮部淡黄棕色，木部黄白色。气微，味微辛，后有麻舌感。图75-15。

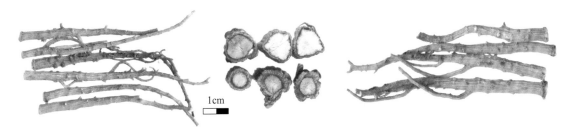

图75-15 三岛柴胡（河北，药材及切片）

（8）梅子刺：根茎呈细长圆柱形，略弯曲。长5~25cm，直径2~5mm。外表面棕褐色至暗棕色。有明显的节，节着生多数数根及刺状突起。断面黄棕色，中央为空洞。气微，味微苦。图75-16。

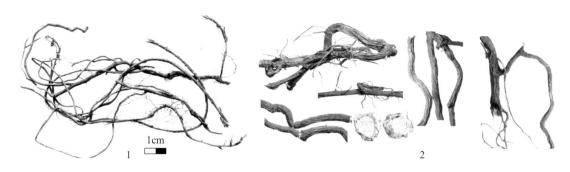

图 75-16　梅子刺

（1. 甘肃采集样品；2. 商品）

（9）鹤草：根呈圆锥形形，下部常有分枝，长 5~12cm，直径 3~12mm。根头部膨大，残留有数个茎基。外表面灰棕色或棕黄色，具有不规则纵沟纹和点状皮孔。质坚硬，难折断。断面凹凸不平，中空。气弱，味淡。图 75-17。

（10）山蚂蚱草：根呈圆柱形，根头部或有茎残基。外表面深黄色或黄棕色，有小疣状突起，有细纵皱纹。体轻。折断面黄白色。气微弱，味微甜。图 75-18。

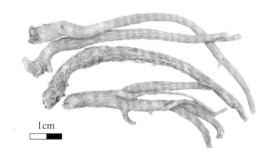

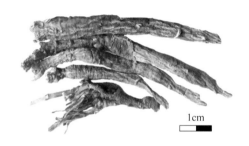

图 75-17　鹤草　　　　　　　　　　　　　　　　图 75-18　山蚂蚱草

🌿 76. 桔梗 PLATYCODONIS RADIX

🌿 标准沿革

【来源】1963 年版《中国药典》收载为桔梗科植物桔梗 *Platycodon grandiflorum*（Jacq.）A. DC.。

【药用部位】1963 年版《中国药典》规定为"干燥根部"。1977 年版《中国药典》修订为"干燥根"。

【采收加工】1963 年版《中国药典》规定为"春、秋二季采挖，除去茎苗、须根及泥土，刮去灰黄色外皮，洗净，晒干即得"。1977 年版《中国药典》增加了不去皮加工方法，修订为"趁鲜剥去外皮或不去外皮，干燥"。

【性状】1963 年版《中国药典》描述"芦头上有许多半月形的芦碗。表面白色或淡棕色。断面粗糙，有菊花心及浅棕色环纹。无臭，味甘而后苦"。1977 年版《中国药典》修订为"顶端有较短的根茎，其上有数个半月形茎痕。表面白色或淡黄白色，不去外皮的表面黄棕色至灰棕色。断面有 1 浅棕色环，皮部类白色，有裂隙，木部淡黄白色。无臭，味微甜后苦"。1990 年版《中国药典》修订为"有的顶端有较短的根茎或不明显。断面形成层环棕色"。2015 年版《中国药典》再次修订断面颜色，为"皮部黄白色，木部淡黄色"。

🌿 商品质量

【商品规格】产地加工分为统货与选货，分为去皮与带皮货（鲜有商品）。

【品质论述】宋《宝庆本草折衷》评价桔梗"白肥、蚕头、鼠尾者为上，歧头者不佳也"。明《本草品汇精要》专列道地，以"用根坚直白者为好，质类人参，色白"为品质特征。去皮桔梗为传统的商品规格。

药材以条粗均匀、坚实、洁白、木部淡黄、味苦者为佳。

【产地】主产于河北、内蒙古、安徽，辽宁、吉林、山东、山西、河南、陕西、甘肃、四川、江苏和浙江亦产。商品来自栽培和野生，以栽培品为主。

【质量分析】2013 年全国桔梗专项检验，抽验 360 批，不合格率 23%，不合格项目"性状、含量测定、总灰分、浸出物"，不合格的主要原因是增重、虫蛀。

【市场点评】桔梗是药食同源品种，在国内种植区域较广泛。人工种植的周期为 2~3 年，研究发现，桔梗的质量与生长年限有明显关联性，一般需要 3 年或 3 年以上才能生产出合格品。内蒙古等北方所产的桔梗培育品种以食用为主，外销韩国等地，生长周期较短，不符合药用桔梗的要求。

🌿 特征识别

【性状鉴定】［形状］呈圆柱形或圆锥形，下部渐细，略扭曲，有时具分枝；顶端有根茎或不明显，其上有数个半月形茎痕。［大小］长 7~20cm，直径 0.7~2cm。［颜色］去皮表面呈淡黄白色或淡黄色；不去外皮者呈黄棕色。［纹饰］具扭曲的纵沟纹，有横长的皮孔及支根痕，上部有时具横纹。［质地］质脆，断面不平坦。［断面］皮部类白色，形成层环浅棕色，木部淡黄白色。［气味］气微，味微甜，后苦。图 76-1。

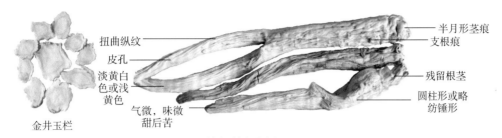

图 76-1　桔梗特征图注

【鉴别歌诀】　　　　根呈圆锥或纺锤　纵沟扭曲有芦碗

　　　　　　　　　　　金井玉栏质较脆　微甜后苦色类白

【识别要点】（1）形状：多呈圆柱形，纵沟纹略呈扭曲状；顶端的根茎习称"芦"，半月形茎痕习称"芦碗"。（2）断面：皮部类白色与木部淡黄白色，合称"金井玉栏"（一说金心玉兰）。（3）气味：味微甜，而后苦。图 76-2。

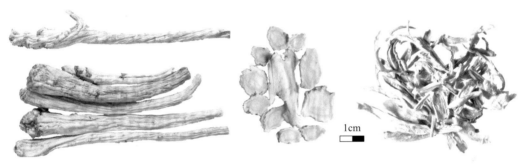

图 76-2　桔梗（药材及饮片）

栽培桔梗一般根茎不明显，质地较硬，甜味较重，而野生桔梗的根茎较长，质地较脆易折断，苦味较重。

【性状探微】趁鲜剥去外皮是桔梗传统的产地加工，延续至今，商品中很少有不去外皮，仅有商家订货加工。桔梗"上部有横纹"也只能在野生品中易见。

🌿 本草探源

【混乱品种】桔梗的混乱品种由来已久。《雷公炮炙论》记载"凡使，勿用木梗，真似桔梗，嚼之腥涩不堪"。唐《新修本草》记载"今另有荠苨，非此桔梗"。已有考证，荠苨也称为甜桔梗，为桔梗科植物杏叶沙参 *Adenophora hunanensis* Nannf. 或近缘植物。宋《图经本草》绘制的"成州桔梗"和"解州桔梗"图颇似桔梗科沙参属（Adenophora Fisch.）植物。

明《本草蒙筌》记载"采根味苦者入药，荠苨别种，味甘气寒"。明《药品化义》指出"用南产者佳，北方者味甘，宜辨之"。直至清末《增订伪药条辨》，仍然记载"今近药肆因苦桔梗价贵，多以甜梗伪充"。

自唐代以来，沙参属植物一直被当作桔梗误用，至今民间保留药用习惯。

🌱 品种动态

【品种概述】国内各地称为"桔梗"的有 7 科 15 种植物，大多数为民间称谓；商品市场中发现桔梗科沙参属（Adenophora）、石竹科丝石竹属（Gypsophila）多种植物冒充桔梗。

目前，主流商品为正品桔梗，市场亦见混伪品，桔梗增重现象时有发生。

【混伪品】（1）南沙参：为桔梗科植物轮叶沙参 Adenophora tetraphylla（Thunb.）Fisch. 或沙参 Adenophora stricta Miq. 的干燥根。早年，南沙参刮皮常常冒充桔梗，现今尚有误用刮皮南沙参的情况。

（2）霞草：为石竹科植物宽叶丝石竹 Gypsophila oldhamiana Miq. 的干燥根。20 世纪 60 年代以来发现最多的桔梗伪品，商品称为霞草，至今流行于市场。

（3）瓦草：为石竹科植物粘萼蝇子草 Silene viscidula Franch. 的干燥根。西南地区的民间用药。近年市场曾经发现冒充桔梗使用。

🌱 图文辨析

【性状鉴定】（1）南沙参：呈长圆锥形或圆柱形，头粗尾渐细，顶端根茎粗大，上有凹陷的茎根，或为小段、厚片。外表面黄白色或浅棕黄色。质轻泡，易折断。断面黄白色，有裂隙，状如海绵。气微香，味微甘。图 76-3。

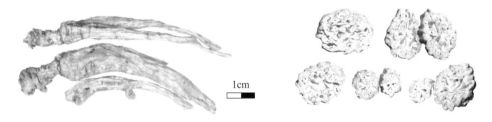

图 76-3　南沙参（药材及饮片）

（2）瓦草：呈圆锥形或纺锤状。直径 0.5~1.6cm。外表面棕黄色或黄白色，有纵皱纹及横向皮孔。折断面似蜡样，呈黄白色、浅棕黄色，维管束黄白色，稀疏放射状排列。气微，味微、苦辛。图 76-4。

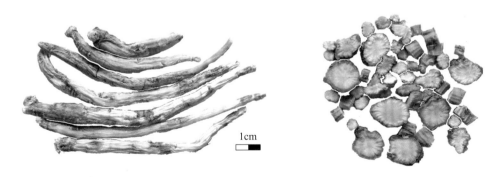

图 76-4　瓦草（药材及饮片）

（3）霞草：根呈圆柱形或圆锥形，多数切为厚片或斜切厚片。直径 0.5~4cm。除去外皮者表面呈黄白色，未去皮呈棕褐色。具支根痕，有扭曲的纵沟。质坚脆，不易折断。断面中央为黄色木心，周围有黄色的异型维管束散在，多有裂隙。气微，味苦而刺舌。图76-5。

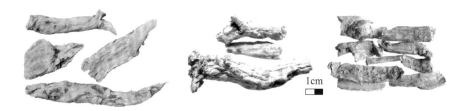

图76-5　霞草（3种不同时期药材）

【**市场速览**】近年商品桔梗饮片有用明矾、重粉（硫酸镁）等矿物质增重的现象。其表面有白色粉状物，质地发硬，有明显的刺舌感或有涩味。市售桔梗除伪品冒充或伪品掺假外，常有桔梗与增重桔梗勾兑、伪品增重掺假和产地加工不当造成的劣质品。图76-6、图76-7。

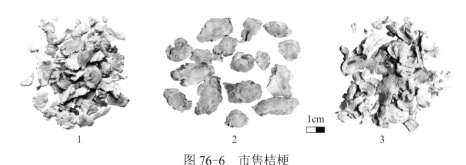

1　　　　　　　　2　　　　　　　　3

图76-6　市售桔梗

（1.桔梗及增重桔梗勾兑；2.增重桔梗；3.增重霞草冒充桔梗）

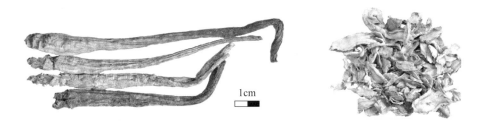

图76-7　市售桔梗（加工不当的劣质品）

近年，市场发现一种伪品桔梗。呈类圆形、椭圆形或条形厚片，外表面浅黄色，具纵沟纹，味微苦、辛。图76-8。

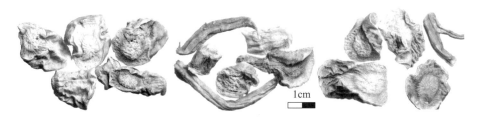

图76-8　市售桔梗（伪品）

77. 夏枯草 PRUNELLAE SPICA

标准沿革

【**来源**】1963 年版《中国药典》收载为唇形科植物夏枯草 *Prunella vulgaris* L.

【**药用部位**】1963 年版《中国药典》规定为"干燥果穗"。1977 年版《中国药典》修订"干燥带花的果穗"。1990 年版《中国药典》又修订为"干燥果穗"。

【**采收加工**】1963 年版《中国药典》规定为"夏季采收，当果穗半枯时收下，晒干即得"。1977年版《中国药典》修订为"夏季穗呈棕红色时采收，除去杂质，晒干"。1990 年版《中国药典》修订为"夏季果穗呈棕红色时采收"。

【**性状**】1963 年版《中国药典》描述为"由数十朵枯萎的小花组成；黄褐色的苞片对生于花轴上，每苞片内有小花 3 朵。内有小坚果 4 枚，形似种子。体轻，摇之作响"。1977 年版《中国药典》修订为"全穗由 4~13 轮宿萼与苞片组成，每轮有对生苞片 2 片，呈扇形，先端尖尾状，脉纹明显。每一苞片内有花 3 朵，花冠多已脱落，花萼二唇形，上唇 3 齿裂，下唇 2 齿裂，内有小坚果 4 枚，卵圆形，棕色，尖端有白色突起"。1990 年版《中国药典》再次修订果穗特征，为"全穗由数轮至 10 数轮宿萼与苞片组成"，同时删除"上唇 3 齿裂，下唇 2 齿裂"描述。

商品质量

【**商品规格**】产地加工为夏枯草全草、夏枯草杆及夏枯草果穗，前两者称为夏枯草，后者称为夏枯球（夏枯头）。

【**品质论述**】药材以果穗粗长、色棕红，无叶及其他杂质者为佳。

【**产地**】主产于河南、江苏、浙江、江西、安徽、湖南、湖北、四川等地。商品来自野生和栽培，以河南、安徽、江西等地栽培品为主。

【**质量分析**】2015 年全国夏枯草专项检验，抽验 117 批，不合格率为 49%，不合格项目是"含量测定、浸出物、水分、性状"，不合格的原因是非药用部分较多。

【**市场点评**】夏枯草是为数不多的以颜色要求采收的中药材，市售夏枯草存在淡棕色、棕红色、浅紫红色、棕褐色和灰绿色的色差变化，这主要与其采收时期和加工方法有关。目前，河南、湖北、四川等地人工种植夏枯草，果穗成熟期从 6 月至 8 月不等，时间跨度较大。标准规定以果穗渐变成棕红色时采收，商品药材才能符合标准规定。

据本草和现代文献记载，夏枯草有"茎叶、带花果穗或花穗"多种药用部位，在教材中有的归入花类，有的归入果实类，《中国药典》对其药用部位亦不断修订，是从实际情况作出的规范性要求。

特征识别

【**性状鉴定**】[果穗形状] 呈圆柱形，略扁；全穗由数轮至 10 数轮宿萼与苞片组成。[苞片形状] 每轮有对生苞片 2 片，呈扇形，先端尖尾状，脉纹明显，外表面有白毛。[花萼形状] 宿萼二唇形。[果实形状] 小坚果卵圆形，棕色，尖端有白色突起，常脱落。[大小] 果穗长 1.5~8cm，直径 0.8~1.5cm。[颜色] 呈淡棕色、棕红色，或有浅紫红色。[质地] 体轻。[气味] 气微，味淡。图 77-1。

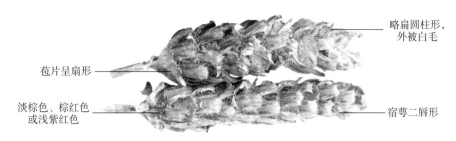

略扁圆柱形，
外被白毛

苞片呈扇形

淡棕色、棕红色
或浅紫红色

宿萼二唇形

图 77-1　夏枯草特征图注

【鉴别歌诀】　　　　果穗略呈圆柱形　淡棕红棕浅紫红
　　　　　　　　　　苞片二枚呈扇形　宿萼唇形气味淡

　　【识别要点】夏枯草的性状特征明显，易于识别。由于采收加工与存放时间不同，表面颜色变化较大。主要特征是苞片呈扇形，先端尖尾状，在中部以下疏生白色糙毛，花萼上唇先端具 3 个不明显短齿，可与同属植物区别。图 77-2。

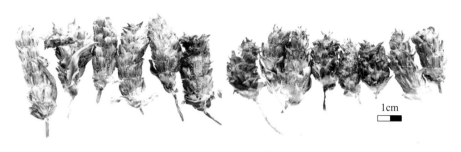

1cm

图 77-2　夏枯草

　　【性状探微】夏枯草中常有一些尚未成熟的带绿色或因加工呈暗褐色的果穗，颜色不完全一致，产地以棕红色、果穗较长为选货，而黄绿色或暗褐色、果穗短小的为统货，也有不加挑选而直接作为统货销售。这种商品分类值得商榷。

🌿 本草探源

　　【混乱品种】本草早有夏枯草混乱品种记载。宋《本草衍义》记载"夏枯草，今又谓之郁臭，自秋便生，经久不瘁，春开白花，中夏结子，遂枯"。所述与夏至草 *Lagopisis supine* 相当或另有所指。明《救荒本草》有关夏枯草特征描述和附图，与筋骨草 *Ajuga ciliate* Bunge. 吻合。清《本草纲目拾》记载了近似品种，谓"产丹阳县者佳，叶梗同夏枯草，惟叶有白毛，今杭城西湖凤凰山甚多。性寒味苦，专清肝火"。所述与金疮小草 *Ajua decumbensThunb.* 或紫背金盘 *A. nipponensis* 相同，现今江苏、浙江称为白毛夏枯草，国内部分地区民间亦称为夏枯草。

🌱 品种动态

　　【品种概述】国内各地称为"夏枯草"的有 5 科 20 余种植物，除部分近缘植物属民间习用或代用外，大部分实属民间的误称误用。在商品中发现夏至草等品种的混淆误用。

目前，主流商品为正品夏枯草，个别地方夏枯草与其茎叶有混淆情况。

【混伪品】（1）夏至草：为唇形科植物夏至草 *Lagopisis supine*（Steph.）IK-Gal. 的干燥地上部分。《卫生部药品标准藏药分册 1995 年》收载。河北、内蒙古和甘肃部分地区过去曾经混淆为夏枯草。

（2）异叶青兰：为唇形科植物异叶青兰 *Dracocephalum heterophyllum* Benth. 的干燥地上部分。《卫生部药品标准藏药分册 1995 年》收载。青海、甘肃部分地区过去曾经混淆为夏枯草。

（3）白毛夏枯草：为唇形科植物金疮小草 *Ajuga decumbens* Thunb. 的干燥或新鲜全草。上海、贵州、湖北地方习用药材。民间习称散血草、夏枯草，在华东地区形成商品流通。

（4）夏枯草（全草）：为唇形科植物夏枯草 *Prunella vulgaris* L. 的干燥全草。四川、贵州地方习用药材。现时商品主要来自地上茎，叶很少。

（5）山菠菜：为唇形科植物山菠菜 *Prunella asiatica* Nakai 的干燥全草。东北、华北民间用药，早年形成商品冒充夏枯草。

图文辨析

【性状鉴定】（1）夏至草：茎呈方柱形，具浅糟，节部多有对生的分枝。直径 2~3mm。外表面淡棕黄色或淡紫色；被疏短毛。完整叶宽卵形，三深裂，裂片具钝齿。花轮伞状，花萼钟形，5 齿裂。茎质脆，断面中空。气微香，味淡。图 77-3。

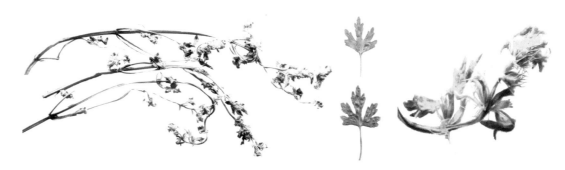

图 77-3　夏至草（植物及花放大）

（2）异叶青兰：茎呈方形，常弯曲，直径 2~4mm。外表面黄绿色略带紫红，节处紫色较深，密被白色柔毛。叶对生，完整叶宽卵形或长卵形，羽状全裂，裂片 2~3 对，边缘有圆齿或锯齿，被短柔毛。轮伞花序头状或穗状；苞片倒卵形或披针形；花浅黄色，残留。气芳香，味淡微涩。图 77-4。

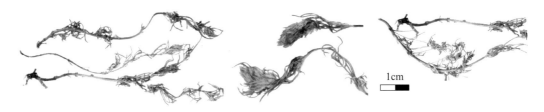

图 77-4　异叶青兰（甘肃）

（3）白毛夏枯草：茎细，具棱髓部中空。外表面灰黄色、灰绿色，密被白色柔毛。叶多皱缩、破碎，完整叶片呈倒卵状披针形或匙形，边缘有波状锯齿，叶柄具狭翅。轮伞花序腋生；花残留。气微，味苦。图 77-5、图 77-6。

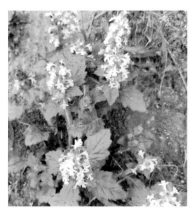

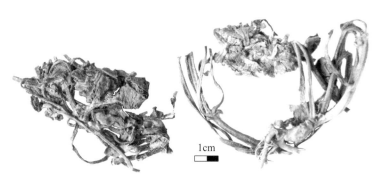

图 77-5　白毛夏枯草（安徽）　　　　　　　　图 77-6　白毛夏枯草

（4）夏枯草全草：茎呈方柱形。长短不等，直径 2~4mm。外表面淡棕黄色，或有淡黄绿色与淡紫色，近无毛或被稀疏短毛；体轻，质较韧。叶痕对生状，叶多已破碎。气微香，味微咸。图 77-7。

（5）山菠菜：茎呈圆柱形。直径 2~4mm。外表面黄棕色。果穗呈长圆柱形，外表面呈棕色或紫褐色。苞片扁圆形，先端尾尖，外面被疏柔毛；花萼上唇的 3 齿尖呈刺芒状。气微香，味微苦。图 77-8。

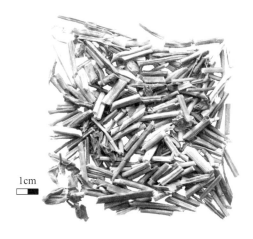

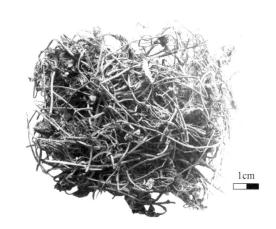

图 77-7　夏枯草全草　　　　　　　　　　　图 77-8　山菠菜

🌿 78. 贯众　DRYOPTERIDIS ET OSMUNDAE RHIZOMA

🌿 标准沿革

【来源】1977 年版《中国药典》收载两种贯众，绵马贯众为鳞毛蕨科植物粗茎鳞毛蕨 *Dryopteris crassirhizoma* Nakai，紫萁贯众为紫萁科植物紫萁 *Osmunda japonica* Thunb.。1985 年、1990 年和 1995 年版《中国药典》均未收载贯众，2000 年版和 2005 年版《中国药典》则仅收载了绵马贯众，2010 年版《中国药典》恢复收载紫萁贯众。

【药用部位】1977 年版《中国药典》规定"干燥根茎及叶柄基部"。2000 年版《中国药典》修订为"干燥根茎及叶柄残基"。

【采收加工】1977 年版《中国药典》规定绵马贯众"秋季采挖，削去叶柄、须根及泥沙，干燥"；紫萁贯众"春、秋二季采挖，洗净，除去须根，晒干"。

【性状】1977 年版《中国药典》描述绵马贯众为"呈倒卵形；有黄白色横长的点状维管束 6~11 个，排列成环"。2000 年版《中国药典》修订为"呈长倒卵形，上端钝圆或截形，下端较尖；有黄白色维管束 5~13 个，环列"，增加"（根茎）质坚硬，断面略平坦，深绿色至棕色，有黄白色维管束 5~13 个，环列，其外散有较多的叶迹维管束"。1977 年版《中国药典》描述紫萁贯众为"叶柄残基，表面暗棕色"，2010 年版《中国药典》修订为"叶柄残基，表面棕色或棕黑色"。

🌿 商品质量

【商品规格】产地加工为个子统货、产地片（大片、小片和统片）。

【品质论述】药材以个大、质坚实、叶柄残基棕色者为佳。

【产地】绵马贯众主产于黑龙江、吉林、辽宁；紫萁贯众主产于山东、湖南、湖北、江苏、安徽、四川等地。商品来自野生。

🌿 特征识别

【性状鉴定】（1）绵马贯众：[形状] 呈长倒卵形，上端钝圆，下端较尖，全体略弯曲，有的纵剖为两半；细根弯曲；叶柄残基呈类圆柱形，密生于根茎上，切面呈类圆形或椭圆形，每个叶柄基部生有 3 条细根；鳞片条状披针形，全缘。[大小] 长 7~20cm，直径 4~8cm。[颜色] 表面黄棕色至黑褐色，叶柄断面灰黄色、浅棕黄色。[纹饰] 具整齐的叶柄残基及鳞片。[质地] 质较硬而脆。[断面] 叶柄基部及根茎断面有 5~13 个黄白色维管束，环列。[气味] 气特异，味初淡而微涩，后渐苦、辛。图 78-1。

（2）紫萁贯众：[形状] 略呈圆锥形、圆柱形，稍弯曲，先端钝，下端较尖，有的具分枝；根茎横生或斜生，细根多呈弯曲；叶柄残基呈扁圆柱形，具耳状托叶翅，切面呈三角形、扁圆形或类圆形。[大小] 长 10~30cm，直径 3~6cm。[颜色] 棕褐色或黑褐色。[纹饰] 密被斜生的叶柄残基。[质地] 质较硬，不易折断。[断面] 叶柄基部断面有 1 个"U"字形维管束。[气味] 气微而特异，味淡或味甘、微涩。图 78-2。

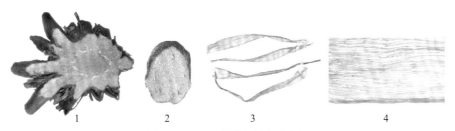

图 78-1 绵马贯众特征图注
（1.药材横切面；2.叶柄横切面放大；3.鳞叶；4.鳞叶放大）

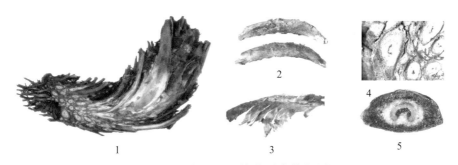

图 78-2 紫萁贯众特征图注
（1.药材纵切面；2.叶柄；3.叶翅；4.叶柄基部横切面；5.叶柄维管束）

【鉴别歌诀】 绵马贯众 倒卵形状略弯曲 叶柄密集圆柱形
              筋脉纹理排成环 气味特异色棕黄
          紫萁贯众 圆锥形状或圆柱 叶柄较疏斜向生
              筋脉点排"U"形 气味特异色棕褐

【识别要点】（1）叶柄：绵马贯众叶柄残基类圆柱形，切面呈类圆形、椭圆形或三角形，有 5~13 个点状维管束，排列成圆环；紫萁贯众叶柄残基呈扁圆柱形，切面呈类三角形或扁圆形，有 1 个呈 "U" 形维管束。（2）鳞叶：绵马贯众呈条状披针形或线形，具具整齐网格状纹理，长 1.5~3cm，黄棕色；紫萁贯众具耳状托叶翅。图 78-1 至图 78-5。

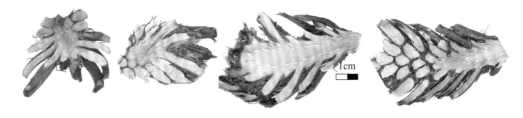

图 78-3 绵马贯众（吉林）

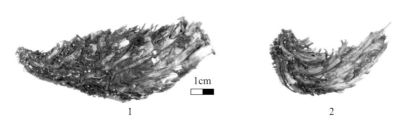

图 78-4 紫萁贯众（1.广西采集；2.市售）

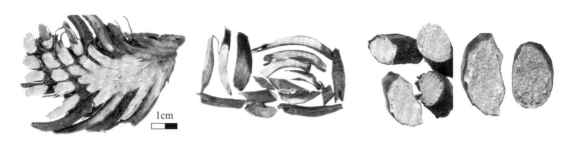

图 78-5　绵马贯众（吉林，药材、叶柄及叶柄断面放大）

【标准探微】贯众形状与产地加工削去叶柄方式有关，加工时保留一定的叶柄残基，需要保留多少，完全取决于加工者的习惯，长短不易掌握。现时产地鲜制纵切为两半（纵切片）外，也有斜切片，横切片较少。贯众的药用部位是"干燥根茎及叶柄残基"，而不是"干燥根茎及叶柄基部"，商品带有加工后脱落的叶柄残基就有合理性。

本草探源

【混乱品种】贯众为蕨类植物，由于蕨类原植物形态、生态环境及药材外形相似，故多数本草记载的贯众来源无从考证。宋《图经本草》记载的贯众特征清晰，为鳞毛蕨科植物贯众 *Cyrtomium fortunei* J.Sm. 相符，该品种为明、清代一些本草所记载。查阅近现代中药文献，认为 20 世纪 50 年代各地开发利用中药资源，贯众品种的复杂混乱由此而来。

品种动态

【品种概述】我国各地贯众用药习惯差异较大，品种复杂，国内文献记载的"贯众"有 12 属 38 种植物，多为民间药，约有 18 种在各地收购而形成商品。2003 年，贯众药材用量急增，不少地方习用药材或民间药大量收购上市，市场流通的品种一度较为混乱。

目前，主流商品为正品绵马贯众（粗茎鳞毛蕨），紫萁贯众较少；地方习用药材以狗脊贯众较多，其他仅在产地使用或不同程度流通。

【混伪品】（1）狗脊贯众：为乌毛蕨科植物狗脊蕨 *Woodwardia japonica*（L.f.）Sm 或单芽狗脊蕨 *Woodwardia unigemmata*（Makino）Nakal 干燥带叶柄残基的根茎。上海、山西、河南、湖北、安徽和内蒙古（两种来源）、湖南、江西（狗脊蕨）、四川（单芽狗脊蕨）和贵州（药名贯众）地方习用药材。

（2）荚果蕨贯众：为球子蕨科植物荚果蕨 *Matteuccia struthiopteris*（L.）Todaro、尖裂荚果蕨 *Matteuccia struthiopteris*（L.）Todaro var. acutiloba Ching. 或中华荚果蕨 *Matteuccia intermedia* C. Chr. 的干燥根茎及叶柄残基。山西（荚果蕨）、河南（荚果蕨）、陕西地方习用药材。

（3）峨眉蕨贯众：为蹄盖蕨科植物陕西峨眉蕨 *Lunathyrium giraldii*（Christ）Ching. 带叶柄残基的干燥根茎。宁夏地方习用药材。

（4）贯众：为球子蕨科植物荚果蕨 *Matteuccid struthiopteris*（L.）Todaro 和蹄盖蕨科植物陕西峨眉蕨 *Lunathyrium giraldii*（Christ）Ching.、中华蹄盖蕨 *Athyrium sinense* Rupr. 的干燥根茎及叶柄残基。甘肃地方习用药材。主产于西北、华北。

（5）苏铁蕨贯众：为乌毛蕨科植物苏铁蕨 *Brainea insignia*（Hook.）J. Sm. 干燥根茎及叶柄基。福建、广东（苏铁蕨贯众）、广西（贯众）地方习用药材。

（6）贯众：为乌毛蕨科植物华南紫萁 *Osmunda vachellii* Hook. 或紫萁 *Osmunda japonica* Thunb. 干燥根茎及叶柄基。广西（华南紫萁），河南、贵州（紫萁）地方习用药材。

（7）乌毛蕨贯众：为乌毛蕨科植物乌毛蕨 *Blechnum orientale* L. 的干燥根茎及叶柄基。广东（乌毛蕨贯众）、广西（贯众）地方习用药材。

（8）贯众：为鳞毛蕨科植物贯众 *Cyrtomium fortunei* J.Sm. 的新鲜或干燥根茎及叶柄基部。江苏、湖南、河南，贵州（小贯众）地方习用药材。民间习称乌鸡头。

（9）桫椤：为桫椤科植物桫椤 *Alsophila spinulosa*（Wall. ex Hook.）R. M. Tryon 的干燥枝干。列入国家二级保护植物名录，禁止采挖。分布于福建、广西、广东、云南等地。民间以桫椤药用，市场又称龙骨风、大贯众或飞天擒罗。

图文辨析

【**性状鉴定**】（1）狗脊蕨：呈长柱形或四方柱。长 6~25cm，直径 2~7cm。根茎横生，有弯曲的细根。外表面红棕色至黑褐色，密被短粗叶柄残基，叶柄呈渐细状，有细纵棱；断面呈棕黄色，半圆形，维管束 2~4 个，近腹面一对较大。鳞叶披针形，全缘，长 1.7~2.3cm。质坚硬。气微，味微苦、涩。图 78-6。

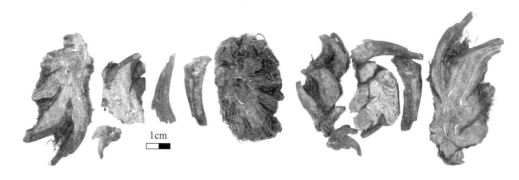

1cm

图 78-6　狗脊蕨

（2）单芽狗脊蕨：基本同狗脊蕨。叶柄残基维管束 5~8 个，近腹面一对较大。图 78-7、图 78-8。

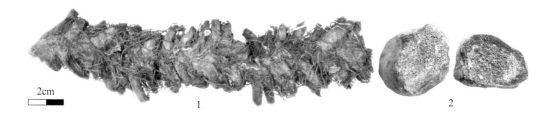

2cm　　　　　　　1　　　　　　　　　　2

图 78-7　单芽狗脊蕨
（1. 药材；2. 叶柄断面）

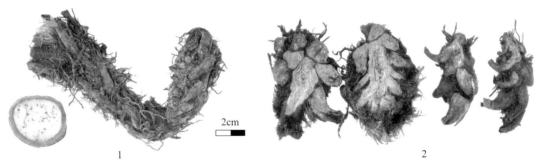

图 78-8　单芽狗脊蕨（1.贵州采集及切片；2.商品）

（3）中华荚果蕨：呈椭圆形、倒卵形，上端钝圆，下端较尖。外表面棕褐色，密被叶柄残基及细根。叶柄残基扁平，向下变窄，常扭曲，边缘渐薄，少有刺状突起或不明显，背面突起，腹面凹陷。2 条维管束呈"八"字形排列。鳞叶呈弯曲的三角状披针形，全缘，长 1~1.5cm，浅黄棕色，具不整齐网格状纹理。质较脆。气微而特异，味微涩。图 78-9、图 78-10。

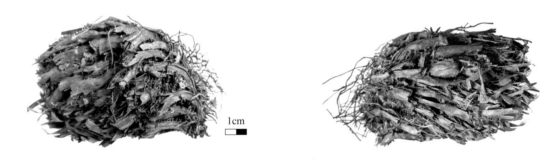

图 78-9　中华荚果蕨（甘肃）

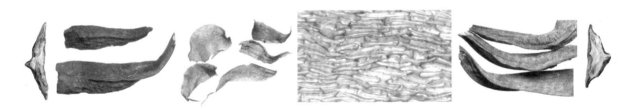

图 78-10　中华荚果蕨（甘肃，局部放大）

（4）陕西峨眉蕨：形状基本同中华荚果蕨。叶柄残基向下变窄，边缘钝，具疣状突起，两面微隆起或一面微隆起，另一面较平坦，具 1 条纵棱线。2 条维管束呈"八"字形排列。鳞叶披针形，全缘，长 0.7~1.2cm，黄棕色或浅棕色，具整齐网格状纹理。质较硬而脆。气微而特异，味涩或苦。图 78-11、图 78-12。

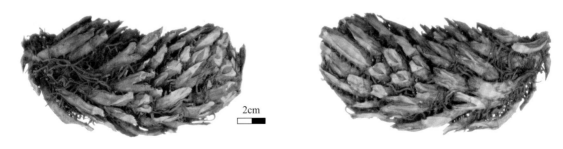

图 78-11　陕西峨眉蕨（甘肃）

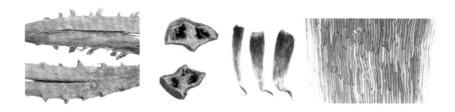

图 78-12　陕西峨眉蕨（甘肃，局部放大）

（5）中华蹄盖蕨：形状基本同中华荚果蕨。叶柄残基向下呈逐渐而细长变窄，边缘渐薄，具细小棘状突起，背面具数 1 或条纵棱，腹面微凹入。2 条维管束呈"八"字形排列。鳞叶披针形，全缘，长 0.6~1.2cm，黄棕色，具不整齐网格纹理。质较硬而脆。气微而特异，味涩或苦辛。图 78-13、图78-14。

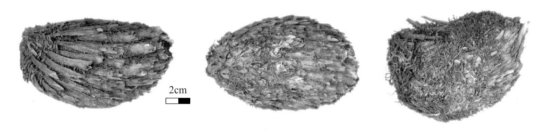

图 78-13　中华蹄盖蕨（甘肃）

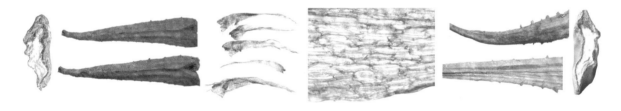

图 78-14　中华蹄盖蕨（甘肃，局部放大）

（6）贯众：形状基本同中华荚果蕨。叶柄残基向略窄，常弯曲，呈扁三棱形，边缘钝，无明显棘状突起，维管束 3~6 个，环列。鳞叶披针形，全缘，长 0.9~1.4cm，浅棕色。质较硬而脆。气微，味涩。图 78-15、图 78-16。

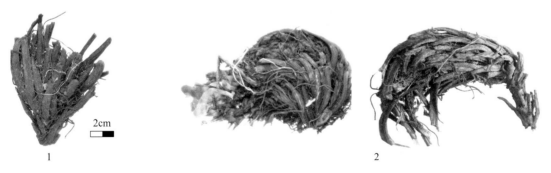

图 78-15　贯众（甘肃，1.采集贯众；2.商品，贯众属植物）

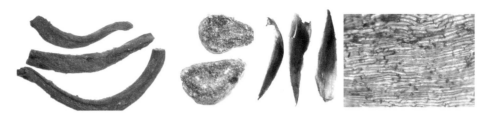

图 78-16　贯众（甘肃，局部放大图）

（7）苏铁蕨：商品多斜切、纵切或横切的厚片。外表面红棕色或灰棕色，断面有 10 余个呈向内的"U""V"形维管束，断续排列成环。叶柄基部横断面有 6~15 个点状维管束排列成环。质坚硬。气微，味涩。图 78-17。

（8）桫椤：呈类圆形、不规则形厚片，直径 4~10cm。外表面棕色至棕褐色，叶柄残痕中的叶迹维管束，粗糙。横切面呈暗棕色、黄棕色或灰黄色，外侧维管束呈"V"形或"W"形排列成一圈，中间具多数点状突起的维管束。质坚硬。气微，味微涩。图 78-18。

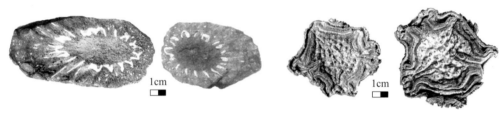

图 78-17　苏铁蕨　　　　　　　图 78-18　桫椤

🌱 79. 射干　BELAMCANDAE RHIZOMA

🌿 标准沿革

【来源】1963 年版《中国药典》收载为鸢尾科植物射干 *Belamcanda chinensis*（L.）DC.。

【药用部位】1963 年版《中国药典》规定为"干燥地下根状茎"。1977 年版《中国药典》修订为"干燥根茎"。

【采收加工】1963 年版《中国药典》规定为"春、秋二季采挖，除去泥土，晒至半干，燎净毛须，剪除茎苗及细根，再晒干即得"。1977 年版《中国药典》修订为"春初刚发芽或秋末茎叶枯萎时采挖，除去须根及泥沙，干燥"。

【性状】1963 年版《中国药典》描述为"外皮灰褐色或有黑褐色斑，有斜向或扭曲的环状皱纹，排列甚密。质坚硬，断面黄色。臭微，味苦"。1977 年版《中国药典》修订为"表面黄褐色、棕褐色或黑褐色，皱缩，有排列较密的环纹。质硬，断面黄色，颗粒性。气微，味苦、微辛"。

🌿 商品质量

【商品规格】产地加工为统货（毛货、光货）、产地片（统片、选片）。

【品质论述】药材以粗壮、断面色黄、味苦、无毛须者为佳。

【产地】主产于河北、湖南、安徽，湖北、江苏、贵州、甘肃和山西等地亦产。商品主要来自栽培，野生品很少，河北、湖南、安徽、贵州、内蒙古、吉林、河南、陕西和甘肃等地栽培。

【质量分析】2019 年全国射干专项检验，抽验 158 批，不合格率为 21%，不合格项目是"性状、浸出物、含量测定、水分"，主要原因是伪品冒充使用。

【市场点评】早期射干产地加工方法是将根茎晒至半干时，放入铁丝网筛中吊起，用火燎净毛须，后再晒干，呈棕褐色、黑褐色，具焦斑，现时市场仍然可见这类商品。目前射干加工多采用揉搓除去须根，须根是非药用部位，加工不彻底会残留较多的须根。

🌿 特征识别

【性状鉴定】（1）野生品：［形状］呈不规则的结节状或不规则的分枝状；上面有数个圆盘状凹陷的茎痕，偶有茎基残存，残留须根并有须根痕。［大小］长 3~10cm，直径 1~2cm。［颜色］黄棕色、黄褐色或棕褐色。［纹饰］皱缩，具斜向或扭曲的环纹。［质地］质较硬。［断面］淡黄色或鲜黄色，略显颗粒性。［气味］气微，味苦、微辛。图 79-1。

（2）栽培品：［形状］呈不规则的团块状、结节状；饮片呈不规则条状，常有分枝或弯曲。［断面］浅黄色或黄白色，多显角质性。图 79-2。

【鉴别歌诀】
根茎黄褐结节形　环纹较密具根痕
断面黄色颗粒性　茎痕凹陷味苦辛

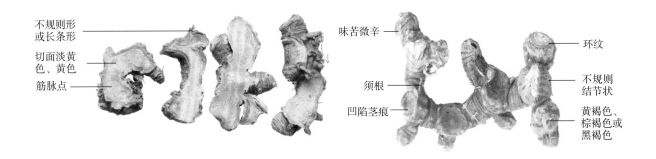

不规则形
或长条形

切面淡黄
色、黄色

筋脉点

味苦微辛

须根

凹陷茎痕

环纹

不规则
结节状

黄褐色、
棕褐色或
黑褐色

图 79-1 射干特征图注

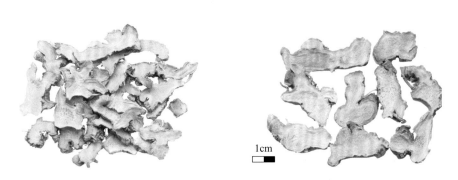

1cm

图 79-2 射干（栽培，饮片）

【识别要点】（1）形状：野生品根茎多横向生长，药材呈不规则的结节状，古人多以"形似高良姜"比喻；栽培品多为不规则的块状。（2）表面：野生品多呈黄褐色，栽培品多呈黄棕色，有斜向或扭曲的环纹。（3）切面：可见点状或线状的筋脉纹，边缘不整齐。图 79-3。

【性状探微】栽培品射干的形状、颜色和气味与野生品比较发生一定的变化，且已成为主流商品，应予研究是否需要单独描述。野生品苦辛味较重，曾发现苦辛味较淡而稍有甜味的栽培品。

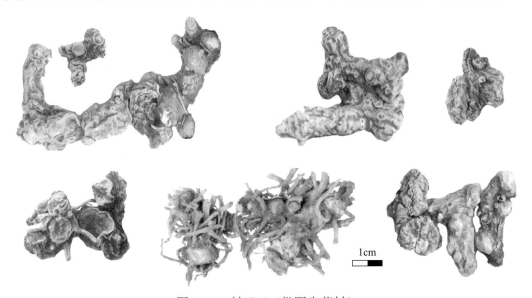

1cm

图 79-3 射干（三批野生药材）

🌿 本草探源

【混乱品种】本草记载的射干不止一种。南朝《本草经集注》记载"又别有射干，根细而花白茎长，此不药用，根亦无块"。宋《图经本草》记载"红黄花有赤点射干，白花者亦其类"。所述白花者与野鸢尾 *Iris dichotona* Pall. 相符。清《植物名实图考》收录的白花射干为野鸢尾。

唐《本草拾遗》记载"射干、鸢尾二物相似，人多不分"。射干与鸢尾 *Iris tectorum* Maxim. 虽是两种药材，在实际应用中后者常被误以为射干。《本草纲目》进一步记载"射干即今扁人所种，多是紫花者，呼为紫蝴蝶"。《土宿真君本草》记载"一种紫色，一种黄色，一种碧花"。在明清时期，蝴蝶花 *Iris japonica* Thunb. 又被误认为射干。

🌿 品种动态

【品种概述】国内各地称为"射干"的有 4 科 11 种植物，在商品有 6 种混淆或误用品。鸢尾是古往今来冒充射干的常客，2010 年版《中国药典》自立门户，以川射干收载。

目前，主流商品为正品射干，并以栽培品为主，川射干是常见的混淆品。

【混伪品】（1）川射干：为鸢尾科植物鸢尾 *Iris tectorum* Maxim. 的干燥根茎。《中国药典》以川射干收载，贵州以土知母收载。产于四川、贵州、甘肃等地。川射干临床应用很少，长期常冒充射干使用。

（2）蝴蝶花：为鸢尾科植物蝴蝶花 *Iris japonica* Maxim. 的干燥根茎。甘肃习称为扁竹根、土射干，四川称为扁竹根。早年西北、西南曾误以为射干销售。

（3）白射干：为鸢尾科植物野鸢尾 *Iris dichotona* Pall. 的干燥根茎。华东地区习称白射干。早年陕西、宁夏等地曾误以为射干混淆使用。

（4）扁竹根：为鸢尾科植物扁竹兰 *Iris confusa* Sealy 的干燥根茎。分布西南地区，为民间药，当地曾混淆为射干。

（5）卷叶黄精：为百合科卷叶黄精 *Polygonatum cirrhifolium* (Wall.) Royle 的根茎。早年商品流通中发现误以为射干销售。

（6）其他：近年有报道，姜科的姜黄 *Curcuma longa* L.、薯蓣科薯蓣属（Dioscorea）植物的根茎切片后掺入射干中销售。

🌿 图文辨析

【性状鉴定】（1）川射干：呈狭长圆锥形，略扁，一端明显膨大，形似鸟头，一端渐细，节上多有分枝。表面黄褐色或灰褐色，具横向环纹和纵沟纹。常有残存的须根及须根脱落的凹陷圆点。质松脆。断面黄白色或黄棕色。有些加工成不规则条状。气微，味微苦。图 79-4、79-5。

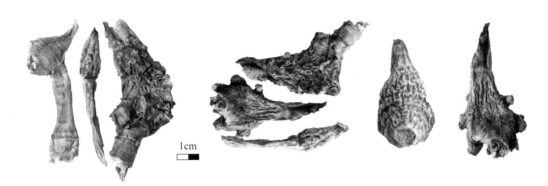

图 79-4　川射干（甘肃）

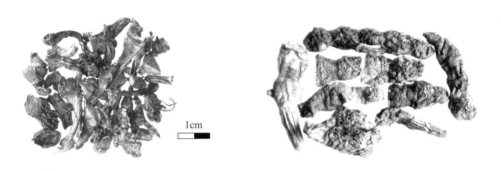

图 79-5　川射干（商品药材及饮片）

（2）蝴蝶花：呈圆柱形或圆锥形，略扁，根头端有分枝，稍膨大，多具横向环纹。外表面黄褐色、黄棕色，具纵皱纹。质脆。断面中间常有空隙。气微，味微苦。图 79-6。

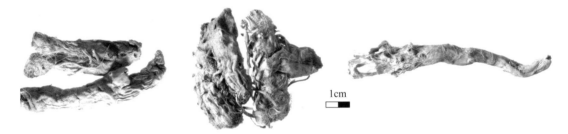

图 79-6　蝴蝶花（甘肃）

（3）扁竹根：呈圆柱形，多弯曲，具疏密不等的横向环纹，须根发达，常有点状的残痕。外表面棕褐色。质稍硬。断面浅黄白色。气微，味微甜后苦。图 79-7。

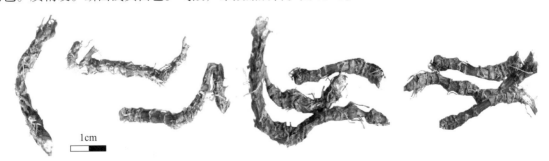

图 79-7　扁竹根（四川）

80. 拳参　*BISTORTAE RHIZOMA*

标准沿革

【来源】1963 年版《中国药典》以拳参（重楼）收载，为蓼科植物拳参 *Polygonum bistorta* L.。1977 年版《中国药典》删除了重楼副名称。

【药用部位】1963 年版《中国药典》规定为"干燥地下根状茎"。1977 年版《中国药典》修订为"干燥根茎"。

【采收加工】1963 年版《中国药典》规定为"春初发芽时或秋季茎叶将枯萎时采挖，除去残茎及泥沙，晒干，再去须根即得"。1990 年版《中国药典》将"再去须根即得"修订为"去须根"。

【性状】1963 年版《中国药典》描述为"呈圆柱形，两头较细，多弯曲，表面紫黑色。断面浅棕红色，近边缘有一圈灰白色小点"。1977 年版《中国药典》修订范围较多，形状修订为"呈扁长条形或扁圆柱形，两端略尖，或一端渐细，有的对折弯曲；一面隆起，一面稍平坦或具凹槽"，颜色修订为"表面棕褐色或紫褐色"，断面修订为"浅棕红色或棕红色，维管束呈黄白色点状排列成环"。1990 年版《中国药典》将"对折弯曲"修订为"对卷弯曲"。

商品质量

【商品规格】产地加工为个子（统货和选货）、产地片。

【品质论述】药材以粗大、坚硬、断面浅红棕色者为佳。

【产地】主产于山东、河北、辽宁、吉林、山西、湖北等地。商品来自野生。

【市场点评】长期以来，无论是产地，还是市场，对拳参品种和产地的认知比较混乱，多数采收加工和经营者忽略了中药名称与植物名称对应关系，而将两者混为一谈。如东北、西北和西南等出产"拳参"的报道，实际上多数是珠芽蓼 *Polygonum viviparum* L.；甘肃产地亦称为"拳参"者，产地早期以草河车 (拳参) 购销，原植物就是珠芽蓼。而西南"拳参"中尚包括草血竭 *Polygonum paleaceum* Wall.。这两种药材在商品市场多以"拳参"流通，这种忽视药材品种而以产地划分会误导市场销售，应加以引导和规范。

特征识别

【性状鉴定】[形状] 呈扁长条形或扁圆柱形，常弯曲，有的呈对卷弯曲，两端圆钝或一端渐细。[大小] 长 1~6（10）cm，直径 0.6~2.5cm。[颜色] 紫褐色或紫黑色。[纹饰] 全体密具粗环纹，一面隆起，一面稍平坦或略具凹槽，有残留须根或根痕。[质地] 质硬。[断面] 浅棕色或浅棕红色，黄白色点状维管束排列成环。[气味] 气微，味苦、涩。图 80-1。

【鉴别歌诀】　　　扁圆柱形常弯曲　　外表紫褐粗环纹
　　　　　　　　　一面隆起一面凹　　断面浅棕筋脉环

【识别要点】（1）形状：宋《图经本草》描述"根似海虾"鉴别特征，根茎常弯曲，有的一端或整体对卷弯曲呈"虾"状。(2)断面：呈浅棕色或浅棕红色，很少浅紫红色和棕褐色；有（20）30~50个黄白色的维管束点断续排成环状。图 80-2、图 80-3。

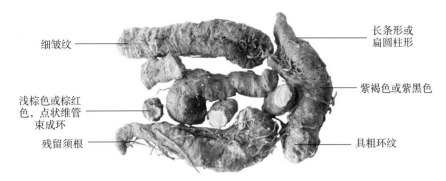

细皱纹 —— 长条形或扁圆柱形

浅棕色或棕红色，点状维管束成环 —— 紫褐色或紫黑色

残留须根 —— 具粗环纹

图 80-1 拳参特征图注

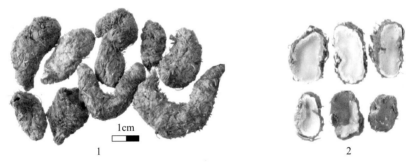

1   1cm   2

图 80-2 拳参（山东采集）

（1. 鲜根茎；2. 根茎不同部位切片）

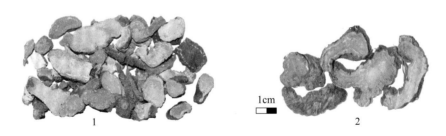

1   1cm   2

图 80-3 拳参（不同色泽的商品饮片）

【性状探微】经对采集拳参样品观察，鲜品拳参的根茎断面呈浅红色、深红色、浅紫红色或棕褐色差别，同一个根茎前端呈浅红色，并逐渐变深，后端呈棕褐色，加工成商品后也会深浅不同。图 80-4。

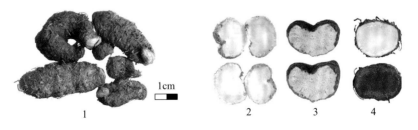

1   1cm   2   3   4

图 80-4 拳参（河北采集）

（1. 鲜根茎；2~3. 根茎前端鲜切面及干燥切面；4. 根茎后端鲜切面）

🌿 本草探源

【混乱品种】拳参始载于《图经本草》，所述与今拳参 *Polygonum bistorta* L. 相似。受历史条件、地区用药习惯等影响，明清以来，在实际使用中尚包括草血竭 *Polygonum paleaceum* Wall.、珠芽蓼 *Polygonum viviparum* L. 等同科属植物。此外，古代拳参亦有紫参别名，部分本草所述的拳参也包括重楼属（Paris）植物。

🌿 品种动态

【品种概述】国内各地称为"拳参"的约有 10 种蓼科植物，多是民间用药，产地亦有"拳参"称谓。珠芽蓼、草血竭在商品市场上常误称为拳参。也发现百合科的重楼类药材混淆为拳参使用情况。

目前，主流商品为正品拳参，同科属植物的混淆和掺假较为普遍。

【混伪品】（1）草血竭（拳参）：为蓼科植物草血竭 *Polygonum paleaceum* Wall. 的干燥根茎。1977 年版《中国药典》收载，云南、贵州和四川地方习用药材，产于贵州、云南、四川等地。产地多以草血竭销售，市场常误称为拳参。

（2）草河车：为蓼科植物珠芽蓼 *Polygonum viviparum* L. 或圆穗蓼 *Polygonum macrophyllum* D.Don 的干燥根茎。甘肃地方习用药材，早年就以草河车（拳参）购销。分布较广，主产于吉林、甘肃、陕西、宁夏和广西等地。市场常误称为拳参。

（3）支柱蓼：为蓼科植物支柱蓼 *Polygonum suffultum* Maxim. 的干燥根茎。分布于华北、西北、华东等地。具有散血止血、行气功效，民间称为红三七、蜈蚣七、螺丝七或血三七药用。药材与拳参相似，在流通和使用中容易混淆。

🌿 图文辨析

【性状鉴定】（1）草血竭（拳参）：呈扁圆柱形，有的一端明显收缩，常弯曲，少数对卷弯曲或较平直。长 2~5cm，直径 1.2~2.5cm。外表面紫褐色至黑褐色，一面隆起，另一面略有槽，全体密布粗环纹，有残留须根；切面灰棕色、浅棕色。质硬。折断面棕色或浅红棕色，有 24~45 个维管束点断续排成环状。气微，味涩、微苦。图 80-5。

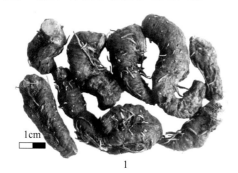
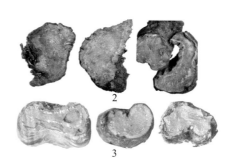

图 80-5 草血竭（云南）
（1. 药材；2. 饮片；3. 新断面）

（2）草河车：呈扁圆柱形，多数较平直，少有弯曲，很少对卷弯曲。长1~3cm，直径0.6~1.5cm。外表面棕褐色，一面隆起，一面具凹槽或稍平，有较密的粗环纹，残留须根痕。切面浅紫色、棕红色。折断面平坦，淡紫色或棕褐色，少见浅棕色，有15~20（35）个维管束点断续排列成环。气微，味苦涩。图80-6。

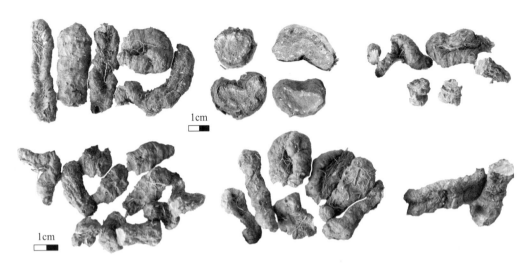

图80-6 草河车（甘肃，药材及断面观）

（3）支柱蓼：呈类圆柱形，略弯曲。外表面棕褐色，有较密的粗环纹，有的略成连珠状或具短分枝，残留须根痕。断面淡紫色或紫红色，有20~30个维管束点断续排列成环。气微，味苦涩。图80-7。

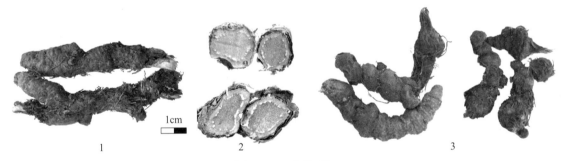

图80-7 支柱蓼

（1~2.甘肃采集，鲜品及切面；3.四川药材）

【色谱鉴定】拳参、草血竭和草河车新断面在紫外光灯下（254nm）荧光存在差异，结果受新货与陈货、根茎前后端部位的影响。实际应用中应予慎重考虑。图80-8。

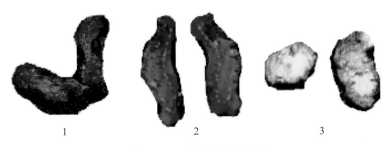

图80-8 拳参类药材荧光

（1.拳参；2.草血竭；3.草河车）

【市场速览】市场流通的拳参饮片中掺假草河车饮片（图 80-9）。市售的草血竭也存在不同的品种来源（图 80-10）。

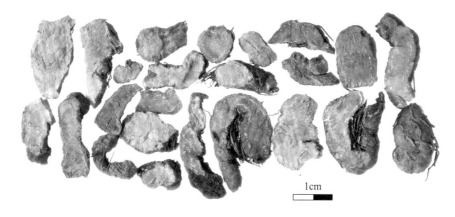

图 80-9　市售拳参（拳参中掺假草河车）

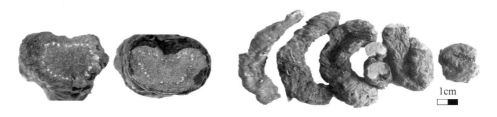

图 80-10　市售草血竭（云南，疑似珠芽蓼）

【薄层色谱】采用《中国药典》拳参中含量测定色谱条件，拳参类药材的 HPLC 图。图 80-11。

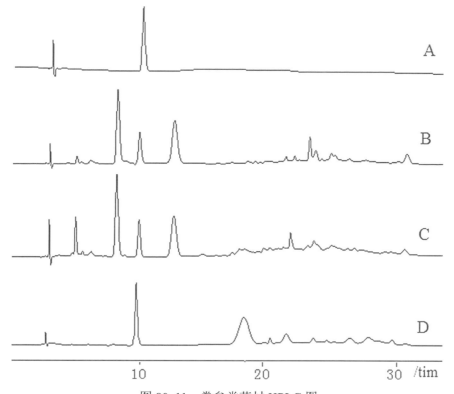

图 80-11　拳参类药材 HPLC 图

（A. 没食子酸对照品；B. 拳参；C. 草河车；D. 草血竭）

81. 粉萆薢 DIOSCOREAE HYPOGLAUCAE RHIZOMA

标准沿革

【来源】1963 年版《中国药典》收载的萆薢，为薯蓣科植物粉萆薢 Dioscorea sp。1977 年版《中国药典》以粉萆薢收载，为粉背薯蓣 Dioscorea hypoglauca Palibin；1977 年版《中国药典》收载绵萆薢，为绵萆薢 Dioscorea septemloba Thunb. 或福州薯蓣 Dioscorea futschauensis Uline；1995 年版、2015 年版《中国药典》分布修订了福州薯蓣、绵萆薢的拉丁学名。

【药用部位】1963 年版《中国药典》规定为"干燥地下根状茎"。1977 年版《中国药典》修订为"干燥根茎"。

【采收加工】1963 年版《中国药典》规定为"秋、冬二季均可采挖。洗净泥土，除去须根，切成薄片，晒干即得"。1977 年版《中国药典》修订加工流程为"除去须根，洗净"，将"切成薄片"修订为"切片"。

【性状】1963 年版《中国药典》描述为"有棕黑色外皮，切面黄白色。有粉性及不规则的黄色筋脉点，对光照视极为显著。折断时有粉尘飞出。无臭，味微苦"。1977 年版《中国药典》修订为"有棕黑色或灰棕色外皮，切片黄白色或淡灰棕色。有黄色筋脉点或筋脉纹（维管束）散在。气微，味苦、微辛"。1990 年版《中国药典》将"黄色筋脉点或筋脉纹（维管束）"修订为"维管束散在"，气味修订为"气微，味微苦"。2000 年版《中国药典》又将"维管束散在"修订为"维管束呈小点状散在"。2010 年版《中国药典》又增加"新断面近外皮处显淡黄色"。

商品质量

【商品规格】产地加工为个子统货、统片和统丝三种规格。
【品质论述】药材以片大而薄、色黄白者为佳。
【产地】主产于安徽、湖北、湖南，浙江、福建等地亦产。商品来自野生。

特征识别

【性状鉴定】［形状］为不规则的薄片或厚片，边缘不整齐。［大小］大小不一，厚 1~3mm。［颜色］外表棕褐色或灰棕色；切面黄白色或淡灰棕色。［纹饰］皱缩，有须根或须根凹陷痕。［质地］质稍硬而脆。［断面］稍显粉性，稍细腻；筋脉纹呈点状、条状散在。［气味］气微，味微辛、苦。图 81-1。

【鉴别歌诀】　　　　　　外皮棕褐薄厚片　　质硬稍脆显粉性
　　　　　　　　　　　　切面黄白较细腻　　筋脉点纹味苦辛

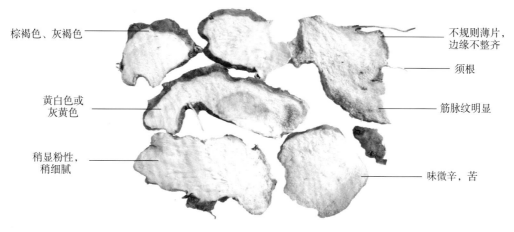

棕褐色、灰褐色

黄白色或
灰黄色

稍显粉性，
稍细腻

不规则薄片，
边缘不整齐

须根

筋脉纹明显

味微辛，苦

图 81-1　粉萆薢特征图注

【识别要点】（1）形状：药材呈类圆柱形的竹节状，常有分枝，横切成类圆形片，斜切成条形片，边缘多呈凹凸不平或呈沟槽。（2）质地：质稍硬而脆，稍显粉性，折断时有粉尘飞扬。图 81-2。

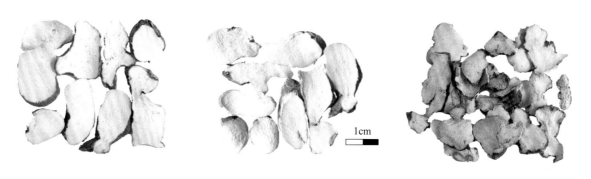

1cm

图 81-2　粉萆薢

【性状探微】关于粉萆薢的质地不少文献描述为"质松，略有弹性，易折断"，实际为"质地稍硬而脆，稍显粉性"。将切面描述为"维管束呈小点状散在"，由于商品存在纵向和横向切片，故以"筋脉纹呈点状或条状散在"更切近实际。文献描述的气味也有差别。

🌿 本草探源

【混乱品种】萆薢自古比较混乱。晋《博物志》记载"菝葜与萆薢相乱"。《名医别录》记载"亦似菝葜之萆薢"。唐《新修本草》所载"此药有两种，茎有刺者，根白实；无刺者，根虚软"。明《本草品汇精要》记载"菝葜为伪"。清《本经逢原》记载"产以大块色白而松脆者为萆薢，若色黄亦坚，即菝葜也。一种小块坚韧者为土萆薢，不堪入药"。以上指出百合科菝葜属（Smilax）植物冒充萆薢。清《植物名实图考》所绘萆薢正是菝葜属（Smilax L.）植物。自本草记载以来，菝葜在实际应用中常与萆薢混为一谈。

古代亦有土茯苓与萆薢混淆的情况，明《本草纲目》记载"今人皆以土茯苓为萆薢，误矣"。

🍃 品种动态

【品种概述】国内各地称为"萆薢"的有2科近30种植物，多数为民间用药或称谓，各地使用中形成了绵萆薢、粉萆薢、土萆薢、红萆薢和白萆薢等不同的药用品种，约7种在商品流通中混淆或误用。

目前，主流商品为正品绵萆薢。百合科菝葜属（Smilax L.）、肖菝葜属（Heterosmilax Kunth）和薯蓣科薯蓣属（Dioscorea L.）植物时有发现误作萆薢使用。

【混伪品】（1）绵萆薢：为薯蓣科植物绵萆薢 Dioscorea spongiosa J.Q.Xi.M.Mizuno et W.L Zhao 或福州薯蓣 Dioscorea futschauensis Uline ex R.Kunth 的干燥根茎。商品量较大，市场常与粉萆薢混淆。

（2）土茯苓：为百合科植物土茯苓 Smilax glabra Roxb. 的干燥根茎。产地有称"土萆薢"。常发现误作萆薢流通或使用。

（3）穿山龙：为薯蓣科植物穿龙薯蓣 Dioscorea nipponica Makin. 的干燥根茎。一些药材产区称"龙萆薢"，市场亦有发现误作萆薢使用。

（4）萆薢：为百合科植物菝葜 Smilax china L.、黑果菝葜 Smilax glauco-china Warb. 或长托菝葜 Smilax ferox Wall. ex Kunth 的干燥根茎。四川地方习用药材。产于四川、云南、甘肃等地，国内其他产地亦称红萆薢。

（5）红萆薢：为百合科无刺菝葜 Smilax mairei Levl.、菝葜 Smilax china L. 等同属近缘植物的干燥根茎。分布于西南地区，产地习称红萆薢。

（6）土萆薢：为百合科植物肖菝葜 Heterosmilax japonica Kunth 及变种合丝肖菝葜 var. gaudichaudiana（Kunth）Wang et Tang 等同属近缘植物的干燥根茎。广东、广西习称土萆薢，又称为土太。

（7）白萆薢：为百合科马钱叶菝葜 Smilax lunglingensis Wang et Tang、疣枝菝葜 Smilax aspericaulis Wall. ex A. DC. 的干燥根茎，云南习称白萆薢。

（8）山萆薢：为薯蓣科植物纤细薯蓣 Dioscorea gracillima Miq. 的干燥根茎，浙江、福建等地习称白萆薢。山萆薢 Dioscorea tokoro Makino 的干燥根茎，江苏、安徽等地习称山萆薢，浙江亦称粉萆薢。

🍃 图文辨析

【性状鉴定】（1）绵萆薢：呈不规则的切片，边缘不整齐，大小不一。外表黄棕色至黄褐色，有须根残基，呈圆锥状突起。质疏松，柔韧，略呈海绵状。切面灰白色至浅灰黄色，可见黄棕色筋脉纹（点）散在。气微，味微苦。图81-3。

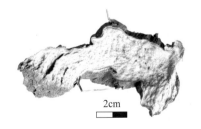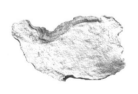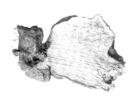

图 81-3 绵萆薢

（2）土茯苓：呈长圆形、多边形或不规则切片，边缘不整齐。切面淡红棕色或类白色，粉性，可见点状筋脉纹及多数小亮点。质略韧，折断时有粉尘飞扬。以水湿润后有黏滑感。气微，味微甘、涩。图81-4。

（3）穿山龙：呈不规则的条片状。外表棕黄色、黄白色，有时具膜状黄褐色外皮，具根痕。断面黄白色，有不规则筋脉纹。质坚硬。气微，味苦涩。图81-5。

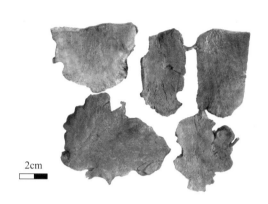

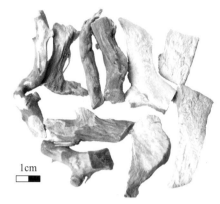

图81-4 土茯苓

图81-5 穿山龙

（4）萆薢（红萆薢）：呈不规则的片状、条状或块状。外表呈黄褐色，带有坚硬的细根或残留突起根痕。切面呈红棕色或棕红色，粗糙，可见突出多筋脉纹。质坚硬。气微，味微苦、涩。图81-6。

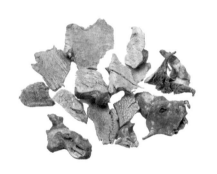

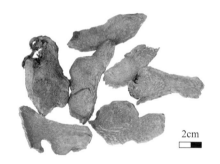

图81-6 萆薢（红萆薢）

（5）土萆薢：呈不规则的厚片状。外表呈灰褐色。切面类白色、黄白色或淡棕色。质地较脆、粗糙，略显粉性，气微，味淡。图81-7。

（6）白萆薢：呈不规则的厚片状、条块状。外表呈灰褐色。切面类白色、黄白色。质地较致密，略显粉性，气微，味淡。图81-8。

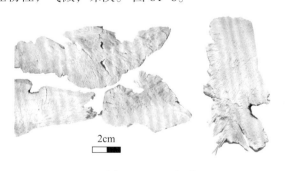

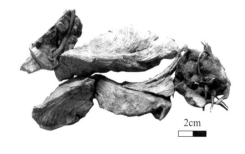

图81-7 土萆薢

图81-8 白萆薢

【**市场速览**】市场曾经发现一种来源不详的伪品（图 81-9），一种薯蓣科山萆薢（图 81-10）。

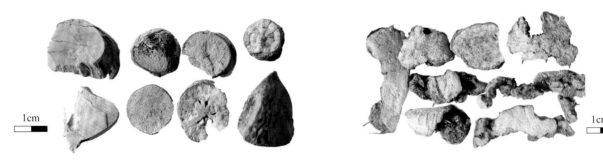

1cm

1cm

图 81-9　市售萆薢（伪品）　　　　　　　图 81-10　市售萆薢（疑似山萆薢）

【**显微鉴定**】粉萆薢和绵萆薢淀粉粒差异明显，可利用显微特征进一步鉴别。图 81-11。

粉萆薢的单粒呈圆形、卵圆形或长椭圆形，脐点点状或裂缝状；复粒少数，多由 2 分粒组成。绵萆薢单粒呈卵圆形、椭圆形、类圆形、类三角形或不规则形，有的一端尖突，有的呈瘤状，脐点裂缝状、人字状、点状，层纹大多不明显。

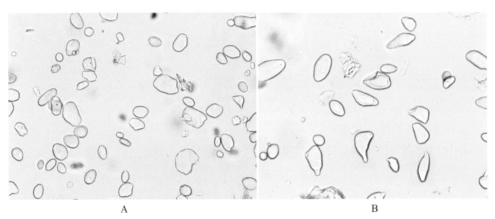

A　　　　　　　　　　　　　　　　B

图 81-11　粉萆薢（A）与绵萆薢（B）淀粉粒显微特征

82. 海风藤 PIPERIS KADSURAE CAULIS

标准沿革

【来源】1977 年版《中国药典》收载为胡椒科植物风藤 *Piper futokadsura* Sieb. et Zucc.。1990 年版《中国药典》中拉丁学名修订为风藤 *Piper kadsura*（Choisy）Ohwi。

【药用部位】1977 年版《中国药典》规定为"干燥藤茎"。

【采收加工】1977 年版《中国药典》规定为"夏、秋二季采割，除去根、叶，晒干"。

【性状】1977 年版《中国药典》中关于断面的描述为"皮部窄，木部宽广，有灰黄色与灰白色相间排列的放射状纹理及多数小孔。皮部与木部交界处常有裂隙"。1990 年版《中国药典》中修订为"皮部窄，木部宽广，灰黄色，导管孔多数，射线灰白色，放射状排列"。

商品质量

【商品规格】产地加工为统货（带叶）、选货（不带叶）。

【品质论述】药材以茎粗、香气浓郁者为佳。

【产地】产于福建、浙江、江西、湖南等地。商品来自野生。

【质量分析】2017 年和 2019 年全国海风藤专项检验，分别抽验 239 批和 133 批，不合格率分别为 27% 和 39%，不合格项目是"性状、鉴别、杂质"，不合格的原因是非药用部分较多、伪品冒充。

【市场点评】海风藤为少常用中药，品种来源比较复杂。《中国药典》收载的海风藤为风藤 *Piper kadsura* 的干燥藤茎，分布于福建、浙江等地，资源相对匮乏，自 20 世纪 90 年代以来，商品海风藤逐渐以带叶的藤茎为主，而藤茎又以细藤茎具多，国家标准规定（直径 0.3~2cm）中粗茎很少。近年一些产地按藤茎和叶的不同比例加工商品，值得关注的是中药材源头生产的随意性，可能导致药用部位演变成茎叶的既成事实。

目前，商品海风藤以山蒟 *P. hancei* 为主，该品广布于西南、华南，资源丰富，产地有长期的药用习惯，成为市场流通量最大、国内大多数省区实际使用的品种，作为历史上海风藤的同等来源应该进一步研究。

特征识别

【性状鉴定】［形状］呈扁圆柱形（粗茎）或圆柱形（细茎），微弯曲；节部明显膨大，生不定根。［大小］长 15~60cm，直径 0.3~1.5cm，节间长 3~12cm。［颜色］外表面灰褐色或棕褐色；断面灰黄色。［纹饰］有纵向突起的棱纹及明显膨大的环状节，皮孔呈点状或椭圆形突起；细茎有疏毛。［质地］体轻，质脆，易折断。［断面］皮部窄，木部宽广，木射线呈放射状排列，髓中有异型维管束。［气味］气香，味微苦、辛。图 82-1。

【鉴别歌诀】　　　　　　　　圆柱形状色灰褐　节部膨大不定根
　　　　　　　　　　　　　　髓中散在维管束　车轮纹理胡椒味

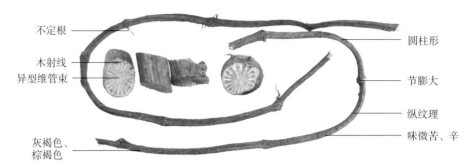

图 82-1　海风藤特征图注

【识别要点】（1）断面：木射线灰白色，呈明显的车轮纹排列，有时髓偏于一侧，异型维管束7~13 个近环状排列。（2）表面：具棱线，节部明显膨大，多有隆起环节，一侧生不定根；皮孔呈点状或椭圆形突起；细茎表面被疏毛。（3）气味：具明显的胡椒味感，味微苦而后辛。图 82-2 至图82-4。

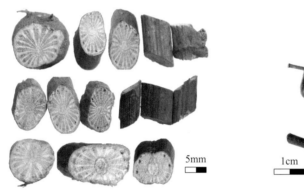

图 82-2　海风藤（1986 年）

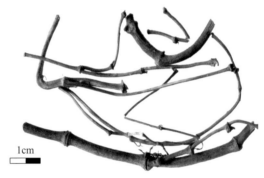

图 82-3　海风藤（1989 年）

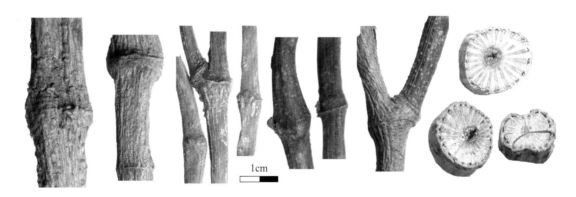

图 82-4　海风藤（2022 年风藤，韧皮部具分泌细胞）

【性状探微】有报道，胡椒属（Piper Linn.）植物中，风藤 *Piper kadsura* 节部明显膨大而没有隆起环节，组织含有分泌细胞。据此分析，所附样品（图 82-1 至图 82-4）不能同时符合上述描述，只有样品（图 82-5）同时符合上述两条描述。对采集标本初步观察认为，海风藤细茎中节部膨大具明显环节，粗茎中环节不明显。

2021 年作者采集了福建"小海风藤"药材。茎有纵棱，细茎疏被毛，节部有隆起环；叶卵形或长卵形，顶端短尖或钝，基部心形，稀钝圆，叶下面被短柔毛；叶脉 5 条，基出或近基部发出。经鉴定为海风藤。图 82-6。

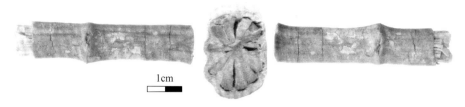

图 82-5　海风藤（1991 年，无环节，具分泌细胞）

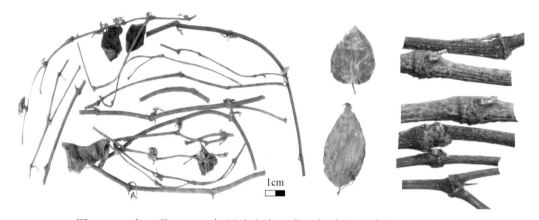

图 82-6　海风藤（2021 年福建小海风藤，韧皮部及髓部具分泌细胞）

2022 年作者采集福建"海风藤"，叶形与前期稍有差异，经鉴定为海风藤。图 82-7。

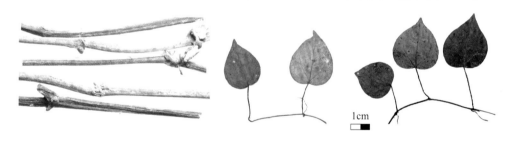

图 82-7　海风藤（2022 年福建海风藤，髓部具分泌细胞）

2024 年中检院采集海风藤植物标本，藤直径 2~4mm，节部膨大并有环节。图 82-22。

🌿 本草探源

【混乱品种】海风藤之名见于清《本草再新》，没有相关形态描述，究竟是何物，不得而知。有学者考证，认为海风藤即早期本草记载的南藤，其品种为胡椒科植物风藤 *Piper kadsura* 及山蒟 *P. hancei* Maxim. 等多种近缘植物。古人对南藤的记载中，衍生出风藤、丁公藤、石南藤等功效相近、不同来源的中药材，这些名称后来各有所指。因此，古代海风藤的基原不止一种，其混乱也由此而来。

🌿 品种动态

【品种概述】国内各地称为"海风藤、风藤"的有 9 科 20 种植物，多数为民间草药，因有相似的功效而称谓相近，也有民间的误称误用。商品海风藤主要有胡椒属（Piper Linn.）和松萝属（Usnea）

近 10 种植物，华南地区尚有异形南五味子 *Kadsura heteroclita*。

目前，商品海风藤来自胡椒属（Piper Linn.）多种植物，以山蒟 *P. hancei* 为主，而风藤 *Piper kadsura* 较少，药用部位多为带叶的幼枝。

【混伪品】（1）木通：为木通科植物木通 *Akebia quinata*（Thunb.）Decne. 等近缘植物的干燥藤茎。早年商品曾中发现误作为海风藤使用。

（2）青风藤：为防己科植物青藤 *Sinomenium acutum*（Thunb.）Rehd. et Wils. 及毛青藤 *Sinomenium acutum*（Thunb.）Rehd. et Wils. var. *cinereum* Rehd. et Wils. 的干燥藤茎。市场时有发现混淆伪为海风藤使用。

（3）山蒟：为胡椒科植物山蒟 *Piper hancei* Maxim. 的干燥藤茎。广西、江西地方习用药材，广西瑶族尚药用全草。主产于湖南、福建、广东、广西和云南等地。商品量较大，为市场常见的海风藤混淆品。

（4）石南藤：为胡椒科植物石南藤 *Piper wallichii*（Miq.）Hand.-Mazz. 或毛蒟 *Piper puberulum*（Benth）Maxim. 带叶的藤茎。广西（为石南藤、毛蒟）、四川、贵州、湖北、内蒙古（为石南藤）、湖南（为毛蒟）地方习用药材。主产于四川、湖北、贵州、云南等地。商品市场有时以海风藤销售。

（5）广西海风藤（广东海风藤）：为木兰科植物异形南五味子 *Kadsura heteroclita*（Roxb.）Craib 的干燥藤茎。广西、广东地方习用药材。商品也以海风藤流通使用。

（6）松萝：为松萝科植物节松萝 *Usnea diffracta* Vain. 或长松萝 *Usnea longissima* Ach. 的干燥全株。上海、吉林、四川、湖北、贵州（以上为节松萝）、四川、上海、湖北、陕西（以上为长松萝）地方习用药材。商品量较大，海风藤常见的混淆品。

🌿 图文辨析

【性状鉴定】（1）青风藤：呈类圆形厚片。直径 4~10mm。外表面灰褐色或淡灰棕色。切面木部射线浅棕色，呈放射状排列，髓部细小，呈淡黄白色或黄棕色。气微，味苦。图 84-8。

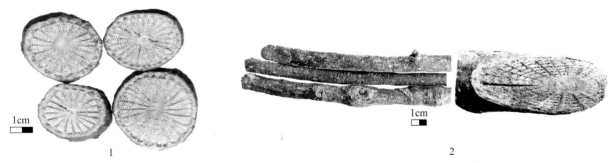

82-8 青风藤（1. 市售海风藤；2. 青风藤药材及切面放大）

（2）山蒟：呈扁圆柱形或圆柱形。直径 0.3~1.2cm。外表面灰棕色、棕褐色。具细纵纹，皮孔稀疏，突起不明显，无毛；节稍膨大，老茎具不定根，节上环形棱脊明显。断面木射线呈放射状，髓中异型维管束 4~9 个，无分泌细胞。

完整叶片呈卵状披针形或椭圆形，顶端短尖或渐尖，基部渐狭或楔形，有时略不等，无毛，叶脉 5~7 条，厚纸质。图 84-9。

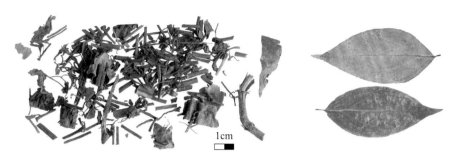

图 82-9　山蒟（广西，海风藤）

（3）石南藤：呈圆柱形。直径 1~4mm。老枝呈扁圆柱形，皮孔较明显，微具细纵纹，被短毛或近无。外表面灰棕色、灰褐色。节部稍膨大，具不定根，节上有较明显的环形棱脊。髓中异型维管束 5~13 个。叶多皱缩，完整叶呈椭圆形、狭卵形至卵形，顶端长渐尖，有小尖头，基部短狭或钝圆，或呈微心形，叶背面被疏毛，厚纸质。气清香，味辛辣。图 82-10。

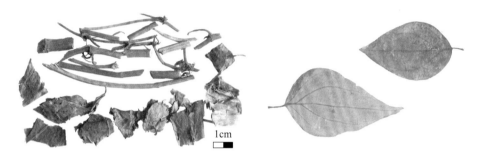

图 82-10　石南藤（四川，药材及完整叶片）

（4）广西海风藤（广东海风藤）：呈圆柱形或椭圆形厚片。直径 2.5~4cm。外表面灰白色、灰褐色或棕褐色，老茎有呈海绵状的栓皮，易剥离，有明显纵沟纹。质坚实。切面皮部暗棕色、棕褐色，木质部淡棕色，小孔较密集，多呈散在，中央有深棕色的髓。气微香，味淡微涩。图 82-11。

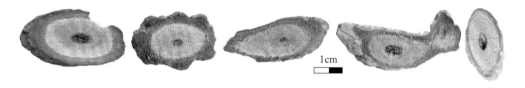

图 82-11　广西海风藤（广东海风藤，广东）

（5）松萝：叶状体呈丝状，缠绕成团。主枝圆柱形，直径 1~1.5mm。呈连续的二叉状分枝，越到顶端越细。表面灰绿色、黄绿色，粗枝上有明显环状裂纹，中央连接不断。气微，微酸。图 82-12。

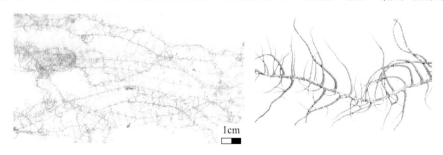

图 84-12　松萝

长松萝主枝单一，不呈二叉状分枝，两侧有较短的侧枝密生，呈"蜈蚣足状"。

【**市场速览**】市场销售的海风藤伪品较多，三叶木通冒充海风藤（图 8-13），发现有未知植物藤茎（图 82-14 至图 82-16），也发现首乌藤（图 82-17）、山蒟（图 82-18、图 82-19）；石南藤冒充海风藤（图 82-20）。近年市场流通老枝加工的海风藤（图 82-21）。

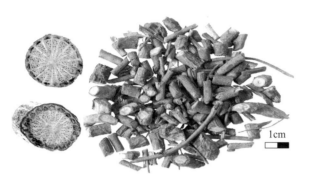

图 82-13　市售海风藤（三叶木通）

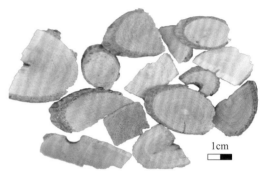

图 82-14　市售海风藤（伪品 1）

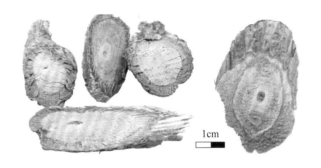

图 82-15　市售海风藤（伪品 2）

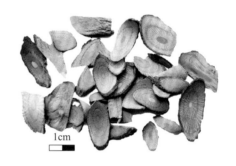

图 82-16　市售海风藤（伪品，疑似华防己）

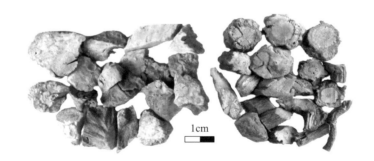

图 82-17　市售海风藤（首乌藤）

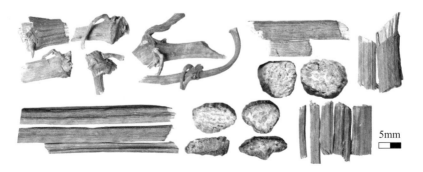

图 82-18　市售海风藤（山蒟）

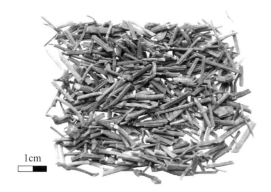

图 82-19　市售海风藤（山蒟）

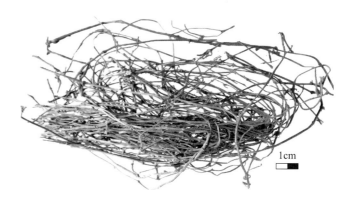

图 82-20　市售海风藤（四川，疑似石南藤）

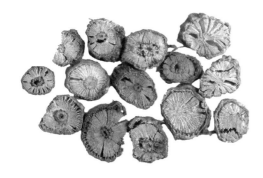

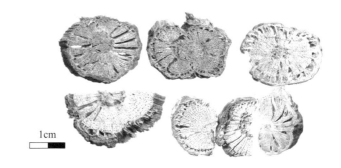

图 82-21　市售海风藤

2024 年收集 2 批海风藤植物标本，图 82-22。同时，收集 2 批海风藤药材及饮片，图 82-23。

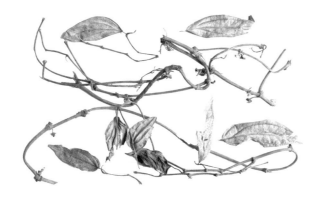

图 82-22　海风藤标本（中检院）

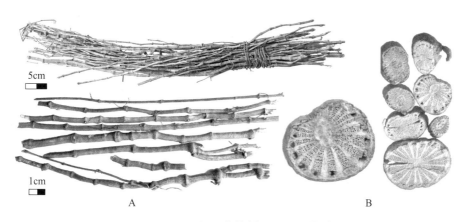

A

B

图 82-23　海风藤药材（A）及饮片（B）

83. 海桐皮　MOUTAN CORTEX

标准沿革

【来源】1977 年版《中国药典》收载为为豆科植物刺桐 *Erythrina variegata* L.var.*orientalis*（L.）Merr. 或乔木刺桐 *Erythrina arborescens* Roxb.。1985 年版《中国药典》及以后药典未收载海桐皮。山东、黑龙江、四川、宁夏和湖南地方标准收载。

【药用部位】1977 年版《中国药典》规定为"干燥树皮"。

【采收加工】1977 年版《中国药典》规定为"初夏剥去有钉刺的树皮，晒干"。

【性状】1977 年版《中国药典》收载后未修订。

商品质量

【商品规格】产地加工为统货、统片（分为去皮、带皮）。

【品质论述】药材以皮薄、带钉刺者为佳。

【产地】主产于湖北、湖南、广西、广东、云南等地。商品来自野生或间有栽培。

【市场点评】海桐皮为少常用药材，制剂和临床应用范围有限，民间习惯将树干上带钉者为称为丁皮或海桐皮，各地使用品种差异较大，同一个地区前后使用的品种都不同，商品中亦有多种海桐皮类药材混合销售。1977 年版《中国药典》规定的海桐皮市场基本没有商品，应重视海桐皮品种混乱情况，建议完善国家标准。

特征识别

【性状鉴定】［形状］呈半筒状或板状。［大小］皮厚 0.3~1cm；钉刺基部直径 0.5~1cm。［颜色］外表面黄棕色、灰绿色或棕褐色，常形成深浅交错的纵棱，内表面浅棕色，具鱼鳞花纹。［钉刺］呈长圆锥形，多已除掉，残留有刺痕，或无钉刺。［纹饰］皮孔样突起较密集，常纵向排列形成纵棱线，有时具裂纹；内表面有密集纵条纹，放大镜下可见鱼鳞纹理。［质地］硬而韧。［断面］纤维性显层状。［气味］气微，味微苦。图 83-1、图 83-2。

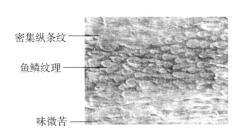
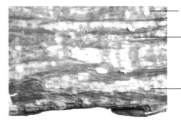

密集纵条纹

鱼鳞纹理

味微苦

半筒状、板状

黄棕色、灰绿色或棕褐色

突起纵棱，有皮孔

图 83-1　海桐皮特征图注

【鉴别歌诀】　　形似板状半筒状　皮孔突起色黄棕
　　　　　　　　断面纤维常无刺　圆形裂隙纵棱纹

【识别要点】（1）皮孔：较密集的皮孔不规则突起，纵向排列成宽窄不等的纵棱线。（2）内面：有不规则纵条纹，放大镜下有近似鱼鳞状纹理。（3）钉刺：形似"犀角"，残留刺痕呈椭圆形，树皮上较疏，常无钉刺。图83-2、图83-3。

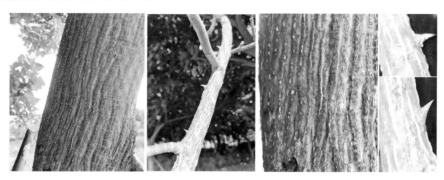

图83-2　刺桐树（2022年福建采集）

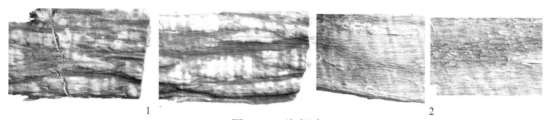

图83-3　海桐皮

（2022年福建，1. 外表面；2. 内表面）

【标准探微】有报道海桐皮具脱落层（厚度达1.5cm），估计是刺桐的老树杆皮，商品不易见到。文献描述内表面有细密网纹或具明显细纵纹、气微香或气微、味淡或味微苦等存在差异，本书根据采集的实物标本进行描述。图83-4。

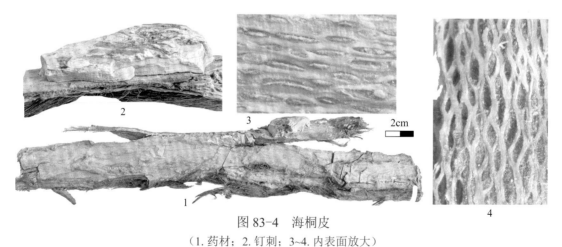

2cm

图83-4　海桐皮

（1. 药材；2. 钉刺；3~4. 内表面放大）

🌿 **本草探源**

【混乱品种】宋《图经本草》描述及"雷州海桐皮"附图，与木棉科植物木棉 *Gossampinus malaborica* 特征符合。明《本草纲目》海桐皮项下，包括豆科刺桐 *Erythrina variegata* 等多种植物。明《本草原始》所绘海桐皮植物图也是豆科刺桐。清《植物名实图考长编》所载海桐皮与五加科刺楸

Kalopanax septemlobus 相近。《中药材手册》（1959 年）共记载了 6 种植物在各地作海桐皮药用，现代品种的更趋于复杂。

🌿 品种动态

【品种概述】国内各地称为"海桐皮"的有 4 科 7 种植物，均存在商品流通。市场流通的"海桐皮"多为芸香科植物樗叶花椒、朵花椒和五加科植物刺楸，在广东等地以木棉皮为主，鲜见豆科植物刺桐和乔木刺桐的流通和使用情况。

【混伪品】（1）浙桐皮：为芸香科植物樗叶花椒 *Zanthoxylum ailanthoides* Sied. et Zucc. 朵花椒 *Zanthoxylum molle* Rehd. 的干燥树皮。1979 年版《中国药典》收载浙桐皮。上海、北京、黑龙江地方习用药材（海桐皮）。主产于浙江、湖南、四川等地。

（2）海桐皮（刺楸皮）：为五加科植物刺楸 *Kalopanax septemlobus*（Thunb.）Koidz. 干燥树皮。贵州、湖南地方习用药材。主产于安徽、湖北、湖南等地，商品称为川桐皮。

（3）广海桐皮：为木棉科植物木棉 *Bombax ceiba* L.（木棉 *Bombax malabaricum* DC.）的干燥树皮。为本草最早记载的海桐皮来源，广东地方习用药材。市场称为海桐皮、木棉皮。

🌿 图文辨析

【性状鉴定】（1）浙桐皮：樗叶花椒树皮呈薄板状，稍卷曲，无明显的落皮层，厚 1~3mm。饮片成宽丝状。外表面灰褐色，皮孔灰白色或浅黄色突起，多纵向排列，老皮呈散在状，具裂纹；乳头状钉刺较多，基部呈横向椭圆形或圆形，没有环纹或近基部有少量环纹，顶端有骤然突起锐尖，常被除掉，有的数个钉刺连生在一起；内表面黄白色或黄棕色，较光滑，有突起的细密的纺锤状条纹。质坚韧，折断面裂片状。气微，味微苦。图 83-5。

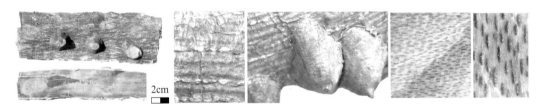

图 83-5　樗叶花椒（外、内表面局部放大）

朵花椒皮孔多呈圆点状，浅黄色，多而散状，钉刺较鼓而稍大。图 83-6。

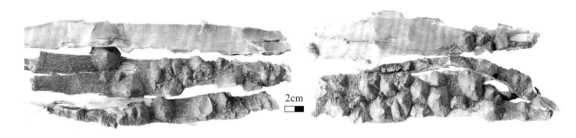

图 83-6　朵花椒

（2）海桐皮（刺楸皮）：呈板状或卷曲状，或切成宽丝状，厚 2~10mm。外表面灰棕色或灰褐色，皮孔不明显；树皮有明显落皮层，具纵向的深裂纹，枝皮具浅裂纹；乳头状钉刺基部多呈纵向延长的椭圆形，较大的钉刺上基部稍有环纹，顶端锐尖或渐尖，多已除掉；内表面黄棕色或浅棕色，具突起的较疏的短线状条纹。质较硬，折断面纤维性，呈裂片状。气微，味苦。图 83-7 至图 83-9。

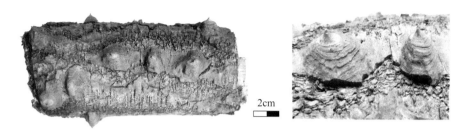

图 83-7　刺楸皮（2021 年湖南采集）

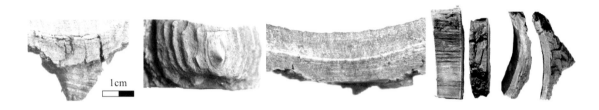

图 83-8　刺楸皮（2021 年湖南采集）

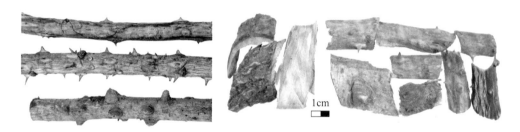

图 83-9　刺楸枝皮（2022 年广西采集）

（3）广海桐皮：呈厚板状或卷曲，或切成宽丝状，厚 3~15mm，有落皮层或不明显。外表面灰棕色或棕褐色，有不规则深裂纹，部分栓皮脱落显黄棕色。乳头状钉刺较多，常 2~4 个相聚，多呈纵向排列，有时形成共生刺，基部有不明显环纹，顶端锐尖或已被除掉；内表面棕黄色或浅棕色，有略呈网状纹理。质坚硬，不易折断，断面纤维性强。气微，味淡，嚼之有黏性。图 83-10、图 83-11。

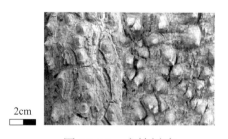
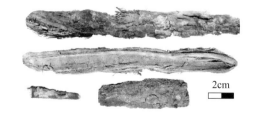

图 83-10　木棉树皮　　　　　图 83-11　广海桐皮（1989 年海桐皮）

【市场速览】市场销售"海桐皮"品种较多，花椒属植物是海桐皮商品主流（图 83-12），还有两种混合的海桐皮（图 83-13）、木棉皮（图 83-14），有待确定来源的海桐皮（图 83-15、图 83-16、图 83-17）。

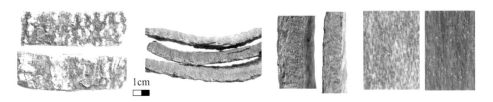

图 83-12　市售海桐皮（樗叶花椒）

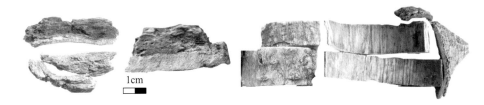

图 83-13　市售海桐皮（刺楸与樗叶花椒混合品）

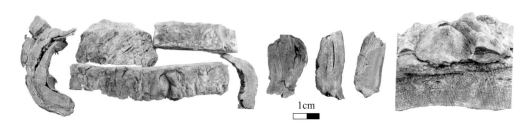

图 83-14　市售海桐皮（广西，木棉皮）

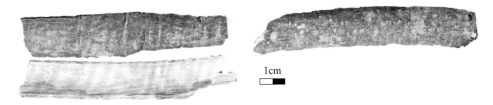

图 83-15　市售海桐皮（待定）

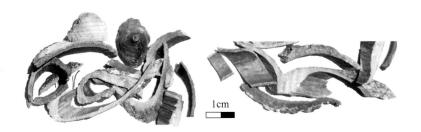

图 83-16　市售海桐皮（待定）

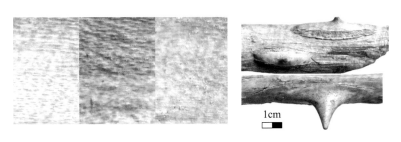

图 83-17　市售海桐皮（广西待定）

84. 海藻 *SARGASSUM*

标准沿革

【**来源**】1963 年版《中国药典》收载为马尾藻科植物海蒿子 *Sargassum pallidum*（Turn.）C.Ag. 或羊栖菜 *Sargassum fusiforme*（Harv.）Setch.，前者习称"大叶海藻"，后者习称"小叶海藻"。

【**药用部位**】1963 年版《中国药典》规定为"干燥藻体"。

【**采收加工**】1963 年版《中国药典》为"夏、秋二季采捞，除去杂质，洗净，晒干"。

【**性状**】1963 年版《中国药典》描述中采用"粘滑"，1990 年版《中国药典》将其修订为"黏滑"。

商品质量

【**商品规格**】产地加工为清水货和盐水货，均有大叶货和小叶货之分。

【**品质论述**】药材以色黑褐、白霜少、嫩枝者为佳；习惯认为大叶海藻优于小叶海藻。

【**产地**】主产于广东、海南、福建、浙江和山东等地。商品来自野生。

【**质量分析**】2017 年某省开展海藻专项检验，抽检 64 批，结果不合格率为 48%，其中铜藻有 12 批次，其余为亨氏马尾藻、瓦氏马尾藻、海黍子等品种。

特征识别

【**性状鉴定**】（1）大叶海藻：［枝形状］主干呈圆柱状，具圆锥形突起；主枝自主干两侧生出，侧枝自主枝叶腋生出（互生），具短小的刺状突起。［叶形状］初生叶披针形或倒卵形，长 5~7cm，宽约 1cm，全缘或具粗锯齿；次生叶条形或披针形；叶肋明显，毛窝斑点明显。［气囊形状］球形或卵圆形，呈黑褐色，有的有柄，顶端钝圆，有的具细短尖。［颜色］黑褐色，有的被白霜。［质地］质脆，潮润时柔软；水浸后膨胀，肉质，黏滑。［气味］气腥，味微咸。图 84-1。

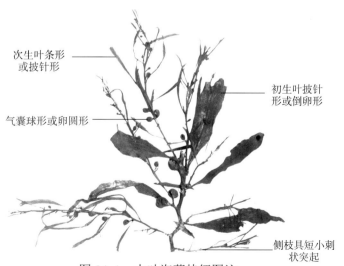

次生叶条形或披针形

气囊球形或卵圆形

初生叶披针形或倒卵形

侧枝具短小刺状突起

图 84-1　大叶海藻特征图注

（2）小叶海藻：[枝形状]分枝互生，无刺状突起。[叶形状]叶条形或棒棍形，先端稍膨大，常脱落。[气囊形状]纺锤形或球形，囊柄较长。图84-2。

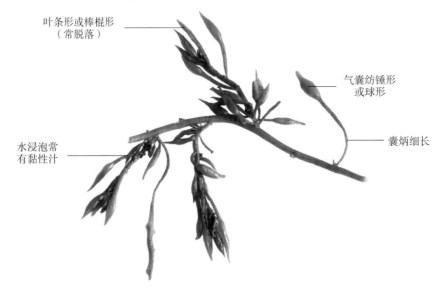

叶条形或棒棍形
（常脱落）

气囊纺锤形
或球形

水浸泡常
有黏性汁

囊炳细长

图 84-2　小叶海藻特征图注

【鉴别歌诀】　　　　大叶海藻　侧枝圆柱具小刺　初生次生二型叶
　　　　　　　　　　小叶海藻　叶呈棒棍常脱落　气囊纺锤有长柄

【识别要点】藻类植物按固着器、主干、分枝、藻叶、气囊和生殖托的形态学进行分类，海藻识别点如下。（1）刺突：大叶海藻的主枝、侧枝具小刺状突起；小叶海藻不具刺状突起。（2）叶形：大叶海藻有初生叶和次生叶之分（叶二型）；小叶海藻叶条形或棒棍形（叶同型）。（3）气囊：大小叶海藻呈球形，有的顶端具细短尖；小叶海藻多呈纺锤形，具长柄。（4）固着器：大叶海藻固着器盘状；小叶海藻圆柱形的假根状。商品一般不易见到固着器。图84-3至图84-5。

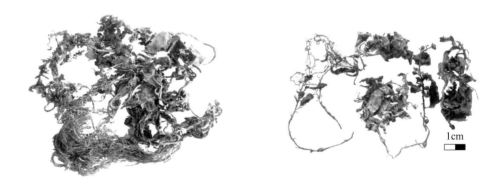

图 84-3　大叶海藻

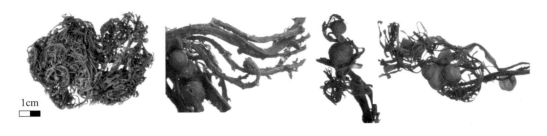

图 84-4　大叶海藻（药材及局部放大）

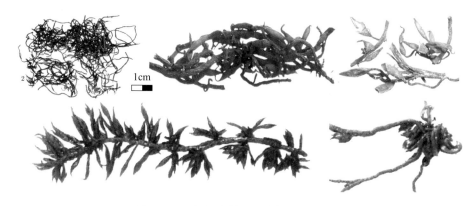

图 84-5 小叶海藻（药材及局部放大）

【性状探微】在海洋生活状态下，大叶海藻的主干、主枝和侧枝形态特征区分比较明显，并有盘状的固着器，而作为药材采集加工后，所见到的基本是侧枝和相应的次生叶。羊栖菜的固着器为圆柱形的假根状。海藻商品中一般见不到固着器。

本草探源

【混乱品种】据考证，本草记载的海藻主要来自马尾藻属（Sargassum）植物，古代本草在"海藻"名下收录了"石帆、水松、水藻、马藻、海发菜、聚藻和海蕴"等众多的名称或品种，由于藻类品种繁多形态多有相似，古代描述较为简略，对于上述尚难以考证确切的品种，也有学者认为马藻是槐叶萍 *Salvinia natans*（Linn.）All.、海发菜和聚藻为金鱼藻 *Ceratophyllum demersum* L.、海蕴就是现代海蕴 *Nemacystus decipiens*（Sur.）Kuck. 植物，不属于现代药用"海藻"。

品种动态

【品种概述】由于藻类生态环境相同，形态相似，难以辨认，采收常有混淆，加之各地区用药习惯不同，发现在商品中称为"海藻"的植物有 13 种之多，品种非常复杂。

目前，主流商品为正品海藻（羊栖菜），其次是海蒿子；市场上混淆误用情况较为普遍。

【混伪品】（1）马尾藻类：市售海藻的混淆品种主要来自马尾藻科马尾藻属（Sargassum）植物的干燥藻体，有海黍子 *S. kjellmanianum* Yendo、亨氏马尾藻 *S. hens*lowianum C. Ag.、瓦氏马尾藻 *S. vachellianum* Grev、铜藻 *S. horneri*（Turn.）C. Ag.、鼠尾藻 *S. thunbergii*（Mert）O. kuntze.、半叶马尾藻 *S. hemiphyllum*（Turn）C. Agrdh.、裂叶海藻 *S. siliquastrum*（Turn.）C. Agardh 和匍枝马尾藻 *S. polycystum* C. Ag.。新近发现半叶马尾藻中国变种 *S. hemiphyllum*（Turn）C. Agrdh. var. *chinense* J. Ag. 等。市场以海黍子、半叶马尾藻较为多见。

（2）海带：为海带科植物海带 *Laminaria japonica* Aresch. 的假根（固着器）。

图文辨析

【性状鉴定】（1）瓦氏马尾藻：主枝扁平或近圆柱形。叶长披针形，基部略斜，边缘有锯齿，中肋明显，毛窝多。气囊球形，不对称，囊柄常扁平，有时呈叶状。图 84-6。

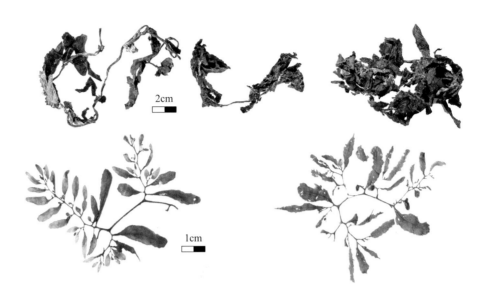

图84-6 瓦氏马尾藻（药材及局部放大）

（2）半叶马尾藻：主枝扁平或近圆柱形，分枝互生。叶近椭圆形或倒卵形，肉质而较厚，大部分左右不对称，一侧向外弧形弯曲，呈半叶状，中肋不明显，叶缘具细锯齿。气囊倒卵形、纺锤形或椭圆形，有的边缘和顶端有冀状部分。图84-7。

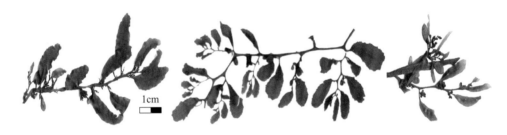

图84-7 半叶马尾藻（药材及局部放大）

半叶马尾藻中国变种：叶状体较薄，边缘具疏齿，气囊柄短或无柄。

（3）铜藻：主枝圆柱形，具纵沟纹，或基部具小刺状突起。叶基部边缘常向中肋处深裂，向上至叶尖逐渐浅裂。气囊扁圆柱形，两端尖细，顶端冠一小裂叶。图84-8。

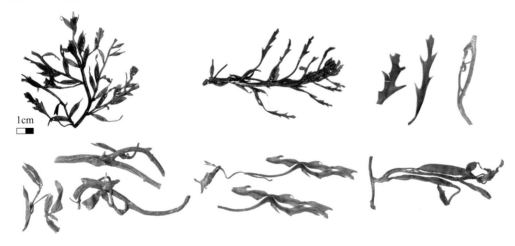

图84-8 铜藻（药材及局部放大）

（4）鼠尾藻：主枝上轮生短小的分枝，枝有纵沟，全体似鼠尾。叶丝状。藻体暗褐色。气囊纺锤形或倒卵形。图84-9。

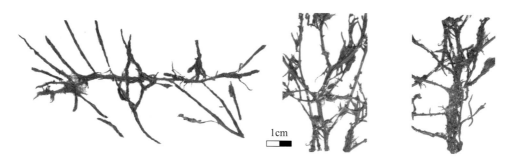

图84-9 鼠尾藻（药材及局部放大）

（5）匐枝马尾藻：主枝其上密生小刺，次生枝也有小刺。叶为椭圆形至长椭圆形，基部常不对称，中肋不及顶，毛窠明显，叶缘有锯齿或不明显；上部叶明显变小。气囊为小球状，集生，具明显的腺状突起。图84-10。

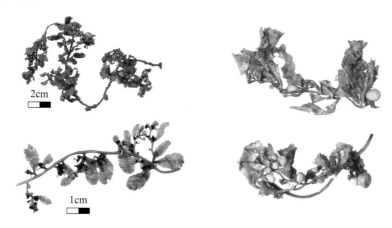

图84-10 匐枝鼠尾藻（药材及局部放大）

（6）海带：叶状体为中药昆布的来源之一，而假根常冒充海藻。常缠结成团，展开后呈分枝状；无叶及气囊。图84-11。

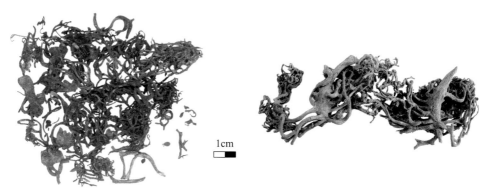

图84-11 海带假根

（7）裂叶马尾藻：主枝下部钝三棱形，上部近圆柱形。下部叶片狭长而宽，向下强烈反曲，有中肋，全缘或有锯齿；上部叶片披针形，叶缘锯齿尖锐。气囊圆形或纺锤形。图84-12。

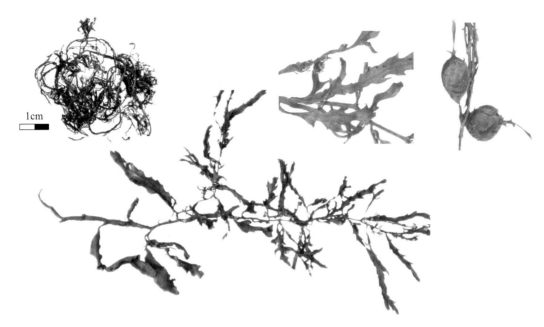

图 84-12　裂叶马尾藻（药材及局部放大）

【**市场速览**】一种市售海藻，又名海发菜，为食材，原植物待定，图 85-13。市场流通一种叶狭长马尾藻，图 85-14。

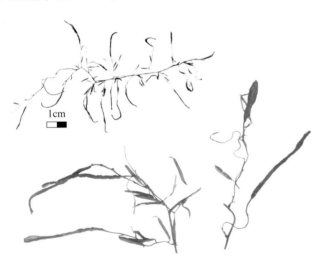

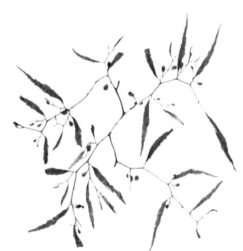

图 85-13　市售海藻（待定）　　　　　图 85-14　市售海藻（拟似瓦氏马尾藻）

85. 淡竹叶 *LOPHATHERI HERBA*

标准沿革

【来源】1963 年版《中国药典》收载为禾本科植物淡竹叶 *Lophatherum gracile* Brongn.。

【药用部位】1963 年版《中国药典》收载为"干燥茎叶"。

【采收加工】1963 年版《中国药典》收载为"夏季花未开放时割取地上部分，晒干即得"。1977 年版《中国药典》修订为"夏季未抽花穗前采割，晒干"。

【性状】1963 年版《中国药典》描述为"茎圆柱形，上部浅绿色，下部黄白色。叶鞘抱茎。叶脉平行不分歧。无臭，味淡"。1977 年版《中国药典》修订为"茎圆柱形，表面淡黄绿色。叶鞘开裂。叶脉平行，具横行小脉，形成长方形的网格状，下表面尤为明显。气微，味淡"。

商品质量

【商品规格】产地加工为统货或直接趁鲜切段。

【品质论述】药材以叶多、质轻、色绿、老茎较少者为佳。

【产地】主产于四川、广西、湖南，浙江、江苏、安徽、江西、福建、贵州、广东等地亦产。商品来自野生。

【质量分析】2018 年作者收集了市场流通的 38 份淡竹叶，结果 29 批饮片中，6 批中掺假，4 批中残留未除净的根屑，7 批为茎叶，2 批为全株。另外委托产地采集 4 份淡竹叶样品，结果 3 批属地方性民间药用竹叶或苦竹叶。

特征识别

【性状鉴定】［形状］茎呈圆柱形，有节，叶鞘开裂。叶片披针形，有的皱缩卷曲。［大小］茎长 20~60cm；叶长 5~20cm，宽 1~3.5cm。［颜色］茎淡黄绿色；叶浅绿色或黄绿色。［纹饰］叶脉平行，具横行小脉，形成整齐的长方形网格状，下表面尤为明显。［质地］体轻，质柔韧。［断面］断面中空。［气味］气微，味淡。图 85-1。

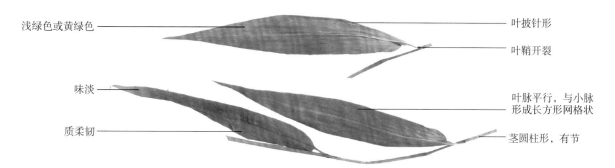

浅绿色或黄绿色 —— 叶披针形

—— 叶鞘开裂

味淡 —— 叶脉平行，与小脉形成长方形网格状

质柔韧 —— 茎圆柱形，有节

图 85-1 淡竹叶特征图注

【鉴别歌诀】　　　　　　叶片皱缩披针形　叶脉平行色浅绿
　　　　　　　　　　　　纵横脉纹呈方格　气弱味淡质柔韧

【识别要点】淡竹叶的平行叶脉与横行小脉形成的长方形网格状是其标志性识别特征，而叶薄纸质和较柔软也具重要的鉴别特征。图85-2、图85-3。

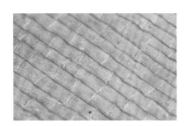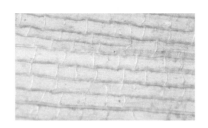

图 85-2　淡竹叶（叶脉放大）

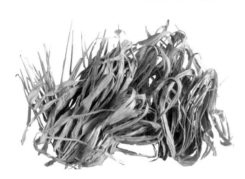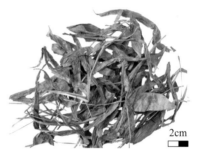

2cm

图 85-3　淡竹叶

🌿 本草探源

【混乱品种】淡竹叶是从本草"竹叶"中演化和分列而来。魏晋《名医别录》在竹叶项下收载淡竹叶、竹叶、芹竹叶和苦竹叶四种。宋《图经本草》收载了芹竹、淡竹和苦竹，并称"而入药者，惟此三种"。据有关学者考证，《图经本草》描述的淡竹为金毛竹 *Phyllostachys nigra*（Lodd. ex Lindl.）Munro var. *henonis*（Mitford）Stapf ex Rendle；明《本草纲目》描述的淡竹叶与今淡竹叶 *Lophatherum gracile* Brongn. 相同，我国民间药用禾本科"竹叶"资源丰富，不少存在发掘利用价值，古今淡竹叶存在同名异物现象。

明《本草原始》记载"一种茎青而短，叶大如竹，俗皆呼淡竹叶"。及清《本草正义》描述的淡竹叶特征清晰。以上所述实为鸭跖草 *Commelina communis* Linn.，为明清代的混乱品种。

🌿 品种动态

【品种概述】国内各地称为"淡竹叶"的有3科10种植物，多为地域性或传统习惯称谓，亦有性状相近而混淆误用。曾经一段时间，淡竹叶饮片中掺杂掺假（苦竹叶、芦苇叶）较为突出。

目前，主流商品为正品淡竹叶；市场有时可见掺假情况。

【混伪品】（1）鸭跖草：为鸭跖草科植物鸭跖草 *Commelina communis* Linn. 的干燥地上部分。现时少见混用。

（2）苦竹叶：为禾本科植物苦竹 *Pleioblastus amarus*（Keng）Keng f. 的干燥茎叶。为古代记载的苦竹叶之一，1963 年版《中国药典》收载，山东、北京、贵州、陕西地方标准收载。商品常发现苦竹叶冒充淡竹叶或混淆使用。

（3）竹叶：为禾本科植物金毛竹 *Phyllostachys nigra*（Lodd.ex Lindl.）Munro var. *henonis*（Mitford）Stapf ex Rendle 的干燥茎叶。南方民间多称为竹叶药用，过去市场曾发现冒充淡竹叶。

（4）粉绿竹叶：为禾本科植物淡竹（粉绿竹）*Phyllostachys glauca* Mcclure 的干燥叶。山东、安徽等地曾经误以为淡竹叶使用。

（5）毛竹叶：为禾本科植物毛竹 *Phyllostachys pubescens* Mazel ex H.de 的干燥叶。国内广为栽培，具重要的竹材用和食用经济价值，也是城市绿化植物资源，过去药材市场曾经误以为淡竹叶药用。

（6）竹叶茶：为石竹科植物瞿麦 *Dianthus superbus* L. 干燥叶。为山东等地开发的新茶品，市场称崂山石竹茶、竹叶茶销售，有人误以为"淡竹叶"销售。

（7）芦苇叶：为禾本科植物芦苇 *Phragmites australis*（Cav.）Trin. ex Steud. 的干燥叶。近年市场多次发现淡竹叶饮片中掺假芦苇叶。

有报道，在淡竹叶商品中发现白茅 *Imperata koneigii* Beauv. 和束尾草 *Phacelurus latifolius*（Steud.）Ohwi 的干燥叶掺假情况。

图文辨析

【性状鉴定】（1）鸭跖草：根茎具细根；茎有纵棱，多分枝，节稍膨大。外表面黄绿色或黄白色。完整叶片展平后呈卵状披针形或披针形，先端尖，全缘，基部具膜质叶鞘，叶脉平行。有时可见聚伞花序，花浅黄色或微紫色；总苞片呈佛焰苞状，折叠状。质柔软。气微，味淡。图 85-4。

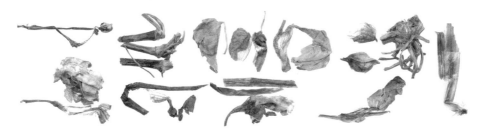

图 85-4 鸭跖草

（2）苦竹叶：叶呈椭圆状的披针形，或稍卷筒状，先端渐尖，基部楔形。表面灰绿色。主脉两侧各有 4~12 条平行脉，有不整齐的横向突起小脉而显粗糙，微有毛，叶缘有细锯齿。质脆，易纵向撕裂。气微，味微苦。图 85-5。

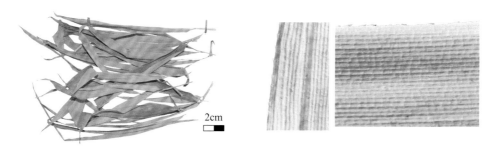

图 85-5 苦竹叶（贵州，完整叶及叶两面放大）

（3）粉绿竹叶：叶呈披针形，表面浅黄色或黄绿色。叶脉在下表面明显，主脉两侧各有 5~7 条平行细脉，有不整齐的横向突起小脉而显粗糙，有时微具毛刺。质脆。气微，味微苦。图 85-6。

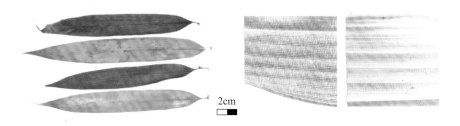

图 85-6　粉绿竹叶（福建，完整叶及叶两面放大图）

（4）毛竹叶：叶呈披针形，表面浅黄色或黄绿色。上表面叶脉明显，下表面主脉两侧各有 3~6 条平行细脉，有不整齐的横向突起小脉而显粗糙，具细小毛刺。质脆。气微，味微苦。图 85-7。

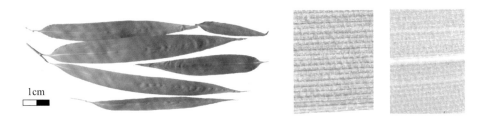

图 85-7　毛竹叶（四川，完整叶及叶两面放大图）

（5）竹叶茶：叶呈披针形，先端尖锐，无叶柄，基部合生成鞘，长 2~5cm，宽 2~4mm。表面绿色、灰绿色，叶全缘，中脉明显凸起，两侧各有 1~3 条细微平行脉。质脆，易纵向撕裂。茎具棱，直径 1~2mm。气微，味淡。图 85-8。

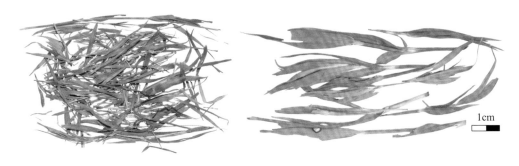

图 85-8　淡竹叶茶（山东）

（6）芦苇叶：叶呈卷筒形、不规则的条状、片状。表面黄绿色或灰绿色。叶脉平行，在主脉两侧各有 8~15 条平行细脉，无横脉纹。叶缘具明显的小骨突，显粗糙。图 85-9、图 85-10。

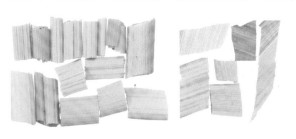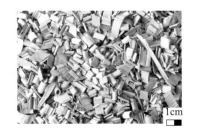

图 85-9　芦苇叶　　　　　　　图 85-10　市售淡竹叶（掺假芦苇叶）

86. 黄柏　PHELLODENDRI CHINENSIS CORTEX

标准沿革

【来源】1963 年版《中国药典》收载为芸香科植物黄皮树 *Phellodendron chinense* Schneid. 或黄檗 *Phellodendron amurense* Rupr。2005 年版《中国药典》中黄柏与关黄柏分别收载，黄柏为黄皮树，关黄柏为黄檗。

【药用部位】1963 年版《中国药典》规定为"除去栓皮的干燥树皮"。1977 年版《中国药典》修订"干燥树皮"。

【采收加工】1963 年版《中国药典》规定为"4~7 月将树皮剥下，刮去外面粗皮，晒干即得"。1977 年版《中国药典》修订为"剥取树皮后，除去粗皮，晒干"。

【性状】1963 年版《中国药典》描述为"外表面深黄色、棕黄色及淡黄棕色；内表面黄色或灰黄色"。1977 年版《中国药典》将川黄柏、关黄柏分别描述，修订了两种黄柏的外表面和内表面颜色。

商品质量

【商品规格】产地加工为统货（带皮和去皮，去皮又称为刮板，带皮称为花板）、产地片（为双面黄丝、去皮黄丝与带皮黄丝）。

【品质论述】药材以皮厚、片张大、断面色鲜黄、无栓皮者为佳。

【产地】主产于四川、重庆，湖南、湖北、贵州、陕西和甘肃等地亦产。商品来自栽培和野生。

【质量分析】2015 年全国黄柏专项检验，抽验 504 批，不合格率为 22%，不合格项目"性状、含量测定、显微鉴别、检查"，不合格的主要原因是黄柏未刮粗皮或金胺 O 染色。2017 年某省黄柏专项检验，抽验 75 批，不合格率为 15%，不合格项目"含量测定、性状、显微鉴别"，不合格的主要原因是黄柏含量不达标，个别是关黄柏冒充黄柏。

【市场点评】黄柏与关黄柏的药名虽有一字之差，却是来源不同、身价差异很大的两味中药材。自 2005 年版《中国药典》将关黄柏从黄柏分出单列后，在生产、流通和使用部门曾有一段时间很不适应，关黄柏与黄柏相比尽显"卑微"，成为黄柏质量不合格的主要原因之一；通过近年的自查自纠和专项检查，逐步沥青了关系。20 世纪初期，市场出现染色、增重等非法加工现象，黄柏、蒲黄、延胡索等成为金胺 O 染色的重灾区，这一被行业称为"美容"的做法危害非常大，随着国家出台补充检验方法和加大监管力度，非法做假现象得到了有效遏制。

特征识别

【性状鉴定】［形状］呈板片状或浅槽状。［大小］长宽不一，厚 1~6mm。［颜色］棕褐色或黄褐色，刮去粗皮呈深黄色、黄棕色。［纹饰］外表面具纵裂纹，可见圆点状的皮孔，或刮去粗皮者较平坦，残存棕褐色粗皮；内表面暗黄色或淡黄棕色，具细密的纵棱纹。［质地］体轻，质硬。［断面］纤维性，呈裂片状分层，深黄色。［气味］气微，味极苦，嚼之稍有黏性。图 88-1 至图 86-3。

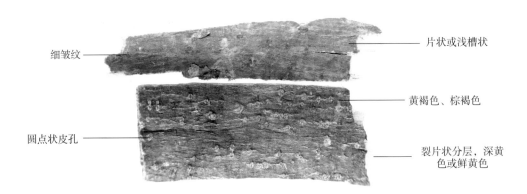

细皱纹 —— 片状或浅槽状

黄褐色、棕褐色

圆点状皮孔 —— 裂片状分层，深黄色或鲜黄色

图 86-1 黄柏特征图注

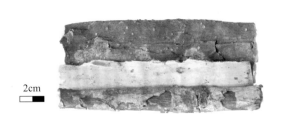
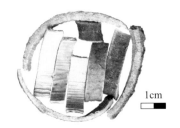

2cm 1cm

图 86-2 黄柏（药材及饮片）

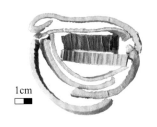
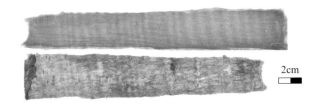

1cm 2cm

图 86-3 黄柏（药材及饮片）

【鉴别歌诀】　板片槽状纵裂纹　外面棕褐具皮孔
折断分层深黄色　内面色黄具细棱

【识别要点】（1）颜色：黄柏树枝多数未去栓皮，呈棕褐色而较薄，树干刮去粗皮呈深黄色、黄棕色；内表面和断面呈深黄色或鲜黄色，这是黄柏与关黄柏最重要的识别特征。（2）断面：纤维性强，折断呈裂片状分层。（3）气味：味极苦。

本草探源

【混乱品种】黄柏在古代称为"檗木"，并有多种植物来源。据《本草经集注》记载"又一种小树，多刺，皮亦黄色"。唐《新修本草》记载"按今俗用子檗皆多刺小树，名刺檗，非小檗也"。所述为小檗科小檗属（Berberis Linn.）植物。宋《图经本草》所述"檗木"为芸香科植物黄皮树 *Phellodendron chinense* Schneid，为本草记载黄柏的主要植物来源。民国《增订伪药条辨》收录了黄柏（川黄柏）、关黄柏（关柏）和洋黄柏（洋柏）三种黄柏类药材，市场区别使用。

品种动态

【品种概述】国内各地称为"黄柏、刺黄柏、土黄柏或山黄柏"的有 5 科 50 余种植物，大多数属于民间称谓，也有一些是误用品。小檗属（Berberis Linn.）植物中约 30 种在民间称为"刺黄柏、土黄柏"，20 世纪 60 年代黄柏资源紧缺时，国内各地医药部门作为黄柏的代用品组织收购，而与黄柏混淆。近年市场发现一些混淆品以及未知植物的树皮染色冒充，尚有黄柏丝提取后的冒充现象。

目前，主流商品为正品黄柏，而关黄柏的混淆或冒充时有发生。

【混伪品】（1）关黄柏：为芸香科植物黄檗 *Phellodendron amurense* Rupr 的干燥树皮。记载于民国《增订伪药条辨》，1963 年版《中国药典》收载为黄柏来源之一。研究发现，关黄柏与川黄柏的主要有效成分及含量差异较大，从其开发利用历史、临床疗效和质量控制研究，分列收载实属必要。在市场常常被当作黄柏使用，是黄柏常见的混淆品。

（2）秃叶黄柏：为芸香科植物秃叶黄皮树 *Phellodendron chinense* Schneid. *var. glabriusculum* Schneid. 的干燥树皮。广西地方习用药材。产于四川、甘肃的野生川黄柏中亦有秃叶黄皮树，有报道四川等地已大量人工栽培。

（3）三颗针（皮）：为小檗科植物甘肃小檗 *Berberis kansuensis* Schneid、拟壕猪刺 *B. soulieana* Schneid.、匙叶小檗 *B. vernae* Schneid.、秦岭小檗 *B.circumserrata*（Schneid.）Schneid.、黄小檗 *B. dielsiana* Fedde 等植物的树皮或根皮。甘肃、河南地方习用药材。商品习称为刺黄柏、水黄柏，市场发现冒充黄柏。

（4）功劳木：为小檗科植物阔叶十大功劳 *Mahonia bealei*（Fort.）Carr 或细叶十大功劳 *Mahonia fortunei*（Lindl.）Fedde 的干燥茎。1977 年版《中国药典》收载。广西、贵州、湖南地方习用药材。商品习称为土黄柏，有时混淆为黄柏使用。

（5）杨树皮：为杨柳科植物山杨 *Populus davidiana* Dode. 的树皮染色加工伪制而成。市场多次发现冒充黄柏销售。

（6）其他：有报道芸香科植物臭辣树 *Evodia fargesii* Dode 和紫葳科植物 木蝴蝶 *Oroxylum indicum*（L.）Vent. 等植物树皮冒充黄柏。旋花科植物番薯 *Ipomoea batatas* Lam. 块根切片染成黄色后冒充黄柏的报道，应注意鉴别。

此外，20 世纪 90 年代就有人把提取过黄连素的黄柏再次当黄柏出售，近年市场常发现这种劣质品流入市场。

图文辨析

【性状鉴定】（1）关黄柏：呈板片状或浅槽状。长宽不一，厚 2~4mm。外表面黄绿色或淡棕黄色，有不规则的纵裂纹，皮孔痕小而少见，常有灰黄色海绵状的粗皮残留（特征）；内表面浅黄色、浅棕黄色或近于黄白色。体轻，质较硬。断面纤维性，浅黄色，呈裂片状分层。气微，味极苦，嚼之稍有黏性。图 86-4。

（2）秃叶黄柏：呈卷筒状或浅槽状。长宽不一，厚 2~3mm。外表面灰褐色，皮孔痕少见，常有灰白色地衣痕；内表面黄色、浅黄色。体轻，质较硬。断面纤维性，呈层状分离，呈黄色。气微，味极苦。图 86-5。

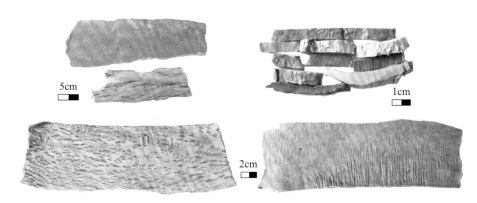

图 86-4　关黄柏（药材及饮片）

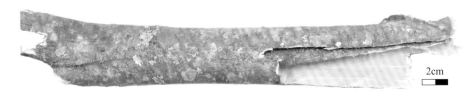

图 86-5　秃叶黄柏（甘肃）

（3）三颗针（皮）：呈卷曲筒状或不规则片状。厚 0.5~3mm。外表面黄绿色、棕黄色至浅棕褐色，具纵向纹理及圆形刺痕，少数栓皮残留，呈灰棕色，显粗糙；内表面黄绿色、棕黄色至浅棕褐色，有细密纵向纹理。质较脆。断面呈纤维状。气弱，味苦、涩。图 86-6。

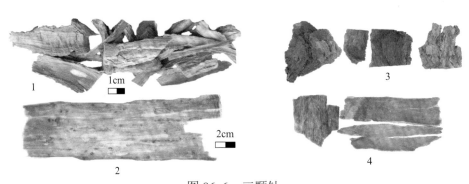

图 86-6　三颗针

（1. 甘肃小檗；2. 匙叶小檗；3~4.20 世纪市售黄柏）

（4）功劳木：呈不规则块片。外表面灰棕色、棕褐色，节略膨大。皮部棕黄色，木部鲜黄色，可见放射状纹理，髓部淡黄色。气微，味苦。图 86-7。

（5）杨树皮：呈卷曲的丝状，厚 2~5mm。外表面浅黄色，内表面暗黄色，中心部分色浅而不黄，颜色深浅不均，有堆积感。断面纤维性，略片状分层。味较谈，嚼之微有麻舌感。图 86-8。

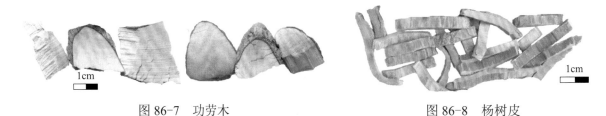

图 86-7　功劳木　　　　　　　　　图 86-8　杨树皮

87. 桑寄生 TAXILLI HERBA

标准沿革

【来源】1963 年版《中国药典》以寄生收载，为桑寄生科植物槲寄生 *Viscum coloratum*（Komar.）Nakai 或桑寄生 *Loranthus parasiticus*（L.）Merr.。1977 年版《中国药典》中分别以槲寄生和桑寄生单列收载。1990 年版《中国药典》中桑寄生拉丁学名修订为 *Taxillus chinensis*（DC.）Danser。

【药用部位】1963 年版《中国药典》规定为"干燥带叶茎枝"。

【采收加工】1963 年版《中国药典》规定为"冬、春二季采收，割下寄生，除去粗大部分，晒干即得"。1977 年版《中国药典》修订为"冬季至次春采割，除去粗茎，切段，干燥，或蒸后干燥"。

【性状】1963 年版《中国药典》中桑寄生茎枝描述为"表面有无数细的斑点。断面不整齐，外皮红棕色，中心色浅"，叶描述为"叶片椭圆形，被有细茸"。1977 年版《中国药典》分别修订为"具细纵纹，并有多数细小突起的棕色皮孔。断面皮部红棕色，木部色较浅"。"叶多卷曲，叶片展平后呈卵形或椭圆形，幼叶被细茸毛，先端钝圆，基部圆形或宽楔形，全缘，革质"。

商品质量

【商品规格】产地加工为个子统货和选货，产地片（统片、带不同叶的选片）。

【品质论述】药材以枝细嫩、色红褐、叶多着为佳。

【产地】产于广东、广西、云南、贵州等地。商品来自野生。

【质量分析】2013 年、2015 年、2016 年、2017 年和 2019 年全国桑寄生专项检验，分别抽验 102 批、148 批、235 批、246 批和 329 批，不合格率分别为 79%、62%、40%、27% 和 15%，不合格项目是"性状、显微鉴别、薄层鉴别"，不合格的主要原因与槲寄生混淆使用。

【市场点评】桑寄生的寄主比较广泛，古人以为寄生于桑树植物才是正品。民间多认为寄生于桑树、桃树、马尾松的疗效较佳；寄生于夹竹桃科、马桑科的有毒，不作药用。从古人对桑寄生临床应用的经验，有必要对不同寄主的桑寄生质量和药效值得深入研究。

桑寄生为干燥带叶茎枝，近年市场发现直接以茎枝销售的较多，商品中称之"无叶桑寄生"，桑寄生药用部位的随意变化，可能演化成为其药用历史，造成新的混乱。

2021 年作者收集了云南、广西等产地的 11 批桑寄生（广寄生），经鉴定有 7 批为桑寄生 *Taxillus chinensis*，一些样品中混杂 1~2 种不同来源的枝叶，人为掺假或误采情况严重。另外，民间习惯以不同寄主药用情况，桑寄生的寄生有桑树、桃树、李树、龙眼、荔枝、马尾松等 20 余种植物，产地根据寄主不同，以"桑树寄生、桃树寄生、枫香树寄生、苦楝寄生和松寄生"外销，原植物有待研究。

特征识别

【性状鉴定】[枝形状] 呈圆柱形。[叶形状] 完整叶呈卵形或椭圆形，先端钝圆，基部圆形或宽楔形。[大小] 茎枝长 3~4cm，直径 0.2~1cm；叶长 3~8cm，宽 2~5cm。[颜色] 茎枝表面红褐色或灰褐色；叶黄褐色或暗绿色。[纹饰]茎枝具细纵纹，有棕色点状皮孔，多横裂；嫩枝和幼叶被星状毛。[质地]茎枝质坚硬；叶革质。[断面]茎枝皮部红棕色，木部色较浅。[气味]气微，味涩。图87-1。

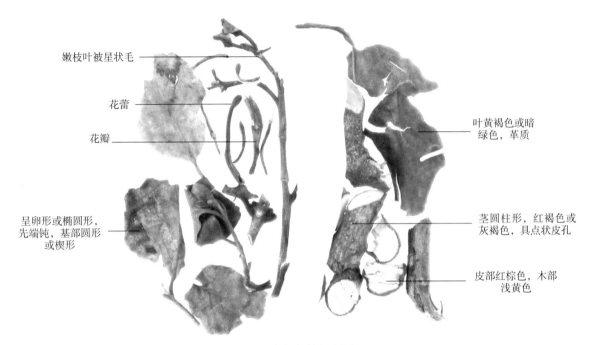

嫩枝叶被星状毛

花蕾

花瓣

呈卵形或椭圆形，先端钝，基部圆形或楔形

叶黄褐色或暗绿色，革质

茎圆柱形，红褐色或灰褐色，具点状皮孔

皮部红棕色，木部浅黄色

图 87-1　桑寄生特征图注

【鉴别歌诀】　　　　　茎呈圆柱色红褐　　皮孔突起细纵纹
　　　　　　　　　　　皮部红棕木部浅　　叶片卵形呈革质

【识别要点】（1）叶形：完整叶呈卵形或椭圆形，厚纸质，有稀疏的略显突起的网脉。（2）叶生：叶呈对生或近对生，是植物分类的重要特征。（3）皮孔：茎枝具细纵纹，有棕色点状皮孔；此外，嫩枝、幼叶被褐色星状毛（成长枝、叶常无毛），有时残留花蕾或花瓣。图87-2 至图87-4。

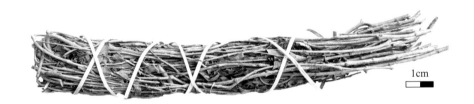

图 87-2　桑寄生（1975 年广西）

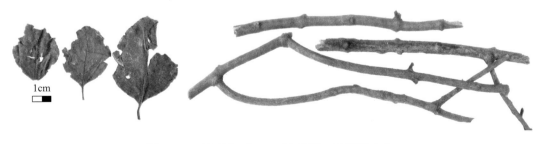

图 87-3　桑寄生（1975 年广西，局部放大）

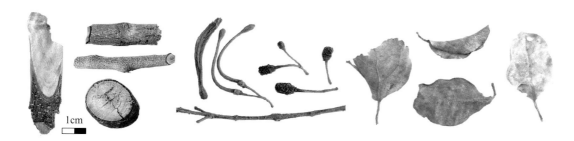

图87-4　桑寄生（2021年广西）

【**性状探微**】不同的产地加工方法以及贮藏，对桑寄生茎枝和叶片的颜色影响不同，叶片呈黄褐色、暗绿色或黄绿色。一些商品中可见花蕾或幼果，后者是重要鉴别特征。

🌿 本草探源

【**混乱品种**】桑寄生在《神农本草经》称为"桑上寄生"。《本草经集注》记载的寄主植物除了桑树外，还有杨树和枫树。宋《图经本草》记载"凡榭、榉、柳、水杨、枫等上，皆有寄生，惟桑上者堪用。然殊难辨别，医家非自采不敢用"。

纵观历代本草，早期的"桑寄生"实际为槲寄生 *Viscum coloratum*（Komar.）Nakai，而桑寄生 *Taxillus chinensis*（DC.）Danser 除明代《本草纲目》引用"郑樵通志云，一种大者，叶如石榴叶"外，更多的在清代本草中陆续收载。这就是桑寄生和槲寄生大致的历史沿革。

🌿 品种动态

【**品种概述**】桑寄生是常用中药材，其品种的复杂性未引起人们的关注，国内各地称为"桑寄生"的有桑寄生科9属28种植物，多为西南地区民间药用，约10种作商品流通。长期以来，在生产、流通和使用环节，普遍将槲寄生误作桑寄生使用，中药混乱由来之久。

目前，市场流通的符合标准规定的桑寄生较少，除槲寄生、地方习用药材混淆外，也存在桑寄生茎枝（无叶）的流通情况。

【**混伪品**】（1）槲寄生：为桑寄生科植物槲寄生 *Viscum coloratum*（Komar.）Nakai 的干燥带叶茎枝。为唐《新修本草》记载的桑寄生。有称北寄生、柳寄生。主产于吉林、辽宁、河南和河北等地，市场商品量很大，是桑寄生的主要混淆品。

（2）贵州桑寄生：为桑寄生科植物红花寄生 *Scurrula parasitica* L.四川桑寄生 *Taxillus sutchuenensis*（Lecomte）Danser 或西南寄生 *Taxillus delavayi*（Van Tiegh.）Danser 的带叶茎枝。贵州地方习用药材。四川桑寄生是《本草纲目》收录桑寄生，现代又称川寄生、桑寄生，主要在西南市场流通。

（3）偏枝槲寄生：为桑寄生科植物扁枝槲寄生 *Viscum articulatum* Burm.、枫香槲寄生 *Viscum liquidambaricolum* Hayata 的带叶茎枝。四川、湖南（偏枝槲寄生）地方习用药材。近年发现冒充桑寄生。

（4）黔槲寄生：为桑寄生科植物枫香槲寄生 *Viscum liquidambaricolum* Hayata、阔叶槲寄生 *Viscum album* L. var. *meridianum* Danser 或绿茎槲寄生 *Viscum nudum* Danser 的带叶茎枝。贵州地方习用药材。

（5）瘤果槲寄生：为桑寄生科植物瘤果槲寄生 *Viscum ovalifolium* DC. 带叶茎枝。广西、云南等地的民间药，又称为柚寄生，在产地有商品流通。

（6）北桑寄生：为桑寄生科植物北桑寄生 *Loranthus tanakae* Franch. et Sav. 带叶茎枝。甘肃、陕西、山西等地的民间药。曾有商品流通。

🌿 图文辨析

【性状鉴定】（1）槲寄生：茎枝呈圆柱形。外表面黄绿色、金黄色或黄棕色，有纵皱纹，具明显膨大的关节。断面皮部黄绿色、浅黄色，木部色较浅，射线放射状，髓部常偏向一边。叶片呈长椭圆形或椭圆状披针形，对生于茎枝，表面黄绿色，有细皱纹，基出脉（3）5 条。叶革质。气微，味微苦，嚼之有黏性。图 87-5、图 87-6。

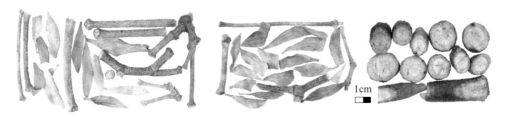

图 87-5 槲寄生（三批商品）

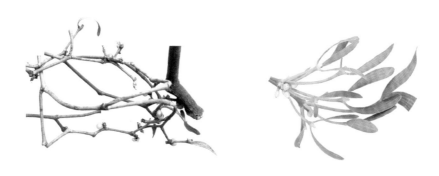

图 87-6 槲寄生（黑龙江采集）

（2）红花桑寄生：茎枝呈圆柱形，嫩枝、嫩叶常被锈色星状毛。外表面呈灰褐色，少数突起皮孔。完整叶卵形或长卵形，顶端钝，基部阔楔形；厚纸质，侧脉 5~6 对，无毛。总状花序，具花 3~5 朵，花冠花蕾时管状，顶部 4 裂。果梨形，下半部骤狭呈长柄状。图 87-7。

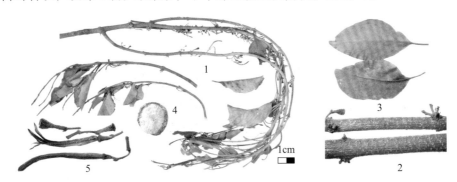

图 87-7 红花桑寄生（2022 年广东采集桑寄生）
（1. 药材；2. 枝放大表面观；3. 叶放大；4. 枝断面放大；5. 花及果类）

（3）扁枝槲寄生：枝呈扁圆柱形，小枝扁平，边缘较薄。直径 0.3~0.6cm。外表面黄绿色、黄棕色或棕褐色，有纵皱纹，具纵肋 3 条（或 1 条明显）。髓部常偏向一边。气微，味微苦，嚼之有黏性。图 87-8。

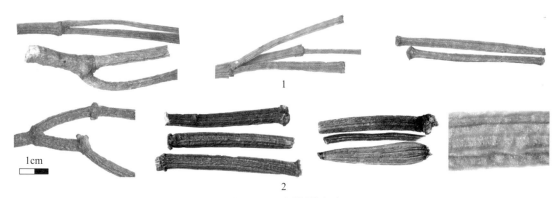

图 87-8　扁枝槲寄生
（1.1976 年桑寄生；2.2020 年云南采集）

（4）枫香槲寄生：基本同偏枝槲寄生。小枝扁平，具纵肋 5~7 条。图 87-9。

（5）瘤果槲寄生：枝呈圆柱形，具细纵纹，节稍膨大。外表面黄绿色、金黄色或黄棕色。叶对生，革质，呈卵形、倒卵形或长椭圆形，顶端圆钝，基部骤狭或渐狭；基出脉 3~5 条。图 87-10。

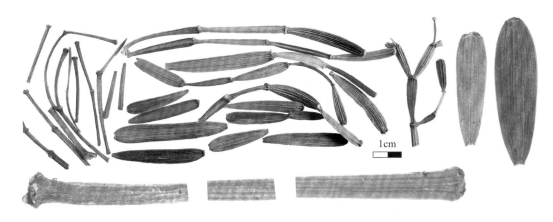

图 87-9　枫香槲寄生（广西采集）

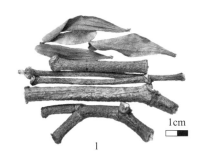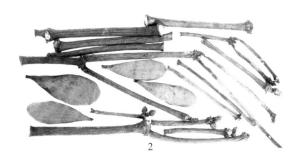

图 87-10　瘤果槲寄生
（1.商品桑寄生；2.云南采集）

【市场速览】商品桑寄生中常有桑寄生科钝果寄生属或桑寄生属多种植物混合品，不排除有意掺假（图 87-11、图 87-12）。一些难于鉴定的桑寄生科植物茎枝（图 87-13、图 87-14）。市场也发现非桑寄生科未知植物的茎枝冒充（图87-15）。

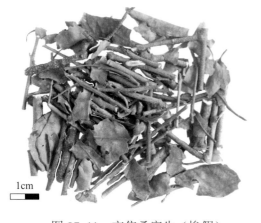

图87-11　市售桑寄生（掺假）

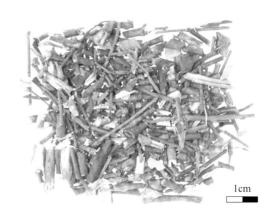

图87-12　市售桑寄生（掺假）

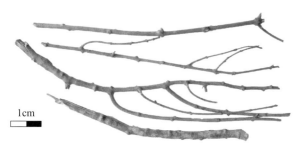

图87-13　市售桑寄生（非正品）

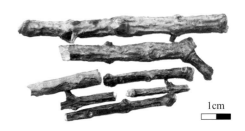

图87-15　市售桑寄生（伪品）

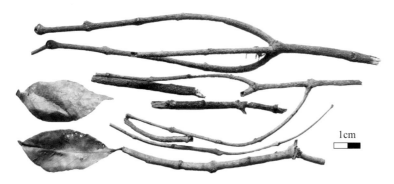

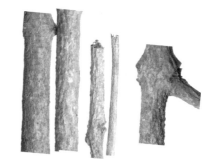

图87-14　市售桑寄生（1976年广西，非正品）

88. 菟丝子 *CUSCUTAE SEMEN*

标准沿革

【**来源**】1963 年版《中国药典》收载为旋花科植物菟丝子 *Cuscuta chinensis* Lam.。2010 年版《中国药典》增加南方菟丝子 *Cuscuta australis* R.Br.，并列为第一来源。

【**药用部位**】1963 年版《中国药典》规定为"干燥成熟种子"。

【**采收加工**】1963 年版《中国药典》规定为"秋季当种子成熟时，与寄主一同割下，晒干，打下种子，筛去杂质即得"。1977 年版《中国药典》修订为"秋季果实成熟时采收植株，晒干，打下种子，除去杂质"。

【**性状**】1963 年版《中国药典》描述为"呈细小类圆形。外皮红棕色或棕黄色，微粗糙，在扩大镜下可见细皱纹，一端有小白点。质坚实，沸水煮之易破裂，露出白色卷旋形的种仁"。1977 年版《中国药典》修订了形状、颜色和纹理，为"呈类球形。表面灰棕色或黄棕色，具细密网状皱纹"，增加"一端有微凹的线形种脐，不易以指甲压碎"的描述。1995 年版《中国药典》中表面纹理修订为"具细密突起的小点"。2000 年版《中国药典》中恢复"粗糙"的表面纹理描述，增加"种脐线形或椭圆形"。2015 年版《中国药典》中又将颜色修订为"表面灰棕色至棕褐色"。

商品质量

【**商品规格**】产地加工为统货（风选、水洗）和精选货。

【**品质论述**】药材以颗粒饱满、吐丝，无杂质者为佳。

【**产地**】主产于内蒙古、宁夏、甘肃、山东、河北等地。商品来自栽培和野生，是内蒙古、甘肃和宁夏种植胡麻、大豆等农作物上的副产品。

【**质量分析**】2013 年、2014 年、2015 年和 2017 年全国菟丝子专项检验，分别抽验 323 批、421批、511 批和 201 批，不合格率分别为 41%、50%、29% 和 16%，不合格项目是"性状、鉴别、总灰分、含量测定"，不合格主要原因是伪造品、次品较多，大菟丝子的混淆使用。

特征识别

【**性状鉴定**】（1）南方菟丝子：［形状］呈类球形或卵球形。一端略显鼻状隆起，而偏向一侧；腹部棱线不明显且两侧不对称。［大小］长径 1~2mm，短径 1~1.5mm。［颜色］灰棕色或棕褐色，少有黄棕色。［纹饰］具细微的不规则皱纹。［种脐］位于种子顶端稍偏下，种孔呈微凹的线状或长椭圆形。［质地］质坚实，不易以指甲压碎。［气味］气微，味淡。图 88-1 至图 88-3。

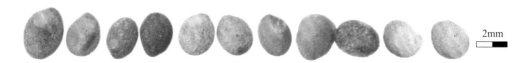

图 88-1　南方菟丝子

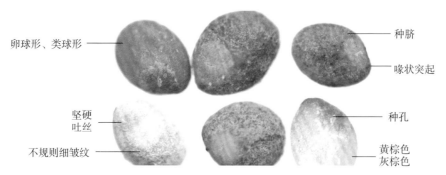

卵球形、类球形

种脐

喙状突起

坚硬吐丝

不规则细皱纹

种孔

黄棕色
灰棕色

图 88-2　南方菟丝子特征图注

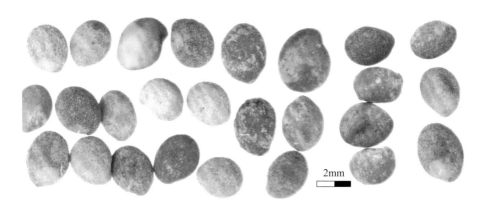

图 88-3　南方菟丝子

（2）菟丝子：[形状] 呈卵球形，无鼻状隆起；腹部棱线两侧基本对称。[颜色] 黄棕色或黄褐色。[种脐] 位于种子顶端，种孔长椭圆形或线形，位于种脐近中央。图 88-4、图 88-5。

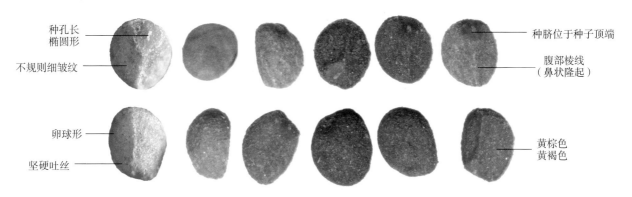

种孔长椭圆形

不规则细皱纹

卵球形

坚硬吐丝

种脐位于种子顶端

腹部棱线（鼻状隆起）

黄棕色
黄褐色

图 88-4　菟丝子特征图注

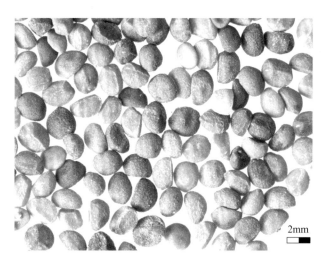

图 88-5　菟丝子

【鉴别歌诀】　种子坚硬类球形　外表灰褐又黄棕

种脐圆形细皱纹　水浸黏滑会吐丝

【识别要点】（1）形状：菟丝子呈卵球形，无鼻状隆起，腹部棱线明显，多饱满；而南方菟丝子呈类球形、少有卵球形，具鼻状隆起，腹部棱线不明显，多不饱满。（2）表面：以扩大镜观察，可见细微的不规则突起皱纹。（3）种脐：一端浅色的圆形斑（种子的接合面），种孔呈微凹的线状或长圆形。（4）吐丝：用水煮后种皮破裂，露出卷旋的胚，犹如"吐丝"。由于成熟度不同，同批样品也有不吐丝情况。

【性状探微】放大镜下观察，菟丝子表面显示细微的不规则突起的皱纹，以"粗糙"的宽泛描述，未准确反映细微特征。未完全成熟的菟丝子呈黄棕色。

🌿 本草探源

【混乱品种】宋《图经本草》记载"其实有两种，色黄而细者名赤纲，色浅而大者名兔累，其功效并同"。表明古代就有两种菟丝子，同等入药。今考证，所谓细者即正品菟丝子，而大者就是金灯藤 *Cuscuta japonica* Choisy。

菟丝子自古有伪品，《雷公炮炙论》记载"凡使，勿用天碧草子，其样真相似，只是天碧草味酸涩并粘，不入药用"。清《植物名实图考》记载"滇菟丝子"亦非旋花科菟丝子属植物。清《本经逢原》记载"最难得真，有人以子种出，皆水犀草，今药肆所卖，俱子此类，然服亦有微功"。所述品种不详。

🌿 品种动态

【品种概述】国内各地称为"菟丝子"的有 6 科 16 植物，其中，5 种菟丝子属（Cuscuta Linn.）植物在国内流通使用或民间药用。由于市场需求量很大，先后发现 5 科 11 种植物的种子或果实冒充、掺假。

菟丝子的做假从过去泥沙直接冒充，发展为淀粉等做假，包衣染色的高仿品，性状更逼真，一段时期市场菟丝子人为掺假、冒充现象十分猖獗。

目前，主流商品为正品南方菟丝子，菟丝子 *C. chinensis* 商品量很小，市场上常有金灯藤混淆情况，其他掺假情况较为少见。

【混伪品】（1）大菟丝子（菟丝子）：为旋花科植物金灯藤 *Cuscuta japonica* Choisy 的干燥成熟种子。湖南、贵州、四川、内蒙古地习用药材。产于四川、云南、贵州和甘肃等地。

（2）欧菟丝子：为旋花科植物欧菟丝子 *Cuscuta europaea* Linn. 的干燥成熟种子。商品少有发现，往往混入正品菟丝子中。

（3）其他伪品：近十年以来，市场发现不少伪品。①芜青子：为十字花科植物芜青 *Brassica rapa* L. 的干燥成熟种子。②野苏子：为唇形科植物野苏 *Perilla purpurascens*（Thunb.）H. W. Li 的干燥成熟果实。③千穗谷：为苋科植物千穗谷 *Amaranthus hypochondriayus* L. 的干燥成熟种子。④黄芥子：为十字花科植物芥 *Brassica junceaih*（L.）Czern. et Coss. 的干燥成熟种子。⑤粱（小米）：为禾本科植物粱 *Setaria italica*（L.）Beauv. 的干燥成熟种子。⑥青葙子：为苋科植物青葙 *Celosia argentea* L. 的干燥成熟种子。

上述植物的种子或果实直接掺假或冒充菟丝子，也发现千穗谷等外面包裹一些杂物后掺假或冒充情况。

此外，尚采用淀粉、植物细粉、细泥沙和色素等杂物人工伪造品，用胶黏合加工制成，通过包衣，再染色，掺入正品菟丝子中。

🌿 图文辨析

【性状鉴定】（1）大菟丝子（菟丝子）：呈不规则的扁球形。直径 2~4mm。外表黄棕色或淡褐色。表面有不整齐的短线状纹种；种脐近圆形，种孔线形。质坚硬。气弱，味微涩。图 88-6。

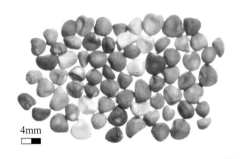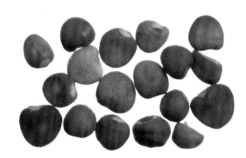

图 88-6　大菟丝子

（2）千穗谷：呈扁球形，直径 0.8~1mm。外表面浅棕黄色、浅黄色，边缘形成环形的薄边。不易压碎。水煮至种皮破裂后能吐环形的"丝"。图 88-7。

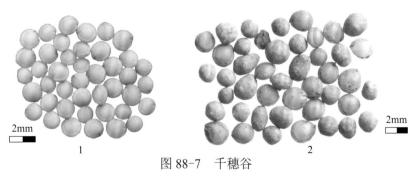

图 88-7　千穗谷

（1. 千穗谷；2. 千穗谷伪造丝子）

（3）黄芥子：呈近圆形，直径1~1.8mm。外表面黄棕色，具细微网纹，一端具圆形淡褐色种脐。味辛辣。图88-8。

（4）野苏子：呈类圆形，直径0.8~1mm。外表面浅黄色、灰黄色，具微隆起的网纹。果皮薄，易压碎。图88-9。

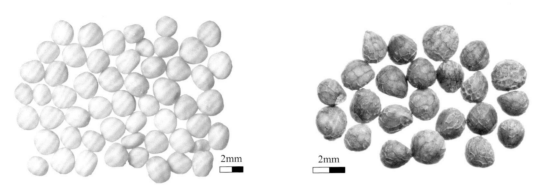

图88-8　黄芥子　　　　　　　　　　　　图88-9　野苏子

【**市场速览**】（1）伪造品：略呈类球形。直径约1mm。外表面灰黄色、浅黄棕色或灰褐色，显粗糙。质较坚硬。破碎后外层为致密的硬壳，内层为灰黄色至灰褐色的粉末、颗粒。略有呛鼻土腥气，味淡，嚼之碜牙。

市场主要发现野苏子、千穗谷和黄芥子等植物的种子或果实外裹淀粉或泥土等物质保护层的伪造品，纯粹以其掺假的较为少见。图88-10。

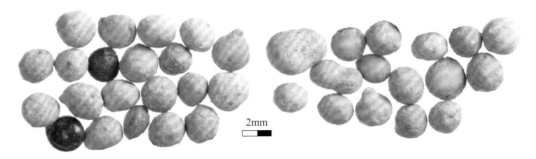

图88-10　伪造菟丝子

（2）掺假无机物：在菟丝子中掺入形状、大小、颜色与之相似的砂粒等以假乱真，以增加重量。

（3）劣质菟丝子：提取过菟丝子干瘪皱缩，种皮常破裂。图88-11。

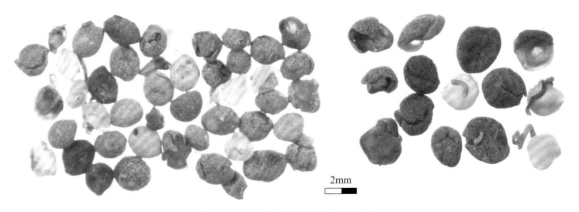

图88-11　劣质菟丝子（提取过）

新近收集一批市售的菟丝子，为欧洲菟丝子，图88-12。市场销售一种"菟丝子饼"，图88-13。

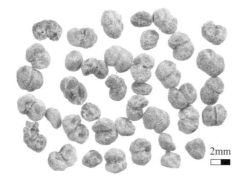

图88-12 市售菟丝子（欧洲菟丝子）

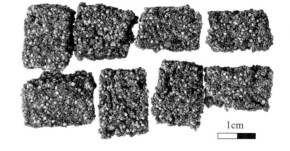

图88-13 市售菟丝子饼

【附注】四种菟丝子植物形态和药材性状特征相近，今列出分种检索表。

四种菟丝子的分种检索表

1. 花柱单一，柱头长，柱头呈二裂片；总状或圆锥花序；茎粗；种子大，卵形，直径2~2.5mm。一端多具短喙，种孔长线形·········· 金灯藤（*C.japonica* Choicy）

1. 花柱2，花通常簇生成小伞形或小团伞形；茎细如黄丝，种子小，直径1~1.5mm，种孔短线形

  2. 柱头球形或头形，不伸长

    3. 雄蕊着生于花冠裂片湾缺处，蒴果成熟时仅下半部被宿存花冠包围，不规则开裂；种子近球形，灰褐色，种脐圆形，位于近顶端·········· 南方菟丝子（*C. australis* R. Br.）

    3. 雄蕊着生于花冠裂片湾缺下面；蒴果成熟时全部被宿存花冠包围；种子近卵形，淡褐色或灰棕色；背面稍隆起，腹面为一棱线，棱的一端有圆点状的种脐····· 菟丝子（*C. chinensis* Lam.）

  2. 柱头棒状，伸长，与花柱近等长；种子4枚，常2枚粘结在一起，椭圆形，淡褐色············· 欧洲菟丝子（*C.europaea* Linn. Sp. Pl.）

89. 葛根　PUERARIAE LOBATAE RADIX

标准沿革

【**来源**】1963 年版《中国药典》收载为豆科植物葛 *Pueraria pseudohirsuda* Tang et Wang。1977 年版《中国药典》对中文名、拉丁学名进行修订，为野葛 *Pueraria lobata*（Willd.）Ohwi，并增加甘葛藤 *Pueraria thomsonii* Benth.。2005 年版《中国药典》将葛根与粉葛分别收载，葛根为野葛 *Pueraria lobata*（Willd.）Ohwi，粉葛为甘葛藤 *Pueraria thomsonii* Benth.。

【**药用部位**】1963 年版《中国药典》规定为"干燥根"。

【**采收加工**】1963 年版《中国药典》规定为"春、秋二季采挖，除去外皮，切成 2~4 分厚片，晒干或烘干即得"。1977 年版《中国药典》修订为"多趁鲜切成厚片或小块，干燥"，不需除去外皮。

【**性状**】1963 年版《中国药典》描述为"表面白色或淡棕色。切面粗糙，纤维性强。质硬而重，富粉性，并含大量纤维，横断面可见由纤维所形成的同心性环层。无臭，味甘"。1977 年版《中国药典》中野葛和甘葛藤分别描述，甘葛藤断面具"同心性环"特征，而野葛描述为"纹理不明显"；气味修订为"味微甜"。2010 年版《中国药典》中野葛修订为"外皮淡棕色，切面黄白色，纹理不明显"。2015 年版《中国药典》中野葛再次修订为"外皮淡棕色至棕色，切面黄白色至淡黄棕色，有的纹理明显"。

商品质量

【**商品规格**】产地加工为统货、选货，也有分为带皮与去皮货；现时趁鲜切成厚片、方丁。

【**品质论述**】药材以质坚实、纤维少、色黄棕者为佳。

【**产地**】产于陕西、四川、湖北、安徽、湖南、河南、贵州、云南、重庆、甘肃等地。商品来自野生。

【**质量分析**】2013 年、2015 年、2016 年和 2017 年全国葛根专项检验，分别抽验 203 批、274 批、218 批和 491 批，不合格率分别为 65%、41%、59% 和 22%，不合格项目是"二氧化硫残留量、含量测定、性状、浸出物"，不合格的主要原因是硫黄熏蒸导致的二氧化硫残留量超标，粉葛根的混淆使用。

2019 年某省的葛根专项检验，不合格率为 40%，不合格原因主要是粉葛根的混淆使用。

【**市场点评**】目前，市场销售的葛根除少数味微甜外，多数味较苦，而与国家标准规定不符，引起生产销售方面的恐慌和检验质疑。为此，作者收集了安徽、四川、陕西等县级原产地野葛 *Pueraria lobata* 实物，并亲自采集甘肃陇南样品，发现各地的样品味稍苦，有些苦味很明显。南方产地的葛根来源复杂，有待进一步调查。市场流通峨眉葛藤 *Pueraria omeiensis* 等苦味品种，其植物形态与野葛非常相近，资源分布较广，产地常误将其当作葛根采挖，加工成商品药材后很难从外观鉴别，应谨慎对待味觉的判断。

葛根属于产地趁鲜加工药材，早年产地多加工成厚片，现以方丁较多。近年，中药材加工出现专业县、专业乡和专业村，甚至专业户的情况非常普遍，农户直接采挖和加工葛根产品供应市场，销售全国。进一步规范产地加工技术十分必要。

🌿 特征识别

【性状鉴定】[形状] 横切呈类圆形、椭圆形，纵切呈长条形，亦有小方块。[大小] 长5~35cm，宽2~10cm，厚0.5~1.5cm；或为0.5~1cm的小方块。[颜色] 表面灰褐色或黄褐色；切面灰黄色、淡黄棕色，间有黄褐色。[纹饰] 表面有纵皱纹。[质地] 质坚韧。[切面] 韧皮部纤维性强，木质部可见较密集小孔洞，交错成1~4个同心环纹。[气味] 气微，味微甜或微苦。图89-1。

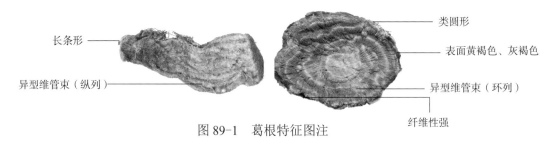

图89-1 葛根特征图注

【鉴别歌诀】
外表灰褐具皱纹　圆形条形或方块
切面多具同心环　小孔明显纤维性

【识别要点】（1）切面：纤维性强，粉性弱，产地又称柴葛根；横切面可见韧皮部与木质部交错排成1~4个同心环纹（颜色深浅不同），纵切面亦有相间的条纹。（2）气味：味微甜，多数味微苦。个人味觉差异也会导致不同的判断结果。图89-2。

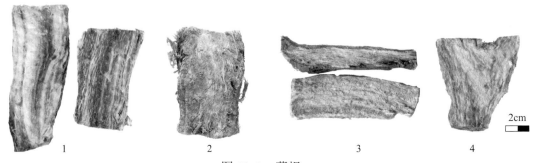

图89-2 葛根

（1.湖南；2.市售；3.江苏；4.四川）

【性状探微】文献记载葛根切面有纹理，应指异型维管束环纹或条纹，葛根越粗大的环纹数越多，切成方块依然清晰可见。图89-3。

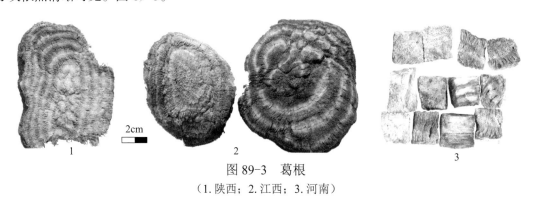

图89-3 葛根

（1.陕西；2.江西；3.河南）

　　葛根是藤本植物，其藤茎（地上茎）和根茎（地下茎）比较发达，作者实际考察，一株野葛中根占1/3不到。一些地方亦将藤茎和根茎加工成葛根销售，应该注意鉴别。图89-4、图89-5。

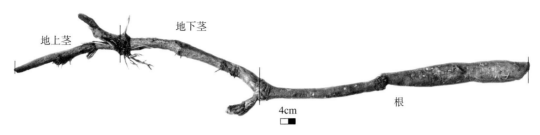

图89-4　野葛的藤茎与根（甘肃，标尺处为根与藤茎分界处）

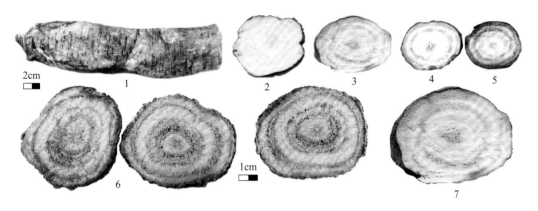

图89-5　葛根（甘肃）

（1.鲜根表面；2~5切片分别放置0、1、5和30分钟表面颜色；6.自切根；7.鲜切根）

　　近年，市场销售的葛根丁中存在掺假情况，一些不法商人趁机将葛的地上部分切块掺假，还有将提取黄酮类成分后的葛根丁掺假，外观不易察觉，含量不达标的葛根多与此有关。收购和检验时多留心观察。

🌱 品种动态

　　【**品种概述**】国内各地称为"葛根"的有葛属（Pueraria DC.）7种植物，商品主要是野葛 *P. lobata*、甘葛藤 *P. thomsonii*。同属其他植物产地民间称"葛根"使用，曾收购外销，造成一定的混乱。

　　【**混伪品**】（1）粉葛：为豆科植物甘葛 *Pueraria thomsonii* Benth. 的干燥根。主产于广西、广东、四川等地，江西、湖南、广西等地人工种植，主要用于提取"葛粉"，培育出40余个农家栽培品种。受长期药用的习惯影响，或人为掺假因素，市场上粉葛常与葛根混淆。

　　（2）食用葛：为豆科植物食用葛 *Pueraria edulis* Pampan. 的干燥根。云南、贵州、四川等地民间药，亦称葛根、粉葛，据报道曾作为葛根收购。

　　（3）峨眉葛藤：为豆科植物峨眉葛藤 *Pueraria omeiensis* Wang & Tang 的干燥根。《中国植物志》作为葛（野葛）变种葛麻姆 *Pueraria lobata*（Willd.）Ohwi var. montana（Lour.）收载。分布于长江以南约14个省区，四川、贵州等地民间药，早年曾作为葛根收购，市场称"苦葛根"。2021年作者采集四川峨眉山生长的峨眉葛藤进行相关研究，加工成饮片和葛根非常相似。据报道四川部分地方已人工种植。

（4）苦葛：为豆科植物苦葛 *Pueraria peduncularis*（Grah. ex Btnth.）Benth. 的干燥根。分布于云南、贵州、广西和四川，早年贵州曾误以为葛根使用，又名云南葛、白苦葛或红苦葛。有报道西藏、四川个别地方误作为葛根使用；本品有毒，民间用于毒鱼杀虫。

图文辨析

【性状鉴定】（1）粉葛：为小片块，大小不一。切面黄白色或淡黄棕色。富粉性，栽培品的粉性较野生品强。有的可见异型维管束环纹或条纹。气微，味微甜。图89-6。

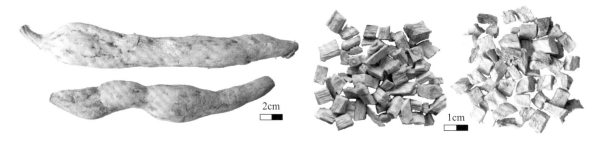

图89-6　粉葛（药材及饮片）

（2）峨眉葛藤：完整者呈长圆柱形或纺锤形，断面有1~3同心环纹。商品切成厚片、丁块状。外表灰褐色或黄褐色。切面黄白色或淡黄棕色，粗糙，多裂隙，纤维性较强，具异型维管束环纹或条纹，导管小孔洞明显。味苦。图89-7至图89-9。

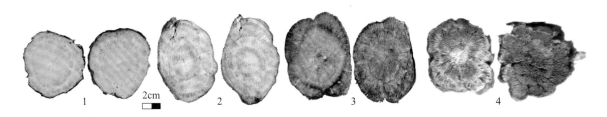

图89-7　峨眉葛根部（2021年四川采集）
（1~3.鲜品切制后分别放置0、5、60分钟颜色；4.干品）

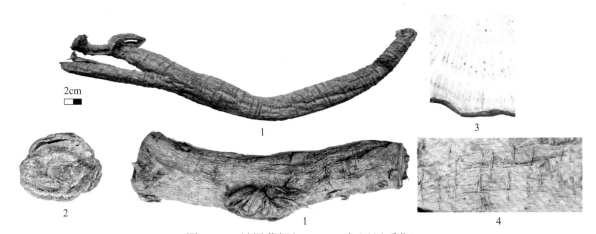

图89-8　峨眉葛根部（2021年四川采集）
（1.根；2.根切面；3.根切面放大；4.根表面放大）

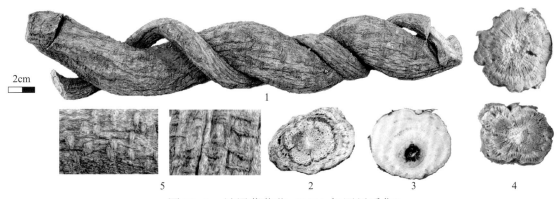

图 89-9　峨眉葛藤茎（2021 年四川采集）

（1.藤茎缠绕；2.断面；3.鲜切面；4.鲜切片；5.表面放大）

（3）葛藤：为野葛的藤茎。外表面棕褐色或黄褐色，有较厚的栓皮，有时略显不规则细密纹理，突起的皮孔较密，纵断面导管束纹理较平直；横切面有数个环纹，中央有髓部，居中或偏心。图 89-10。

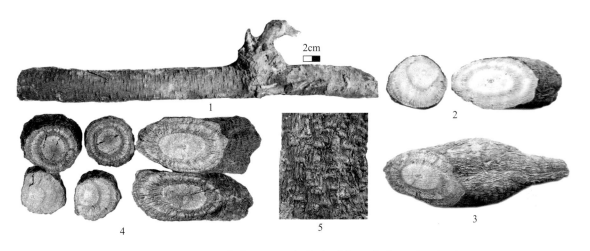

图 89-10　野葛藤（2022 年甘肃采集，藤茎切面及表面）

【市场速览】近年，商品市场发现不少伪品葛根，原植物不详（图 89-11 至图 89-13）。粉葛冒充或掺假（图 89-14）。葛根的藤茎切块掺假或藤茎冒充（图 89-15、图 89-16）。

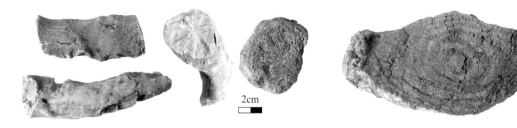

图 89-11　市售葛根（未知物）　　　　图 89-12　市售葛根（疑似常春油藤）

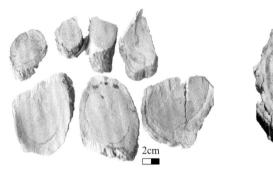

图 89-13　市售葛根（未知物）

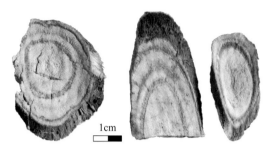

图 89-14　市售葛根（为粉葛）

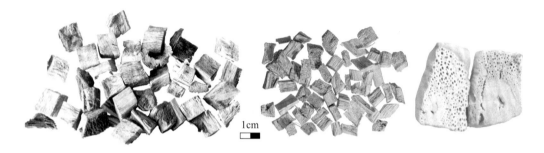

图 89-15　市售葛根（掺假葛根藤茎）

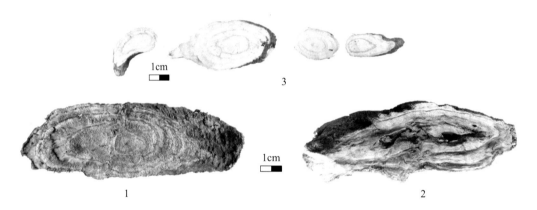

图 89-16　市售葛根（葛根藤茎）

90. 淫羊藿 EPIMEDII HERBA HERBA

标准沿革

【来源】1963 年版《中国药典》收载为小檗科植物淫羊藿 *Epimedium macranthum* Morr. et Decne.、心叶淫羊藿 *E. brevicornu* Maxim. 和箭叶淫羊藿 *E. sagittatum*（Sieb.et Zucc.）Maxim.。1977 年版《中国药典》将心叶淫羊藿中文名修订为淫羊藿，删除淫羊藿 *Epimedium macranthum*（为黔岭淫羊藿 *Epimedium leptorrhizum* Stearn 的异名，非传统药用品种），并增加了朝鲜淫羊藿 *E. koreanum* Nakai。1985 年版《中国药典》又增加了柔毛淫羊藿 *E. pubescens* Maxim.。1990 年版《中国药典》又增加了巫山淫羊藿 *E. wushaueuse* Ying。2010 年版《中国药典》将巫山淫羊藿 *E. wushaueuse* Ying 单列，淫羊藿保留四种植物来源。

【药用部位】1963 年版《中国药典》为"干燥茎叶"。1977 年版《中国药典》修订"干燥地上部分"。2015 年版《中国药典》再次修订药用部位为"干燥叶"。

【采收加工】1963 年版《中国药典》为"夏、秋两采收，割取季茎叶，除去杂质，晒干即得"。1977 年版《中国药典》修订为"夏、秋间叶呈鲜绿时采割，除去粗梗及杂质，晒干或阴干"。1990 年版《中国药典》修订为"夏、秋间茎叶茂盛时采割"。2015 年版《中国药典》修订为"夏、秋季茎叶茂盛时采收，晒干或阴干"。

【性状】历版《中国药典》按植物来源分别描述。2015 年版及之后《中国药典》只有叶的描述，没有茎的描述。在叶形、叶基、叶先端和被毛方面各年版不断修订完善，不再赘述。

商品质量

【商品规格】产地采收的淫羊藿为带根全草或不带根全草，有粗加工的统货和精加工统货，有的进一步分为小圆叶、小尖叶与大叶等规格。

【品质论述】药材以叶多、色黄绿、完整者为佳。

甘肃、陕西等地所产淫羊藿 *E. brevicornu*，又称"心叶淫羊藿""小圆叶淫羊藿"，品质优良，深受市场青睐，商家习惯称为"甘肃淫羊藿"。

【产地】淫羊藿主产于甘肃、陕西，宁夏、山西、河南亦产；箭叶淫羊藿产地较广，主产于安徽、湖南、湖北、浙江、江苏、福建、陕西等地；柔毛淫羊藿主产于四川、陕西、湖北、甘肃等地；朝鲜淫羊藿产于吉林、辽宁。商品来自野生，淫羊藿、箭叶淫羊藿和朝鲜淫羊藿人工种植取得成功。

【质量分析】2015 年、2019 年全国淫羊藿专项检验，分别抽验 77 批、333 批，不合格率分别为 52%、60%，不合格项目是"性状、鉴别、含量测定、杂质"，不合格的主要原因是非药用部位较多，2015 年不合格原因是掺假巫山淫羊藿较多。

【市场点评】淫羊藿长期是连叶带根的破坏性的采收方式，导致野生资源的锐减，《中国药典》对淫羊藿的药用部位不断修订，对于保护野生资源、合理采收加工有重要的导向性。多种淫羊藿野生训化试验取得了成功，但其生长环境较为特殊，如何大面积推广，并保证药材质量等问题需要深入研究。

淫羊藿品种多、产区广，质量和价格差异较大，对不同来源制定不同的含量指标，一些商家把药典品种切成丝后相互勾兑，如何挑选检验，不同品种混杂会不会影响临床疗效，是值得深思和应对。

特征识别

【性状鉴定】（1）淫羊藿：[形状] 小叶片卵圆形或近圆形，先端急尖或短渐尖，顶生小叶基部心形，基部裂片近等大，侧生小叶基部裂片稍偏斜；边缘锯齿呈毛刺状。[大小] 叶长 3~7cm，宽 2~6cm。[颜色] 叶上表面黄绿色，具光泽，下表面灰绿色。[纹饰] 叶主脉 7~9 条，下表面叶脉有稀疏柔毛（常平贴、呈浅棕色），基部稍多，细脉两面突起，网脉明显；放大镜呈平坦的鱼鳞状纹饰。[质地] 纸质或厚纸质。[气味] 气微，味微苦。图 90-1、图 90-2。

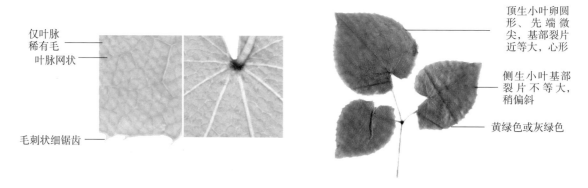

图 90-1 淫羊藿特征图注

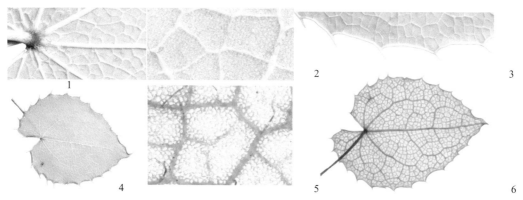

图 90-2 淫羊藿（甘肃采集）

（1. 疏毛；2. 鱼鳞；3. 叶齿；4. 叶脉；5. 鱼鳞；6. 全叶）

（2）箭叶淫羊藿：[形状] 小叶片长卵形至卵状披针形，先端渐尖或急尖，顶生小叶基部心形，基部裂片近等大，侧生小叶基部显著偏斜，外裂片远较内裂片大，外侧呈箭形；边缘锯齿的基部扩展呈三角状，常反折的针刺。[纹饰] 下表面疏被短伏毛（白色近于平贴）或近无毛；具鱼鳞状或略显细微乳突状纹饰。[质地] 革质。图 90-3、图 90-4。

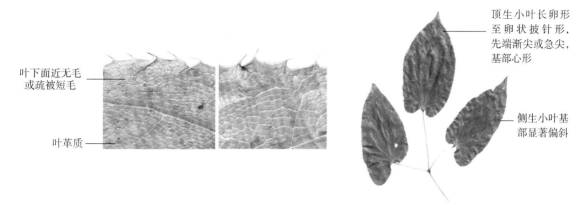

图 90-3 箭叶淫羊藿特征图注

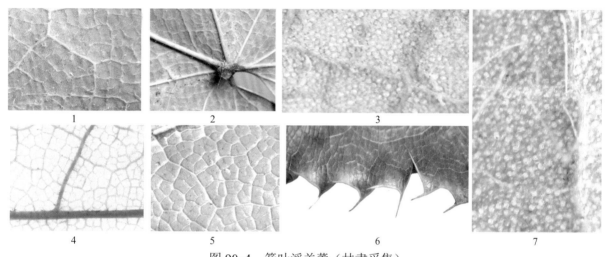

图 90-4 箭叶淫羊藿（甘肃采集）

（1~2.稀毛；3.鱼鳞纹饰；4~5 叶脉；6.叶齿；7.细微乳突纹饰）

（3）柔毛淫羊藿：［形状］小叶片狭卵形至卵状披针形，先端渐尖或短渐尖，顶生小叶基部心形，基部裂片近等大，侧生小叶基部裂片不等大，明显偏斜；边缘锯齿的基部扩展呈三角状，常反折的针刺。［纹饰］叶下表面、叶柄与叶片连接处密被缠绕扭曲长柔毛；具鱼鳞状纹饰。［质地］革质或厚纸质。图 90-5、图 90-6。

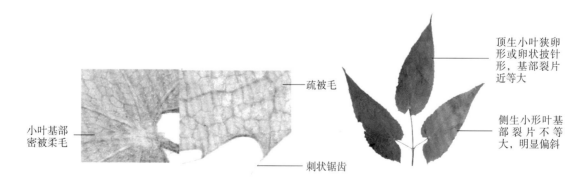

图 90-5 柔毛淫羊藿特征图注（甘肃采集）

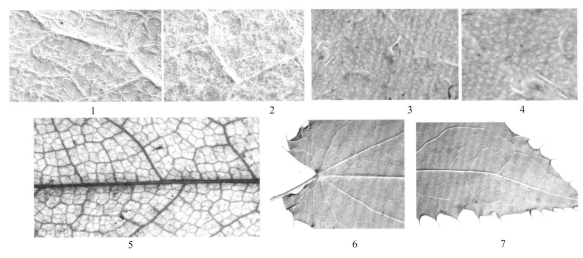

图 90-6　柔毛淫羊藿（甘肃采集）

（1.疏毛；2.密毛；3~4 鱼鳞纹饰；5.叶脉；6.叶基；7.叶齿）

（4）朝鲜淫羊藿：［形状］小叶宽卵形或近圆形，先端急尖或短渐尖，顶生小叶基部深心形，基部裂片圆形近等大，侧生小叶基部裂片不等大，常偏斜；边缘具毛刺状细锯齿。［大小］长 4~10cm，宽 3.5~7cm。［纹饰］叶下表面无毛或疏被短柔毛；鱼鳞状纹饰。［质地］叶片纸质。图 90-7、图 90-8。

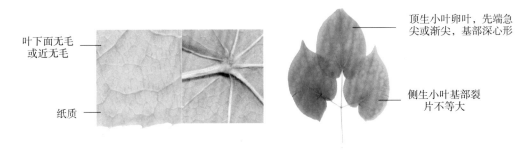

图 90-7　朝鲜淫羊藿特征图注（吉林采集）

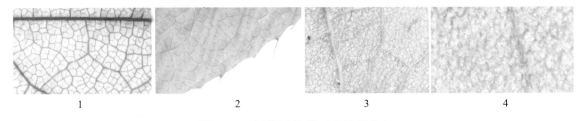

图 90-8　朝鲜淫羊藿（吉林采集）

（1.叶脉；2.叶齿；3~4 鱼鳞纹饰）

【鉴别歌诀】　　　　　小叶卵形长卵形　边缘针刺网状脉
　　　　　　　　　　　叶基偏心或心形　纸质革质色浅绿

【识别要点】淫羊藿属植物在叶片形状、颜色、被毛疏密、质地、网脉、叶缘锯齿、叶尖和叶基宏观特征方面存在差异是识别点。此外，叶背面非腺毛有直立与平贴、较平直与缠绕扭曲，叶下表面放大呈平坦的鱼鳞状（细胞壁不突起，角质层呈平坦的类圆形，正品特征）与呈细微乳突状（细胞壁突起，部分伪品具有的特征）微观特征具有一定的专属性。图 90-9。

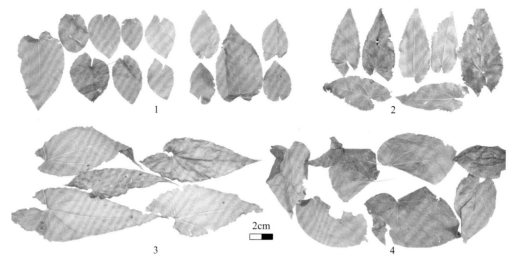

图 90-9　淫羊藿
（1.淫羊藿；2.箭叶淫羊藿；3.柔毛淫羊藿；4.朝鲜淫羊藿）

【**性状探微**】人工种植的淫羊藿在叶片质地、被毛、叶齿等方面有一定的变化。图 90-10。

淫羊藿属品种较多、种内变异大，一些植物种间分类学界限不清，采用传统性状进行品种鉴别比较困难，特别是切成丝后鉴别难度更大，应重视微性状特征和显微特征的鉴别意义。

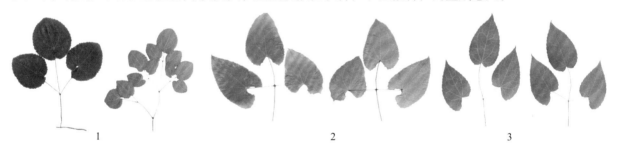

图 90-10　三种人工种植淫羊藿（甘肃采集）
（1.淫羊藿；2.箭叶淫羊藿；3.柔毛淫羊藿）

箭叶淫羊藿国内分布较广，叶片形状、质地、被毛和下表皮细胞（鱼鳞或乳突）等差异较大；西南、华东的一些淫羊藿属植物与其相似，多有混淆，鉴别时注意地方习用药材等品种。

🌿 品种动态

【**品种概述**】我国淫羊藿属（Epimedium Linn.）约有 40 种植物，多数为民间药，其中约 15 种形成商品，不少为地方习用药材。商品淫羊藿中存在多种来源的混合品，除不同植物的伴生一同采收外，产地视为淫羊藿同等加工，也有人为勾兑和掺假非正品的情况。早年商品淫羊藿中肆意掺假情况较为严重，2021 年作者收集国内市售 60 余份淫羊藿样品，鉴定出 10 种淫羊藿属植物，并发现 3 批中掺假一种未报道的伪品。

目前，主流商品为正品淫羊藿；东北、西北产地品种单一，西南商品比较复杂，为地方习用药材和民间药，市场常发现一些非正品掺假或勾兑冒充淫羊藿。

【**混伪品**】（1）巫山淫羊藿：为小檗科植物巫山淫羊藿 *E.wushaueuse* T. S. Yin 的干燥叶，2010年版《中国药典》中单列。产于贵州、四川、重庆、湖北和陕西，商品亦见加工成饮片作为淫羊藿销售。

（2）黔淫羊藿：为小檗科植物粗毛淫羊藿 E. acuminatum Franch.、天平山淫羊藿 E. myrianthum Steam、毡毛淫羊藿 E. coactum H.R.Liang et W.M.Yan、光叶淫羊藿 E. sagittatum var.glabratum T.S.Ying 及黔岭淫羊藿 E. leptorrhizum Stearn 的干燥地上部分。贵州地方习用药材，均有商品流通。产于贵州、四川、重庆、云南、湖南、湖北等地，并以粗毛淫羊藿为主。

（3）淫羊藿属其他品种：据报道，小檗科植物四川淫羊藿 E.sutchuenense Franch.、宝兴淫羊藿 E. davidii Franch.、川西淫羊藿 E. elongatum Komarov、茂汶淫羊藿 E.platypetalum K. Meyer、湖南淫羊藿 E. hunanense（Hand.–Mazz.）Hand. –Mazz.、少花淫羊藿 E. pauciflorum K. C. Yen in Guihaia 和川西淫羊藿 E.elongatum Komarov 等的干燥地上部分，在四川、贵州、云南、湖南等产地淫羊藿商品中发现流通。作者从西南等产地采集和收购的淫羊藿中也发现上述不少品种。

（4）栓皮栎：为壳斗科植物栓皮栎 Quercus variabilis Bl. 等近缘植物的干燥叶。近年商品淫羊藿饮片中，多次发现将其切丝掺假销售。

🌿 图文辨析

【性状鉴定】（1）巫山淫羊藿：叶呈披针形至狭披针形，顶生小叶先端渐尖或长渐尖，裂片近等大，侧生小叶基部的裂片显著偏斜，内边裂片呈圆形，外边裂片呈三角形，长度为宽度的3~6倍；叶下表面灰白色，被短柔毛或秃净，具鱼鳞纹饰。叶缘具针刺。革质。图 90-11、图 90-12。

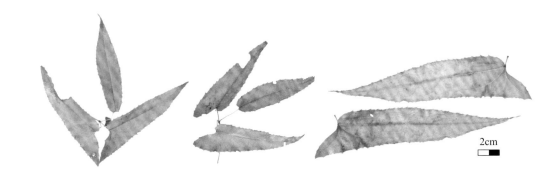

2cm

图 90-11　巫山淫羊藿（四川采集）

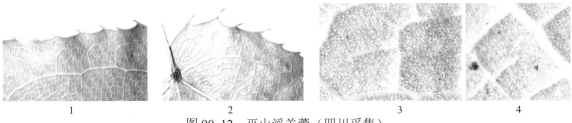

1　　　　　　　　　2　　　　　　　　　3　　　　　　　　　4

图 90-12　巫山淫羊藿（四川采集）

（1. 叶缘；2. 叶基；3. 鱼鳞纹饰；4. 伏贴毛）

（2）湖南淫羊藿：叶呈狭卵形或卵形，顶生小叶基部心形，顶端急尖和渐尖，两侧裂片对称，侧生小叶顶端长渐尖，基部深心形，两侧裂片明显偏斜；下表面灰白色，具乳突状纹饰，疏被伏贴的平直毛或近无毛。叶缘具针刺。革质。图 90-13、图 90-14。

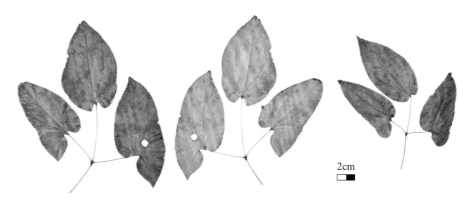

图 90-13　湖南淫羊藿（湖南采集）

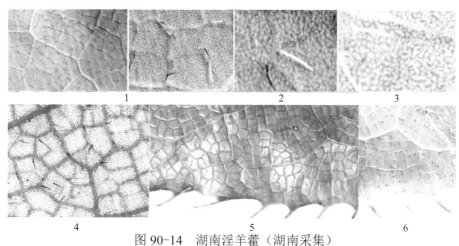

图 90-14　湖南淫羊藿（湖南采集）

（1.伏贴毛；2~3.乳突纹饰；4.叶脉；5~6.叶齿及上下表面）

（3）宝兴淫羊藿：叶呈卵形或宽卵形，顶生小叶先端钝尖或渐尖，基部心形，两侧近相等，侧生小叶基部裂片明显偏斜；上表面深绿色，下表面灰白色或灰绿色，疏被伏贴平直毛，叶柄与叶片连接处被毛，具乳突纹饰。叶缘具疏密不等针刺。纸质或革质。图 90-15、图 90-16。

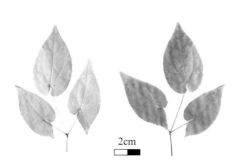

图 90-15　宝兴淫羊藿（四川采集）

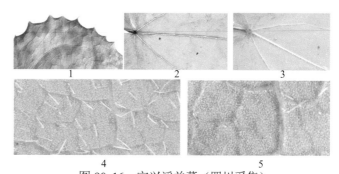

图 90-16　宝兴淫羊藿（四川采集）

（1~2.叶齿及上表面；3.叶基；4.叶下表面及伏贴毛；5.乳突纹饰）

（4）粗毛淫羊藿：叶呈狭卵形或披针形，顶生小叶先端长渐尖，基部心形，两侧近相等，侧生小叶基部的裂片显著偏斜；上表面深绿色，下表面灰白色，疏被粗短伏贴的平直毛，叶柄与叶片连接处被毛，具乳突纹饰。叶缘具疏密不等针刺。纸质或革质。图 90-17、图 90-18。

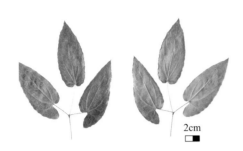

图 90-17　粗毛淫羊藿（四川采集）

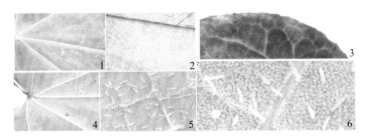

图 90-18　粗毛淫羊藿（四川采集）
（1~2. 叶上表面；3. 叶齿；4. 叶基；5. 叶下表面伏贴毛；
6. 乳突纹饰）

（5）川西淫羊藿：叶呈卵形或近圆形，顶生小叶先端圆钝、突尖或渐尖，基部心形，两侧近相等，侧生小叶基部的裂片稍偏斜；上表面深绿色，下表面灰绿色，疏被短柔毛或近无毛，叶柄与叶片连接处被疏毛，具鱼鳞纹饰。叶缘具针刺，呈直角。纸质。图 90-19。

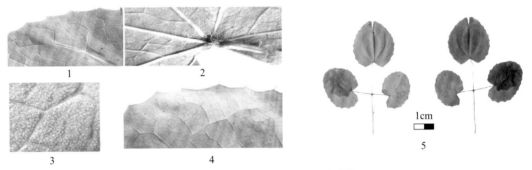

图 90-19　川西淫羊藿（四川采集）
（1. 叶上表面；2. 叶下表面；3. 鱼鳞纹饰；4. 叶齿及下表面；5. 叶）

（6）黔岭淫羊藿：叶呈卵形或狭卵形，顶生小叶先端长渐尖，基部深心形，两侧近相等，侧生小叶基部的裂片显著偏斜，基部深心形；上表面深绿色，下表面灰白色，常被白粉，疏被褐色短柔毛，叶柄与叶片连接处被毛，具鱼鳞纹饰。叶缘具针刺。革质。图 90-20、图 90-21。

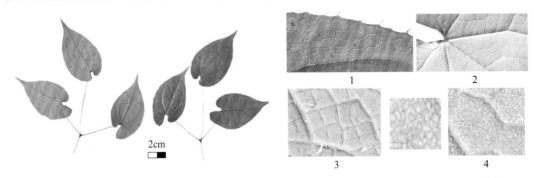

图 90-20　黔岭淫羊藿（四川采集）

图 90-21　黔岭淫羊藿（四川采集）
（1. 叶齿及上表面；2. 叶基下表面及短柔毛；
3~4. 鱼鳞纹饰）

（7）天平山淫羊藿：叶呈卵形或狭卵形，顶生小叶先端渐尖或长渐尖，基部心形，两侧近相等，侧生小叶基部的裂片显著偏斜；上表面深绿色，下表面灰白色，疏被短柔毛，叶柄与叶片连接处被毛，具鱼鳞纹饰。叶缘具针刺，呈锐角。革质。图 92-22、图 92-23。

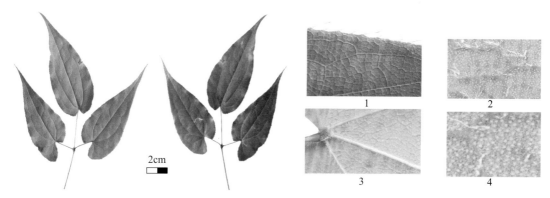

图90-22 天平山淫羊藿（四川采集）　图90-23 天平山淫羊藿（四川采集）
（1.叶齿及上表面；3.叶基下表面及短柔毛；2、4.鱼鳞纹饰）

（8）少花淫羊藿：叶呈卵形或近圆形，顶生小叶先端短渐尖或急尖，基部深心形，两侧近相等，侧生小叶基部的裂片显著偏斜，基部深心形；上表面深绿色，下表面灰绿色，疏被短柔毛，叶柄与叶片连接处被毛，具乳突纹饰。叶缘具针刺。革质。图92-24、图92-25。

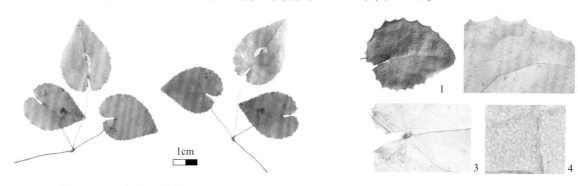

图90-24 少花淫羊藿（四川采集）　图90-25 少花淫羊藿（四川采集）
（1.小叶；2叶齿及上表面；3.叶基下表面及短柔毛；4.乳突纹饰）

【市场速览】（1）栓皮栎：呈长条形、宽片形。平行羽状脉，延伸于边缘与边缘刺状齿尖相连，叶下表面密被灰白色绒毛，革质或厚革质。味淡。图90-26。

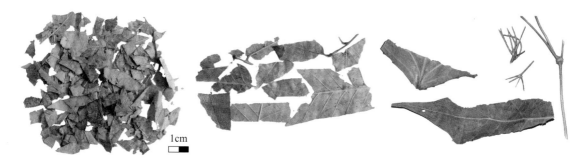

图90-26 栓皮栎

（2）伪品：2021年来市售淫羊藿中发现掺假一种未知物（伪品）。多切成宽丝状，呈长条形、宽片形或不规则形。上表面光亮，平行羽状脉，细脉最终形成多边形，下表面密被灰白色绒毛。叶缘具细长的针刺。革质。味微苦。图90-27。

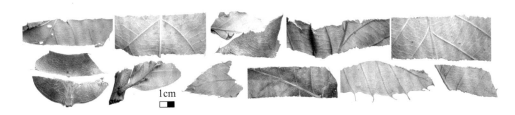

图 90-27　市售淫羊藿（新疆，来源不详）

现将 13 种淫羊藿属植物主要鉴别特征列表如下（表 90-1）。

表 90-1　13 种淫羊藿植物的性状特征比较

品种	叶形	叶背颜色	叶质	叶尖	侧生叶基裂片	叶齿	叶背纹饰	叶背面被毛
淫羊藿	卵圆形近圆形	灰绿黄绿色	纸质	短渐尖	稍偏斜	毛刺	鱼鳞	疏被柔毛或近无毛
箭叶淫羊藿	长卵形至卵状披针形	灰绿色	革质	渐尖、急尖	显著偏斜	三角形针刺	鱼鳞或乳突	疏被平直短伏毛或近无毛
柔毛淫羊藿	狭卵形至卵状披针形	灰白色	革质厚纸质	长渐尖	显著偏斜	三角形针刺	鱼鳞	密被缠绕扭曲长柔毛
朝鲜淫羊藿	宽卵形近圆形	灰绿色	纸质	急尖短渐尖	明显偏斜	毛刺	鱼鳞	疏被短柔毛或近无毛
巫山淫羊藿	披针形至狭披针形，长为宽的数倍	灰白色	革质	渐尖长渐尖	显著偏斜	针刺	鱼鳞	被卷曲柔毛或近无毛
粗毛淫羊藿	狭卵形或披针形	灰白色	近革质	长渐尖	显著偏斜	针刺	乳突	密被粗短伏贴毛
宝兴淫羊藿	卵形或宽卵形，	灰白色	纸质革质	钝尖渐尖	明显偏斜	针刺	乳突	疏被伏贴的平直毛
四川淫羊藿	卵形或狭卵形	灰白色	近革质	长渐尖	明显偏斜	毛刺	鱼鳞	疏被柔毛
湖南淫羊藿	长圆形或狭卵形	灰白色	革质	急尖长渐尖	明显偏斜	针刺	乳突	疏被伏贴的平直毛或无毛
黔岭淫羊藿	狭卵形或卵形	灰白色	革质	长尾尖	显著偏斜	针刺	乳突	主脉疏被褐色柔毛
川西淫羊藿	卵形或近圆形	灰绿色	纸质	圆钝突尖或渐尖	稍偏斜	针刺呈直角	鱼鳞	短柔毛或近无毛
太平山淫羊藿	卵形或狭卵形	灰白色	革质	渐尖或长渐尖	显著偏斜	针刺呈锐角	鱼鳞	疏被短柔毛
少花淫羊藿	卵形或近圆形	灰绿色	革质	短渐尖或急尖	显著偏斜	针刺	乳突	疏被短柔毛

🌿 91. 紫苏子 *PERILLAE FRUCTUS*

🌿 标准沿革

【来源】1963 年版《中国药典》收载为唇形科植物紫苏 *Perilla frutescens* var *acuta*（Thunb.）Kudo。1985 年版《中国药典》中紫苏拉丁学名修订为 *Perilla frutescens*（L.）Britt。

【药用部位】1963 年版《中国药典》规定为"干燥成熟果实"。

【采收加工】1963 年版《中国药典》规定为"秋季果实成熟时采收，除去杂质，晒干"。

【性状】1963 年版《中国药典》描述为"表面灰棕色或暗棕色。有隆起的网状花纹，较尖的一端有小白点。种仁黄白色"。1977 年版《中国药典》修订为"表面灰棕色或灰褐色。有微隆起的暗紫色网纹，基部稍尖，有灰白色的点状果梗痕。种子黄白色"，并增加子叶的描述。

🌿 商品质量

【商品规格】产地分为大苏子（大粒货）、小苏子（小粒货），前者为家种商品，后者多为野生商品；也有依据颜色分为紫苏子、灰苏子、白苏子（油苏子）等规格。

【品质论述】药材以颗粒饱满、灰棕色、油性足者为佳。

【产地】产于河北、江苏、河南、辽宁、四川、重庆、甘肃、湖北、湖南、浙江、山东、贵州和广西等地。商品主要来自栽培，野生品较少；也从朝鲜进口。

【质量分析】2019 年全国紫苏子（炒）专项检验，抽验 208 批，不合格率为 18%，不合格项目是"性状、水分、含量测定"，不合格的主要原因是虫蛀、水分超标和含量不达标。2020 年某省抽检 51 批紫苏子中，性状、水分和含量测定不符合规定的分别是 12 批、16 批和 12 批，总不合格 28 批，不合格率高达 55%。

【市场点评】紫苏和白苏（荏）在本草中作为两种药材记载，而《中国植物志》采纳国外分类学者 E. D. Merill 的意见，认为"紫苏"与"白苏"叶、花颜色方面的变异是由于栽培引起，两者同属一种植物，拉丁学名均为 *Perilla frutescens*（L.）Britt。中药界与植物界的学术观点不一致，有待进一步研究。

2021 年作者收集了河北某中药材推广站的 2 种绿苏和 2 种紫苏果实（种植后 1、2 号叶绿色，3、4 号叶紫色，叶缘有整齐的粗锯齿，未见花，结果与其标示名称相符；果实呈灰褐色或深褐色，而大小、质地、油性等存在细微差异，图 91-1）。另外，收集市场流通的 6 批紫苏子种植，结果甘肃、河北为绿叶，四川、重庆、江苏和贵州为紫叶。认为从果实的角度区分是绿叶（白苏）还是紫叶（紫苏）比较困难，白苏成熟后可以呈灰棕色、灰褐色，后者多以

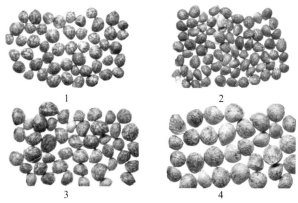

图 91-1 市售紫苏与绿苏果实
（1. 进口绿苏；2. 国产绿苏；3. 进口紫苏；4. 国产紫苏）

紫苏子流通和使用。而与标准规定颜色不符的检验另当别论。

近年我国紫苏产业发展较快，除栽培本土品种外，从日本、韩国等引进新品种培育出油用苏和菜用苏，无论是果实还是茎叶都进入药材市场流通，市售紫苏子（紫苏叶、紫苏梗）情况更趋复杂。

🌱 特征识别

【性状鉴定】［形状］呈卵圆形或类球形，顶端圆，基部稍尖，有类圆形或扇形的果柄痕，偏于一侧。［大小］直径 1~2.5mm。［颜色］灰棕色或灰褐色。［纹饰］有明显隆起的暗褐色网纹。［质地］果皮薄而硬脆，易压碎。［断面］种子黄白色，种皮膜质；子叶 2，类白色，富油性。［气味］压碎有香气，味淡，嚼之有油腻感。图 91-2。

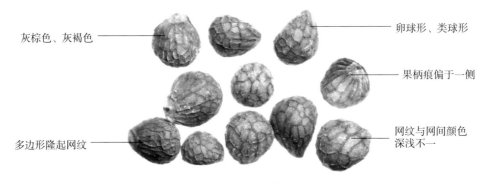

灰棕色、灰褐色 ——

—— 卵球形、类球形

—— 果柄痕偏于一侧

多边形隆起网纹 ——

—— 网纹与网间颜色深浅不一

图 91-2　紫苏子特征图注

【鉴别歌诀】　卵圆形状果皮脆　外表灰褐又灰棕

　　　　　　　网纹隆起暗褐色　子叶类白有香气

【识别要点】（1）形状：果实多呈卵圆形，顶端圆而稍宽，基部稍尖，有类圆形或扇形果柄痕。（2）大小：野生紫苏子直径在 1~1.5mm，而栽培品达到 2.5mm。（3）颜色：网间与网纹有色差，网间呈灰棕色或灰褐色，而网纹呈暗褐色。栽培紫苏的颜色多变，尚有灰白色、黄棕色和深褐色，同一批中颜色深浅不一，变异无处不在。（4）纹理：具显著隆起的多边形网纹，排列较规则，网纹平直，网眼微向外凸（与混乱品相比）。图 91-1、图 91-3。

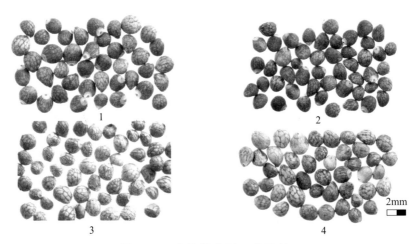

1

2

3

4

2mm

图 91-3　市售紫苏子（栽培品）

（1.河北；2.贵州；3.江苏；4.吉林）

【**性状探微**】栽培紫苏子在颜色、大小、质地、油性方面存在细微差异，并已成为主流商品，是否需要完善性状描述值得研究。

一些产地根据栽培紫苏子的颜色、油性划分为食用和药用两种。图 91-4。

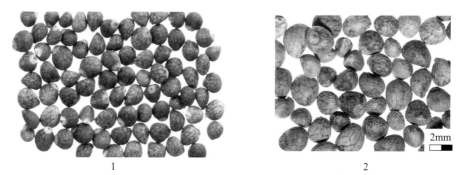

图 91-4　紫苏子（甘肃栽培品）

（1. 食用；2. 药用）

🌿 本草探源

【**混乱品种**】南朝《本草经集注》指出"野苏不堪用"。宋《图经本草》记载"苏有数种，有水苏、白苏、鱼苏、山鱼苏，皆是荏类"。明《本草纲目》记载"其面背皆白者即白苏，乃荏也"。古代紫苏子与白苏子分别药用。

🌿 品种动态

【**品种概述**】国内各地称为"紫苏子""苏子"的有 4 科 10 种植物，均在商品中发现。20 世纪 60 年代以来，紫苏属（Perilla Linn.）和石荠苧属（Mosla Buch.-Ham. ex Maxim.）多种植物误以为紫苏子收购，以野苏子、石荠苧混淆误用较为普遍。

目前，主流商品为栽培紫苏子，以灰棕色或灰褐色颜色为主；市场中掺假冒充时有发生。

【**混伪品**】（1）白苏子：为唇形科植物白苏 *Perilla frutescens*（L.）Britt. 干燥成熟果实（灰白色或灰黄色）。上海、江苏、湖北地方习用药材。国内多以油用栽培，习称荏子、白苏子（油苏子），早年检验处理时多数建议改做农副产品食用。

（2）野苏子：为唇形科植物野苏 *Perilla frutescens*（L.）Britt. var. *acuta*（Thunb.）Kudo 的干燥成熟果实。常混入或掺假紫苏子商品中。

（3）回回苏：为唇形科植物回回苏 *Perilla frutescens*（L.）Britt var. *crispa*（Thunb.）Hand.-Mazz. 的干燥成熟果实。国内以食用油用栽培，常混入紫苏子商品中。

（4）其他：如唇形科植物小鱼仙草 *Mosla dianthera*（Buch.-Ham.）Maxim.、石香薷 *Mosla chinensis* Maxim. 和石荠苧 *Mosla scabra*（Thunb.）C. Y. Wu et H. W. Li 的干燥成熟果实。早年上述品种的果实常混入野生紫苏子商品中。

此外，十字花科植物油菜 *Brassica campestris* L .var *oleifera* DC . 的干燥成熟种子，近年发现在紫苏子商品中掺假。

🌿 图文辨析

【性状鉴定】（1）白苏子：呈类球形。直径在 1.5~3mm。外表面全部呈灰白色，网纹略波状，或间有灰黄色，网纹平直浅棕色，网纹显著隆起，果柄痕呈扇形。质酥而脆，油性大。图 91-5。

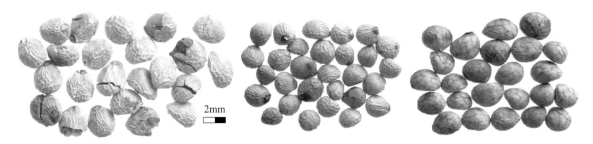

图 91-5　白苏子（不同颜色的果实）

（2）野苏子：呈类圆形。直径 0.8~1.5mm。外表面灰黄色、灰棕色，网纹平直明显隆起，网纹色较深，果柄痕略呈扇形。果皮薄，易压碎。图 91-6。

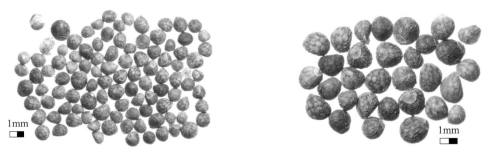

图 91-6　野苏子

（3）回回苏：呈类卵圆形。直径约 1.5 mm。外表面黑褐色，网纹呈明显的波状，显著隆起，网格内表面呈细微颗粒状。图 91-7。

（4）小鱼仙草：呈类球形。直径 0.8~1.5mm。外表面黄棕色、灰褐色。网纹微隆起，网纹与网间颜色相近。果皮较薄。果柄痕略呈扇形。图 91-8。

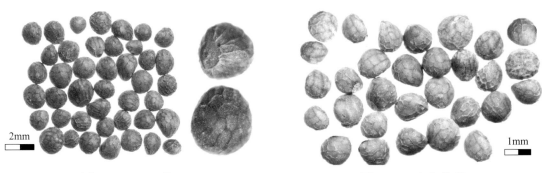

图 91-7　回回苏　　　　　　　　　　图 91-8　小鱼仙草

（5）石香薷：呈类球形。直径 0.7~1.3mm。表面黄棕色、灰褐色。果皮较厚，具粗网纹，网间深陷。果柄痕略呈扇形，具 5 齿。图 91-9。

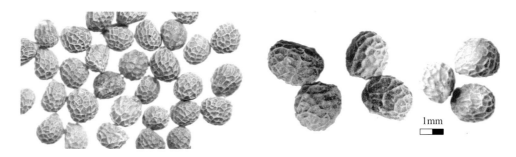

图 91-9　石香薷

【**市场速览**】市售紫苏子中有掺假野苏子、石荠苧或小鱼仙草的混合品，图 91-10；掺假石荠苧和小鱼仙草的混合品，图 91-11；鸡冠紫苏子（近年市场称谓，多供食用，疑似回回苏），图 91-12；紫苏子中掺假未知物，图 91-13。

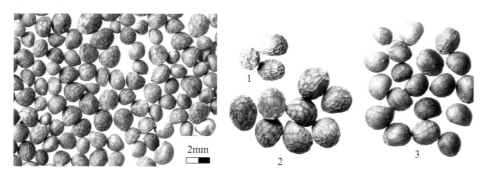

图 91-10　市售紫苏子（混合品）
（1.石荠苧；2.野苏子；3.小鱼仙草）

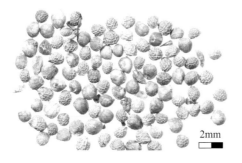

图 91-11　市售紫苏子（石荠苧和小鱼仙
草混合品）

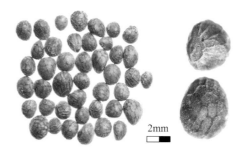

图 91-12　鸡冠紫苏子

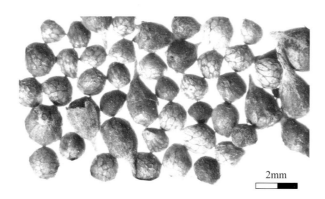

图 91-13　市售紫苏子（掺假一种未知物）

🌿 92. 紫花地丁　VIOLAE HERBA

🌿 标准沿革

【来源】1977 年版《中国药典》收载为堇菜科植物紫花地丁 *Viola yedoensis* Makino。

【药用部位】1977 年版《中国药典》规定为"干燥全草"。

【采收加工】1977 年版《中国药典》为"春、秋二季采收，除去杂质，晒干"。

【性状】1977 年版《中国药典》描述为"气微，味微苦而稍粘"。1990 年版《中国药典》将"粘"修订为"黏"。

🌿 商品质量

【商品规格】产地加工为统货和选货。

【品质论述】药材以完整、根黄、叶绿且多着为佳。

【产地】主产于河南、陕西、甘肃、山西、山东、江苏、湖南等地。商品来自野生资源，已有人工种植商品。

【质量分析】2017 年某省紫花地丁专项检验，抽检 107 批，不合格 13 批，不合格率为 12%，不合格项目"性状、显微鉴别"，不合格的原因是混有堇菜属其他植物和非堇菜科堇菜属植物。

【市场点评】近年，紫花地丁中检出了农药残留，分析原因有二，一是紫花地丁是重要的早春观赏植物，许多城市在路边草地或树荫下撒籽播种；二是一些药农多在自家果园种植，对果树、绿化树喷洒农药而导致了农药残留。

紫花地丁的野外生长环境中常伴生车前科、大戟科、菊科和禾本科植物，采收后应该除去这些植物。紫花地丁商品经常发现平车前 *Plantago depressa* Willd.、铁苋菜 *Acalypha australis* L.、短穗铁苋菜 *Acalypha brachystachya* Hornem.、蒲公英（ Taraxacum F. H. Wigg. ）或马唐属（ Digitaria Hall. ）等植物残留，有时会检出数种不同来源的植物，也不排除人为掺假动机。

商品紫花地丁常来自正品与早开堇菜 *Viola prionantha* Bunge 的混合品，后者已经是紫花地丁的主要来源之一，建议进一步研究紫花地丁的基原问题。

🌿 特征识别

【性状鉴定】[根形状]根圆锥形，常有数条细根。[叶形状]叶基生，完整叶片展平后呈披针形、卵状披针形或长圆形，先端钝，基部截形或楔形，稀微心形，边缘具较平整的齿或钝齿，两面无毛或被细短毛；叶柄上部具明显狭翅；托叶膜质。[花形状]花偶见，花瓣 5，花距细管状。[果形状]蒴果椭圆形，常 3 裂，种子多数。[大小]叶长 1.5~6cm，宽 1~2cm。[颜色]根浅黄棕色；叶灰绿色；托叶灰白色或灰绿色；种子淡褐色，具花斑。[气味]气微，味微苦或稍黏。图 92-1。

紫花地丁的叶形、叶齿、花色变化较大。选择不同生态型的紫花地丁，比较叶形、叶齿、叶基部及花、果实的变异程度，图 92-2 至图 92-5。

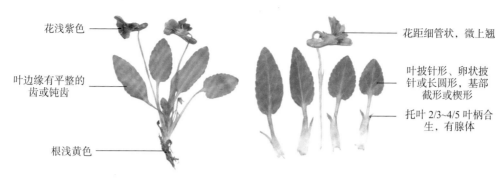

花浅紫色

叶边缘有平整的齿或钝齿

根浅黄色

花距细管状，微上翘

叶披针形、卵状披针或长圆形，基部截形或楔形

托叶 2/3~4/5 叶柄合生，有腺体

图 92-1　紫花地丁特征图注

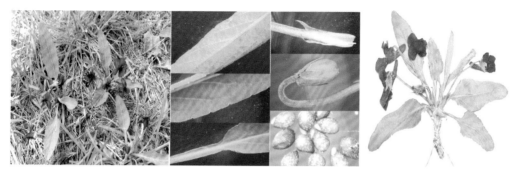

图 92-2　紫花地丁及局部特征（甘肃采集）

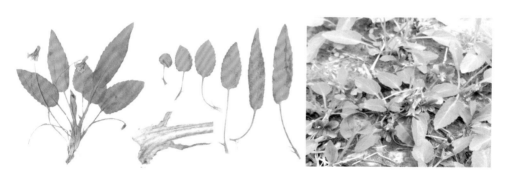

图 92-3　紫花地丁及局部特征（甘肃采集）

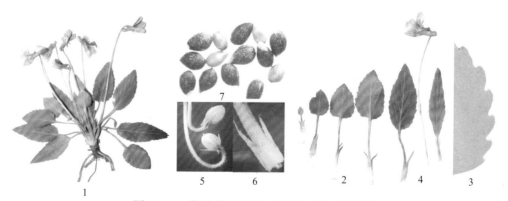

图 92-4　紫花地丁及局部特征（甘肃采集）

（1. 植株；2. 叶片；3. 叶缘放大；4. 花亭；5. 幼果；6. 托叶；7. 种子）

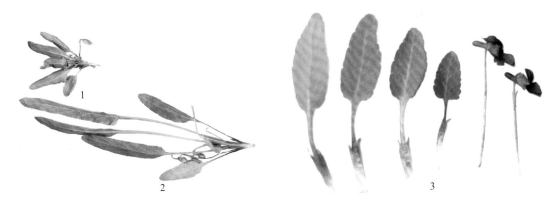

图 92-5　紫花地丁及局部特征（甘肃，某公园同一块地）
（1.干燥环境；2 阴湿树荫环境；3.为 1 号放大）

【鉴别歌诀】　　　　　　　　叶片基生花紫色　　披针形状长圆形
　　　　　　　　　　　　　　　基部截形齿平整　　蒴果椭圆常三裂

【识别要点】（1）叶：叶形变异较大，披针形是其基本特征，还有卵状披针形或长圆形（图 92-2 至图 92-5）。生长环境和生长期对叶形影响大，一是阴凉潮湿条件下叶长而大，而干燥日晒条件下叶较短而小（图 92-6 至图 92-8）；二是同一植株上早出叶较狭长，后出叶常宽心形；三是果期叶片显著增大呈三角状卵形；叶缘具较平整的齿或钝齿，先端钝，基部截形或楔形，稀微心形。（2）种子：未成熟时黄白色，完全成熟淡褐色，具深浅不等的花斑。（3）托叶：灰白色或灰绿色，2/3~4/5 与叶柄合生，离生部分边缘疏生具腺体的流苏状细齿或近全缘。

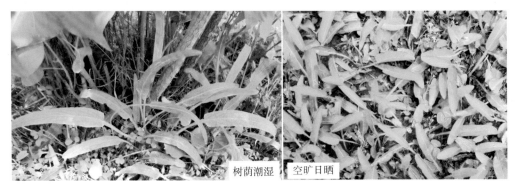

图 92-6　紫花地丁（叶片由狭长披针形至披针形，相差 2 倍）

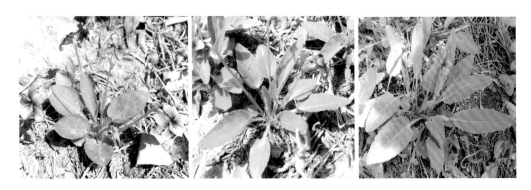

图 92-7　紫花地丁（甘肃，3 种干燥环境下的叶形及花）

　　紫花地丁与早开堇菜的形态特征非常相近，常在同一生态环境下相邻植株共生现象，疑或是紫花地丁叶片本身变化过度类型。图 92-9。

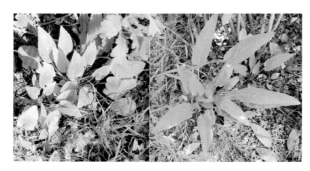
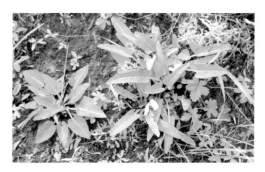

图 92-8　紫花地丁（甘肃，两种生长环境）　　　图 92-9　紫花地丁与早开堇菜（甘肃）

收集对比商品紫花地丁，发现叶形等特征存在一定幅度的变化。图 92-10。

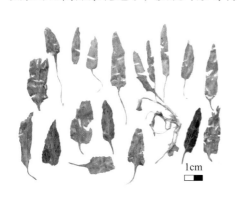
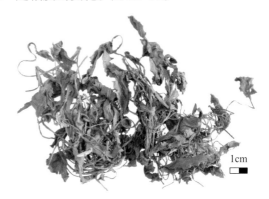

图 92-10　市售紫花地丁（为正品紫花地丁）

【性状探微】紫花地丁的花呈紫堇色或淡紫色，喉部具紫色条纹，距较短而细，常呈向上的弯曲状，也有呈平直状。由于紫花地丁的花期只有很短的 2 周左右时间，商品中很少看到花朵而几乎是果实，对于不确定性的特征，采用偶见的词语描述为妥。紫花地丁有时具稍黏特性，而不具普遍性。

对紫花地丁植物和商品药材进行观察，发现叶片呈披针形叶是较平的圆齿，卵状披针形和长圆形叶是弯曲小齿；叶片表面被毛或无毛，同一植株有毛和无毛有同时存在的情况。

🌿 本草探源

【混乱品种】金代《儒门事亲》记载"紫花地丁一名米布袋"，是紫花地丁名称的最早出处。明《本草原始》记载"花开有紫、白两种，入药宜用紫花者，所呼紫花地丁"。所绘的紫花地丁的叶是奇数羽状复叶、花似蝶形状特征。以上所述紫花地丁均是豆科植物。明《本草原始》尚记载另一种来自列当科植物的紫花地丁。明《滇南本草》所载紫花地丁包括堇菜科堇菜属（Viola）或远志科的瓜子金。《植物名实图考》记载两种紫花地丁，据考证分别是唇形科、远志科植物。

综上可见，古代紫花地丁的同名异物现象比较普遍，现在紫花地丁的复杂情况应是历史上使用的延续。

🌿 品种动态

【品种概述】国内各地称为"紫花地丁、地丁"的有 10 科 40 种植物，来源比较复杂。长期的药用习惯形成紫花地丁、苦地丁、甜地丁、广地丁、竹叶地丁和黄花地丁等不同地域的药用品种。堇菜属（Viola L.）30 余种药用植物中，早开堇菜、长萼堇菜、犁头草、戟叶堇菜和蔓茎堇菜等植物因为形态相近，常误采而流入商品，有的衍生为地方习用药材。近年曾发现掺假大戟科铁苋菜属（Acalypha L.）植物的情况。

目前，主流商品来自正品紫花地丁；常混杂堇菜属（Viola L.）其他植物或未除净的杂质，在流通和使用中地丁类药材名称容易发生混淆。

【混伪品】（1）苦地丁：为罂粟科植物紫堇 *Corydalis bungeana* Turcz. 的干燥全草。1977 年版《中国药典》收载，称为地丁草、苦地丁或紫花地丁药用。

（2）广地丁：为龙胆科植物华南龙胆 *Gentiana loureirii*（G. Don）Griseb. 的干燥全草。1977 年版《中国药典》收载。主产于广东、广西等地，市场也称为紫花地丁。

（3）地丁草：为堇菜科早开堇菜 *Viola prionantha* Bunge、长萼堇菜 *V. inconspicua* Blume、戟叶堇菜 *V. betonicifolia* J. E. Smith、心叶堇菜 *V.concordifolia* C. J. Wang 或浅圆齿堇菜 *V. schneideri* W. Beck. 的干燥全草。为甘肃（早开堇菜）、江苏（长萼堇菜、戟叶堇菜和心叶堇菜）、四川（长萼堇菜、戟叶堇菜和浅圆齿堇菜）地方习用药材。这些植物多数情况是混杂在紫花地丁商品中，亦有单纯的地方习用药材的商品。

（4）浙紫花地丁：为堇菜科戟叶堇菜 *V. betonicifolia* J. E. Smith 的干燥全草。浙江地方习用药材。

（5）竹叶地丁草：为远志科植物瓜子金 *Polygala japonica* Houtt. 的干燥全草。上海地方习用药材。

（6）甜地丁：为豆科植物米口袋 *Gueldenstaedtia verna*（Georgi）Boriss. 的干燥全草。甘肃、河南、山东、辽宁、湖南和湖北地方习用药材。在西北、华北、华东等地多称为紫花地丁入药。

此外，堇菜属（Viola L.）尚有斑叶堇菜 *V. variegata* Fisch ex Link、东北堇菜 *V.mandshurica* W. Beck.、梨头草 *V. japonica* Langsd 和蔓茎堇菜 *V. diffusa* Ging. 等干燥全草。在民间药用，也发现混杂在紫花地丁商品中。

🌿 图文辨析

【性状鉴定】（1）苦地丁：茎叶卷缩成团。主根小圆锥形，表面棕黄色。茎细，具 5 纵棱，多分枝，表面灰绿色或黄绿色，断面中空。叶多皱缩破碎，呈暗绿色或灰绿色，完整叶片二至三回羽状全裂。残留花冠淡紫色，有距。蒴果扁长椭圆形。种子黑色。气微，味苦。图 92-11。

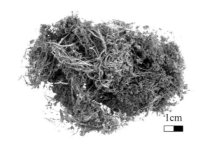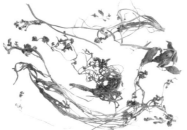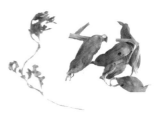

图 92-11　苦地丁

（2）早开堇菜：叶呈长圆状卵形、卵状披针形或窄卵形，叶缘圆齿较锐而深，基部微心形或截形，花后期呈长宽卵形，基部宽心形。托叶灰白色或灰绿色，离生部分边缘疏生细齿。成熟种子浅褐色，具花斑。花偶见。图 92-12~ 图 92-16。

早开堇菜与紫花地丁的植物形态相近，只有花期的生态型容易区分，果期趋于相近，两者存在明显的过度类型。

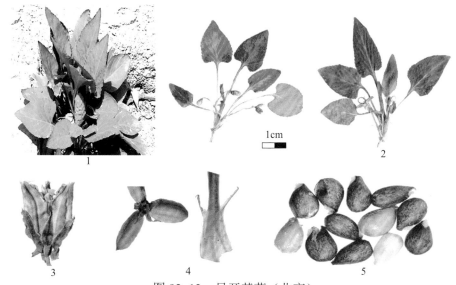

图 92-12　早开堇菜（北京）

（1.植株；2.全株；3.果实；4.托叶；5.种子）

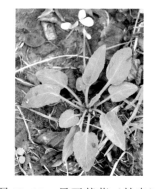

图 92-13　早开堇菜（甘肃）

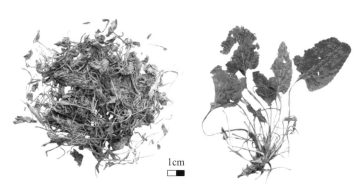

图 92-14　市售紫花地丁（实为早开堇菜）

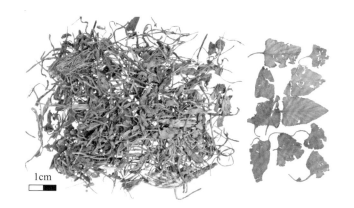

图 92-15　市售紫花地丁（实为早开堇菜）

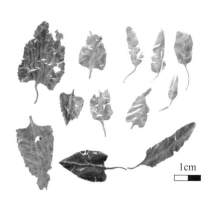

图 92-16　市售紫花地丁（混有早开堇菜）

（3）戟叶堇菜：叶呈长三角状戟形、三角状卵形或狭披针形，近无毛或背面叶脉微有毛，边缘具疏而浅的波状齿，近基部齿较深，先端尖，基部箭状的心形或近心形，花后期基部两侧扩展成耳状垂叶。叶柄等长或长一倍于叶片。托叶浅褐色，边缘全缘或疏生细齿。根呈灰褐色。图 92-17。

（4）长萼堇菜：叶呈三角状卵形，先端渐尖或尖，基部宽心形，弯缺呈宽半圆形，两侧垂片发达，无毛或少有短毛。叶柄与叶片近等长。托叶浅褐色或具褐色斑点，边缘疏生流苏状短齿。萼附属器在果期与萼片等长。图92-18。

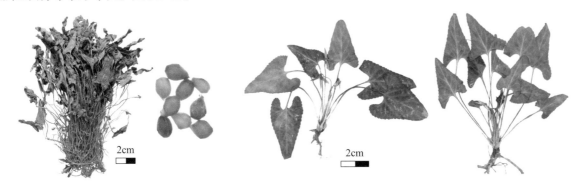

图92-17　戟叶堇菜
（广西采集，紫花地丁样品）

图92-18　长萼堇菜
（安徽采集，紫花地丁样品）

（5）甜地丁：根呈长圆锥形，表面红棕色或灰黄色，有纵皱纹、横向皮孔及细长的侧根，质硬而韧，断面黄白色，边缘略绵毛状。茎粗短丛生于根头。总花梗细弱，顶端残留数个钟状花萼，被柔毛。完整小叶片呈椭圆形或长椭圆形，呈灰绿色，有柔毛。有时可见浅紫色花或棕色荚果。气微，味淡、微甜。图92-19。

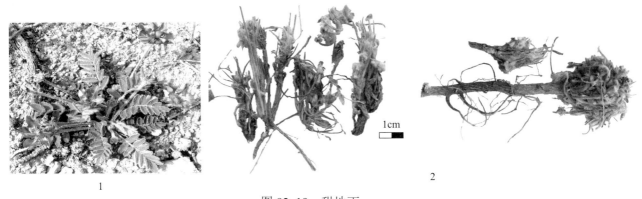

1

2

图92-19　甜地丁
（1.原植物；2.药材）

（6）竹叶地丁草：茎圆柱形，多分枝。直径1~1.5mm，表面灰绿色或灰棕色，被柔毛，中空。叶互生，叶片卵形、椭圆形或卵状披针形，先端短尖，基部楔形或圆形，灰绿色至黄绿色，无毛或微被毛。气微，味微苦。图92-20。

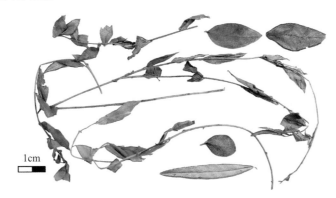

图92-20　竹叶地丁草

【**市场速览**】商品市场上紫花地丁的混乱混淆品种较多，20世纪90年代发现一种未知物的伪品紫花地丁）；尚发现斑叶堇菜 *Viola variegata* Fisch ex Link、东北堇菜 *Viola mandshurica* W. Beck. 和堇菜属植物。图 92-21、图 92-22。

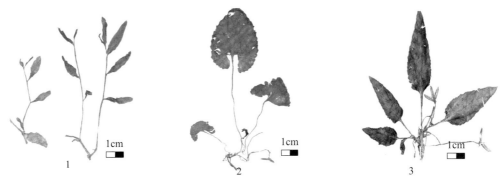

图 92-21　市售紫花地丁

（1. 未知物；2. 斑叶堇菜；3. 疑似东北堇菜）

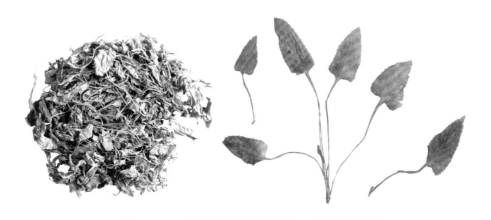

图 92-22　市售紫花地丁（陕西，堇菜属植物）

2015 年甘肃中药资源普查发现白花堇菜 *Viola patrinii* DC. ex Ging.，当地称为地丁草。图 92-23。

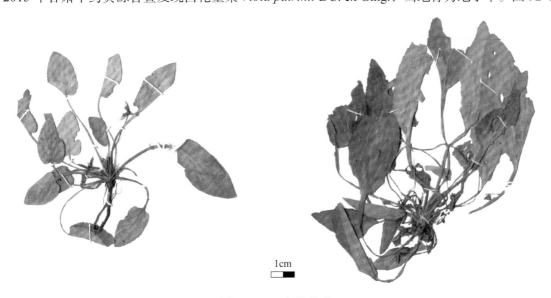

图 92-23　白花堇菜

近年，发现伪品紫花地丁为龙胆科植物尖叶龙胆 *Gentiana aristata* Maxim.，图 92-24。一种未知物的地丁草(非堇菜科堇菜属植物),图 92-25。

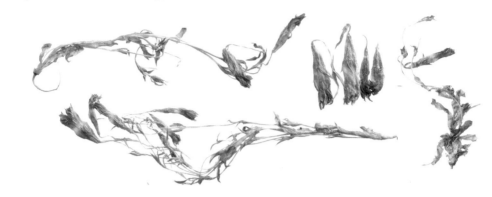

图 92-24 市售紫花地丁(尖叶龙胆)

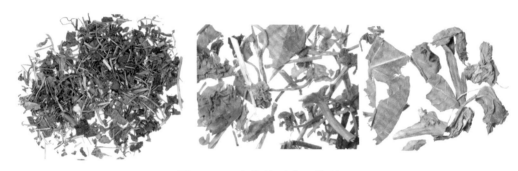

图 92-25 市售地丁草(伪品)

【**附注**】关于紫花地丁与早开堇菜,《中国植物志》中描述"本种(紫花地丁)与早开堇菜 *V. prionantha Bunge* 相似,但本种叶片较狭长,通常呈长圆形,基部截形;花较小,距较短而细。始花期通常较早开堇菜稍晚可以区别。根据野外观察,本种花色多变,通常多为紫堇色,有的植株,甚或在同一植株上也有淡紫色的花存在,喉部颜色较淡并有紫色脉纹;有的侧方花瓣颜色更淡呈粉红色"。

今附上采集于甘肃的紫花地丁与早开堇菜原植物,以便进一步理解。图 92-26。

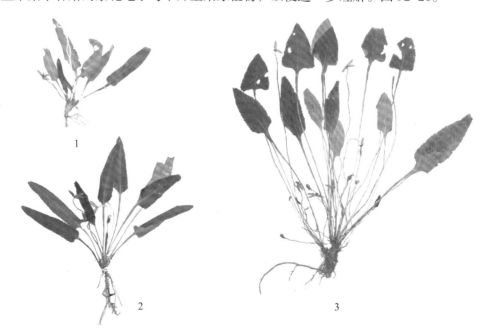

图 92-26 紫花地丁(1、2)与早开堇菜(3)

93.紫菀 ASTERIS RADIX ET RHIZOMA

标准沿革

【来源】1963年版《中国药典》收载为菊科植物紫菀 *Aster tataricus* L. f.。

【药用部位】1963年版《中国药典》规定为"干燥根部"。1977年版《中国药典》修订"干燥根及根茎"。

【采收加工】1963年版《中国药典》规定为"春、秋二季均可采挖，除去茎苗及泥沙，摘下黄白色有节的母根，供次年种植，将须根编成小辫，晒干即得"。1977年版《中国药典》加工方法修订为"除去有节的根茎（习称"母根"）和泥沙，编成辫状晒干"。

【性状】1963年版《中国药典》为"地下根状茎呈不规则的疙瘩头状，底部常有一条未除尽的母根，淡灰黄色。疙瘩头下簇生许多须根"。1977年版《中国药典》修订为"根茎呈不规则的疙瘩头状，下端偶有未除尽的母根。根茎簇生多数细根"。1985年版《中国药典》修订为"根茎呈不规则块状"。1990年版《中国药典》删除"下端偶有未除尽的母根"的描述。

商品质量

【商品规格】产地加工为个子统货，现时亦有产地片规格。

【品质论述】宋《日华子本草》谓"紫色润软者佳"的评价延续至今。

药材以身干、条长、色紫、质柔软、无残茎叶者为佳。

【产地】主产于安徽、河北，河南、黑龙江、陕西、重庆、北京等地亦产。商品来自栽培或野生，以安徽、河北等地栽培品为主。

【市场点评】紫菀以根和根茎入药，产地加工时除去"母根"，保留部分根茎，根是主要的药用部位。《中国药典》在药材性状中有残留根茎的描述，而在饮片性状中没有根茎特征的描述，不少人得出根茎不能药用，为防止质量纠纷，一些用药单位采购时特意提出要除净根茎。紫菀药材与饮片规定的药用部位不一致的情况比较特殊，市场流通的饮片有的是根和根茎，有的全部是根，值得分析研究加以解决药用部位的问题。

有报道，紫菀长期采用"母根"无性繁殖，导致根的数量逐渐变少，直径也变细，质量下降。同时，紫菀药材的总灰分常不易达标，产地多采用水洗除去泥土，市场随之出现毛货（含泥土）、水洗货之分。为了提高颜色的鲜艳程度，产地尚有硫熏加工，一些商家为了储藏和陈货翻新用硫黄熏制，市场出现含硫货、无硫货规格，需要制定紫菀采收加工技术规程加以规范。

特征识别

【性状鉴定】［形状］根茎呈不规则块状，大小不一，根多数簇生根茎，偶见编成辫状。［大小］根长3~15cm，直径0.1~0.3cm。［颜色］根茎紫褐色，根紫红色、棕红色或灰褐色。［纹饰］根有纵皱纹。［质地］根茎质稍硬。根较柔韧。［断面］根皮部浅紫红色，木部浅黄色。［气味］气微香，味甜、微苦。图 93-1。

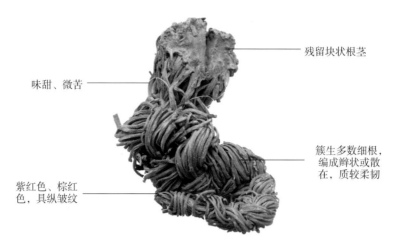

味甜、微苦

残留块状根茎

簇生多数细根，编成辫状或散在，质较柔韧

紫红色、棕红色，具纵皱纹

图 93-1　紫菀特征图注

【鉴别歌诀】
　　　　根茎疙瘩须根多　须根簇生或成辫
　　　　外表紫红细皱纹　味甜微苦质柔软

【识别要点】从紫菀的命名不难看出其药材特征，宋《本草衍义》描述"其根柔细紫色"鉴别特征。（1）形状：根多数簇生于根茎。（2）颜色：栽培品多呈紫红色，野生品呈灰褐色。（3）质地：根较柔韧。（4）气味：味甜、后微苦。图 93-2。

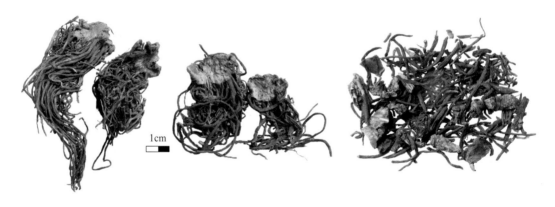

1cm

图 93-2　紫菀（药材及饮片）

【性状探微】20 世纪 90 年代还能够见到"编成辫状"的规格，现时大量栽培品上市，很难见到有人采用这种费工费时的加工方法，采用"有的编成辫状"的描述符合实际。

🌿 本草探源

【混乱品种】南北朝《本草经集注》记载"近有白者名白菀，不复用"。宋《图经本草》所绘"解州紫菀"即今菊科橐吾属（Ligularia Cass.）植物。可见，古代紫菀就有不少混乱品。

【掺伪做假】宋《图经本草》记载"北人采根（车前草）日干，作紫菀卖之，甚误所用"。明《本草纲目》记载"今多以车前及旋复根，赤土染过伪之"。宋、明时期，商人就开始以伪品和染色的手法造假紫菀。

🌿 品种动态

【品种概述】国内各地称为"紫菀"的有 35 种植物，除菊科紫菀属（Aster L.）7 种药用植物外，其余主要来自橐吾属（Ligularia Cass.）植物，后者是四川、云南、贵州、甘肃、吉林等地的民间用药，不少植物以"山紫菀、川紫菀、土紫菀"自产自销，约有 16 种存在商品流通，部分已收载于地方标准。

目前，主流商品为正品紫菀，并以栽培品为主；商品中时有橐吾属（Ligularia Cass.）植物的混淆使用现象。

【混伪品】（1）川紫菀：为菊科植物川鄂橐吾 *L. wilsoniana*（Hemsl.）Greenm.、狭苞橐吾 *L. intermedia* Nakai. 或鹿蹄橐吾 *L. hodgsonii* Hook. 的干燥根和根茎。四川地方习用药材，已引种成功。带有根须的习称毛紫菀，除去根须的习称光紫菀。

（2）山紫菀：为菊科植物掌叶橐吾 *L. przewalskii*（Maxim.）Diel、箭叶橐吾 *L. sagitta*（Maxim.）Mattf.、齿叶橐吾 *L. dentata*（A.Gray）Hara 或蹄叶橐吾 *L. fischeri*（Ledeh）Turcz 的干燥根和根茎。甘肃地方习用药材（四种植物），辽宁、吉林地方习用药材（蹄叶橐吾）。甘肃等地曾经商品量较大，销售全国，近年产量逐渐萎缩，自产自销。

（3）毛紫菀：为菊科植物鹿蹄橐吾 *L. hodgsonii* Hook.、蹄叶橐吾 *L. fischeri*（Ledeb.）Turcz. 或狭苞橐吾 *L. intermedia* Nakai. 干燥根和根茎。贵州地方习用药材。

（4）白舌紫菀：为菊科植物白舌紫菀 *Aster baccharoides*（Benth.）Steetz. 的干燥全株。江西地方习用药材。

🌿 图文辨析

【性状鉴定】（1）川紫菀：根茎葫芦状或球状。长 1.5~5cm，直径 1~2.5cm。外表灰褐色、灰棕色。残留多数须根痕或未除尽的须根。根茎质硬，断面黄白色。根稍硬而脆，断面类白色，木心浅黄色。气微香，味微苦辛。图 93-3、图 93-4。

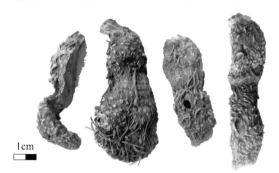 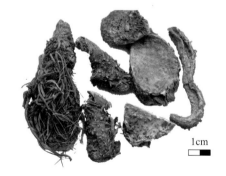

图 93-3　川紫菀（川鄂橐吾）　　　　　　　　图 93-4　川紫菀

（2）山紫菀：根茎呈团块状。长 1~5cm，直径 2~4cm。有较多的残茎基，底部密生数细长的根。外表棕褐色，根呈马尾状或扭曲呈团状，长 3~15cm，直径 1~1.5 mm；根表面灰褐色有细纵皱纹；体轻质韧或质硬而脆。断面中央有浅黄色木心。气微香，味微苦、微辛。图 93-5 至图 93-7。

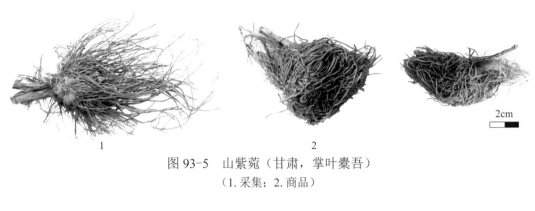

图 93-5　山紫菀（甘肃，掌叶橐吾）
（1. 采集；2. 商品）

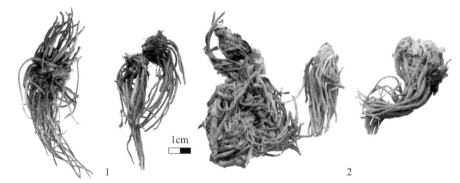

图 93-6　山紫菀（甘肃，齿叶橐吾）
（1. 采集；2. 商品）

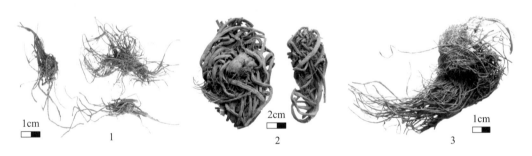

图 93-7　山紫菀（甘肃）
（1~2. 箭叶橐吾采集及商品；3. 离舌橐吾采集）

　　【市场速览】20 世纪 80 年代之前，市售菊科橐吾属（Ligularia Cass.）的川紫菀、山紫菀比较普遍，四川、湖北等地加工多除去须根（图 93-8）。

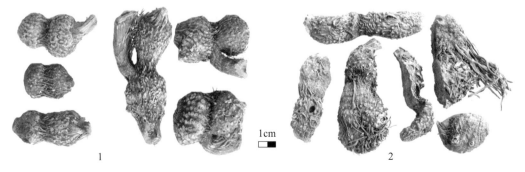

图 93-8　市售川紫菀（1. 四川；2. 湖北）

94. 紫荆皮 KADSURAE RADICIS CORTEX

标准沿革

【来源】紫荆皮在《中国药典》中未收载。地方标准收载的紫荆皮来源非常复杂，包括木兰科植物长梗南五味子 *Kadsura longipedunculata* Finet et Gagnep.、千屈菜科植物紫薇 *Lagerstroemia indica* Linn.、豆科植物紫荆 *Cercis chinensis* Bunge、大戟科植物余甘子 *Phyllanthus emblica* Linn. 或豆科植物美丽胡枝子 *Lespedeza formosa*（Vog.）Koehne。

【药用部位】长梗南五味子和美丽胡枝子为"干燥根皮"，紫荆、紫薇和余甘子为"干燥树皮"。

商品质量

【市场点评】紫荆皮是中医外科疮疡的要药，市场销售的紫荆皮非常复杂，经考证，紫荆皮的不同品种多数有其历史文献记载，可谓混乱由来已久。现代《中药材手册》《中药大辞典》《全国中草药汇编》等国内权威文献，记载的紫荆皮品种存在很大的差异；同时，一些省（市、区）制定的地方药材标准中规定了各自的紫荆皮习用品种，突出地域性特色。

目前，不同植物来源的紫荆皮在流通和混淆使用，甚至同一个省（市、区）、同一家企业前后经营的品种都不一致，严重影响中医疗效的安全性和有效性。有必要统一紫荆皮国家标准。

本草探源

【混乱品种】自唐代《本草拾遗》收载紫荆以来，历史上各地挖掘本地资源，形成不少紫荆（皮）地方品种。经考证，唐《本草拾遗》记载为千屈菜科植物紫薇，宋《日华子本草》记载为豆科植物紫荆，明《滇南本草》记载为卫矛科植物昆明山海棠。现代紫荆皮的新资源仍有发掘，紫荆皮来源更趋复杂。

品种动态

【品种概述】国内各地称为"紫荆皮"的有7科8种植物，同名异物较多，存在不同的地方习用品种，在商品流通中常常混淆或互相通用。

【混伪品】（1）木槿皮（川槿皮）：为锦葵科植物木槿 *Hibiscus syriacus* Linn. 的干燥树皮。《卫生部药品标准中药材第一册》（1992年版）收载。新疆、内蒙古、四川、江苏原地方药材标准收载。市场也混淆为紫荆皮。

（2）紫荆皮（长梗南五味子）：为木兰科植物长梗南五味子 *Kadsura longipedunculata* Finet et Gagnep. 干燥根皮。清《本草纲目拾遗》《植物名实图考》收载的"紫金皮"与此相符。山东、黑龙江、内蒙古、新疆和宁夏地方习用药材。北京以"川槿皮"入药用，浙江又称为"紫金皮（红木香皮）"。主产浙江、江西、福建、安徽。为国内药用"紫荆皮"主流品种，使用地区较广。

（3）紫荆皮（紫薇）：为千屈菜科植物紫薇 *Lagerstroemia indica* Linn. 的干燥树皮。紫荆之名出自唐《本草拾遗》，宋《本草图经》亦记载，与此相符。四川地方习用药材。主产于四川、贵州等地。

（4）紫荆皮（紫荆）：豆科植物紫荆 *Cercis chinensis* Bunge 的干燥树皮。宋《本草衍义》记载"紫荆木"与此相符，不少专家以此为正品紫荆皮。贵州、湖南、新疆、上海地方习用药材。主产于河南、陕西、河南、贵州。

（5）紫荆皮（余甘子）：为大戟科植物余甘子 *Phyllanthus emblica* Linn. 干燥树皮。北京（紫荆皮）、广东（广东紫荆皮）地方习用药材。产于广东、广西。

（6）紫荆皮（美丽胡枝子）：为豆科植物美丽胡枝子 *Lespedeza formosa*（Vog.）Koehne 的干燥根皮。湖北地方习用药材。主产于湖北。

（7）紫金皮（昆明山海棠）：为卫矛科植物昆明山海棠（粉背雷公藤）*Tripterygium hypoglaucum*（Levl.）Hutch. 的干燥根皮。明《滇南本草》收载的紫金皮即为此种。主产于云南，有称为"紫荆皮"，云南、四川等地使用。本品有剧毒。

🌿 特征识别

【**性状鉴定**】（1）紫荆皮（长梗南五味子）：根皮呈卷筒状或不规则块片。大小不一，长 4~10cm，厚 1~4mm。外表面灰棕色至灰黄色，有少许横裂纹，栓皮疏松，大多数已脱落而露出棕紫色的内皮，内表面暗棕色至灰棕色，可见纵向的细纤维。体轻，质坚而脆。断面呈纤维性。气微香，味苦，有辛凉感。图 94-1、图 94-2。

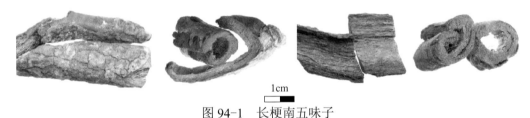

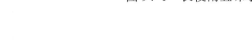

图 94-1　长梗南五味子

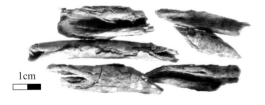
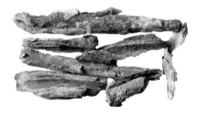

图 94-2　长梗南五味子

（2）紫荆皮（紫荆）：呈不规则的槽状、卷筒状或长条状，长 5~25mm，厚 2~6mm。外表灰棕色或红棕色，偶附有白斑，有凸起的纵纹，内表面暗棕色，具细纵纹。质坚实，断面紫红色。气弱，味淡、涩。图 94-3、图 94-4。

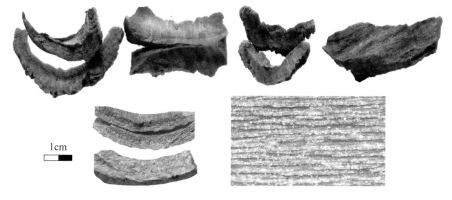

图 94-3　紫荆皮（紫荆）

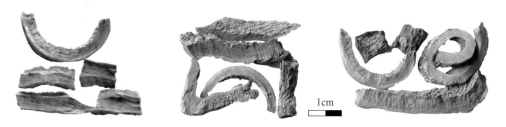

图 94-4　紫荆皮（紫荆）

（3）紫荆皮（余甘子）：呈卷筒状或槽状。外表面灰白色至灰褐色，具不规则横纹或纵皱纹，栓皮有时具裂纹，脱落显紫褐色，内表面紫褐色，具细纵纹。质硬而脆。断面暗棕色和紫褐色，略呈颗粒状。气微，味淡而涩。图 94-5、图 94-6。

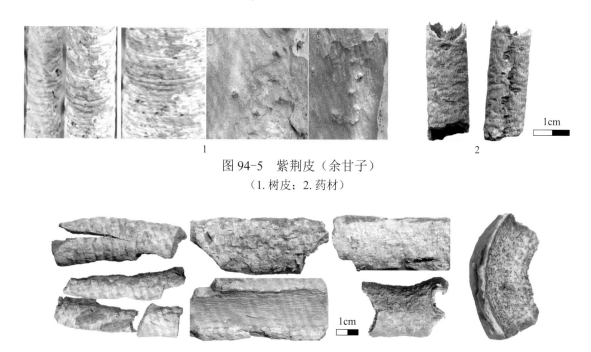

图 94-5　紫荆皮（余甘子）
（1. 树皮；2. 药材）

图 94-6　紫荆皮（余甘子）

（4）紫金皮（昆明山海棠）：呈卷筒状、槽状或片块状，厚 3~8mm。外表面橙红色或橙黄色，具横纹，栓皮易脱落，内表面棕色，具细纵纹。质坚实，粉质。断面可见射线纹理。气弱，味淡、涩。图 94-7。

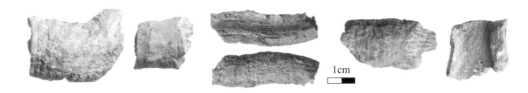

图 94-7　紫金皮（昆明山海棠）

（5）木槿皮（川槿皮）：呈卷筒状、槽状厚 1~3mm。外表面灰褐色，具扭曲纵纹，点状易见皮孔，内表面黄白色，具细纵纹。质韧。断面纤维性。气弱，味淡。图 94-8、图 94-9。

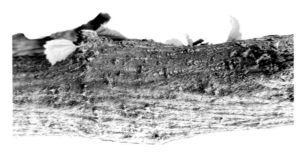
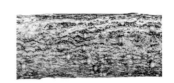

图 94-8　木槿皮（川槿皮）

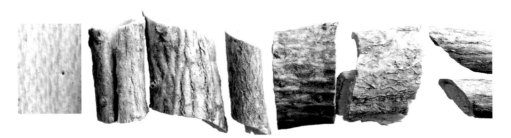

图 94-9　木槿皮

【市场速览】新近发现一种伪品。外表面棕褐色，具裂纹，厚 2~2mm，栓皮易剥离。内表面浅黄色，折断断面纤维性，易层裂。味微苦。图 94-10。

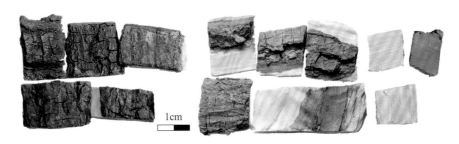

图 94-10　市售紫荆皮（伪品）

95. 续断　DIPSACI RADIX

标准沿革

【来源】1963 年版《中国药典》收载为山萝卜科植物川续断 *Dipsacus asper* Wall. 或续断 *Dipsacus japonicus* Miq.。1977 年版《中国药典》收载为川续断科植物川续断 *Dipsacus asper* Wall. 一种。据调查，续断 *Dipsacus japonicus* Miq. 的中文名是日本续断，根的木质化程度较高，我国并不作续断药用。1990 年版《中国药典》中川续断拉丁学名修订为 *Dipsacus asperoides* C. Y. Cheng et T. M. Ai，2010 年版《中国药典》再次修订为 *Dipsacus asper* Wall. ex Henry，前者是后者的变异种。

【药用部位】1963 年版《中国药典》规定为"干燥根部"。1977 年版《中国药典》修订为"干燥根"。

【采收加工】1963 年版《中国药典》规定为"秋季采挖，除去根头、尾梢及须根，阴干或炕干即得"。1977 年版《中国药典》增加了"发汗"加工方法，修订为"用微火烘至半干，堆置'发汗'至内部变绿色时，再烘干"。

【性状】1963 年版《中国药典》描述为"断面不平坦，周边呈褐色，中心黑绿色，并有黄色花纹。无臭，味苦微涩"。1977 年版《中国药典》修订为"皮部外缘褐色或淡褐色，内墨绿色或棕色，木部黄褐色，有黄色花纹。气微香，味苦、微甜而后涩"。1990 年版《中国药典》将"有黄色花纹"修订为"导管束呈放射状排列"。

商品质量

【商品规格】产地加工为统货和选货（分为大条、中条和小条）。

【品质论述】药材以根条粗壮、质软、断面绿褐色者为佳。

【产地】主产于四川、云南、贵州、湖北、湖南和重庆等地。商品来自栽培和野生，以栽培品为主。

【市场点评】目前，在续断的人工栽培技术中普遍存在忽略产地加工技术的研究，以至一些农业技术服务中心、中药材生产企业也在简化产地加工方法。"发汗"是续断的传统产地加工方法，经过"发汗"后，断面才会转变为绿褐色，国家标准对此作了明确规定。采用直接晒干或烘干方法加工的续断断面多呈灰棕色或灰黄色，现已成为主流商品，这与标准规定的色泽不同。

有报道，续断"发汗"前后的化学成分以及含量存在明显差异；市售品有"肉质"和"木质"续断之说，据调查，这与采用育苗移栽还是种子直播，还有种植年限等生产技术有关。不难看出，续断的种植技术、生产加工方法对药材质量影响较大，应该保持传统的生产方法，并进行生产加工一体化的规范化研究。

特征识别

【性状鉴定】［形状］呈圆柱形，有的微弯曲。［大小］长 5~15cm，直径 0.5~2cm。［颜色］灰褐色或黄褐色。［纹饰］有稍扭曲的纵沟纹，可见皮孔痕及少数须根痕。［质地］质软，久置后变硬，易折断。［断面］皮部绿褐色，木部黄褐色，略显放射状纹理。［气味］气微香，味苦涩、后微甜。图95-1。

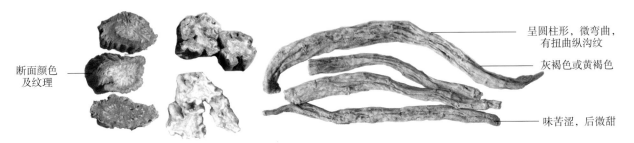

断面颜色及纹理

呈圆柱形，微弯曲，有扭曲纵沟纹

灰褐色或黄褐色

味苦涩，后微甜

图95-1　续断特征图注

【鉴别歌诀】　　　　外表黄褐圆柱形　沟纹扭曲质硬脆
　　　　　　　　　　皮部绿褐木黄褐　味微甜来又苦涩

【识别要点】（1）断面：受加工方法和贮藏等的影响，断面色泽差异较大，甚至同一批货也有差别。经"发汗"者皮部多呈绿褐色，木部黄褐色，有的整个断面接近绿褐色或黄褐色，可见放射状纹理；直接晒干者呈灰黄色至灰棕色，形成层环呈深色，放射状纹理不明显。（2）表面：根干燥后有抽缩的纵沟纹，多呈扭曲状。（3）气味：苦涩味中带甜。图95-2。

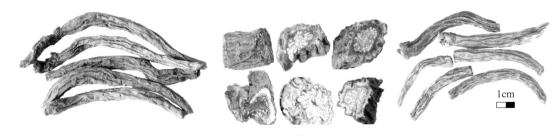

1cm

图95-2　续断（药材及饮片）

【性状探微】表面"有稍扭曲或明显扭曲的纵皱及沟纹"和断面"皮部墨绿色或棕色，外缘褐色或淡褐色"的描述过于累赘，应予简化，断面色泽需要合理的变化范围。

🌿 本草探源

【混乱品种】自古以来，续断混乱品较多。南朝《雷公炮炙论》记载"凡使，勿用草茆根，真似续断，若误服之令人筋软"。《本草经集注》记载了四种续断，据描述均不是现代是续断，有考证为桑寄生科的槲寄生、忍冬科的接骨木和买麻藤科的买麻藤。唐《新修本草》记载"今俗用者叶似苎麻，根如大蓟，黄白色"，所述与今唇形科糙苏 Phlonis umbrosu 相似，这是唐、宋时期的续断的主要品种。宋《图经本草》所绘"越州续断"，与菊科大蓟 Cirsium japonicum 相当。清《本草易读》谓"自汉以后，皆以大蓟为续断，相承久矣"。

🌿 品种动态

【品种概述】国内各地称为"续断"的有4科9种植物，其中，糙苏、大蓟是历史上早已存在的混乱品，曾发现以牛蒡根、百部加工成饮片掺伪和冒充。

目前，主流商品为正品续断；市场仍有冒充或掺假情况。

【混伪品】（1）糙苏：为唇形科植物糙苏 *Phlomis umbrosa* Turcz. 的干燥块根。20世纪50~80年代市场常作为续断销售，陕西、甘肃等地称为"陕甘续断"使用。现时仍有切片后掺假情况。

（2）大蓟根：为菊科植物大蓟 *Cirsium japonicum* Fisch.ex DC. 的干燥块根。受历史习惯影响，至今不少地区民间称之为续断，也发现切片掺假或冒充。

（3）牛蒡根：为菊科植物牛蒡 *Arctium lappa* L. 的干燥根。近年培育出的食用牛蒡根在药材市场流通，曾发现加工成饮片后冒充或掺假。

（4）百部：为百部科植物直立百部 *Stemona sessilifolia*（Miq.）Miq.、蔓生百部 *Stemona japonica*（B1.）Miq. 干燥块根。过去曾以个子货冒充，现时切片掺假。

（5）柴续断：为川续断科植物日本续断 *Dipsacus japonicus* Miq. 的干燥根。该植物国内分布较广，历史上不少地方曾误以为续断。

图文辨析

【性状鉴定】（1）糙苏：原药材中块根数条簇生于根茎。商品多数单一，略呈圆锥形，上细下粗。外表面灰黄色或黄褐色，多具扭曲的纵沟纹。质脆而硬。皮部黄褐色，木质部黄白色，有放射状纹理。气弱，味微苦。图95-3。

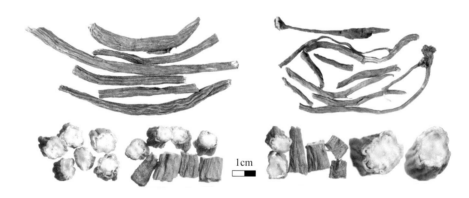

图 95-3　糙苏（药材及饮片）

（2）大蓟根：略呈圆锥形或纺锤形。外表面灰黄色或灰褐色，有不规则扭曲的纵沟纹。质脆而硬。断面黄白色。气弱，味微苦、或微甜。图95-4。

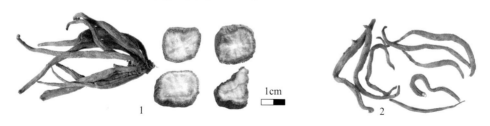

图 95-4　大蓟根（药材及切片）
（1.贵州采集；2.商品）

（3）牛蒡根：呈圆形厚片或短柱形。直径0.4~1cm。外表面灰黄色或灰褐色，具纵沟纹及细小皮孔。断面灰黄色，木部隐见放射状的纹理，形成层环暗棕色。气弱，味淡。图95-5。

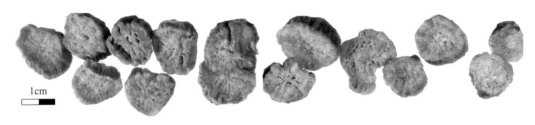

图 95-5　牛蒡根（饮片）

（4）百部：呈纺锤形，常弯曲。外表面黄白色或淡棕黄色，有不规则深纵沟。质脆，易折断，断面角质样，淡黄棕色或黄白色，皮部较宽，中柱扁缩。气微，味甘、苦。图 95-6。

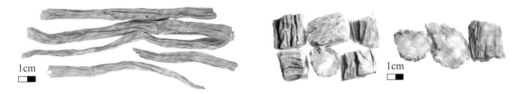

图 95-6　百部（药材及饮片）

（5）柴续断：呈圆柱形，少有分枝，常弯曲。外表面淡棕黄色，有支根痕，具不规则纵纹。质坚硬，难折断。断面黄白色，木质化强烈。气微，味微苦。图 95-7。

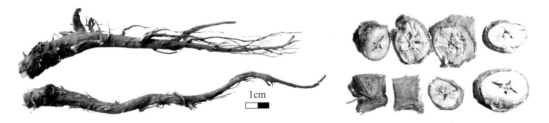

图 95-7　柴续断（甘肃，药材及切片）

【市场速览】近年，市售的续断饮片掺假较为常见，掺假植物来源不止或一种。图 95-8。

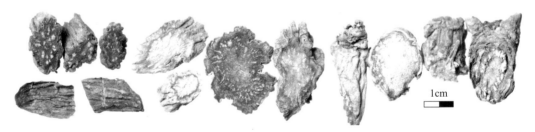

图 95-8　市售续断（掺假）

市场常见的续断伪品百部，图 95-9。续断伪品糙苏，图 95-10。

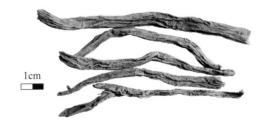

图 95-9　市售续断（百部）

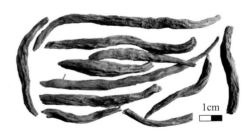

图 95-10　市售续断（糙苏）

96. 酸枣仁　ZIZIPHI SPINOSAE SEMEN

标准沿革

【来源】1963 年版《中国药典》收载为鼠李科植物酸枣 *Ziziphus jujuba* Mill. var. *spinosa*（Bunge）Hu ex H. F. Chou。

【药用部位】1963 年版《中国药典》规定为"干燥成熟种子"。

【采收加工】1963 年版《中国药典》规定为"秋季果实成熟时采收，除去果肉与核壳，取出种子，晒干即得"。

【性状】1963 年版《中国药典》描述为"臭微，味甘"。1977 年版《中国药典》修订为"气微，味淡"。对于 2005 年版《中国药典》中的"中间有 1 条隆起的纵线纹"描述，2010 年版《中国药典》修订为"中间或有 1 条微隆起的纵线纹"，2010 年版《中国药典》增补本中删除上述的"或"字。

商品质量

【商品规格】产地依据种子的饱满程度、破碎度和色泽等情况，分为特选货、精选货和统货，也有按加工方式分为机选货与手选货。

【品质论述】药材以粒大饱满、完整、外皮紫红色、无核壳者为佳。

【产地】主产于河北、山东、山西，辽宁、河南、陕西、甘肃等地亦产。商品来自野生，陕西、山西、河北等地仿野生种植酸枣树，已形成商品。

【质量分析】2013 年、2014 年、2015 年、2017 年和 2019 年全国酸枣仁专项检验，分别抽验 284 批、403 批、360 批、259 批和 378 批，不合格率分别为 56%、65%、50%、19% 和 15%，不合格项目是"性状、鉴别、杂质、含量测定"，不合格主要原因是理枣仁冒充或掺假，杂质超标。另具报道，市售品酸枣仁中果壳杂质为 3%~25% 不等。

【市场点评】据调查，现时酸枣仁产地加工是直接采用脱皮机去除果肉和核壳，通过机器筛选出酸枣仁，容易造成破皮和碎粒，有时辅以水漂筛选出碎粒和瘪粒；也有堆积腐烂，水洗除尽果肉，取出种子，产地加工如不及时干燥或干燥不彻底，在后期储存过程中易发生霉变，近年检验中屡屡发现黄曲霉毒素超标，这与不规范的产地加工有关。

此外，酸枣仁应该在果实成熟后采收，一些地方提前抢青采收，往往导致酸枣仁的质量不达标。根据色泽、饱满度和颗粒完整性等指标分为优质货、合格货或投料货的方法值得商榷，应在符合酸枣仁药材特性条件下完善等级分类方法。

特征识别

【性状鉴定】［形状］呈扁圆形或扁椭圆形；一面较平坦中间有 1 条微隆起的纵线纹，另一面圆状鼓起，或两面均呈圆状的鼓起。一端凹陷，可见线形种脐，另端有细小突起的合点。［大小］长 5~9mm，宽 5~7mm，厚约 3mm。［颜色］紫红色或紫褐色。［纹饰］平滑有光泽。［质地］种皮较脆。

［断面］胚乳白色，子叶 2，浅黄色，富油性。［气味］气微，味淡。图 96-1。

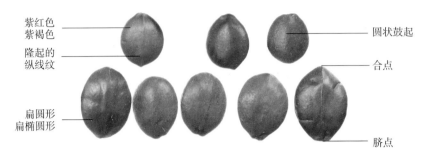

图 96-1 酸枣仁特征图注

【鉴别歌诀】

种子常呈扁圆形 外表紫红或紫褐

隆起线纹是关键 外具光泽气味淡

【识别要点】（1）形状：呈圆形或扁椭圆形，而略扁，两面均呈圆状鼓起或一面较平坦。（2）颜色：紫红色或紫褐色，色调均匀一致；成熟度低的色浅，陈货色暗，而干燥不挡会出现黑褐色（俗称黑籽）。（3）纵线：一面中央有微隆起的纵线纹，有时隐显而不明显，这是真伪鉴别的主要特征。图 96-2。

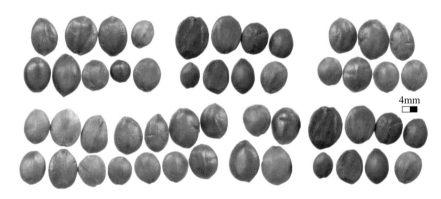

图 96-2 酸枣仁及炒酸枣仁

【性状探微】酸枣仁一面中央有微隆起的纵线纹有时不明显，可能与成熟度或来自嫁接品种有关。经观察，栽培品中约 1/3 为双种子，无论是双种子还是单种子，多数情况下中央有微隆起的纵线不明显。图 96-3。

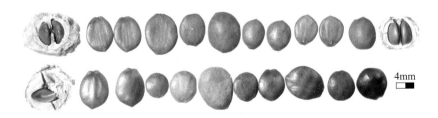

图 96-3 酸枣仁（河北栽培，双仁与单仁）

本草探源

【混乱品种】唐《新修本草》记载"今医以白棘实为酸枣，大误"，明《本草蒙筌》记载"市家往以棘实充卖"，原植物有待进一步研究。

🌿 品种动态

【品种概述】国内市场称为"酸枣仁"的有2科5种植物。20世纪60年代发现枳椇子冒充酸枣仁，随着理枣仁大量上市，市场一直作为"酸枣仁"销售，成为酸枣仁的主要混乱品。市场也发现兵豆、紫荆种子冒充，后者并不多见。

目前，主流商品为正品酸枣仁；理枣仁常有掺假或混淆使用。

【混伪品】（1）枳椇子：为鼠李科植物枳椇 *Hovenia dulcis* Thunb. 的干燥成熟种子。1963年版《中国药典》收载。20世纪60~70年代常混淆为酸枣仁使用。

（2）理枣仁：为鼠李科植物滇刺枣 *Zizyphus maueitiana* Lam. 的干燥成熟种子，云南地方习用药材，又名滇枣仁。从越南等国进口的酸枣仁即本品种。此外，滇刺枣外表面颜色较正品浅，市场发现染色后冒充酸枣仁。

（3）兵豆：为豆科植物兵豆 *Lens culinaris* Medic. 的干燥成熟种子。又名扁豆、滨豆。甘肃、内蒙古等地家种的小杂粮。有商人收购染色后冒充或掺入酸枣仁中，染料的危害性极大，应予严厉打击。

（4）紫荆子：为豆科植物紫荆 *Cercis chinensis* Bunge 的干燥成熟种子。是常见绿化的木本花卉植物，有报道冒充酸枣仁。

🌿 图文辨析

【性状鉴定】（1）枳椇子：呈卵圆形，一面呈圆状鼓起，另一面中央隆起而两侧对称。外表面棕黑色或红褐色，光亮。坚硬难碎。味稍苦、涩。图96-4、图96-5。

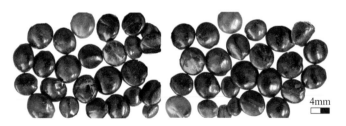

图 96-4 枳椇子（市售酸枣仁）

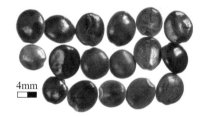

图 96-5 枳椇子

（2）理枣仁：呈类圆形或椭圆形，较扁平。外表面黄棕色、浅棕色，有光泽，大多数可见深浅不等的色斑纹，图96-6。染色者存在色差，图96-7。

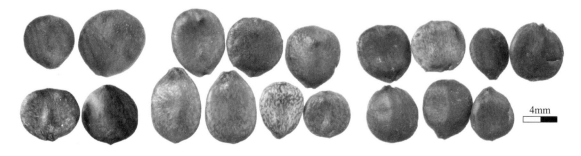

图 96-6 理枣仁

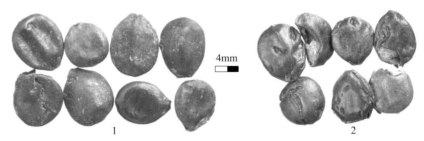

图 96-7 理枣仁

（1. 疑似染色；2. 提取）

（3）兵豆：呈类圆形，扁平。直径 4~5 mm，厚约 2mm。未染色呈黄白色，染色呈黑褐色、暗棕色或红棕色，颜色深浅不一，无光泽，常有皱褶，向边缘渐薄。气微，微具豆醒味。图 96-8。

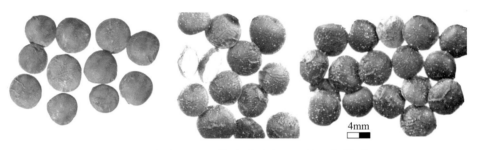

图 96-8 染色兵豆（伪品酸枣仁，两批不同染色）

（4）市售酸枣仁：呈卵圆形、椭圆形，扁平。直径 4~7 mm，厚约 2mm。表面呈红色、棕红色，无明显棱线，具不明显浅凹陷，多数可见明显网状纹理，具光泽。图 96-9。

【市场速览】酸枣仁陈货的颜色较深、暗淡。图 96-10。

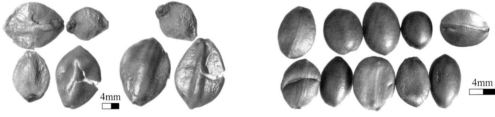

图 96-9 市售酸枣仁（疑似嫁接酸枣仁，新疆）   图 96-10 酸枣仁（5 年陈货酸枣仁）

今收集甘肃嫁接酸枣仁，未见商品，种子与野生品相近。图 96-11。

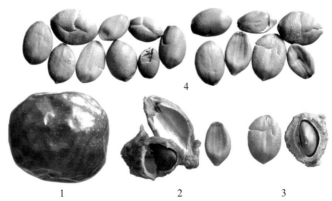

图 96-11 嫁接酸枣仁（甘肃，1. 果实；2. 双核及种子；

3. 单核及种子；4. 种子）

97. 雷公藤 TRIPTERYGIUM

标准沿革

【来源】雷公藤收载于地方标准，为卫矛科植物雷公藤 *Tripterygium wilfordii* Hook. f.。

【药用部位】地方标准的规定不同。湖南规定"干燥根和根茎"，山东、湖北规定"干燥根"，上海规定"干燥根的木部"，福建规定"干燥根皮"。

【采收加工】地方标准的规定不同。采收时期包括春季、夏季、秋季或冬季采挖；加工方法包括直接晒干、鲜品切制晒干和趁鲜剥皮晒干。

商品质量

【商品规格】产地直接切片。

【产地】产于福建、浙江、江西、安徽、湖南等地。商品来自野生，福建、浙江、湖南等地已栽培。

【市场点评】雷公藤在治疗风湿病、肾病综合症、银屑病等方面效果显著，除开发中成药制剂外，也在临床调剂中广泛应用。据《湖南药物志》《福建药物志》介绍，原产地加工是去根皮后的木质部入药，近年产地演变为根部、根皮、去根皮后的木质部和枝杆四种规格，甚至枝叶也流通，直接趁鲜切厚片、段后晒干。有报道，不同采收季节的毒性差异较大，以夏季毒性最强。

雷公藤为毒性药材，俗称断肠草、山砒霜，是民间发生中毒事件最多的中草药之一，医疗单位的不良反应事件也有报道。做为药材来说，对于采收季节和药用部位的变化引发毒性风险以及对临床疗效的影响，都需要系统研究，制定合理的采收加工、炮制方法，明确药用部位或临床适应证，保证临床用药安全有效。

特征识别

【性状鉴定】（1）根及根茎：[形状]根茎粗短，主根不规则圆柱形，支根圆柱形，常扭曲，具分枝；或不规则的斜切片、小段。[大小]直径 0.5~13cm。[颜色]外表面土黄色、橙黄色或黄褐色；皮部呈棕色或红褐色，木部呈黄白色。[纹饰]栓皮易脱落，皮部易剥离，具不规则的纵裂纹；皮部内表面具不明显的纵纹。[质地]坚硬，难折断。[断面]根茎中央是浅红色或灰白色髓部，木部布满细小孔洞，木射线纹理较明显；皮部具白色粉状物和棕红色油点。[气味]气特异，味苦微辛。有大毒。图 97–1。

（2）根皮：[形状]呈槽状、不规则片状。[颜色]外表面土黄色、橙黄色、黄褐色，栓皮易脱落后呈棕褐色；内表面浅棕色、暗棕色；断面呈红棕色或红褐色。[纹饰]外表面略显粗糙的纵裂纹；内表面具细纹理。[质地]质坚硬。[断面]颗粒状。[气味]气特异，味苦微辛。图 97–2。

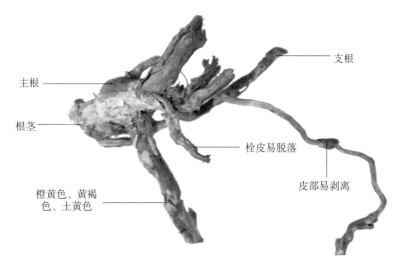

图 97-1 雷公藤特征图注

主根

根茎

橙黄色、黄褐
色、土黄色

支根

栓皮易脱落

皮部易剥离

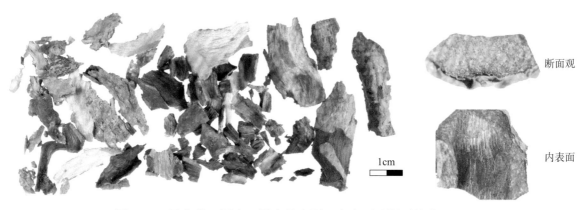

图 97-2 雷公藤（福建，根皮外表面、内表面及断面放大）

断面观

内表面

1cm

（3）根中木质部（根木）：[形状]呈圆柱形、不规则条块状，多弯曲；常斜切成类圆形、不规则形厚片或小块。[纹饰]具浅较密的纵沟纹。[颜色]浅黄色、棕黄色，或残留棕褐色外皮。[质地]质坚硬。[断面]横切面具数个至十余个环状层纹，纵切面可见条状纹理。[气味]较淡。图 97-3。

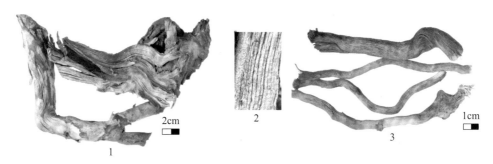

2cm

2

3

1cm

1

图 97-3 雷公藤（福建）

（1. 老根木；2. 纵切面；3. 支根木）

（4）枝：[形状]呈圆柱形或有分枝；常斜切成类圆形、椭圆形或不规则形厚片。[颜色]呈浅黄色、棕黄色，栓皮易脱落。[质地]质坚硬。[断面]可见数个至十余同心环纹，具放射状纹理。图 97-4。

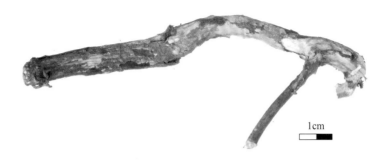

图 97-4   雷公藤（福建，枝）

【鉴别歌诀】   根呈圆柱常弯曲   外表土黄橙黄色
                          皮部棕色木黄白   气味特异有大毒

【识别要点】雷公藤表面颜色、皮部和木部纹理，以及气味是识别点。

【标准探微】地方标准描述雷公藤的颜色、气味方面存在较大差异，除了观察者本身表述外，也与所收集到的样品有关。图 97-5。

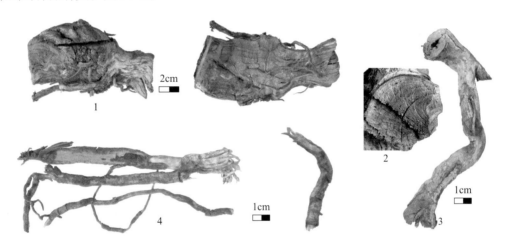

图 97-5   雷公藤（福建）
（1. 带皮的根茎；2. 根茎横切面；3. 主根；4. 支根）

🌿 本草探源

【混乱品种】据考证，清《本草纲目拾遗》中记载的雷公藤为蓼科植物杠板归 *Polygonum perfoliatum* L.。《植物名实图考》记载的"黄藤、水莽草"的原植物是雷公藤 *Tripterygium wilfordii* Hook. f.。现代民间药用植物中，南蛇藤 *Celastrus orbiculatus* Thunb. 等亦有"雷公藤"称谓，在民间和市场上发生混淆误用。

🌿 品种动态

【品种概述】民间称呼"雷公藤"的植物有 9 科 20 余种，原因是民间用药经验相近，药材外观相似，凡有"黄藤、水莽草、断肠草"称谓的植物与"雷公藤"混为一谈。由于雷公藤临床价值和知名度较高，近年药材市场出现人为掺假和混淆误用较为普遍。一些地方也有意采摘当地所谓"雷公藤"

销售。

目前，市场流通的除正品雷公藤外，昆明山海棠是常见的混淆品，其他误用品也流通。

【混伪品】（1）猕猴桃根：为猕猴桃科植物中华猕猴桃 *Actinidia chinensis* Planch. 的干燥根。1977年版《中国药典》收载，陕西、湖南地方习用药材。江西、安徽等地发现同属多种植物亦称为猕猴桃根（藤梨根、洋桃根）。由于外观与雷公藤相似，容易混淆误用。

（2）昆明山海棠：为卫矛科植物昆明山海棠 *Tripterygium hypoglaucum*（Levl.）Hutch. 的干燥根及根茎（新近植物志中修订了拉丁学名，与雷公藤相同），广东、广西、湖南、上海（以上为干燥根及根茎）、浙江（去皮的根及根茎）地方习用药材，产于贵州、云南、广西、贵州等地，主要作为企业制剂的提取原料。市场多以"火把花"销售，云南、贵州等地所谓"雷公藤"应是昆明山海棠，药材市场混作为"雷公藤"。有报道本品的毒性比雷公藤更强。

（3）南蛇藤：为卫矛科植物南蛇藤 *Celastrus orbiculatus* Thunb. 的干燥根或藤茎。湖南地方习用药材。湖南、湖北等地民间误称"雷公藤"药用，商品市场已发现冒充雷公藤。

（4）金樱根：为蔷薇科植物金樱子 *Rosa laevigata* Michx. 的干燥根。广西、贵州、湖南、湖北地方习用药材。主产于广西、云南贵州等地，市场多次发现金樱根冒充雷公藤。

（5）血风藤：为鼠李科植物翼核果 *Ventilago leiocarpa* Benth. 的干燥根及根茎或茎。广东、广西地方习用药材。西南地方民间误以为雷公藤。

（6）野葡萄根：为葡萄科植物网脉葡萄 *Vitis wilsonae* Veitch 等同属植物的干燥根。为民间药，也是一种制剂原料。产于云南、四川、安徽、江苏、福建等地，早年江西等地发现误以为雷公藤使用。

（7）苦皮藤：为卫矛科植物为苦皮藤 *Celastrus angulatus* Maxim. 或粉背南蛇藤 *C. hypoleucus*（Oliv.）Warb. ex Loes. 的干燥根。贵州等地的民间药。

（8）穿破石：为桑科植物构棘 *Cudrania cochinchinensis*（Lour.）Kudo et Masam. 的干燥根。分布于华南、华东地区。为民间药，习称为柘树根、黄蛇根、黄龙脱壳。药材市场多有流通，以产地网络平台销售为常见。外观与雷公藤相近，很容易混淆误用。

🌿 图文辨析

【性状鉴定】（1）猕猴桃根：呈圆柱形，少分枝。商品多切成段或不规则的斜切片，直径 3~5cm。外表面棕褐色或灰棕色，具不规则纵沟纹和横裂纹。质坚硬。皮部暗红色，散布多数灰白色颗粒；木部宽广，呈浅棕色、浅黄棕色，布满细小孔，木射线不明显。气微，味淡，微涩。图 97-6。

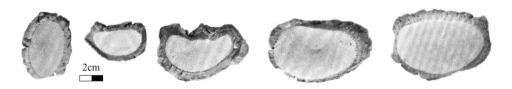

图 97-6　猕猴桃根（湖北）

（2）昆明山海棠：根呈圆柱形，有分枝，略弯曲，粗细不等；根皮呈槽状、不规则片。直径 0.5~5cm。外表面橙黄色、橙红色或棕褐色，有细纵裂纹或横裂隙，易剥落，多具明显横向环纹。质坚硬，不易折断。皮部断面呈棕色与白色相间斑纹，有棕红色油点，内表面具明显突起的纵线；木部断面淡棕色，木射线略呈放射状，可见不明显环纹。气微，味涩、苦。图 97-7 至图 97-10。

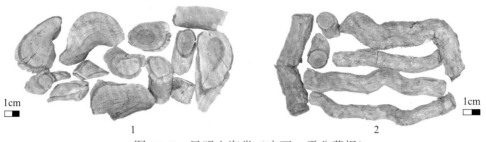

图 97-7 昆明山海棠（广西，雷公藤根）

（1. 干品；2. 鲜品）

枝呈斜切的椭圆形、类圆形厚片、或不规则形。外表面灰棕色、灰褐色，常呈脱落状。皮部菲薄，木部宽广，浅红色、黄白色。

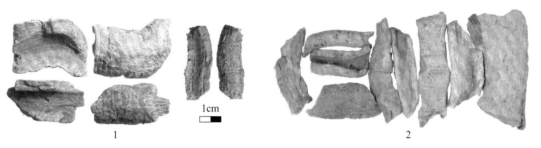

图 97-8 昆明山海棠

（1. 云南火把花根皮；2. 云南雷公藤根皮）

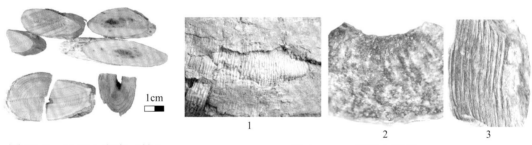

图 97-9 昆明山海棠（枝）　　　　图 97-10 昆明山海棠

（1. 根表面；2. 皮部断面；3. 皮部内表面）

（3）南蛇藤：呈椭圆形，类圆形或不规则的斜切片。直径 1~4cm。外表面灰褐色或灰黄色，具不规则纵皱纹及横长的皮孔或裂纹，栓皮呈层片状剥落。质坚硬。皮部棕褐色、黄棕色，木部黄白色、浅黄棕色，木射线纹理不明显，颜色较深。气特异，味涩。图 99-11。

（4）金樱根：呈类圆柱形或不规则的斜切片。直径 0.5~4cm。外表面紫红色至紫黑色，有纵条纹，栓皮易脱落，脱落处显棕色或黄棕色。质坚硬，难折断。皮部很薄，呈棕红色、棕褐色，木部浅棕黄色，木射线呈放射状排列。气微，味淡。图 97-12。

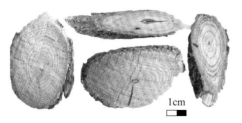

图 97-11 南蛇藤根

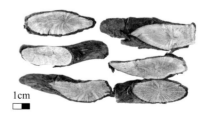

图 97-12 金樱根（广东）

（5）野葡萄根：呈短圆柱形或不规则的斜切片。直径1~5cm。外表面灰褐色或棕褐色，具不规则纵沟纹。质坚硬。皮部较窄，呈灰褐色、浅棕色，木部灰黄色、浅棕黄色，布满细小孔，木射线不明显排列。气微，味涩。图97-13。

（6）穿破石：呈不规则的斜切片或短圆柱形。直径0.5~2cm。外表面鲜黄色或暗黄色，栓皮易剥离，有明显横向突起皮孔，具不规则纵沟纹。质坚硬。皮部较薄，呈棕黄色、灰褐色，木部浅黄色，散在细小孔状。气微，味苦。图97-14。

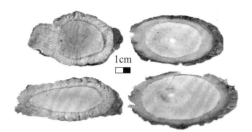
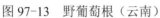
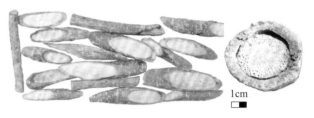

图97-13 野葡萄根（云南）　　　　　　图97-14 穿破石（江西）

【市场速览】在药材市场，不少植物的枝干（图97-15至图97-17）、根皮（图97-18）冒充雷公藤；同一批雷公藤中有根皮和树皮（图97-19）混合品。

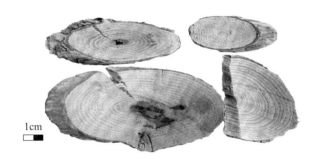
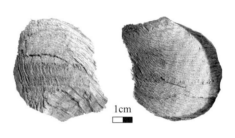

图97-15 市售雷公藤（疑似雷公藤枝）　　　图97-16 市售雷公藤（伪品）

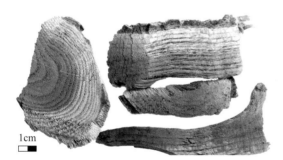
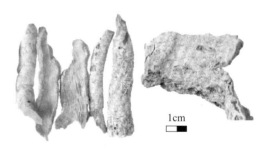

图97-17 市售雷公藤（伪品）　　　　　图97-18 市售雷公藤（伪品）

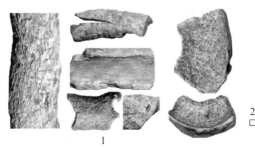
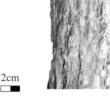
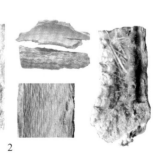

图97-19 市售雷公藤（疑似余甘子）
（1.根皮及断面；2.树皮及断面）

98. 薄荷 MENTHAE HAPLOCALYCIS HERBA

标准沿革

【来源】1963 年版《中国药典》收载为唇形科植物薄荷 *Mentha arvensis* L.。1977 年版《中国药典》中薄荷拉丁学名修订为 *Mentha haplocalyx* Briq.。

【药用部位】1963 年版《中国药典》规定为"干燥茎叶"。1977 年版《中国药典》修订为"干燥地上部分"。

【采收加工】1963 年版《中国药典》规定为"夏季割取地上部分，侯其再抽茎叶，至秋季拔取全株，除去根及杂质。前后两次均及时晒至半干，再晾干或阴干即得"。1977 年版《中国药典》修订为"夏、秋二季茎叶茂盛或花开至三轮时，选晴天，分次采割，晒干或阴干"。

【性状】1963 年版《中国药典》描述为"叶呈长椭圆形或卵圆形"。1977 年版《中国药典》修订为"完整者展平后呈宽披针形、长椭圆形或卵形，有凹点状腺鳞"，并增加了"轮伞花序腋生，花萼钟状，先端 5 齿裂，花冠淡紫色"的特征描述。

商品质量

【商品规格】产地加工为薄荷原药材、薄荷段，分为统货和选货。

【品质论述】药材以叶多、色深绿、气味浓者为佳。

【产地】主产于江苏、安徽、江西，河北、河南、浙江、广西、四川、甘肃等地亦产。商品主要来自栽培，亦有野生。

【质量分析】2015 年某省薄荷专项检验，抽验 23 批，5 批掺假留兰香，占比为 21%。2017 年、2019 年全国薄荷专项检验，发现留兰香冒充薄荷或掺假情况。

【市场点评】我国传统薄荷来自野生资源，自明清以来，江浙一带发展人工栽培品，主要用于提取精油，后为医药、食品、化妆品等诸多行业使用。目前，薄荷在国内外广泛栽培，品种混杂、良莠不齐，所含薄荷脑、薄荷酮和胡薄荷酮等成分差异明显，形成不同的化学成分群特征。如何通过人工薄荷的品种培育、栽培技术等使其符合中药材的质量，保证薄荷疗效，值得人们引起重视。

现行标准规定薄荷"夏、秋二季茎叶茂盛或花开至三轮时"采收，强调花期采收的重要性，前者采收时期较长，薄荷药材中多少带有花序，后者应该有花序。现实情况是，无论是栽培还是野生薄荷，不带花序的薄荷成为主流商品，除了未按要求采收外，生产加工和运输过程的影响也是不可忽略的因素，以至商品流通无叶片的薄荷，与标准规定不符，收购和检验中非常棘手。图 98-1。

目前，迫切需要建立人工药用薄荷的品种、种植技术、生产加工等涉及质量有效性、安全性的控制体系。

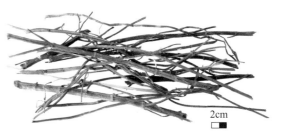

图 98-1　薄荷（无花、叶）

✿ 特征识别

【性状鉴定】［茎形状］呈方柱形，有对生分枝。［叶形状］叶对生，有短柄；完整者展平后呈长圆状披针形、长椭圆形或卵状披针形；先端锐尖，基部楔形至近圆形，叶缘有锯齿。［花形状］有的可见轮伞花序，花萼钟状，先端5齿裂，花冠淡紫色或黄棕色。［大小］茎长15~40cm，直径0.2~0.4cm，节间2~5cm；叶长2~7cm，宽1~3cm。［颜色］茎表面紫棕色、黄棕色或浅绿色；叶上表面深绿色，下表面灰绿色。［纹饰］茎棱角处具茸毛。叶面稀被茸毛或近无茸毛，叶下面密生茸毛，有凹点状腺鳞。［质地］质脆。［断面］白色，髓部中空或实心。［气味］揉搓后有特殊清凉香气，味辛凉。图98-2。

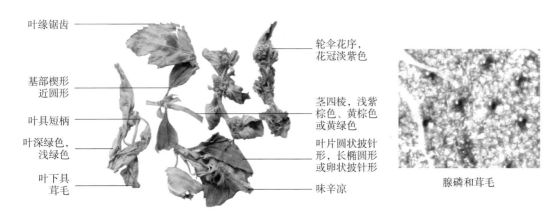

叶缘锯齿

基部楔形
近圆形

叶具短柄

叶深绿色，
浅绿色

叶下具
茸毛

轮伞花序，
花冠淡紫色

茎四棱，浅紫
棕色、黄棕色
或黄绿色

叶片圆状披针
形，长椭圆形
或卵状披针形

味辛凉

腺磷和茸毛

图98-2　野生薄荷特征图注及叶背面

【鉴别歌诀】　　　　　　　　轮伞花序茎方柱　　表面黄棕或带紫
　　　　　　　　　　　　　　叶片深绿有粗齿　　香气特异味辛凉

【识别要点】（1）叶片：关注叶片的形状、叶缘、腺鳞和茸毛情况；叶缘在基部以上疏生粗大的牙齿状锯齿，侧脉4~6（8）在叶下面显著。（2）茸毛：野生薄荷的茎、叶和花萼均被茸毛，中、下部茎沿棱角微被茸毛，家种薄荷被茸毛少或近无茸毛。（3）气味：手揉搓叶片有特殊清凉香气，味辛凉，而茎杆气味较淡。图98-3至图98-5。

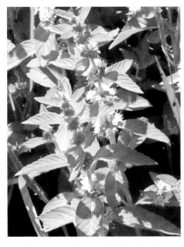

图98-3　野生薄荷（甘肃）

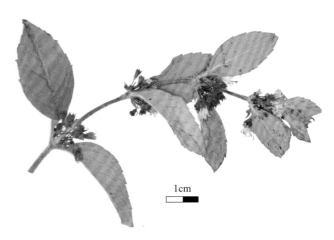

1cm

图98-4　野生薄荷（甘肃）

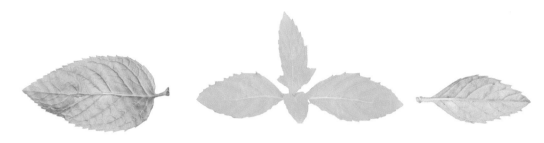

图 98-5　野生薄荷（甘肃）

【性状探微】野生与栽培薄荷在叶片大小、色泽、茎叶被茸毛方面存在差异，而不同地区的栽培品间亦有细微差异。图 98-6 至图 98-8。

现时商品薄荷多数没有花序，有的甚至叶片难得见到，对于没有花序、叶片的薄荷如何应用和检验值得商榷。

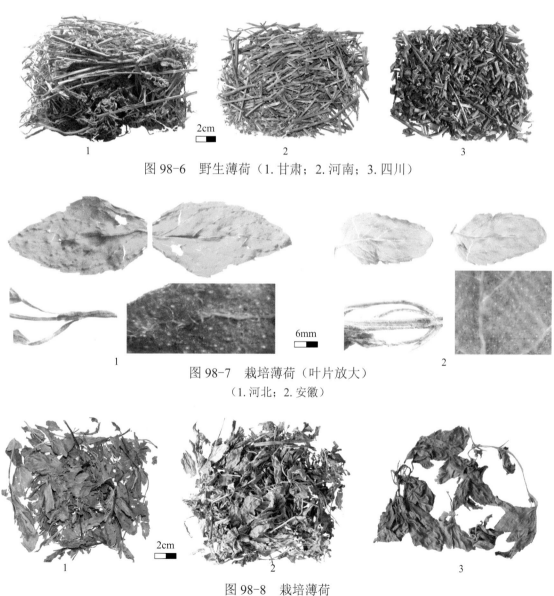

图 98-6　野生薄荷（1.甘肃；2.河南；3.四川）

图 98-7　栽培薄荷（叶片放大）
（1.河北；2.安徽）

图 98-8　栽培薄荷
（1.河北；2.安徽；3.云南）

本草探源

【混乱品种】本草未见伪品的记载，唯有民国《伪药条辨》记载一种"土薄荷，色淡无香味"，所述不知何物。

品种动态

【品种概述】国内各地称为"薄荷"的有唇形科 4 属 12 种植物，多数为民间误称误用，商品中主要是留兰香的混淆和误用。

目前，主流商品为正品薄荷；市场中留兰香掺杂现象较为突出。

【混伪品】（1）留兰香：为唇形科植物留兰香 *Mentha spicata* Linn. 的干燥地上部分。贵州地方习用药材。山东、河南、新疆、江苏、湖北、广东、广西、贵州和云南等地有栽培，嫩枝、叶常作调味香料食用。市场有绿薄荷、香薄荷、青薄荷、土薄荷、香叶薄荷等称谓。

（2）野薄荷：为唇形科植物东北薄荷 *Mentha sachalinensis*（Briq.）Kudo 的干燥茎叶。吉林地方习用药材。分布于黑龙江、吉林、辽宁和内蒙古。

（3）皱叶留兰香：为唇形科植物皱叶留兰香 *Mentha crispata* Schrad. ex Willd. 的干燥地上部分。湖北、江苏、山东、四川、广东、贵州、云南等地种植。用途同留兰香。

图文辨析

【性状鉴定】（1）留兰香：茎呈钝四棱形，暗绿色或稍带紫红色，无毛或近于无毛。叶卵状长圆形或长圆状披针形，先端钝尖，基部宽楔形至近圆形，边缘具尖锐而不规则的锯齿；叶脉多呈凹陷状，呈亮绿色、绿色或灰绿色，具少量凹点状腺鳞；叶面具稀疏茸毛，叶背近无茸毛。叶无柄或近于无柄。叶揉搓后有特殊悦人香气，味辛，口尝无凉感。图 98-9 至图 98-12。

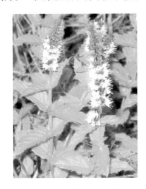

图 98-9　留兰香原植物

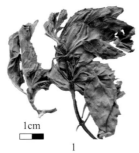

图 98-10 留兰香

（1. 茎叶；2~3. 叶上下表面，示非腺毛及腺鳞）

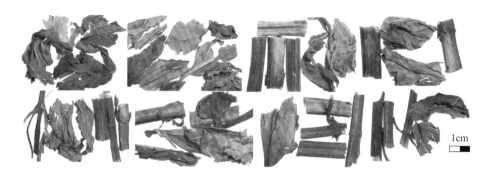

图 98-11 留兰香（安徽）

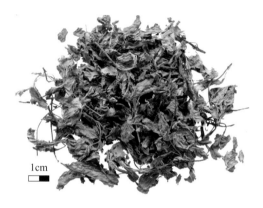

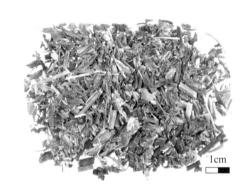

图 98-12 留兰香（商品薄荷）

（2）皱叶留兰香：基本同留兰香，叶卵形或卵状披针形，基部圆形或浅心形，叶面脉纹明显凹陷，呈皱波状。图 98-13 至图 98-15。

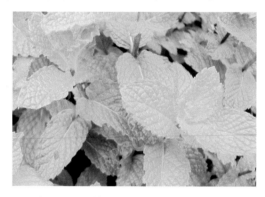

图 98-13 皱叶留兰香原植物（安徽）

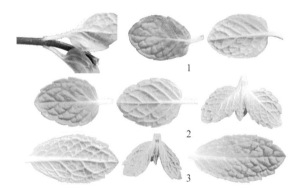

图 98-14 皱叶留兰香（采集）
（1.北京；2.贵州；3.云南）

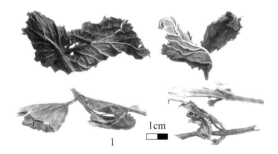

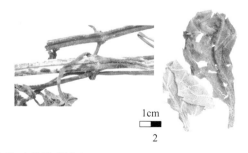

图 98-15 皱叶留兰香（商品薄荷）
（1.云南；2.河南）

【**市场速览**】近年在薄荷中发现未知物掺假，样品具有头状花序。图 98-16。

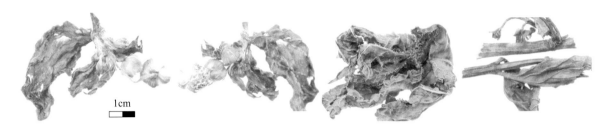

1cm

图 98-16 伪品（薄荷商品中挑选出的掺假样品）

2017 年以来，甘肃多地引种"薄荷"，对采集的原植物标本鉴定，为唇形科植物南欧丹参 *Salvia sclarea* L.，属于误种。本品原产于地中海，为提取挥发油的芳香植物，又名香紫苏。图 98-17。

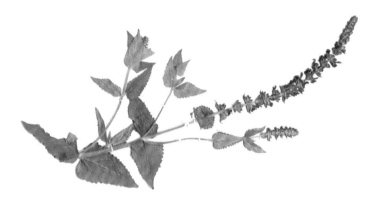

图 98-17 南欧丹参

99. 藁本 LIGUSTICI RHIZOMA ET RADIX

标准沿革

【来源】1963 年版《中国药典》收载为伞形科植物藁本 *Ligusticum sinense* Oliv. 或辽藁本 *Ligusticum jeholense* Nakai et Kitag.。

【药用部位】1963 年版《中国药典》规定为"干燥地下根状茎及根"。1977 年版《中国药典》修订"干燥根茎及根"。

【采收加工】1963 年版《中国药典》规定为"春、秋二季采挖，除去茎苗及泥土，晒干或烘干即得"。

【性状】1963 年版《中国药典》描述为"上侧具有数个较长的茎基残留，茎基中空有洞，表面具纵直沟纵直沟纹，下侧着生多数支根和须根，多已除去。气浓香，味辛、苦、微麻"。1977 年版《中国药典》删除了地上残茎的描述，气味修订为"气芳香，味苦而辛"。

商品质量

【商品规格】产地加工为统货（手工水洗、滚桶水洗）。

【品质论述】药材以体长、质坚、香气浓、残茎少者为佳。

【产地】产于陕西、甘肃、宁夏、四川、重庆、湖南、江西、湖北等地；辽藁本产于辽宁、吉林、黑龙江、河北、山西、内蒙古、北京、山东等地。商品主要来自野生，辽宁、黑龙江、河北、重庆等地亦有栽培品。

【市场点评】藁本是高度依靠野生资源的中药材，由于长期的滥采乱挖，产量逐年锐减。20 世纪 60 年代，湖北、湖南、江西等地引种试种藁本，发展比较缓慢，未形成规模化生产。21 世纪初期，辽宁、黑龙江引种辽藁本，取得了一定的成效。由于栽培技术、生长年限等原因，引种的藁本药材个体变大，含量指标不易达标，一定程度上影响了规模化的生产。

目前，新疆产区大面积栽培欧亚山芹 *Conioselinum vaginatum*（Spreng.）Thell.，市场流通的商品量较大，因属于地方习用药材而受到了限制。

鉴于当前野生藁本资源现状，应鼓励人工种植藁本，重点开展藁本或辽藁本关键栽培技术、仿野生栽培的研究，不断提高药材的质量。

特征识别

【性状鉴定】（1）藁本：［形状］根茎呈不规则结节状或团块状，丛生多数粗细不等的根；上部残留数个凹陷茎基或无。［大小］根茎长 3~10cm，直径 1~2cm。［颜色］棕褐色或暗棕色。［纹饰］根表面粗糙，有纵皱纹。［质地］体轻，质较硬，易折断。［断面］黄白色或淡黄色。［气味］气浓香，味辛、苦、微麻。图 99-1。

（2）辽藁本：［形状］根茎呈不规则的团块状或圆柱状；丛生根较少。［大小］根茎长 2~10cm，直径 0.5~2cm。［颜色］黄褐色或灰褐色。图 99-2。

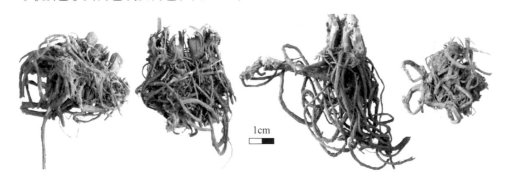

图 99-1　藁本（甘肃）

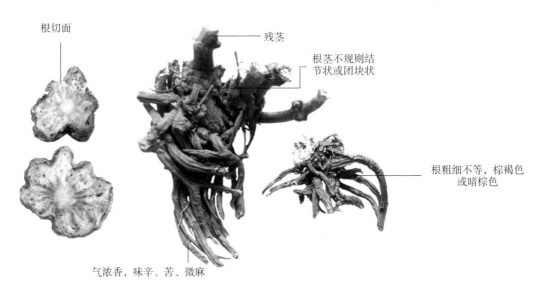

根切面

残茎

根茎不规则结
节状或团块状

根粗细不等，棕褐色
或暗棕色

气浓香，味辛、苦、微麻

图 99-2　辽藁本特征图注

（3）栽培辽藁本：［形状］根茎粗短，根较长，纵纹明显，有多数细根。图 99-3。

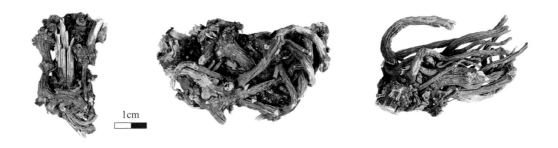

图 99-3　辽藁本（辽宁栽培）

【鉴别歌诀】　　　　　　　　根茎团块有残茎　根有多数呈丛生
　　　　　　　　　　　　　　外表棕褐体较轻　味苦而辛有香气

【识别要点】（1）形状：藁本的性状难于描述。辽藁本根茎短小，直径一般不超过 1cm，残茎的直径较小（2~5mm），而藁本根茎粗大、残茎基直径较大（一般 5mm 以上）；根茎上着生多数粗细不等的根，整体呈分枝形。（2）颜色：棕褐色或暗棕色。（3）质地：体轻而硬，断面略呈纤维性。图 99-4、图 99-5。

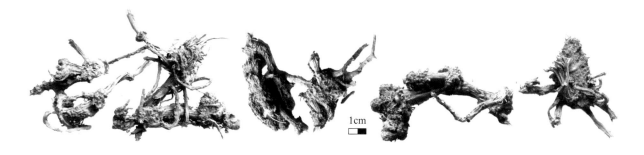

图 99-4　藁本（四川）

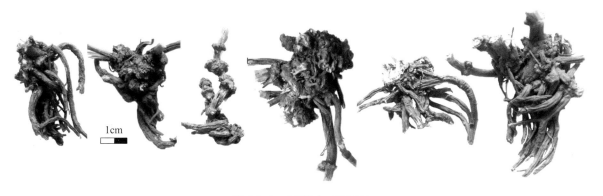

图 99-5　辽藁本（辽宁）

🌿 本草探源

【混乱品种】南朝《本草经集注》记载"藁本俗中皆用芎䓖根须，其形气乃相类"。表明古代藁本与芎䓖（今川芎）存在混用的情况。清《植物名实图考》所载滇藁本，考证为滇芹 *Sinodielsia yunnanensis*，为云南地方习用药材。

🌿 品种动态

【品种概述】国内各地称为"藁本"的有伞形科6属15种植物，多数为民间药称谓或地方习用品，个别属误称误用。市场上流通"新疆藁本、西藁本、水藁本、黄藁本和黑藁本"等地方品种，常误以为藁本或冒充藁本销售，尤以新疆藁本商品量较大。

目前，主流商品为正品藁本，新疆藁本是常见的混淆品。

【混伪品】（1）川芎：为伞形科植物川芎 *Ligusticum chuanxiong* Hort. 的干燥根茎。甘肃、陕西等地栽培后习称"西芎"，甘肃以川芎（西芎）列入地方标准，与原产地的川芎相比药材变异较大，市场常误作藁本使用，并有"西芎藁本"之名。川芎的膨大的茎节称"苓盘"，亦发现冒充藁本。有些文献报道甘肃栽培的是藁本，与实际不符。

（2）黄藁本：为伞形科植物滇芹 *Sinodielsia yunnanensis* Wolff 的干燥根。云南地方习用药材，又称为滇藁本。

（3）新疆藁本：为伞形科植物欧亚山芹 *Conioselinum vaginatum*（Spreng.）Thell. 的干燥根及根茎。新疆地方习用药材。主产于新疆伊犁，商品量较大。市场流通的主要是家种品，野生品较少。

（4）草藁本：为伞形科植物泽芹 *Sium suave* Walt. 的干燥地上部分。江苏的地方习用药材，又称山藁本、土藁本。

（5）黑藁本：为伞形科植物蕨叶藁本 *Ligusticum pteridophyllum* Franch. 的干燥根茎及根。产于云南，当地民间作为藁本药用。

（6）水藁本：为伞形科植物尖叶藁本 *Ligusticum acuminatum* Franch. 的干燥根茎及根。四川、湖北等地民间作为藁本药用，又称黄藁本。

此外，藁本 *Ligusticum sinense* Oliv. 分布于四川、甘肃、湖北、湖南、江西等地，历史上，湖北（巴东、利川）、湖南（桂东、炎陵）和湖南（遂川）称为"西芎"，湖南尚有"香藁本"称谓。商品市场也将栽培藁本称为"西芎藁本"，先后发表有关藁本的一些新变种或栽培品系，主要是湖北栽培的水藁本 *Ligusticum sinense* Oliv. var. *hepehense* Zhan；江西九江栽培的抚芎 *Ligusticum sinense* Oliv. cv. Chaxiong，产地长期代用川芎，又名茶芎。

🌿 图文辨析

【**性状鉴定**】（1）川芎（西芎）：呈不规则的结节状或团块状。外表面灰棕色、棕褐色。常有数个残茎基，茎的上部有茎节（节盘），具多数疣状突起；有少数根和根断痕；商品有时为残茎和茎节（节盘）。断面黄白色，质较坚实，显油性。气香，味苦、辛。图 99-6。

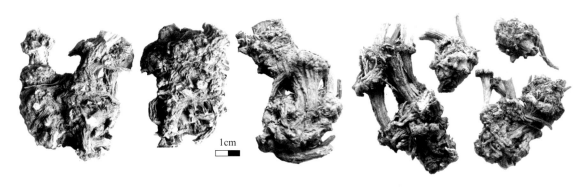

图 99-6　川芎（甘肃，西芎）

（2）黄藁本：呈不规则圆锥形，上部残留凹陷茎基，下部常有数条支根，根头具少量环纹。外表面黄棕色至棕褐色。断面黄白色或浅黄棕色，具棕色油点。气特异，味微苦、辛，有麻舌感。图99-7。

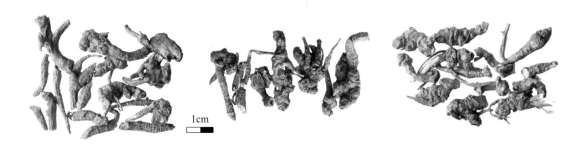

图 99-7　黄藁本（云南，香藁本）

（3）新疆藁本：根茎呈扭曲的圆柱形或不规则块状，节间很短。外表面灰棕色至黄褐色。上部具较大的凹陷茎痕，环节处残留多数残根或根痕。质轻而韧，断面黄白色，无明显棕色油点，常有空隙。气香，味微甘、辛，有麻舌感。图99-8。

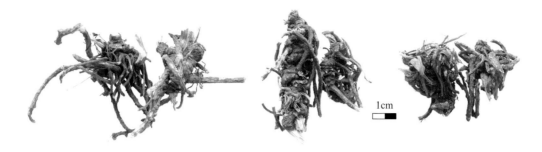

图 99-8　新疆藁本（野生）

新疆藁本的栽培品：主根多呈圆锥形，根较发达，根茎粗短。图99-9。

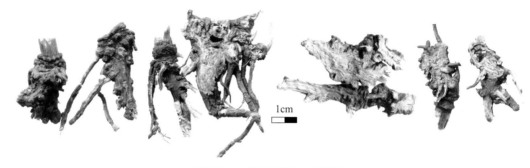

图 99-9　新疆藁本（栽培）

（4）市售藁本（栽培品）：根茎呈不规则的结节状，上具残茎，常有明显的粗结节。外表面棕黄色、棕褐色，残留根痕。体重，质硬。断面黄白色。饮片呈不规则的厚片，切面黄白色或浅棕黄色。气香弱而浊，味微辛、甜，微有麻舌感。图99-10。

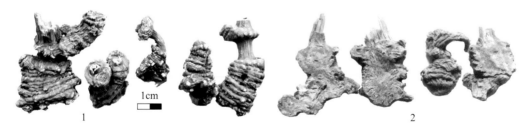

图 99-10　藁本（栽培）
（1.1964 年湖南；2. 四川商品）

【**市场速览**】市场流通的除正品藁本外，主要来自新疆藁本栽培品商品量较大（图99-11）；也有川芎（西芎）栽培品饮片（图99-12）。

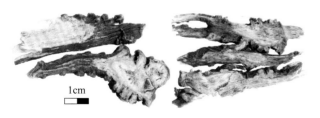

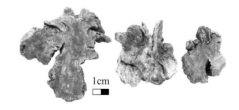

图 99-11　市售藁本（新疆藁本）　　　图 99-12　市售藁本（西芎）

收集到一种产于湖北的商品藁本，测序结果是尖叶藁本 *Ligusticum acuminatum* Franch. (有待对产地调研及原植物进一步研究)。图 99-13。

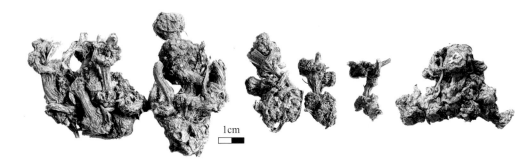

图 99-13　市售藁本 (湖北)

四川是藁本的主产区，一种名为"香藁本"药材为川藁本的优质品。图 99-14。

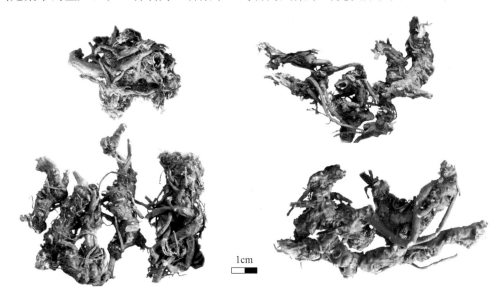

图 99-14　香藁本（四川）

100. 覆盆子　RUBI FRUCTUS

标准沿革

【来源】1963 年版《中国药典》收载 "复盆子"，为蔷薇科植物复盆子 *Rubus chingii* Hu。1977 年版《中国药典》也以 "复盆子" 为名收载，将植物中文名修订为 "华东复盆子"。1985 年版《中国药典》以 "覆盆子" 为名收载，为华东复盆子 *Rubus chingii* Hu。

【药用部位】1963 年版《中国药典》规定为 "干燥未成熟的果实"。1977 年版《中国药典》修订为 "干燥果实"。

【采收加工】1963 年版《中国药典》规定为 "立夏后果实已饱满尚呈绿色时采摘，除去梗叶，用沸水浸 1~2 分钟，置烈日下晒干即得。" 1977 年版《中国药典》修订为 "夏初果实由绿变绿黄时采收，除去梗、叶，置沸水中略烫或略蒸，取出，干燥"。

【性状】1963 年版《中国药典》描述为 "本品呈类圆锥形、球形或扁圆形，由多数小果聚合而成。表面灰绿色。小果具三棱，呈月牙形。无臭，味甘、微酸"。1977 年版《中国药典》修订为 "本品为聚合果，由多数小核果聚合而成，呈圆锥形或扁圆锥形。表面黄绿色或淡棕色。每个小果呈半月形。气微，味酸微涩。

商品质量

【商品规格】产地加工为统货和选货。

【品质论述】药材以颗粒大、完整、饱满、色黄绿、具酸味者为佳。

【产地】主产于浙江、安徽，江苏、江西、福建等地亦产。商品来自野生和栽培，安徽、浙江等地栽培品逐渐成为主流商品。

【质量分析】2019 年全国覆盆子专项检验，抽验 253 批，不合格率为 18%，不合格项目是 "性状、含量测定"，不合格主要原因是掺假山莓。

【市场点评】2018 年央视曝光了中药材掺伪做假情况，一批 "黑作坊" "黑窝点" 制售假药劣药的情况触目惊心。据报道，市售覆盆子的价格从每公斤 10 块到 200 块不等，就是给什么价格就有什么药材，在正品中掺假不同比例的次品和伪品非常普遍。这种肆无忌惮的制售假药劣药的不法行为应予严厉打击。

覆盆子已实现了规模化种植，市场货源较为充沛。一些产地根据含量高低划分为优质货、一般货或达标货或包含量货等不合理的商品分类，实际上纵容劣质药材的生产加工。覆盆子采摘时期、加工方法是影响质量的关键因素，应该制定更加规范、可操作的生产技术，以保证生产出合格覆盆子。

特征识别

【性状鉴定】［形状］呈圆锥形，少数呈半球形、近球形；顶端钝圆，基部中心凹入；宿萼 5 裂，裂片卵形或椭圆形，常折断；小核果呈半月形。［大小］高 0.6~1.3cm，直径 0.5~1.2cm；小核果长

2~2.5mm，直径约 1.2mm。[颜色]黄绿色或淡棕黄色。[纹饰]小核果顶端及背部密被灰白色茸毛，腹部有突起棱线，两侧有网纹；宿萼被茸毛。[质地]小核果易剥落；体轻，质硬。[气味]气微，味微酸、涩。图 100-1。

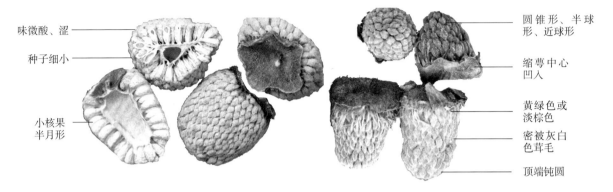

味微酸、涩

种子细小

小核果
半月形

圆锥形、半球
形、近球形

缩萼中心
凹入

黄绿色或
淡棕色

密被灰白
色茸毛

顶端钝圆

图 100-1　覆盆子特征图注

【鉴别歌诀】　　　　　圆锥形状色黄绿　基部凹陷顶部圆
　　　　　　　　　　　核果被毛半月形　外具网纹有棱线

【识别要点】（1）聚合果：由多数小核果聚合而成，一般呈圆锥形，形似"牛奶头"，顶端钝圆，基部中心凹入。（2）小核果：剥离后呈半月形，两侧凹陷有网纹，腹部有突起棱线，在顶端及背部密生茸毛。图 100-2 至图 100-4。

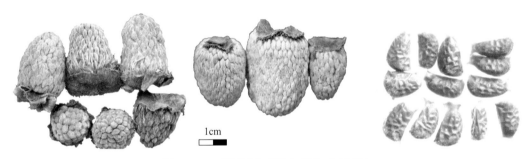

1cm

图 100-2　覆盆子（聚合果与小核果）

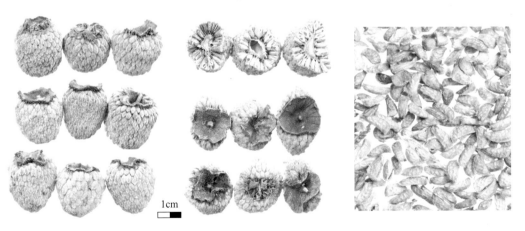

1cm

图 100-3　覆盆子（聚合果与小核果）

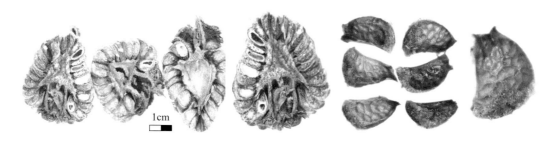

图 100-4　覆盆子（聚合果与小核果）

【性状探微】商品覆盆子的颜色变化幅度较大，主要与采收时期（果实成熟度）及加工方法有关，一般绿色、黄绿色果实采收加工后多呈黄绿色，而黄色、橙黄色果实采收加工后呈浅棕黄色、浅棕色。此外，宿萼被疏密不等的茸毛。

本草探源

【混乱品种】古代覆盆子混乱情况，令人眼花缭乱。唐《本草拾遗》记载"今人取茅莓当覆盆子，误矣"，今考证，是将茅莓 *Rubus parvifolius* L. 当作覆盆子。宋《本草衍义》记载"覆盆子，五月红熟，秦州（今甘肃天水）甚多，山中人采来卖。其味酸甘"，所述与黄果悬钩子 *Rubus xanthocarpus* Bureau et Franch. 相当。《日华子本草》记载"又有树莓，即是覆盆子"。清《本草求真》亦明确"但卖甚少，药肆多以树莓代充"，所述树莓与山莓 *Rubus corchorifolius* 相当。此外，明《本草纲目》记载"草莓为伪"。清《本经逢原》记载"近世卖者绝罕，药肆每以树莓代色，欲验者伪，以洒浸之，色红者真，否即是假"。清《本草易读》记载"红者乃藕田芦也，不入药"。

不难看出，古代误用覆盆子均来自悬钩子属（Rubus L.）多种植物。

品种动态

【品种概述】国内各地称为"覆盆子"的有 10 种悬钩子属（Rubus L.）植物，大多数为民间药，约 5 种在市场充当覆盆子或掺入覆盆子中销售。

目前，主流商品为正品覆盆子；时有悬钩子属近缘品种混淆或冒充情况。

【混伪品】（1）茅莓：为蔷薇科植物茅莓 *Rubus parvifolius* L. 的干燥近成熟果实。1977 年版《中国药典》收载（果实），辽宁、贵州地方习用药材（地上部分）。果实食用，市场发现果实误作覆盆子。

（2）软覆盆子：为蔷薇科植物桉叶悬钩子 *Rubus eucalyptus* Focke 或菰帽悬钩子 *Rubus pileatus* Focke 干燥成熟果实。四川地方习用药材。

（3）覆盆子（山莓）：为蔷薇科植物山莓 *Rubus corchorifolius* L.f. 干燥成熟果实。湖南地方习用药材。产于四川、湖南等地，果实食用，是覆盆子常见混淆品。

（4）山楂叶悬钩子：为蔷薇科植物山楂叶悬钩子 *Rubus crataegifolius* Bge. 的干燥果实。据考证，清《植物名实图考》收载的蓬蘽为该品种。果实可食，亦药用。近年市场发现以"覆盆子"流通，实属伪品。

（5）其他：据报道，有蔷薇科植物弓茎悬钩子 *Rubus flosculosus* Focke in Hook.、绵果悬钩子

Rubus lasiostylus Focke. 木莓 *Rubus swinhoei* Hance 和蓬蘽 *Rubus hirsutus* Thunb. 的干燥近成熟果实。早年市场发现的伪品。

🌿 图文辨析

【**性状鉴定**】（1）软覆盆子：呈卵球形或近圆锥形，顶端圆钝，基部深度内陷。高 0.8~1.2cm，直径 0.6~1.2cm。外表面具长条状苞片，密被灰白色茸毛，顶端细长，呈灰褐色。常无宿萼或有少量，裂片宽卵形，上面具茸毛，下面光滑。小核果近长方形，腹部有一棱线，两侧有浅而较粗的不规则网纹，两端和背面疏被茸毛。内含种子 1 粒。气微，味微酸。图 100-5。

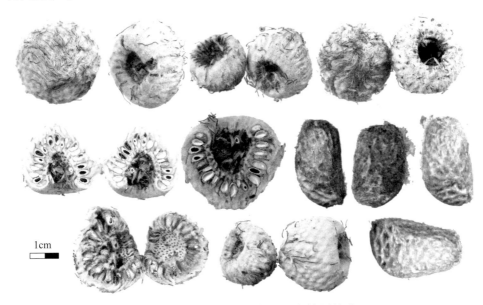

图 100-5　软覆盆子（聚合果及小核果放大）

（2）覆盆子（山莓）：呈卵球形或圆锥形，顶端圆钝，基部微平或凹陷状。外表面浅棕黄色、灰黄色或浅棕色。高 0.5~1cm，直径 0.4~0.8cm，密被灰白色、灰绿色茸毛。宿萼残留，裂片长卵形，多数先端已断裂或反折，密被茸毛。小核果呈半月形或半圆形，长约 1.5mm，宽约 1mm。图 100-6、图 100-7。

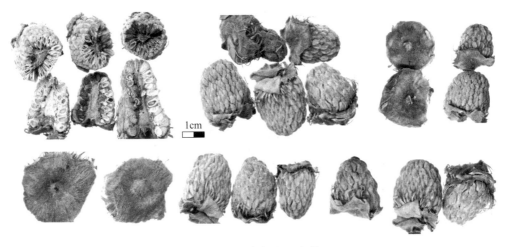

图 100-6　覆盆子（山莓）

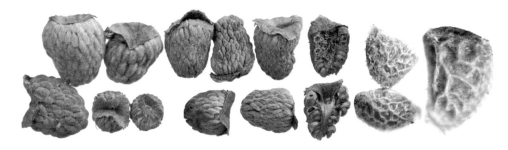

图 100-7　覆盆子（山莓）（聚合果及小核果放大）

（3）山楂叶悬钩子：呈半球形或卵球形，顶端圆钝，基部平整或稍外突，果柄常残留。高0.4~0.8cm，直径0.3~0.6cm。外表面浅棕色或棕褐色，无茸毛。宿萼多数完整或残留，灰褐色，近无茸毛。小核果呈肾形，一端明显延长，腹部有一棱线，两侧有明显的网纹。内含种子1粒。气微，味微酸。图100-8。

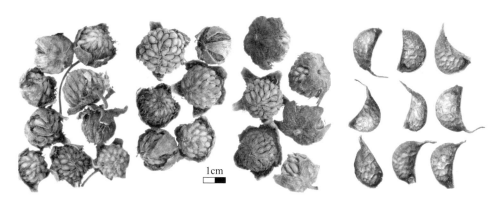

图 100-8　山楂叶悬钩子（聚合果与小核果放大）

（4）弓茎悬钩子：呈类球形或卵球形，顶端圆钝，基部内陷，果柄常残留。高0.6~0.8cm，直径0.5~0.6cm。外表面灰白色或灰黄色，密被茸毛。宿萼多残留或断裂，具茸毛。小核果呈肾形，一端稍尖，腹部有一棱线，两侧有明显的粗网纹，两端和背面密被茸毛。内含种子1粒。气微，味微酸。图100-9。

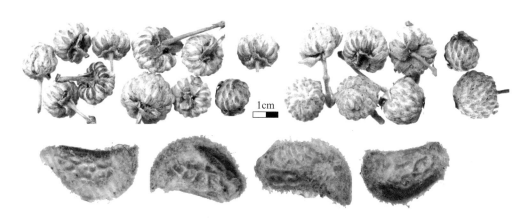

图 100-9　弓茎悬钩子（聚合果与小核果放大）

【市场速览】市场多次发现提取过的劣质覆盆子销售。形如覆盆子，表面抽缩，常不饱满，质脆，手捏易碎，图100-10。一种掺假山莓的覆盆子，图100-11。

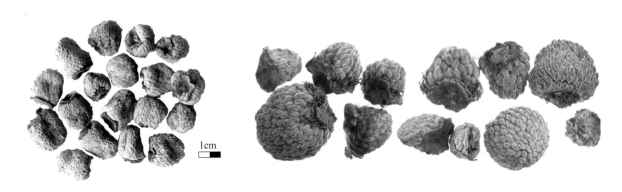

图 100-10　市售覆盆子（劣质）　　　　　　图 100-11　市售覆盆子（掺假山莓）

正品覆盆子的小核果与聚合果放大特征。图 100-12。

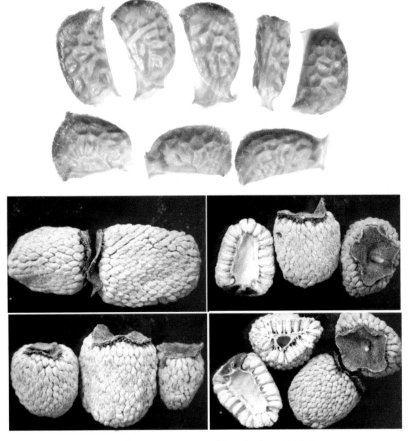

图 100-12　覆盆子（小核果与聚合果放大）

参考文献

［1］谢宗万. 中药材品种论述（上册）［M］. 上海：上海科学技术出版社，1984.

［2］谢宗万. 中药材品种论述（中册）［M］. 上海：上海科学技术出版社，1990.

［3］北京药品生物制品检定所，中国科学院植物研究所. 中药鉴别手册（第一、第二册）［M］. 北京：科学出版社，1972.

［4］北京药品生物制品检定所，中国科学院植物研究所. 中药鉴别手册（第三册）［M］. 北京：科学出版社，1979.

［5］马双成，魏锋. 实用中药材传统鉴别手册（第一册）［M］. 北京：人民卫生出版社，2019.

［6］马双成，魏锋. 实用中药材传统鉴别手册（第二册）［M］. 北京：人民卫生出版社，2022.

［7］马双成. 探秘三七［M］. 北京：人民卫生出版社，2019.

［8］马双成，王淑红，康帅. 探秘冬虫夏草［M］. 北京：人民卫生出版社，2020.

［9］魏锋，盖聪. 实用中草药彩色图鉴［M］. 北京：华龄出版社，2011.

［10］魏锋，路军章. 新版国家药典中药材彩色图集［M］. 北京：华龄出版社，2012.

［11］魏锋，盖聪. 常用中药饮片识别与应用图谱［M］. 北京：华龄出版社，2012.

［12］魏锋. 神农本草经：药物彩色图本［M］. 北京：人民卫生出版社，2017.

［13］魏锋. 名贵中草药快速识别图本［M］. 北京：人民卫生出版社，2017.

［14］林瑞超. 中国药材标准名录［M］. 北京：科学出版社，2011.

［15］中国药品生物制品检定所. 中国中药材真伪鉴别图鉴（1-4）［M］. 广州：广东科学出版社，2007.

［16］宋平顺，杨平荣，魏锋. 甘肃中药材商品志［M］. 兰州：兰州大学出版社，2021.

［17］陈代贤，郭月秋. 中药真伪质量快速影像检定（上册）［M］. 北京：人民卫生出版社，2012.

［18］陈代贤，郭月秋. 中药真伪质量快速影像检定（下册）［M］. 北京：人民卫生出版社，2018.

［19］吴兴亮、戴玉成. 中国灵芝图鉴［M］. 北京：科学出版社，2005.

［20］曹晖，邵鹏柱，毕培曦. 中药分子鉴定技术与应用［M］. 北京：人民卫生出版社，2016。

［21］孙静均，李舜贤. 中国矿物药研究［M］. 山东：山东科学技术出版社，1992.

［22］李鸿超. 中国矿物药［M］. 北京：地质出版社，1988.

［23］孙素琴，周群，陈建波. 中药红外光谱分析与鉴定［M］. 北京：化学工业出版社，2010.

［24］黎跃成，赵军宁. 中药材真伪鉴别彩色图谱大全［M］. 成都：四川科学技术出版社，1994.

后记

编写《中药材品鉴精要》策划于 2017 年中国食品药品检定研究院和甘肃省药品检验研究院共建"中藏药质量控制与安全评价联合实验室"成立之际。主要创作于 2019 年两院分别承担国家药品监督管理局"中药质量分析重点实验室"和"中药材及饮片质量控制重点实验室"建设期间。是两院科研合作的重要学术成果之一。

本书在编著过程中得到了中国食品药品检定研究院和甘肃省药品监督管理局领导的热忱关怀和支持，由中国食品药品检定研究院和甘肃省药品检验研究院联合共同完成，编委会中还有中药产业链各行的知名专家。

2024 年立夏之时我们完成了本书的校样，深深感觉到编写这部书是多么的艰辛，陪伴了七年难以忘怀的春夏秋冬，现在付诸印刷了，喜悦之情溢于言表。在本书收尾之时想把创作过程或感悟写出来让读者有深层次的理解，也算是和同行之间的一次心灵交流。

1986 年作者分配到甘肃省药品检验所中药室工作，领导要求专攻药用植物分类学方向，碍于自己大学的专业背景，起初自己不太情愿，在从事中药检验工作后不知不觉走向中药研究之路。时光斗转星移，特别是省局领导提出从单位科研能力提升和本省中药产业需求出发，开展中药材全产业链技术标准和质量研究的要求，激励了自己的工作热情，全身投入一生中难以忘怀的科研工作中，领导的支持和关怀让我终生难忘。

2017 年首次编委会筹划并让我牵头编写这部专著时，我兴奋不已，深知任务艰巨，这不仅需要深厚的专业背景和丰富的研究阅历，更需要一种科学严谨的精神，持之以恒和直面困难的思想准备。2018 年带着草拟的编写提纲直奔北京和中检院马双成所长、魏锋主任讨论，最终定调了"六纲二十一目"编写体例。2019 年魏锋主任来甘肃指导中药产业发展之时，为本书敲定了《中药材品鉴精要》最终名称，感觉高雅而精准。

本书的编写已有相关说明，还有几个方面值得介绍。一是品种收集系统而全面，作者多次深入中药材市场调查和收集样品，通过各种渠道直接从药材产地采集以及多年存留样品，共计 300 余味 3100 余份药材及饮片样品和标本，鉴定出 2200 余种来源，反映中药材复杂现状，一些中药材收集的混伪品突破了现有的记载，如灵芝、淫羊藿、红景天、骨碎补、山慈菇、石韦、刺五加、贯众等植物药材；龟甲、鱼脑石、海马、九香虫、珍珠母等动物药材；而矿物药材中阳起石、滑石、赤石脂、云母石等 10 余种更是填补了国内空白。二是中药材鉴定方法和技术应用，突出了实用性和专属性，在应用传统性状鉴别基础上，视具体品种，应用了显微鉴别、色谱技术和分子生物学（基因测序、DNA 扩增），以便准确快速识别真伪；矿物药采用了磨片显微鉴别、X 射线衍射进行矿物基原鉴定，又采用红外光谱技术进行真伪鉴别。三是史料性方面，20 年前作者就整理出本草医籍中记录的中药材混乱品种，苦于没法公之于众，所幸本书采纳，既圆梦又成为其中的一个亮点，读者阅读后对中药材混伪品有了历史归属感。四是书中尽可能介绍混伪品的标准收载或市场流通情况，突出时效性与资料性。当然书中更多的细节还有待读者观察和评价。

虽然本书算不上鸿篇巨著，但是承载了中药历史长河中一小片段的研究与探索，更是编委会丰富而宝贵经验的总结与凝练，七年来特别是近两年夜以继日的勤劳耕耘历历在目。在茫茫的药海中收集混伪品可不是容易的事，真伪鉴定技术难点更不可小觑，每味药材每个品种都要认真对待，不断发现又有所进步，枯燥的编写工作中找到了乐趣，深刻体会到中药检定是多门重要的工作，行行需要工匠。完成本书是出于对中药的热爱和所坚持的"中国药检"精神，坚持一路走过来，是伟人毛主席"世上无难事，只要肯登攀"的豪迈所鼓舞、是"天若有情天亦老，人间正道是沧桑"的胸怀所激励，在短暂的人生旅程中做出有益的工作。本书的出版如能够为同行有所裨益，我和编委会深感荣幸。

本书编写过程中，承蒙兰州大学植物分类学蒲训教授鉴定或复核植物标本、甘肃省地矿局珠宝矿物研究中心魏学平研究员鉴定部分矿物、海南医学院曾念开教授鉴定部分灵芝；海军药科大学张成中教授（提供海马样品）、云南中医药大学尹子丽教授（提供骨碎补样品）、安徽中医药大学谢冬梅教授（提供苍耳子样品），内蒙古、吉林、辽宁和广东省（自治区）药检机构，以及国内一些中药材企业的专家同行惠赠或提供样品；还有甘肃省药检机构的张宏伟、付光毅、李魁、张继军、苏学秀、薛金龙、辛敏、张耀邦、陶耀武等早年提供一些样品及研究生参与；特别一提的是药典会副秘书长马双成研究员和杨平荣正高级工程师百忙之中对本书进行审稿，马双成研究员为本书作序并给予高度的评价；还有，一直默默站在身后的家人的鼓励和支持。给予工作支持帮助的人很多，虽不能一一列举，但铭记在心，在此向你们衷心感谢。

2024 年 6 月 6 日